MANUAL de GASTROENTEROLOGIA e HEPATOLOGIA do

Hospital das Clínicas da Faculdade de Medicina da Universidade de São Paulo

Editores

Bruna Damásio Moutinho

Flair José Carrilho

Karoline Soares Garcia

Tomás Navarro Rodriguez

2025

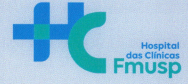

MANUAL DE GASTROENTEROLOGIA E HEPATOLOGIA DO HOSPITAL DAS CLÍNICAS DA FACULDADE DE MEDICINA DA UNIVERSIDADE DE SÃO PAULO

Bruna Damásio Moutinho ▪ Flair José Carrilho ▪ Karoline Soares Garcia ▪ Tomás Navarro Rodriguez

Produção editorial: Equipe Editora dos Editores
Copydesk: Tatiane Carreiro; Elke Braga Kropotoff; Tamiris Prystaj
Revisão: Jacqueline Paulino Gutierrez Antunes
Diagramação: Proton Editorial Editorial Ltda
Capa: Proton Editorial Editorial Ltda

© 2025 Editora dos Editores

Todos os direitos reservados. Nenhuma parte deste livro poderá ser reproduzida, sejam quais forem os meios empregados, sem a permissão, por escrito, das editoras. Aos infratores aplicam-se as sanções previstas nos artigos 102, 104, 106 e 107 da Lei nº 9.610, de 19 de fevereiro de 1998.

ISBN: 978-65-6103-037-3

Editora dos Editores

São Paulo: Rua Marquês de Itu, 408 - sala 104 – Centro.
(11) 2538-3117
Rio de Janeiro: Rua Visconde de Pirajá, 547 - sala 1121 – Ipanema.
www.editoradoseditores.com.br

Impresso no Brasil
Printed in Brazil
1ª impressão – 2025

Este livro foi criteriosamente selecionado e aprovado por um Editor científico da área em que se inclui. A Editora dos Editores assume o compromisso de delegar a decisão da publicação de seus livros a professores e formadores de opinião com notório saber em suas respectivas áreas de atuação profissional e acadêmica, sem a interferência de seus controladores e gestores, cujo objetivo é lhe entregar o melhor conteúdo para sua formação e atualização profissional.
Desejamos-lhe uma boa leitura!

Dados Internacionais de Catalogação na Publicação (CIP)
(Câmara Brasileira do Livro, SP, Brasil)

Manual de gastroenterologia e hepatologia do Hospital das Clínicas da Faculdade de Medicina da Universidade de São Paulo / editores Bruna Damásio Moutinho...[et al.]. -- 1. ed. -- São Paulo : Editora dos Editores, 2025.

Outros editores: Flair José Carrilho, Karoline Soares Garcia, Tomás Navarro Rodriguez.
Vários colaboradores.
Bibliografia.
ISBN 978-65-6103-037-3

1. Gastroenterologia - Diagnóstico 2. Gastroenterologia - Tratamento 3. Hepatologia 4. Hospital das Clínicas da Faculdade de Medicina da Universidade de São Paulo I. Moutinho, Bruna Damásio.
II. Carrilho, Flair José. III. Garcia, Karoline Soares. IV. Rodriguez, Tomás Navarro.

CDD-616.33
NLM-WI-141

24-219827

Índices para catálogo sistemático:

1. Gastroenterologia : Diagnóstico e tratamento :
Medicina 616.33

Aline Graziele Benitez - Bibliotecária - CRB-1/3129

Sobre os Editores

Bruna Damásio Moutinho

- Gastroenterologista pelo Hospital das Clínicas da Faculdade de Medicina de Botucatu (HC-UNESP);
- Hepatologista pelo Hospital das Clínicas da Faculdade de Medicina da Universidade de São Paulo (HC-FMUSP);
- Preceptora das Residências Médicas de Gastroenterologia e Hepatologia do HC-FMUSP entre 2020 e 2023;
- Médica assistente da Divisão de Gastroenterologia e Hepatologia Clínica do Hospital das Clínicas da Faculdade de Medicina da Universidade de São Paulo (HC-FMUSP).

Flair José Carrilho

- Professor Sênior da Divisão de Gastroenterologia e Hepatologia Clínica do Departamento de Gastroenterologia do Hospital das Clínicas da Faculdade de Medicina da Universidade de São Paulo (HC-FMUSP).

Karoline Soares Garcia

- Membro Titular da Federação Brasileira de Gastroenterologia (FBG)
- Residência em Clínica Médica pela Universidade Federal de São Paulo (UNIFESP);
- Gastroenterologista pelo Hospital das Clínicas da Faculdade de Medicina da Universidade de São Paulo (HC-FMUSP).

Tomás Navarro Rodriguez

- Livre-docente em Gastroenterologia pela Faculdade de Medicina da Universidade de São Paulo (FMUSP);
- Supervisor da Residência Médica de Gastroenterologia, Hepatologia e Endoscopia Digestiva do Hospital das Clínicas da FMUSP.

Sobre os Colaboradores

Adérson Omar Mourão Cintra Damião
Doutor em Gastroenterologia pela Faculdade de Medicina da Universidade de São Paulo (FMUSP). Chefe do Grupo de Doenças Intestinais do Departamento de Gastroenterologia da Faculdade de Medicina da Universidade de São Paulo (FMUSP).

Alexandre de Sousa Carlos
Médico-assistente do Departamento de Gastroenterologia da Faculdade de Medicina da Universidade de São Paulo (FMUSP). Membro Titular da Federação Brasileira de Gastroenterologia (FBG). Membro Titular da Sociedade Brasileira de Endoscopia Digestiva (SOBED).

Aline Lopes Chagas
Doutorado em Gastroenterologia pela Faculdade de Medicina da Universidade de São Paulo (USP). Médica do Grupo de Carcinoma Hepatocelular do Instituto do Câncer do Estado de São Paulo (ICESP).

Álvaro Henrique de Almeida Delgado
Membro Titular da Federação Brasileira de Gastroenterologia (FBG). Gastroenterologista pelo Hospital das Clínicas da Faculdade de Medicina da Universidade de São Paulo (HC-FMUSP). Especialização em Terapia Nutricional e Reabilitação Intestinal pelo HC-FMUSP.

Amanda Carvalho Almeida de Medeiros
Gastroenterologista pelo Hospital das Clínicas da Faculdade de Medicina da Universidade de São Paulo (HC-FMUSP).

Amanda Lima Bruno
Gastroenterologista pelo Hospital das Clínicas da Faculdade de Medicina da Universidade de São Paulo (HC-FMUSP).

Amanda Mandarino Alves
Gastroenterologista pelo Hospital das Clínicas da Faculdade de Medicina da Universidade de São Paulo (HC-FMUSP).

Ana Carolina Gonzalez Galvão Nespolo
Gastroenterologista pelo Hospital Federal de Bonsucesso (HFBnet). Membro Titular da Federação Brasileira de Gastroenterologia (FBG). Especialização em Hepatologia Clínica pelo Hospital das Clínicas da Faculdade de Medicina da Universidade de São Paulo (HC-FMUSP).

Ana Cristina de Sá Teixeira
Médica Assistente da Divisão de Gastroenterologia e Hepatologia Clínica do Hospital das Clínicas da Faculdade de Medicina da Universidade de São Paulo (HC-FMUSP). Área de Atuação em Nutrição Parenteral e Enteral pela Sociedade Brasileira de Nutrição Parenteral e Enteral (SBNPE)/Associação Médica Brasileira (AMB).

Ana Júlia Andrade Cardoso
Gastroenterologista e Hepatologista pelo Hospital das Clínicas da Faculdade de Medicina da Universidade de São Paulo (HC-FMUSP). Membro Titular da Federação Brasileira de Gastroenterologia (FBG).

Aytan Miranda Sipahi
Professor-assistente Doutor do Departamento de Gastroenterologia da Faculdade de Medicina da Universidade de São Paulo (FMUSP).

Bianca Pocopetz Facas
Gastroenterologista pelo Hospital das Clínicas da Faculdade de Medicina da Universidade de São Paulo (HC-FMUSP).

Caio Rodrigues Magrini
Médico Assistente do Centro de Diagnóstico em Gastroenterologia (CDG) do Hospital das Clínicas da Faculdade de Medicina da Universidade de São Paulo (HC-FMUSP). Membro Titular da Federação Brasileira de Gastroenterologia (FBG).

Camila Cunha Gonzaga Lima
Gastroenterologista pelo Hospital das Clínicas da Faculdade de Medicina da Universidade de São Paulo (HC-FMUSP).

Camilla de Almeida Martins

Gastroenterologista pelo Hospital das Clínicas da Faculdade de Medicina da Universidade de São Paulo (HC-FMUSP). Doutora em Gastroenterologia pela Universidade de São Paulo (USP).

Carlos Felipe Bernardes Silva

Médico Assistente Doutor da Disciplina de Gastroenterologia e Hepatologia Clínica do Hospital das Clínicas da Faculdade de Medicina da Universidade de São Paulo (HC-FMUSP).

Claudia Pinto Marques Souza de Oliveira

Doutorado e Pós-doutorado em Gastroenterologia na Faculdade de Medicina da Universidade de São Paulo (FMUSP). Livre-docente em Gastroenterologia na FMUSP. Professora-associada do Departamento de Gastroenterologia da FMUSP. Coordenadora do Grupo de Doenças Gordurosas do Serviço de Hepatologia e Gastroenterologia da FMUSP. Membro da Comissão de Pós-graduação do Programa Ciências em Gastroenterologia do Departamento de Gastroenterologia da FMUSP.

Claudio Lyoiti Hashimoto

Fellow Research em Endoscopia Gastrointestinal pelo National Cancer Center Hospital, Tóquio, Japão. Doutorado em Gastroenterologia, Departamento de Gastroenterologia do Hospital das Clínicas da Faculdade de Medicina da Universidade de São Paulo (HC-FMUSP). MBA em Administração de Clínicas e Hospitais, pela Fundação Getúlio Vargas (FGV), São Paulo, SP. Coordenador Médico do Departamento de Endoscopia do Hospital de Amor de Barretos.

Daniel Ferraz de Campos Mazo

Professor Doutor da Disciplina de Gastroenterologia da Faculdade de Ciências Médicas da Universidade Estadual de Campinas (UNICAMP). Diretor Científico do Gastrocentro UNICAMP. Professor Colaborador, Gastroenterologista e Hepatologista Assistente-Doutor da Divisão de Gastroenterologia e Hepatologia Clínica do Hospital das Clínicas da Faculdade de Medicina da Universidade de São Paulo (HC-FMUSP).

Daniel Machado Baptista

Médico-colaborador do grupo de Estômago da Divisão de Gastroenterologia e Hepatologia Clínica do Hospital das Clínicas da Faculdade de Medicina da Universidade de São Paulo (HC-FMUSP). Gastroenterologista pelo HC-FMUSP.

Daniel Makoto Nakagawa

Médico-colaborador da Disciplina de Gastroenterologia Clínica da Divisão de Gastroenterologia e Hepatologia Clínica do Hospital das Clínicas da Faculdade de Medicina da Universidade de São Paulo (HC-FMUSP). Gastroenterologista pelo HCFMUSP.

Davi Viana Ramos

Gastroenterologista e endoscopista pelo Hospital das Clínicas da Faculdade de Medicina da Universidade de São Paulo (HC-FMUSP).

Débora Raquel Benedita Terrabuio

Doutora em Gastroenterologia pela Faculdade de Medicina da Universidade de São Paulo (FMUSP). Médica-assistente da Divisão de Gastroenterologia e Hepatologia Clínica do Hospital das Clínicas da Faculdade de Medicina da Universidade de São Paulo (HC-FMUSP). Coordenadora clínica do serviço de transplante hepático do HC-FMUSP.

Denise Cerqueira Paranaguá-Vezozzo

Doutora em Gastroenterologia pela Faculdade de Medicina da Universidade de São Paulo (FMUSP). Especialista em Ultrassonografia pelo Colégio Brasileiro de Radiologia (CBR). Médica-assistente da Divisão de Gastroenterologia e Hepatologia Clínica do Hospital das Clínicas da Faculdade de Medicina da Universidade de São Paulo (HC-FMUSP). Membro Titular da Federação Brasileira de Gastroenterologia (FBG).

Diogo Delgado Dotta

Gastroenterologista pelo Hospital das Clínicas da Faculdade de Medicina da Universidade de São Paulo (HC-FMUSP).

Dulce Reis Guarita

Professora Livre-docente em Gastroenterologia pela Faculdade de Medicina da Universidade de São Paulo (FMUSP). Membro da *American Gastroenterological Association*.

Eduarda Carneiro Gomes Ferreira

Gastroenterologista e Endoscopista pelo Hospital das Clínicas da Faculdade de Medicina da Universidade de São Paulo (HC-FMUSP).

SOBRE OS COLABORADORES

Erika Yuki Yvamoto

Gastroenterologista e Endoscopista pelo Hospital das Clínicas da Faculdade de Medicina da Universidade de São Paulo (HC-FMUSP).

Evandro de Oliveira Souza

Doutor em Ciências em Gastroenterologia pela Faculdade de Medicina da Universidade de São Paulo (FMUSP). Assistente da Divisão de Gastroenterologia e Hepatologia Clínica da FMUSP.

Fernanda dos Santos Linhares

Gastroenterologista e Hepatologista pelo Hospital das Clínicas da Faculdade de Medicina da Universidade de São Paulo (HC-FMUSP).

Filipe Fernandes Justus

Gastroenterologista e Hepatologista pelo Hospital das Clínicas da Faculdade de Medicina da Universidade de São Paulo (HC-FMUSP).

Gisela Bandeira de Melo Lins de Albuquerque

Gastroenterologista e Endoscopista pelo Hospital das Clínicas da Faculdade de Medicina da Universidade de São Paulo (HC-FMUSP).

Guilherme Henrique Peixoto de Oliveira

Gastroenterologista e Endoscopista pelo Hospital das Clínicas da Faculdade de Medicina da Universidade de São Paulo. (HC-FMUSP)

Ingrid Medeiros de Figueiredo

Gastroenterologista pelo Hospital das Clínicas da Faculdade de Medicina da Universidade de São Paulo (HC-FMUSP).

Isabela Carvalhinho Carlos de Souza

Gastroenterologista pelo Hospital das Clínicas da Faculdade de Medicina da Universidade de São Paulo (HC-FMUSP).

Jéssica Calheiros da Silva

Gastroenterologista e Hepatologista pelo Hospital das Clínicas da Faculdade de Medicina da Universidade de São Paulo (HC-FMUSP).

José Tadeu Stefano

Pesquisador do Laboratório de Gastroenterologia Clínica e Experimental (LIM-07) do Departamento de Gastroenterologia e Hepatologia do Hospital das Clínicas da Faculdade de Medicina da Universidade de São Paulo (HC-FMUSP). Pós-doutorado pelo Departamento de Gastroenterologia da Faculdade de Medicina da Universidade de São Paulo (FMUSP). Doutor em Ciências pela FMUSP.

Júlia Carvalho de Andrade

Gastroenterologista pelo Hospital das Clínicas da Faculdade de Medicina da Universidade de São Paulo (HC-FMUSP).

Julia Fadini Margon

Gastroenterologista e Hepatologista pelo Hospital das Clínicas da Faculdade de Medicina da Universidade de São Paulo (HC-FMUSP).

Laura Vilar Guedes

Gastroenterologista pelo Hospital das Clínicas da Faculdade de Medicina da Universidade de São Paulo (HC-FMUSP). *Fellow* no Centre Hospitalier Universitaire Toulouse.

Letícia Cristina de Araújo Diaz Vazquez

Gastroenterologista pelo Instituto de Assistência Médica ao Servidor Público de São Paulo (IAMSPE) e Hepatologista pelo Hospital das Clínicas da Faculdade de Medicina da Universidade de São Paulo (HC-FMUSP).

Lucas Navarro Sanches

Gastroenterologista e Endoscopista pelo Hospital das Clínicas da Faculdade de Medicina da Universidade de São Paulo (HC-FMUSP).

Luciane Reis Milani

Membro Titular da Federação Brasileira de Gastroenterologia (FBG). Mestre em Ciências pela Universidade de São Paulo (USP). Médica assistente do Instituto de Assistência Médica ao Servidor Público de São Paulo (IAMSPE).

Luís Claudio Alfaia Mendes

Médico-assistente da Divisão de Gastroenterologia e Hepatologia Clínica do Hospital das Clínicas da Faculdade de Medicina da Universidade de São Paulo (HC-FMESP). *Fellow* em Hepatologia Clínica do Hospital Clinic i Provincial da Universidad de Barcelona, Espanha.

Luiz Henrique de Souza Fontes

Mestre em Ciências Médicas e Biológicas pela Universidade Federal de São Paulo (UNIFESP). Médico assistente da Divisão de Gastroenterologia e Hepatologia Clínica do Hospital das Clínicas da Faculdade de Medicina da Universidade de São Paulo (HC-FMESP). Chefe do Laboratório de Motilidade Digestiva do Hospital do Servidor Público Estadual de São Paulo.

Luisa Leite Barros

Médica Assistente da Divisão de Gastroenterologista e Hepatologia do Hospital das Clínicas da USP. Gastroenterologista pelo HCFMUSP. Doutora em Ciências em Gastroenterologia pela USP. Pós-doutorado na Mayo Clinic, Rochester, Estados Unidos. Membro Titular da Federação Brasileira de Gastroenterologia (FBG)

Maira Andrade Nacimbem Marzinotto

Médica Assistente da Divisão de Gastroenterologia e Hepatologia Clínica do Hospital das Clínicas da Faculdade de Medicina da Universidade de São Paulo. Coordenadora do Grupo de Pâncreas do Serviço de Gastroenterologia Clínica do HC – FMUSP.

Marcela Paes Terra

Médico-assistente da Divisão de Gastroenterologia e Hepatologia Clínica do Hospital das Clínicas da Faculdade de Medicina da Universidade de São Paulo.

Marcus Vinícius Acevedo Garcia Gomes

Gastroenterologista pelo Hospital das Clínicas da Faculdade de Medicina da Universidade de São Paulo.

Mariana Caldeira Monte

Gastroenterologista pela Universidade Federal do Triângulo Mineiro e Hepatologista pelo Hospital das Clínicas da Faculdade de Medicina da USP. Membro titular da Federação Brasileira de Gastroenterologia.

Mariana de Lira Fonte

Gastroenterologista e Endoscopista pelo Hospital das Clínicas da Faculdade de Medicina da Universidade de São Paulo.

Mariana Hollanda Martins da Rocha

Médica Nutróloga pelo Hospital das Clínicas da Faculdade de Medicina da USP. Médica responsável pelo Ambulatório Muldisciplinar da Síndrome do Intestino Curto (Amulsic) do HCFMUSP. Presidente do Comitê de Terapia Nutricional da Diretoria Clínica do HCFMUSP

Mariana Terra Cabral

Médica especialista em Gastroenterologia. Hepatologia pelo Hospital das Clínicas da Faculdade de Medicina da Universidade de São Paulo (HCFMUSP)

Marília Galvão Cruz

Gastroenterologista pelo Hospital das Clínicas da Faculdade de Medicina da Universidade de São Paulo (HCFMUSP).

Mário Guimarães Pessoa

Coordenador da residência médica de gastroenterologia do HCFMUSP. Professor da pós-graduação do departamento de gastroenterologia da FMUSP. Pós-doutorado em hepatologia na universidade da California, São Francisco, EUA - UCSF

Marta Mitiko Deguti

Mestrado em Medicina e Doutorado em Ciências pela Faculdade de Medicina da USP. Membro titular da Federação Brasileira de Gastroenterologia e da Sociedade Brasileira de Hepatologia. Médica Assistente do Ambulatório de Doenças Hepáticas Metabólicas e Autoimunes, do Serviço de Gastroenterologia Clínica do Hospital das Clínicas da Faculdade de Medicina da USP.

Mateus Barbosa de Queiroz

Nutrólogo Assistente do Instituto Brasileiro de Nutrologia (IBRANUTRO). Nutrólogo pelo Hospital das Clínicas da Faculdade de Medicina da Universidade de São Paulo.

Matheus Ferreira de Carvalho

Gastroenterologista pelo Hospital das Clínicas da Faculdade de Medicina da Universidade de São Paulo (HC-FMUSP).

Matheus Freitas Cardoso de Azevedo

Médico-assistente da Divisão de Gastroenterologia e Hepatologia Clínica do Hospital das Clínicas da Faculdade de Medicina da Universidade de São Paulo (HC-FMUSP). Doutor em Gastroenterologia pela FMUSP.

Matheus Spadeto Aires

Gastroenterologista pelo Hospital das Clínicas da Faculdade de Medicina da Universidadede São Paulo (HC-FMESP).

Mayra Martins Cruz Lusvarghi Porreca

Gastroenterologista pelo Instituto de Assistência Médica ao Servidor Público de São Paulo (IAMSPE) e Hepatologista pelo Hospital das Clínicas da Faculdade de Medicina da Universidade de São Paulo (HCFMUSP). Membro Titular da Federação Brasileira de Gastroenterologia (FBG).

Michelle Harriz Braga

Gastroenterologista pelo Hospital do Servidor Público Estadual/SP. Colaboradora do Grupo de Doenças Autoimunes e metabólicas do HC-FMUSP.

Monique Raddatz Reis Vilela

Hepatologista pelo Hospital universitário Professor Polydoro Ernani de São Thiago - Universidade Federal de Santa Catarina (UFSC), com especialização em Hepatologia Clínica pelo Hospital das Clínicas da Faculdade de Medicina da Universidade de São Paulo.

Nataly Horvat

Radiologista pelo Hospital das Clínicas da Faculdade de Medicina da Universidade de São Paulo. Doutorado pela Universidade de São Paulo. Médica Radiologista do Memorial Sloan Kettering Cancer Center. Professora de Radiologia da Cornell University.

Olivia Duarte de Castro Alves

Gastroenterologista e Endoscopista pelo Hospital das Clínicas da Faculdade de Medicina da Universidade de São Paulo.

Paola Vasconcellos Soares Reis

Gastroenterologista pelo Hospital das Clínicas da Faculdade de Medicina da Universidade de São Paulo (HC-FMESP). Médica-assistente da Divisão de Gastroenterologia e Hepatologia Clínica da Faculdade de Medicina da Universidade de São Paulo. Membro titular da Federação Brasileira de Gastroenterologia.

Patrícia Santiago Liberato de Mattos

Gastroenterologista e Endoscopista pelo Hospital das Clínicas da Faculdade de Medicina da Universidade de São Paulo. Membro titular da Federação Brasileira de Gastroenterologia. Médica assistente da Divisão de Gastroenterologia e Hepatologia Clínica da Faculdade de Medicina da Universidade de São Paulo.

Pedro Henrique Veras Ayres da Silva

Gastroenterologista pelo Hospital das Clínicas da Faculdade de Medicina da Universidade de São Paulo (HC-FMESP). Membro titular da Federação Brasileira de Gastroenterologia.

Rafael Bandeira Lages

Gastroenterologista e Endoscopista pelo Hospital das Clínicas da Faculdade de Medicina da Universidade de São Paulo (HC-FMESP). Doutor em Gastroenterologia pela USP.

Rejane Mattar

Clínica Médica pelo Hospital Ernesto Dornelles. Mestre em Microbiologia e Imunologia pela Universidade Federal de São Paulo. Doutorado em Microbiologia e Imunologia pela Universidade Federal de São Paulo (USP). Médica Assistente do Hospital das Clínicas da Faculdade de Medicinad a Universidade de São Paulo (HC-FMESP).

Renata da Silva Moutinho

Doutora em Gastroenterologia pela Escola Paulista de Medicina da Universidade Federal de São Paulo (EPM/Unifesp). Médica e Preceptora do Serviço de Gastroenterologia do Hospital do Servidor Público Estadual e do Hospital do Servidor Público Municipal.

Renato Gama Ribeiro Leite Altikes

Gastroenterologista pelo Hospital das Clínicas da Faculdade de Medicina da Universidade de São Paulo (HC-FMUSP).

Ricardo Correa Barbuti

Médico-assistente da Divisão de Gastroenterologia e Hepatologia Clínica da Faculdade de Medicina da Universidade de São Paulo. Doutor em Gastroenterologia pela USP.

Rômulo Silva Freire Junior

Gastroenterologista e Endoscopista pelo Hospital das Clínicas da Faculdade de Medicina da Universidade de São Paulo (HC-FMESP).

Roque Gabriel Rezende de Lima

Médico-assistente da Divisão de Gastroenterologia e Hepatologia Clínica da Faculdade de Medicina da Universidade de São Paulo.

Rubens Vicente De Luca Neto

Gastroenterologista pelo Instituto de Previdência dos servidores do Estado de Minas Gerais. Hepatologista pelo Hospital das Clínicas da Faculdade de Medicina da Universidade de São Paulo.

Sabrina Rodrigues de Figueiredo

Gastroenterologista pelo Hospital das Clínicas da Faculdade de Medicina da Universidade de São Paulo.

Sebastião Mauro Bezerra Duarte

Nutricionista pela Universidade Paulista. Mestre e Doutor em Ciências pela Faculdade de Medicina da Universidade de São Paulo. Nutricionista do ambulatório de Hepatologia do Hospital das Clínicas da Faculdade de Medicina da Universidade de São Paulo.

Thaís Cabral de Melo Viana

Gastroenterologista e Endoscopista pelo Hospital das Clínicas da Faculdade de Medicina da Universidade de São Paulo.

Vinícius Santos Nunes

Gastroenterologista pelo Hospital das Clínicas da Faculdade de Medicina da Universidade de São Paulo. Coordenador do ambulatório de hepatotoxicidade e de nódulos hepáticos do Hospital Universitário Professor Edgard Santos (UFBA). Membro titular da Sociedade Brasileira de Hepatologia.

Agradecimentos

Agradecemos a todos aqueles que acreditaram nessa ideia e possibilitaram que esse projeto fosse possível, em especial os professores Flair José Carrilho e Tomás Navarro Rodriguez.

Agradecemos aos professores Mário Guimarães Pessoa e Tomás Navarro Rodriguez pela dedicação incansável à residência médica de Gastroenterologia e de Hepatologia do HC FMUSP e pela parceria que tivemos durante o período de preceptoria e da pandemia de COVID-19, época em que esse material foi idealizado e iniciado.

Agradecemos a cada um dos autores que dedicaram tempo na escrita dos capítulos.

Agradecemos a Christiane de Haro e a Cláudia Arruda pelo apoio.

Agradecemos aos pacientes atendidos na nossa instituição, que nos confiam suas saúdes e suas vidas, acreditando na nossa forma de cuidar e de ensinar os estudantes que nos acompanham!

Bruna Damásio Moutinho
Karoline Garcia Soares

Prefácio

Prezado colega,

Estamos felizes por termos chegado até você.

Apresentamos esse manual didático, que visa orientar o diagnóstico e as condutas no manejo das principais doenças na Gastroenterologia e Hepatologia, utilizando medicina baseada em evidências.

Esse projeto surgiu da necessidade de um material de qualidade, de fácil leitura, prático e escrito por autores que conhecem os temas do ponto de vista científico e de experiência profissional. Concretizamos aqui esse material que foi feito para compartilhar conhecimento e orientar residentes, clínicos e gastroenterologistas em suas práticas.

Chegar nesse formato foi um desafio que demandou esforço, perseverança e paciência, mas que nos deixou muito felizes e com a certeza de que valeu a pena.

Desejamos que esse material também seja de grande valia para você!

Os editores

Sumário

Capítulo 1 Doença do Refluxo Gastroesofágico.....1
Eduarda Carneiro Gomes Ferreira
Ricardo Correa Barbuti

Capítulo 2 Esôfago de Barrett 11
Pedro Henrique Veras Ayres da Silva
Daniel Makoto Nakagawa

Capítulo 3 Distúrbios Motores do Esôfago...........17
Rômulo Silva Freire Junior
Rafael Bandeira Lages

Capítulo 4 Distúrbios Funcionais do Esôfago 29
Bruna Damásio Moutinho
Tomás Navarro Rodriguez

Capítulo 5 Esofagite Eosinofílica 37
Karoline Soares Garcia
Tomás Navarro Rodriguez

Capítulo 6 Lesões Benignas do Esôfago..............43
Sabrina Rodrigues de Figueiredo
Rafael Bandeira Lages

Capítulo 7 *Helicobacter Pylori*...........................53
Ricardo Correa Barbuti
Davi Viana Ramos

Capítulo 8 Gastrites......................................59
Daniel Makoto Nakagawa
Diogo Delgado Dotta

Capítulo 9 Doença Ulcerosa Péptica...................67
Marcus Vinícius de Acevedo Garcia Gomes
Daniel Machado Baptista

Capítulo 10 Hemorragia Digestiva Alta Não Varicosa................................75
Guilherme Henrique Peixoto de Oliveira
Marcela Paes Terra

Capítulo 11 Gastroparesia................................83
Ricardo Correa Barbuti
Álvaro Henrique de Almeida Delgado

Capítulo 12 Lesões Pré-neoplásicas Gástricas 91
Erika Yuki Yvamoto
Daniel Machado Baptista

Capítulo 13 Diarreia Aguda 99
Luciane Reis Milani
Olivia Duarte de Castro Alves

Capítulo 14 Diarreia Crônica.............................109
Camilla de Almeida Martins
Luciane Reis Milani

Capítulo 15 Constipação Intestinal 117
Amanda Carvalho Almeida de Medeiros
Carlos Felipe Bernardes Silva

Capítulo 16 Síndrome do Intestino Irritável........125
Paola Vasconcellos Soares Reis
Luísa Leite Barros

Capítulo 17 Doença Celíaca 135
Jéssica Calheiros da Silva
Aytan Miranda Sipahi

Capítulo 18 Supercrescimento Bacteriano de Intestino Delgado.........................143
Ingrid Medeiros de Figueiredo
Luísa Leite Barros

MANUAL DE GASTROENTEROLOGIA E HEPATOLOGIA DO HCFMUSP

Capítulo 19 Retocolite Ulcerativa 151
Bruna Damásio Moutinho
Matheus Freitas Cardoso de Azevedo

Capítulo 20 Doença de Crohn 159
Marília Galvão Cruz
Adérson Omar Mourão Cintra Damião

Capítulo 21 Parasitoses Intestinais.....................171
Amanda Lima Bruno
Carlos Felipe Bernardes Silva

Capítulo 22 Doença Diverticular dos Cólons..........177
Lucas Navarro Sanches
Alexandre de Sousa Carlos

Capítulo 23 Lesões Colorretais Pré-malignas.......185
Gisela Bandeira de Melo Lins de
Albuquerque
Alexandre de Sousa Carlos

Capítulo 24 Isquemia Intestinal...........................193
Thaís Cabral de Melo Viana
Matheus Freitas Cardoso de Azevedo

Capítulo 25 Pancreatite Aguda..........................203
Maira Andrade Nacimbem Marzinotto
Dulce Reis Guarita

Capítulo 26 Pancreatite Crônica 207
Camila Cunha Gonzaga Lima
Ana Cristina de Sá Teixeira

Capítulo 27 Pancreatite Autoimune 215
Mariana de Lira Fonte
Maira Andrade Nacimbem Marzinotto

Capítulo 28 Cistos Pancreáticos........................ 223
Amanda Mandarino Alves
Maira Andrade Nacimbem Marzinotto

Capítulo 29 Investigação de Enzimas Hepáticas
Alteradas...231
Michelle Harriz Braga
Rubens Vicente De Luca Neto

Capítulo 30 Hepatite B 235
Matheus Spadeto Aires
Bruna Damásio Moutinho

Capítulo 31 Hepatite C 243
Mario Guimarães Pessoa
Matheus Ferreira de Carvalho

Capítulo 32 Hepatite Autoimune...........................251
Bianca Pocopetz Facas
Débora Raquel Benedita Terrabuio

Capítulo 33 Doença Colestática.........................259
Ana Julia Andrade Cardoso
Laura Vilar Guedes

Capítulo 34 Doença de Wilson.............................269
Mariana Caldeira Monte
Marta Mitiko Deguti

Capítulo 35 Doença Hepática Gordurosa
Metabólica 277
Renato Gama Ribeiro Leite Altikes
Claudia Pinto Marques Souza de Oliveira

Capítulo 36 Injúria Hepática Induzida por Drogas... 283
Filipe Fernandes Justus
Vinícius Santos Nunes

Capítulo 37 Fígado e Álcool 291
Evandro de Oliveira Souza
Ana Carolina Gonzalez Galvão Nespolo

Capítulo 38 Fígado e Gravidez 303
Daniel Ferraz de Campos Mazo
Letícia Cristina de Araújo Diaz Vazquez

Capítulo 39 Complicações da Cirrose: Ascite e
Hidrotórax 313
Bruna Damásio Moutinho
Isabela Carvalhinho Carlos de Souza
Mayra Martins Cruz

Capítulo 40 Peritonite Bacteriana Espontânea...319
Monique Raddatz Reis Vilela
Roque Gabriel Rezende de Lima

Capítulo 41 Síndrome Hepatorrenal.....................323
Daniel Ferraz de Campos Mazo
Mariana Terra Cabral

SUMÁRIO

Capítulo 42 Encefalopatia Hepática 331
Júlia Carvalho de Andrade
Bruna Damásio Moutinho

Capítulo 43 Hemorragia Digestiva Alta
Varicosa..................................... 337
Fernanda dos Santos Linhares
Luis Claudio Alfaia Mendes

Capítulo 44 Lesões Hepáticas Benignas 345
Julia Fadini Margon
Natally Horvat
Aline Lopes Chagas

Capítulo 45 Nutrição em Esteatose e
Esteato-Hepatite não Alcoólica........ 355
Sebastião Mauro Bezerra Duarte
José Tadeu Stefano

Capítulo 46 Nutrição em Doenças
Inflamatórias Intestinais 361
Mariana Hollanda Martins da Rocha
Mateus Barbosa de Queiroz

Capítulo 47 Aspectos Gerais da Nutrição Enteral .. 367
Ana Cristina de Sá Teixeira

Capítulo 48 Endoscopia Digestiva Alta................. 373
Patrícia Santiago Liberato de Mattos
Claudio Lyoiti Hashimoto

Capítulo 49 Colonoscopia...................................383
Caio Rodrigues Magrini

Capítulo 50 Manometria, Phmetria e
Impedanciometria Esofágicas..........389
Luiz Henrique de Souza Fontes

Capítulo 51 Testes Respiratórios 407
Rejane Mattar

Capítulo 52 Ultrassonografia do Fígado e Vias
Biliares e Elastografia Hepática:
Bases E Métodos 413
Denise Cerqueira Paranaguá-Vezozzo
Renata da Silva Moutinho

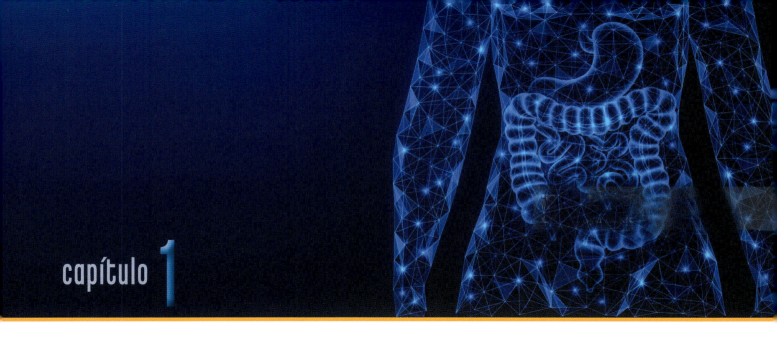

capítulo 1

Doença do Refluxo Gastroesofágico

EDUARDA CARNEIRO GOMES FERREIRA ▶ RICARDO CORREA BARBUTI

INTRODUÇÃO

A doença do refluxo gastroesofágico (DRGE) é uma patologia crônica definida pela presença de sintomas que afetam a qualidade de vida ou de lesões teciduais e complicações decorrentes do refluxo do conteúdo gastroduodenal para o esôfago e órgãos adjacentes. É um dos diagnósticos mais comuns na gastroenterologia, apresentando alta prevalência mundial. No Brasil, estudo populacional, abrangendo cerca de 14.000 pessoas, identificou prevalência dessa doença em 12 a 20% na população urbana.

ETIOPATOGENIA E FISIOPATOLOGIA

Episódios de refluxo de curta duração ocorrem em pessoas saudáveis e são eventos fisiológicos. A mucosa esofágica não suporta longos períodos de exposição aos agentes agressores presentes no conteúdo gástrico, como o ácido e a pepsina. Por isso, o organismo possui mecanismos de defesa que compõem a chamada barreira antirrefluxo. Dentre estes, destacam-se a junção esofagogástrica (JEG), o clareamento esofagiano (peristaltismo e salivação) e a resistência da mucosa esofágica (junções celulares firmes, matriz intercelular e bicarbonato). A DRGE surge quando alterações nos mecanismos de defesa propiciam o aumento do refluxo para o esôfago em níveis patológicos.

A JEG é o principal componente da barreira antirrefluxo, sendo composta pelo esfíncter inferior do esôfago (EIE), ângulo de His e fibras do pilar direito do diafragma. Essas últimas representam o que chamamos de EIE externo. O relaxamento transitório do EIE é o mecanismo fisiopatológico mais comum da DRGE branda. Ele independe da deglutição e é desencadeado pela distensão gástrica proximal que ativa o reflexo vagal. Nos quadros mais graves de DRGE, geralmente predomina a hipotensão do EIE associado à hérnia de hiato (HH). Esta é considerada relevante quando superior a 2,5 cm. É importante mencionar que a maioria dos pacientes com DRGE não apresentam HH e que a presença desta não é sinônimo de DRGE. Entretanto, quando presente, a HH se associa à hipotensão do EIE, bolsão ácido e fenômeno do rerrefluxo, fazendo com que esteja relacionada com esofagites erosivas mais graves e com o esôfago de Barrett (EB).

Outros mecanismos subjacentes que podem participar da fisiopatologia da doença são dismotilidade esofágica, retardo no esvaziamento gástrico, aumento da pressão intra-abdominal (p. ex., obesos e grávidas), hipossalivação e hipersensibilidade esofágica.

MANIFESTAÇÕES CLÍNICAS E HISTÓRIA NATURAL

Os sintomas típicos da DRGE são pirose e regurgitação. A pirose é uma sensação de queimação retroesternal, enquanto a regurgitação significa o retorno do conteúdo gástrico à boca ou hipofaringe na ausência de contração abdominal. São mais frequentes no período pós-prandial, mas podem ocorrer durante à noite. O refluxo supino normalmente se correlaciona com DRGE mais grave.

As manifestações atípicas são divididas em esofágicas (dor torácica não cardíaca [DTNC] e globus faríngeo) e extraesofágicas (tosse, laringite, rouquidão, sinusite, asma, dentre outras). Elas são causadas pela ação direta do material refluído em órgãos adjacentes ou através do reflexo vagal desencadeado pela irritação da mucosa esofágica. Pacientes com manifestações atípicas geralmente não apresentam sintomas típicos ou erosões esofágicas na endoscopia digestiva alta (EDA). As manifestações extraesofágicas costumam ser um desafio porque, apesar de poderem ser secundárias a DRGE, elas também podem ser causadas por várias outras patologias. Mesmo em pacientes com DRGE confirmada, pode ser difícil estabelecer se o refluxo é o único fator causal, um fator agravante dentro de uma etiologia multifatorial ou se não há relação causal.

Atualmente, a DRGE é representada por um espectro de apresentações clínicas e endoscópicas que varia desde esofagites erosivas graves e EB, passando por esofagites erosivas mais brandas, até a doença do refluxo não erosiva (DRNE), a hipersensibilidade ao refluxo (HR) e a pirose funcional (PF). Nas esofagites erosivas, a exposição ao ácido representa o principal fator de agressão. À medida que progredimos para DRNE, HR e PF, a participação desse agente agressor diminui bastante, predominando uma maior sensibilidade visceral.

A intensidade da esofagite é diretamente relacionada ao pH e ao tempo de exposição ácida, diferente da severidade dos sintomas. A percepção dos sintomas parece ser influenciada também por outros fatores, como a sensibilização periférica e central, o conteúdo (não ácido, duodenogástrico, gasoso) e a extensão proximal do refluxo.

As complicações da DRGE incluem úlcera, estenose péptica, EB e adenocarcinoma de esôfago. Elas estão relacionadas ao tempo de doença e são mais frequentes naqueles com diagnóstico tardio ou refratários ao tratamento. O EB clássico aumenta em 40 vezes o risco de adenocarcinoma de esôfago comparado à população geral, com risco anual de 0,5%.

O mau funcionamento da barreira antirrefluxo não tem cura, sendo comuns e esperadas recidivas da doença mesmo depois do tratamento clínico ou cirúrgico. A intensidade das lesões esofágicas na primeira EDA sem uso de antissecretores geralmente se mantém estável ao longo do tempo. Pacientes com DRNE tendem a manter nenhuma ou pouca lesão esofágica, do mesmo modo que pacientes com DRGE grave tendem a manter erosões confluentes na ausência de tratamento.

DIAGNÓSTICO

O diagnóstico inicia-se pela realização de uma anamnese detalhada, caracterizando-se os sintomas, os fatores associados, a evolução e o impacto na qualidade de vida. O diagnóstico presuntivo pode ser estabelecido quando sintomas típicos estiverem presentes duas ou mais vezes por semana por 4 a 8 semanas. Apresenta baixa sensibilidade (70%), baixa especificidade (67%) e acurácia de 50% para o diagnóstico de certeza da DRGE. Assim, a presença de sintomas típicos não garante o diagnóstico definitivo, da mesma forma que sua ausência não exclui esta afecção.

O teste terapêutico com inibidores da bomba de prótons (IBPs) pode ser utilizado na prática clínica para auxílio diagnóstico. Contudo, seu uso pode estar relacionado ao falso diagnóstico de DRGE (sensibilidade de 71%, especificidade de 44%) e uso desnecessário dos IBPs. Em média, 69% dos pacientes com doença do refluxo erosiva, 49% dos com DRNE e 35% dos com EDA e pHmetria normais respondem ao teste com IBP.

O diagnóstico presuntivo e o tratamento empírico com IBP são menos custosos que os exames complementares. Dessa forma, são a abordagem inicial sugerida por vários *guidelines* para pacientes com sintomas típicos, menores de 40 anos e sem sinais de alarme. A realização de exames complementares é sugerida para pacientes com sintomas atípicos, refratários ao tratamento com IBP, antes de tratamentos invasivos ou antes de terapias farmacológicas de longo prazo.

DOENÇA DO REFLUXO GASTROESOFÁGICO

O diagnóstico da DRGE através de exames complementares foi objeto de estudo de um grupo internacional de especialistas e culminou na publicação, em 2018, do Consenso de Lyon. Os resultados foram categorizados como evidências conclusivas, contrárias ou inconclusivas para confirmação da doença. Quando inconclusivas, evidências adjuvantes foram sugeridas para complementá-las. O Consenso foi atualizado recentemente, em 2023, com a publicação da versão 2.0 (Figura 1.1).

Endoscopia digestiva alta

A EDA é o primeiro exame indicado na suspeita clínica de DRGE e avalia a presença de erosões esofágicas e complicações. É mandatória em pacientes acima de 40 anos ou com sinais de alarme (disfagia, odinofagia, perda ponderal, anemia ferropriva, hemorragia digestiva, vômitos recorrentes e história familiar de câncer), a fim de excluir diagnósticos diferenciais, principalmente o câncer de esôfago. Também deve ser realizada em pacientes refratários ao tratamento empírico com IBP. Nestes, recomenda-se que a medicação seja suspensa por no mínimo 2-4 semanas antes da EDA.

A classificação mais utilizada para descrição dos achados endoscópicos é a classificação de Los Angeles (Tabela 1.1). Segundo o Consenso de Lyon, deve-se considerar evidência conclusiva de DRGE a esofagite erosiva grau B, C e D de Los Angeles (Figura 1.2), o EB confirmado por biópsias e a estenose péptica. Apesar de apresentar boa especificidade diagnóstica, a detecção de erosões ocorre em apenas 30% dos casos, sendo ainda menor (10%) naqueles em uso de IBP ou nas manifestações atípicas isoladas. A esofagite erosiva grau A de Los Angeles não é suficiente para o diagnóstico definitivo, visto que 5 a 7,5% de controles assintomáticos podem apresentá-la.

As biópsias esofágicas não são recomendadas de rotina para o diagnóstico, porém devem ser realizadas na presença de complicações da doença para confirmação do EB, do adenocarcinoma e da etiologia das úlceras e estenoses. Outras indicações são a suspeita de esofagite eosinofílica ou a investigação de pirose refratária para avaliação de diagnósticos diferenciais. As alterações histopatológicas mais comumente encontradas são dilatação dos espaços intercelulares, hiperplasia da camada basal, alongamento das papilas, células inflamatórias intraepiteliais, necrose e erosões.

Monitorização ambulatorial do refluxo

A pHmetria esofágica de 24 horas avalia diretamente a frequência do refluxo ácido (pH > 4) no esôfago e possibilita a correlação com os sintomas do paciente. É realizada através de um cateter transnasal alocado 5 cm acima do EIE e conectado a um gravador portátil que acumula os dados.

A pHmetria sem fio (BRAVO®) é mais confortável e permite o registro phmétrico até 96 horas, aumentando a acurácia diagnóstica. É realizada através de uma cápsula fixada ao esôfago distal que transmite sinais para um receptor externo. As desvantagens são a disponibilidade limitada e o alto custo. De acordo com o Consenso de Lyon, se disponível, é o exame preferível para monitorização ambulatorial do refluxo, devido ao maior rendimento diagnóstico pela duração do exame.

A impedâncio-pHmetria esofágica é outro método disponível. O acréscimo da impedanciometria permite a detecção de refluxos fracamente ácidos (pH 4-7), não ácidos e gasosos, possibilitando a contagem de episódios de refluxos diários. Ela também permite a aferição da impedância média basal noturna (MNBI) que serve para avaliar a permeabilidade da mucosa esofágica e pode auxiliar no diagnóstico da DRGE, especialmente quando o tempo de exposição ácida (TEA) for inconclusivo.

As principais indicações para monitorização ambulatorial do refluxo são pacientes refratários ao IBP com sintomas típicos e EDA normal, pacientes com sintomas atípicos, antes de procedimentos antirrefluxo invasivos e situações em que o diagnóstico é questionável. Nos pacientes sem diagnóstico confirmado de DRGE, o exame deve ser realizado na ausência do tratamento com hipossecretor por no mínimo 7 dias.

Dentre os parâmetros avaliados na monitorização do refluxo, o TEA é o mais fidedigno e prediz a melhora após o tratamento. O Consenso de Lyon recomenda que o TEA < 4% seja considerado fisiológico, > 6% seja evidência conclusiva de refluxo patológico, e valores intermediários sejam inconclusivos. Neste caso, o número total de refluxos (ácido, fracamente ácido ou não ácido) medido pela impedâncio-pHmetria pode ser utilizado como evidência adjuvante: > 80 episódios em 24 horas é anormal, enquanto < 40 é evidência contrária para DRGE.

Avalia-se também a correlação entre os episódios de refluxo e os sintomas, considerando-os relacionados quando ocorrem em uma janela de 2

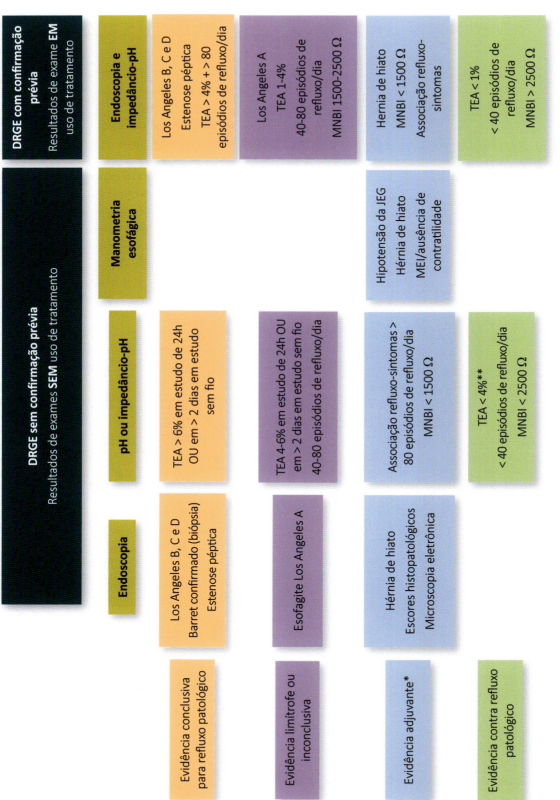

Figura 1.1 Interpretação dos exames complementares para diagnóstico da DRGE.

* Fatores que aumentam a confiança da presença de refluxo patológico quando a evidência é limítrofe ou inconclusiva.

** pHmetria sem fio: < 4% em todos os dias; impedâncio-pH: todos os critérios devem estar presentes.

TEA: tempo de exposição ácida; MNBI: impedância média basal noturna; JEG: junção esofagogástrica; MEI: motilidade esofagiana ineficaz.

Fonte: Gyawali et al, 2024.[9]

DOENÇA DO REFLUXO GASTROESOFÁGICO

TABELA 1.1	Classificação de Los Angeles.
Grau A	Uma (ou mais) erosão menor que 5 mm
Grau B	Uma (ou mais) erosão com mais de 5 mm, não contígua entre o topo de duas pregas mucosas
Grau C	Uma (ou mais) erosão confluente entre o topo de duas (ou mais) pregas, ocupando menos que 75% da circunferência esofágica
Grau D	Uma (ou mais) erosão ocupando no mínimo 75% da circunferência

minutos. Os dois parâmetros utilizados são: o índice de sintomas (IS) e a probabilidade de associação de sintomas (PAS). O IS é a porcentagem de episódios de refluxo associado aos sintomas em relação ao total de sintomas. Valores acima de 50% são considerados positivos. Como esse parâmetro não analisa o número total de refluxos, há a desvantagem de uma possível associação ao acaso. A PAS utiliza cálculos estatísticos mais complexos e expressa a probabilidade dos sintomas e do refluxo estarem associados, sendo positiva acima de 95%. A positividade dos dois parâmetros é a melhor evidência de uma associação clinicamente significativa.

Manometria esofágica

A manometria esofágica não tem valor para o diagnóstico inicial da DRGE, pois seu resultado é normal em até 50% dos casos. Deve-se avaliar a morfologia e a contratilidade da JEG, seguida da peristalse esofágica e da reserva contrátil. As alterações manométricas são inespecíficas e podem incluir hipotensão do EIE, HH, motilidade esofagiana ineficaz e ausência de contratilidade. No contexto de evidências inconclusivas para o refluxo, resultados alterados podem corroborar o diagnóstico. Está indicada na avaliação de pacientes com pirose refratária, previamente a procedimentos antirrefluxo cirúrgicos ou endoscópicos e para localização do EIE para o posicionamento do cateter de pHmetria.

TRATAMENTO

Os objetivos do tratamento da DRGE são a melhora dos sintomas, a cicatrização da mucosa esofágica e a prevenção de complicações.

Medidas comportamentais

As medidas comportamentais fazem parte do arsenal terapêutico da DRGE e devem ser orientadas já na primeira consulta de forma individualizada. Recomenda-se a perda de peso para todos os pacientes com sobrepeso ou ganho de peso recente. Elevar a cabeceira da cama e dormir na posição de decúbito lateral esquerdo devem ser orientações fornecidas àqueles com sintomas noturnos. É necessário evitar deitar por no mínimo 2 a 3 horas após as refeições. A restrição de alimentos que possam desencadear sintomas, como chocolate, cafeína, alimentos picantes, cítricos, gordurosos e bebidas gaseificadas,

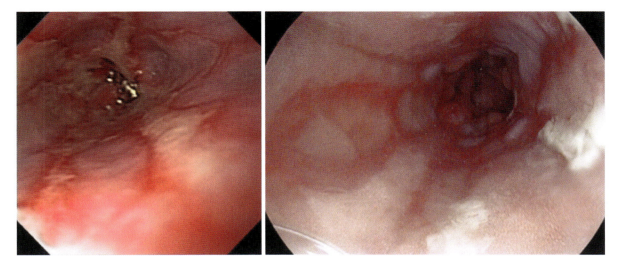

Figura 1.2 Esofagite erosiva grau D DE Los Angeles ao invés de DO Los Angeles.

não deve ser uma recomendação universal, ficando reservada aos indivíduos que observam essa correlação e melhoram após retirá-los. O fracionamento da dieta é outra orientação importante, já que o relaxamento do EIE está diretamente relacionado com a distensão do fundo gástrico.

Tratamento farmacológico

Os IBPs são o tratamento de primeira linha para DRGE. Eles inibem de forma praticamente irreversível a enzima H^+/K^+ ATPase, localizada na célula parietal, suprimindo a secreção ácida gástrica. Dessa forma, atuam alterando o pH do conteúdo refluído para fracamente ácido ou alcalino, mas não modificam os mecanismos fisiopatológicos da doença.

Atualmente existem vários IBPs disponíveis (Tabela 1.2) e não há diferença de eficácia entre eles. É recomendável que sejam iniciados na dose plena, uma vez ao dia, por 8 semanas. Devem ser administrados 30 a 45 minutos antes de uma refeição, pois inibem apenas as bombas de prótons em atividade e a alimentação é o principal estímulo para secreção ácida. Esse tempo é necessário para a absorção e início de ação dos fármacos. Não existem diferenças significativas entre o uso pela manhã ou duas meias-doses (antes do café da manhã e antes do jantar), podendo-se utilizar a segunda opção quando há predomínio de sintomas noturnos.

A resposta clínica aos IBPs não é homogênea e apresenta nítida correlação com o grau de exposição ácida no esôfago. O percentual de pacientes com alívio sintomático é maior naqueles com doença do refluxo erosiva (70-80%) quando comparado aos com DRNE (50-60%). Além disso, a eficácia depende do sintoma, sendo menor na regurgitação e nos sintomas atípicos. Dentre estes, a DTNC apresenta a melhor resposta, enquanto a tosse e os sintomas laríngeos respondem em menos de 25% dos casos.

O metabolismo dos IBPs também influencia sua eficácia terapêutica. Eles são metabolizados, principalmente, pela via das isoenzimas CYP2C19 e CYP3A4, variando a depender da droga específica. O polimorfismo do gene CYP2C19 afeta diretamente a farmacocinética dos IBPs, causando variabilidade individual na supressão ácida e nas interações farmacológicas.

Até 40% dos pacientes com pirose apresentam resposta parcial ou ausente ao tratamento inicial com IBP. Uma das principais causas é o uso incorreto da medicação, portanto enfatizar a aderência terapêutica e a administração no horário correto é muito importante para evitar doses excessivas e melhorar a resposta clínica. O próximo passo consiste em dobrar a dose plena (uma antes do café da manhã e outra antes do jantar) ou trocar para outro IBP. O aumento da dose proporciona alívio sintomático adicional em 20 a 30% dos casos. Não há benefício em escalonar além da dose dobrada. Na ausência de melhora, recomenda-se prosseguir investigação conforme detalhado no tópico DRGE refratária adiante.

A terapia de manutenção é indicada para pacientes com recorrência dos sintomas após a descontinuação do IBP, esofagite erosiva ou complicações da DRGE. Aproximadamente dois terços dos pacientes com DRNE e 100% daqueles com esofagite grau B ou C apresentarão recidiva dos sintomas em 6 meses. Recomenda-se manter a menor dose efetiva que geralmente é inferior à utilizada na fase aguda. Outra opção é a terapia intermitente ou sob demanda, devendo ser considerada de forma individualizada; esta estratégia tem maior probabilidade de sucesso nos casos sem erosões de alto grau ou complicações.

Apesar de ser o tratamento padrão desde 1990, os IBPs apresentam limitações significativas como a necessidade de administração da dose pré-prandial, o que dificulta a aderência, e a curta meia-vida plasmática, responsável pelo escape ácido noturno. Logo, novas estratégias terapêuticas vêm sendo estudadas. Na última década, o dexlansoprazol, uma formulação alternativa do lansoprazol, foi introdu-

TABELA 1.2 Inibidores da bomba de prótons disponíveis no Brasil.	
Omeprazol	10 – 20 – 40* mg
Lansoprazol	15 – 30* mg
Pantoprazol Na	20 – 40* mg
Pantoprazol Mg	40* mg
Rabeprazol	10 – 20* mg
Esomeprazol	20 – 40* mg
Dexlansoprazol	30 – 60* mg

*Dose plena.

DOENÇA DO REFLUXO GASTROESOFÁGICO

zido no mercado. Sua administração independe da refeição e apresenta dupla liberação no trato digestivo, com um segundo pico plasmático 5-6 horas após administrado.

Outra inovação foi o desenvolvimento de uma classe de drogas que inibe de forma reversível os canais de potássio da bomba de prótons, o bloqueador ácido competitivo de potássio (P-CAB). Seu mecanismo de ação proporciona várias vantagens teóricas em relação ao IBP: ele bloqueia a forma ativa e inativa da bomba de prótons, atinge efeito máximo já na primeira dose e não é influenciado pelo polimorfismo genético. Consequentemente, proporciona uma supressão ácida mais rápida e mais potente. Por outro lado, tem a desvantagem de gerar acentuada hipergastrinemia o que leva a preocupação quanto aos efeitos colaterais a longo prazo. É uma medicação promissora para pacientes refratários ao IBP ou com esofagite erosiva intensa. O vonoprazan é o representante dessa classe disponível no mercado brasileiro.

O papel do aumento da permeabilidade da mucosa esofágica na patogênese da DRGE vem sendo cada vez mais reconhecido, aumentando o interesse em medicações que melhorem sua integridade. Na prática, são utilizadas como terapia adjuvante ao IBP. Evidências crescentes sugerem benefício na DRGE grave, especialmente no alívio dos sintomas refratários ao IBP. Podem também ser consideradas em monoterapia na DRGE leve, incluindo a forma não erosiva. As drogas disponíveis no Brasil são:

- Sucralfato: é fármaco utilizado no tratamento de úlceras gastroduodenais, formando uma barreira protetora. Apresenta também outros mecanismos de ação como inibição da pepsina e estímulo a secreção de prostaglandinas. Há poucos estudos avaliando seu uso na DRGE, mas com resultados favoráveis;
- Alginato: polissacarídeo que se polimeriza quando exposto ao ácido, formando uma matriz de gel sobrenadante e neutralizando a bolsa ácida. Recente revisão sistemática evidenciou melhora significativa dos sintomas comparado ao placebo ou antiácidos (OR:4), porém sem diferença em relação ao IBP ou bloqueador do receptor H2 da histamina (BH2).

As demais classes de medicações utilizadas na DRGE ocupam papel secundário, sendo prescritas como terapia adjuvante ao IBP em situações específicas. São elas:

- **Antiácidos:** agem rapidamente após a ingestão, neutralizando a secreção ácida. Entre as formulações disponíveis, destacam-se o hidróxido de magnésio e de alumínio, o carbonato de cálcio e o bicarbonato de sódio. São uma boa opção para controle imediato dos sintomas, porém não são eficazes na cicatrização da mucosa ou na prevenção de complicações;
- **BH2:** inibem a secreção ácida através da ligação aos receptores de histamina da célula parietal. São efetivos no controle dos sintomas e na cicatrização da esofagite, porém com resultados inferiores aos IBPs. A associação de uma dose noturna de BH2 pode beneficiar indivíduos com persistência de sintomas noturnos. Também podem ser utilizados no tratamento de manutenção da DRNE que atingiu remissão clínica com IBP (*step-down*). A dose máxima recomendada é duas tomadas diárias. No entanto, sua eficácia a longo prazo é limitada pelo risco de taquifilaxia;
- **Baclofeno:** agonista do receptor tipo B do ácido gama-aminobutírico que inibe o relaxamento transitório do EIE. Estudos demonstraram pequena redução do número e tempo dos episódios de refluxo em relação ao placebo, porém sem melhora consistente dos sintomas. Os efeitos colaterais podem limitar seu uso; são geralmente dose-dependentes e incluem sonolência, confusão, cefaleia, náuseas e vômitos;
- **Procinéticos:** englobam diferentes classes de drogas que agem aumentando o tônus do EIE, o peristaltismo esofagiano e o esvaziamento gástrico como os agonistas dos receptores de dopamina (metoclopramida, domperidona, bromoprida) e dos receptores 5-HT4 (prucaloprida). Houve aumento dos efeitos colaterais quando associado aos IBPs, sem melhora da resposta clínica. Estão indicados apenas em pacientes com retardo do esvaziamento gástrico associado à DRGE.

Tratamento cirúrgico e endoscópico

O tratamento cirúrgico pode ser indicado nos casos de DRGE refratária ao tratamento farmacológico, nas alterações estruturais importantes da JEG como grandes HH e como alternativa a terapia medicamentosa a longo prazo. É necessário comprovar a presença de DRGE através de exames complementares e determinar, da melhor forma possível, que os sintomas sejam decorrentes do refluxo. Recomenda-se a realização de manometria esofágica para exclusão de acalasia e de ausência de contratilidade. A fundoplicatura por videolaparoscopia é a técnica mais utilizada. Os desfechos são comparáveis aos do IBP, ressaltando-se que os melhores resultados ocorrem justamente nos casos com sintomas típicos e boa resposta prévia ao tratamento clínico. Após a cirurgia, os pacientes podem desenvolver *bloating*, dificuldade de eructação e distensão gástrica e com o passar do tempo podem necessitar reintroduzir o IBP. Nos casos sem alteração estrutural importante da JEG, outros tratamentos possíveis são: o Linx® (anel magnético de titânio colocado no esôfago distal por laparoscopia para aumentar a pressão do EIE), o Stretta® (procedimento endoscópico com aplicação de radiofrequência na JEG visando aumentar a pressão do EIE) e o EsophyX® (fundoplicatura transoral sem incisão através da EDA).

DRGE REFRATÁRIA

Os termos pirose refratária e DRGE refratária não devem ser utilizados como sinônimos. A pirose refratária consiste na persistência do sintoma apesar do tratamento com IBP em dose dobrada por 8-12 semanas. Já a DRGE refratária é definida pela persistência de sintomas em pacientes com DRGE confirmada (por EDA ou pHmetria prévias), submetidos a mesma terapia. Portanto, este último conceito não deve ser empregado no contexto de diagnósticos presuntivos baseados em sintomas.

Em pacientes com pirose refratária, o objetivo inicial é comprovar o diagnóstico de DRGE. Inicia-se a investigação pela EDA que deve ser realizada após suspensão do IBP por no mínimo 2-4 semanas. Resultados normais ou com esofagite erosiva grau A não confirmam o diagnóstico e indicam a realização de biópsias esofágicas. Elas são essenciais para exclusão de diagnósticos diferenciais como a esofagite eosinofílica e podem identificar achados histopatológicos que corroborem a hipótese de refluxo. A manometria esofágica também deve ser realizada para excluir distúrbios motores do esôfago como a acalasia. O passo seguinte é a monitorização do pH esofágico sem o uso de IBP. O

TEA menor que 4% descarta refluxo ácido e sugere o diagnóstico dos distúrbios funcionais do esôfago (Fluxograma 1.1). Estes são a principal etiologia da pirose refratária e se diferenciam pela associação dos episódios de refluxo com os sintomas: IS e/ou PAS positivos sugerem o diagnóstico de HR, enquanto resultados negativos sugerem PF.

Na DRGE refratária, indica-se a realização de impedâncio-pHmetria na vigência de IBP em dose dobrada. A impedanciometria é necessária porque, com a manutenção da supressão ácida, espera-se que a maioria dos episódios de refluxo tenham pH fracamente ácido. A análise do TEA e da associação de sintomas identifica se a refratariedade é devido à persistência do refluxo ácido patológico ou à sobreposição com os distúrbios funcionais do esôfago, o que é imprescindível para a escolha do tratamento a ser adicionado. A atualização do Consenso de Lyon sugeriu parâmetros para o diagnóstico de DRGE refratária em exames realizados em uso de tratamento antissecretor (Figura 1.1). Na persistência do refluxo ácido patológico, pode-se associar alguma das medicações descritas no tópico Tratamento farmacológico ou optar pela terapia cirúrgica ou endoscópica. É necessário também descartar patologias que se apresentam com hipersecreção ácida como a síndrome de Zollinger-Ellison, a mastocitose e o hiperparatireoidismo.

Na sobreposição com os distúrbios funcionais, está indicada a associação de neuromoduladores, pois atuam na hipersensibilidade visceral e na hipervigilância, que são os principais mecanismos fisiopatológicos das doenças funcionais. Exemplos são os antidepressivos tricíclicos e os inibidores de recaptação de serotonina (fluoxetina). Os BH2 são outra opção capaz de modular a dor através da redução da sensibilidade dos receptores esofágicos ao ácido. Intervenções psicológicas como terapia cognitivo-comportamental e hipnoterapia também podem ser benéficas. A coexistência de comorbidades psiquiátricas não é infrequente e necessita de tratamento específico. Por fim, como os sintomas na HR são desencadeados pelo refluxo fisiológico, diferentemente da PF, medidas antirrefluxo podem ajudar. No entanto, ainda há pouca evidência sobre o tratamento cirúrgico neste cenário, sendo necessários estudos em maior escala para sua recomendação.

DOENÇA DO REFLUXO GASTROESOFÁGICO

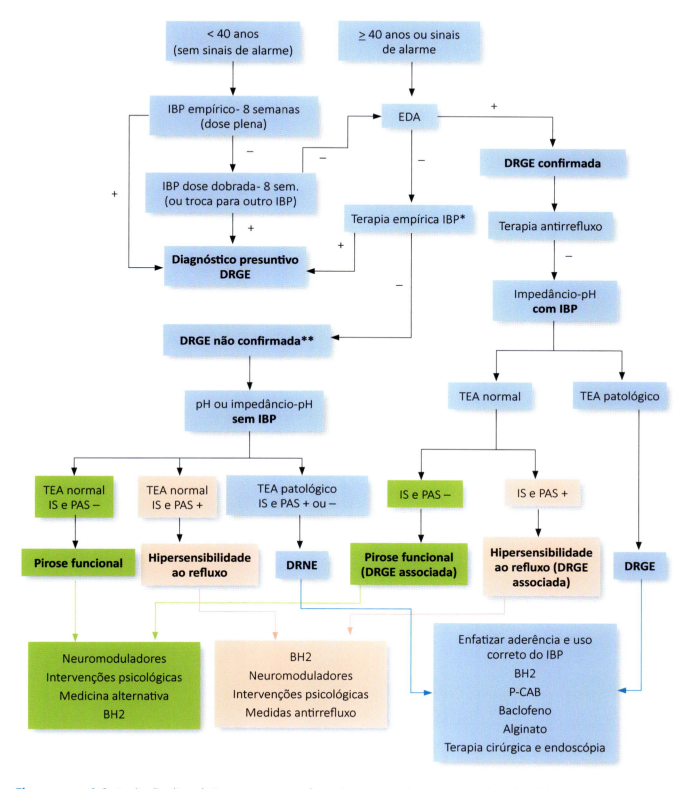

Fluxograma 1.1 Avaliação diagnóstica e tratamento de pacientes com sintomas sugestivos de DRGE.

* Nos casos já submetidos a terapia empírica com IBP previamente, sem resposta satisfatória, prosseguir diretamente para a monitorização ambulatorial do refluxo.

** É necessária a realização de biópsias esofágicas e manometria a fim de excluir outros diagnósticos diferenciais.

LEITURA SUGERIDA

1. Vakil N, van Zanten SV, Kahrilas P, et al. The Montreal definition and classification of gastroesophageal reflux disease: a global evidence-based consensus. Am J Gastroenterol. 2006; 101(8):1900-20.
2. Moraes-Filho JPP, Rodriguez TN, Barbuti R, et al. Brazilian GERD evidence-based consensus. Guidelines for the diagnosis and management of gastro-esophageal reflux disease. Arq Gastroenterol. 2010; 47(1):99-115.
3. Malfertheiner P, Nocon M, Vieth M, et al. Evolution of gastro-oesophageal reflux disease over 5 years under routine medical care- the ProGERD study. Aliment Pharmacol Ther. 2012; 35(1):154-64.
4. Aziz Q, Fass R, Gyawali CP, et al. Esophageal disorders. Gastroenterology. 2016; 150(6):1368-79.
5. Gyawali CP, Fass R. Management of gastroesophageal reflux Disease. Gastroenterology. 2018; 154(2):302-18.
6. Scarpignato C, Hongo M, Wu JCY, et al. Pharmacologic treatment of GERD: Where we are now, and where are we going? Ann N Y Acad Sci. 2020; 1482(1):193-212.
7. Katzka DA, Pandolfino JE, Kahrilas PJ. Phenotypes of gastroesophageal reflux disease: Where Rome, Lyon, and Montreal Meet. Clin Gastroenterol Hepatol. 2020; 18(4):767-76.
8. Katz PO, Dunbar KB, Schnoll-Sussman FH, et al. ACG Clinical Guideline for the Diagnosis and Management of Gastroesophageal Reflux Disease. Am J Gastroenterol. 2022; 117(1):27-56.
9. Gyawali CP, Yadlapati R, Fass R, et al. Updates to the modern diagnosis of GERD: Lyon consensus 2.0. Gut. 2024; 73(2):361-371.

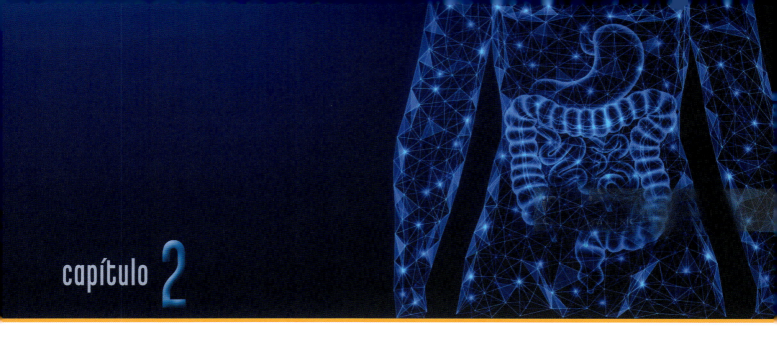

capítulo 2

Esôfago de Barrett

PEDRO HENRIQUE VERAS AYRES DA SILVA ▶ DANIEL MAKOTO NAKAGAWA

INTRODUÇÃO

O esôfago de Barrett (EB) é caracterizado pela substituição do epitélio escamoso fisiológico do esôfago distal por epitélio colunar intestinal. É uma complicação da doença do refluxo gastroesofágico (DRGE) e a única condição pré-maligna identificada como precursora do adenocarcinoma de esôfago (ACE). No Brasil, sua prevalência estimada é de 2,7% em pacientes com sintomas compatíveis com DRGE. Outros fatores de risco incluem sexo masculino, obesidade, etnicidade branca, idade avançada, história familiar e tabagismo. O diagnóstico se baseia na combinação entre visualização endoscópica de área sugestiva de epitélio colunar maior ou igual a 1 cm de extensão e a comprovação histopatológica de metaplasia intestinal nesse segmento. Nos últimos anos, o tratamento do EB se tornou progressivamente menos invasivo por técnicas endoscópicas, especialmente em casos de displasia. Para tanto, o rastreio e o seguimento endoscópicos são fundamentais.

EPIDEMIOLOGIA/HISTÓRIA NATURAL DA DOENÇA

Prevalência

A prevalência do esôfago de Barrett (EB) em países ocidentais é estimada entre 1 e 2% da população. Em pacientes com sintomas compatíveis com DRGE, essa prevalência aumenta para cerca de 10%. Assim como o ACE, há um aumento do número de casos, com a ressalva de um possível viés de detecção pela maior disponibilidade na realização de endoscopia digestiva alta nas últimas décadas.

No Brasil, há poucos estudos sobre a prevalência da doença, e estes são limitados a amostras reduzidas e regiões geográficas específicas. O maior deles, realizado no Rio Grande do Sul, demonstra uma prevalência de EB em um período de 5 anos de 0,7% da população geral e de 2,7% naqueles com DRGE.

Fatores de risco

A presença de DRGE é considerada fator de risco predominante para EB. De forma geral, uma maior frequência e duração desse diagnóstico se correlaciona com um maior risco. Alterações relacionadas à

DRGE, como hipotonia do esfíncter esofagiano inferior, também são fatores predisponentes.

Outros fatores de risco reconhecidos são: sexo masculino, etnicidade branca, idade avançada (especialmente naqueles com mais de 50 anos), obesidade (principalmente de padrão central), tabagismo e história familiar positiva. A colonização por *H. pylori* possui correlação negativa com EB. Outros possíveis fatores protetores incluem o uso de inibidores da bomba de prótons e estatinas.

História natural da doença

O esôfago de Barrett pode, sucessivamente, progredir para displasia de baixo e alto graus e para adenocarcinoma de esôfago (ACE). Muitos dos fatores de risco que predispõem ao EB - como idade, etnicidade branca, sexo masculino e tabagismo - também aumentam o risco desta progressão. A extensão do EB e a presença de displasia de baixo e alto graus também estão diretamente relacionadas ao risco de ACE. A taxa de progressão geral de EB para ACE é estimada entre 0,1% e 0,5% por paciente-ano, atingindo risco anual de até 5,2% a 9,1% naqueles com displasia de baixo grau, e de 6,6% naqueles com displasia de alto grau.

FISIOPATOLOGIA

O EB é resultado da reparação ao dano epitelial prolongado causado por refluxo ácido, biliar ou de outras substâncias nocivas ao esôfago distal.

Como ocorre a progressão do epitélio escamoso para o colunar ainda não é algo estabelecido. Hipóteses incluem a diferenciação a partir:

1. do epitélio escamoso do esôfago distal;
2. de células-tronco pluripotentes da camada submucosa esofágica, da transição esofagogástrica ou do cárdia;
3. de células-tronco multipotentes derivadas da medula óssea.

O desenvolvimento do adenocarcinoma a partir do EB inclui mutações sequenciais em genes de supressão tumoral, como TP53, associadas ou não à duplicação genômica e sua consequente instabilidade.

Microbiota

Estudos sugerem uma associação entre EB e disbiose esofágica, com a colonização por gêneros como *Campylobacter* e Enterobacteriaceae como possíveis fatores desencadeantes do ambiente pró-inflamatório que leva à progressão metaplasia-displasia-adenocarcinoma.

DIAGNÓSTICO

Até 50% dos pacientes com EB são assintomáticos. Quando presentes, os sintomas são aqueles associados à DRGE, como pirose e regurgitação, e são mais frequentes em casos de EB "longo" (maior de 3 cm). Conforme o Consenso de Lyon, a comprovação de EB é um indicador definitivo de DRGE.

Existe grande controvérsia sobre a validade do rastreio endoscópico populacional de EB. A Sociedade Europeia de Endoscopia Gastrointestinal (ESGE) indica a possibilidade de se rastrear pacientes com mais de 5 anos de sintomas de DRGE e múltiplos fatores de risco ($\geq$ 50 anos, etnicidade branca, sexo masculino, obesidade, história familiar de EB ou ACE). O Colégio Americano de Gastroenterologia (ACG) indica o rastreio apenas em homens, com sintomas crônicos (> 5 anos) ou frequentes (semanais) e ao menos 2 fatores de risco (> 50 anos, caucasianos, obesidade central, tabagismo atual ou prévio e história familiar de EB ou ACE).

O diagnóstico é estabelecido pela síntese de achados endoscópicos e histopatológicos. A endoscopia digestiva alta com biópsias seriadas é o único método de rastreio consensual para o EB. Métodos promissores incluem a endoscopia transnasal e a citologia por cápsula gelatinosa (Cytosponge®).

Aspectos endoscópicos

Uma junção escamocolunar localizada a 1 cm ou mais da transição esofagogástrica deve ser considerada suspeita para EB e, portanto, biopsiada. Para isso, devem ser identificados marcos anatômicos como o pinçamento diafragmático, a extensão proximal das pregas gástricas - que define a transição esofagogástrica -, e a extensão máxima circunferencial e de projeções de epitélio de aspecto colunar. A nomenclatura utilizada deve seguir a indicada pela classificação de Praga. A não ser que sejam identificadas áreas suspeitas ou de aspecto irregular, quatro amostras devem ser obtidas de forma aleatória a cada 2 cm de epitélio colunar, conforme o protocolo de Seattle. Áreas irregulares suspeitas devem ser submetidas a biópsias direcionadas. Áreas com evidência de esofagite erosiva não devem ser biopsiadas até a cicatrização endoscópica completa.

À luz branca convencional, a mucosa do EB possui uma coloração vermelho-salmão característica **(Figura 2.1)**. A cromoscopia convencional com ácido acético e a cromoscopia eletrônica [com métodos como *narrou band imaging* (NBI) e *blue laser imaging* (LBI)] auxiliam na identificação de áreas irregulares e suspeitas para neoplasia.

Aspectos histológicos

A presença de metaplasia intestinal é definidora no diagnóstico do esôfago de Barrett **(Figura 2.2)**. No entanto, a necessidade da existência de metaplasia intestinal especializada, caracterizada pela presença de células caliciformes, é controversa.

Alterações compatíveis com displasia de baixo grau incluem alterações arquiteturais, de diferenciação e citológicas leve a moderadas, como núcleo hipercromático e atividade mitótica aumentados e polaridade celular preservada. Núcleos aumentados, perda de polaridade celular e mitoses atípicas indicam displasia de alto grau.

Alterações compatíveis com displasia de baixo grau podem ser de difícil caracterização e possuem uma grande variabilidade interobservador. Nesse sentido, há a recomendação de avaliação de todo caso de displasia por ao menos dois patologistas, sendo um deles especialista em trato gastrointestinal.

TRATAMENTO E SEGUIMENTO
Tratamento medicamentoso

Apesar de evidência limitada, o tratamento medicamentoso com inibidores de bomba de prótons (esomeprazol 20 mg 1 vez ao dia ou outro IBP em dose equivalente) é indicado em pacientes com EB mesmo na ausência de sintomas de DRGE. O ácido acetilsalicílico e as estatinas parecem reduzir o risco de progressão do EB para displasia e adenocarcinoma, porém por ora não são indicadas formalmente como parte do tratamento profilático.

Seguimento endoscópico na ausência de displasia

Existe debate sobre a frequência necessária do seguimento endoscópico após o diagnóstico do EB. De forma geral, esse período é definido conforme a presença ou ausência de displasia indefinida, de baixo ou de alto grau, e a extensão do segmento de metaplasia intestinal **(Tabela 2.1)**.

Em casos de metaplasia intestinal com menos de 1 cm, o seguimento endoscópico não é recomendado. Da mesma forma, pacientes com expectativa de vida limitada sem evidência de displasia não devem ser submetidos a endoscopias de controle.

Tratamento endoscópico

Com o avanço técnico das últimas décadas, o tratamento endoscópico substituiu a abordagem cirúrgica como padrão-ouro no manejo do EB com displasia associada na ausência de adenocarcinoma invasivo **(Tabela 2.1)**.

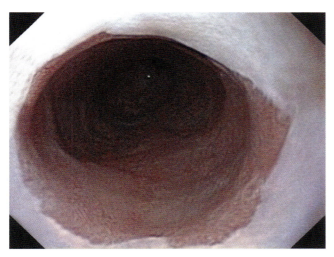

Figura 2.1 Aspecto endoscópico de um caso de esôfago de Barret sem displasia com projeção circunferencial.
Fonte: Imagem cedida pelo Dr. Igor Logetto Caetite Gomes.

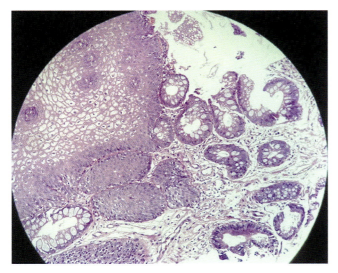

Figura 2.2 Transição de epitélio estratificado esofágica para metaplasia intestinal especializada.
Fonte: Imagem cedida por Dra. Miriam Keiko Takehara.

MANUAL DE GASTROENTEROLOGIA E HEPATOLOGIA DO HCFMUSP

TABELA 2.1 Recomendações de seguimento e tratamento endoscópico conforme *guidelines* mais recentes.

Sociedade (ano)	EB sem displasia	Displasia de baixo grau	Displasia de alto grau
ACG (2016)	EDA a cada 3-5 anos	Erradicação endoscópica ou EDA em 12 meses	Erradicação endoscópica
ESGE (2017)	• ≥ 1 e < 3 cm: EDA a cada 5 anos • ≥ 3 e < 10 cm: EDA a cada 3 anos • ≥ 10 cm: seguimento em centro especializado	EDA em 6 meses: • se confirmada, erradicação endoscópica • se descartada: EDA em 12 meses	Erradicação endoscópica

ACG: American College of Gastroenterology; ESGE: European Society of Gastrointestinal Endoscopy.

Antes do tratamento direcionado, como descrito anteriormente, todo diagnóstico de displasia em EB deve ser revisado por dois patologistas, sendo ao menos um deles especialista na avaliação do trato gastrointestinal.

Casos de displasia de baixo grau podem ser reavaliados em 6 a 12 meses ou diretamente tratados por ablação por radiofrequência endoscópica (RFA) - considerado o tratamento padrão. Naqueles inicialmente não tratados com persistência de displasia, é indicada a ablação endoscópica. Alternativas endoscópicas promissoras incluem a crioablação e a terapia com plasma de argônio.

Ao diagnóstico de displasia de alto grau, deve-se repetir o quanto antes o exame endoscópico para detecção de lesões suspeitas para neoplasia esofágica precoce. Na sua ausência, o tratamento por RFA deve ser instituído.

Em casos de neoplasia esofágica restrita à mucosa, a mucosectomia endoscópica realizada em centro especializado é o tratamento de escolha. Caso haja extensão à camada submucosa na ausência de critérios de invasão, a dissecção submucosa endoscópica (ESD) pode ser considerada como alternativa ao tratamento cirúrgico. A terapia ablativa endoscópica é indicada de forma adjuvante na presença de metaplasia residual.

Tratamento cirúrgico

A abordagem cirúrgica tem sua indicação na presença de adenocarcinoma de esôfago com acometimento submucoso ou mucoso com critérios de invasão.

Seguimento após terapia endoscópica

Após o tratamento e ressecção completa de metaplasia intestinal, o seguimento endoscópico deve ser mantido.

Pacientes com diagnóstico prévio de displasia de alto grau ou ACE intramucoso devem ser submetidos à vigilância endoscópica a cada 3 meses no primeiro ano após tratamento, a cada 6 meses no segundo ano e anualmente posteriormente. Pacientes com displasia de baixo grau devem realizar o exame a cada 6 meses no primeiro ano após tratamento, e anualmente posteriormente **(Fluxograma 2.1)**.

ESÔFAGO DE BARRETT

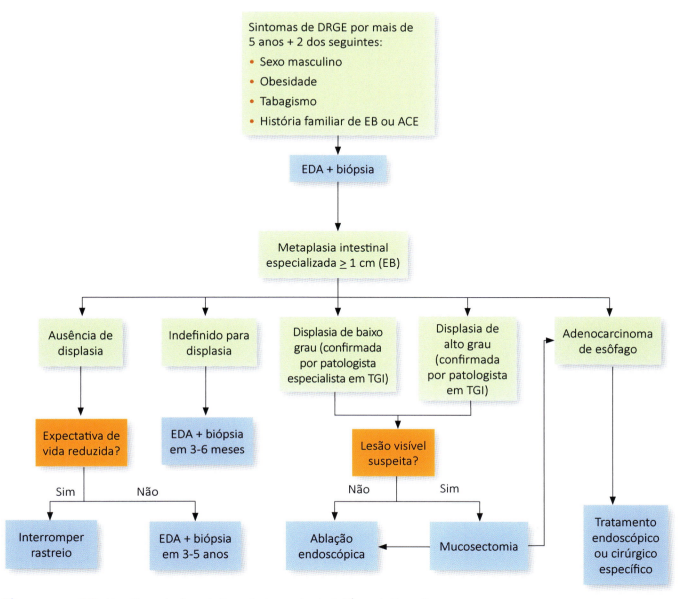

Fluxograma 2.1 Algoritmo de diagnóstico e tratamento de Esôfago de Barrett.

ACE: adenocarcinoma de esôfago; DRGE: doença do refluxo gastroesofágico; EB: esôfago de Barrett; EDA: endoscopia digestiva alta; TGI: trato gastrointestinal.

PONTOS-CHAVE

- O esôfago de Barrett é definido pela substituição de epitélio escamoso por epitélio colunar intestinal no esôfago distal.
- Fatores de risco incluem DRGE, sexo masculino, obesidade, etnicidade branca, idade avançada, história familiar positiva e tabagismo.
- A presença de múltiplos fatores de risco deve levar ao rastreio endoscópico.
- O diagnóstico é baseado em achados endoscópicos - área típica maior ou igual a 1 cm de extensão - comprovados por achados histopatológicos de metaplasia intestinal.
- O tratamento medicamentoso se baseia no uso de inibidores da bomba de prótons em dose padrão 1 vez ao dia.
- O tratamento endoscópico é indicado na presença de displasia de baixo ou alto grau. O tratamento padrão é a radiofrequência endoscópica (RFA).

Capítulo 2

- O seguimento endoscópico é definido pela extensão do segmento de metaplasia intestinal e presença de displasia atual ou prévia.
- A principal complicação do EB é o adenocarcinoma de esôfago.

LEITURA SUGERIDA

1. Shaheen NJ, Falk GW, Iyer PG, et al. ACG Clinical Guideline: Diagnosis and Management of Barrett's Esophagus. Am J Gastroenterol. 2016; 111(1):30-50; quiz 51. doi: 10.1038/ajg.2015.322. Epub 2015 Nov 3. Erratum in: Am J Gastroenterol. 2016 Jul;111(7):1077. PMID: 26526079.

2. Weusten B, Bisschops R, Coron E, et al. Endoscopic management of Barrett's esophagus: European Society of Gastrointestinal Endoscopy (ESGE) Position Statement. Endoscopy. 2017;49(2):191-8. doi: 10.1055/s-0042-122140. Epub 2017 Jan 25. PMID: 28122386.

3. Peters Y, Al-Kaabi A, Shaheen NJ, et al. Barrett oesophagus. Nat Rev Dis Primers. 2019; 5(1):35. doi: 10.1038/s41572-019-0086-z. PMID: 31123267.

4. DE Carli DM, Araujo AF, Fagundes RB. LOW PREVALENCE OF BARRETT'S ESOPHAGUS IN A RISK AREA FOR ESOPHAGEAL CANCER IN SOUTH OF BRAZIL. Arq Gastroenterol. 2017; 54(4):305-7. doi: 10.1590/S0004-2803.201700000-45. Epub 2017 Sep 21. PMID: 28954045.

5. Lv J, Guo L, Liu JJ, et al. Alteration of the esophageal microbiota in Barrett's esophagus and esophageal adenocarcinoma. World J Gastroenterol. 2019; 25(18):2149-61. doi: 10.3748/wjg.v25.i18.2149. PMID: 31143067; PMCID: PMC6526156.

6. Kuipers EJ, Spaander MC. Natural History of Barrett's Esophagus. Dig Dis Sci. 2018; 63(8):1997-2004. doi: 10.1007/s10620-018-5161-x. PMID: 29905908; PMCID: PMC6113676.

7. Alves JR, Graffunder FP, Rech JVT, et al. Diagnosis, treatment and follow-up of Barrett's esophagus: a systematic review. Arq Gastroenterol. 2020; 57(3):289-95. doi: 10.1590/S0004-2803.202000000-53. PMID: 33027480.

8. Gyawali CP, Kahrilas PJ, Savarino E, et al. Modern diagnosis of GERD: the Lyon Consensus. Gut. 2018; 67(7):1351-62. doi: 10.1136/gutjnl-2017-314722. Epub 2018 Feb 3. PMID: 29437910; PMCID: PMC6031267.

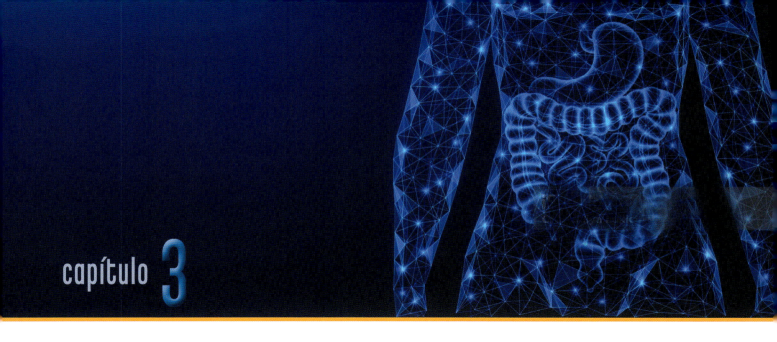

capítulo 3

Distúrbios Motores do Esôfago

RÔMULO SILVA FREIRE JUNIOR ▶ RAFAEL BANDEIRA LAGES

INTRODUÇÃO

Os distúrbios motores do esôfago são um grupo de patologias caracterizado por disfunção neuromuscular sintomática, frequentemente associado com disfagia, dor torácica e pirose. O diagnóstico é realizado a partir de padrões encontrados na manometria de alta resolução, conforme a Classificação de Chicago 4.0 (Tabela 3.1 e Fluxograma 3.1). A Figura 3.1 apresenta o exame de uma deglutição normal para melhor entendimento dos parâmetros avaliados.

TABELA 3.1 Definição dos distúrbios motores esofágicos conforme Classificação de Chicago 4.0.

Classificação	Distúrbio	Critérios
Desordens do fluxo da junção esofagogástrica (JEG)	Acalásia tipo I	IRP médio anormal e 100% das peristalses ineficazes
	Acalásia tipo II	IRP médio anormal, 100% das peristalses ineficazes e ≥ 20% das deglutições com pressurização panesofágica
	Acalásia tipo III	IRP médio anormal e ≥ 20% das deglutições com contrações prematuras/espásticas e sem evidência de peristalse
	Obstrução ao fluxo da JEG	IRP médio anormal, ≥ 20% pressão intrabólus elevada e não preencher critérios para acalásia
Desordens da peristalse	Aperistalse	IRP médio normal e 100% da peristalse falha
	Espasmo esofágico distal	IRP médio normal e ≥ 20% das deglutições com contrações prematuras/espásticas
	Esôfago hipercontrátil	IRP médio normal e ≥ 20% das deglutições hipercontráteis
	Motilidade esofágica ineficaz	IRP médio normal com > 70% de deglutições inefetivas ou ≥ 50% de peristalse falha

IRP: integral de pressão de relaxamento; JEG: junção esofagogástrica.

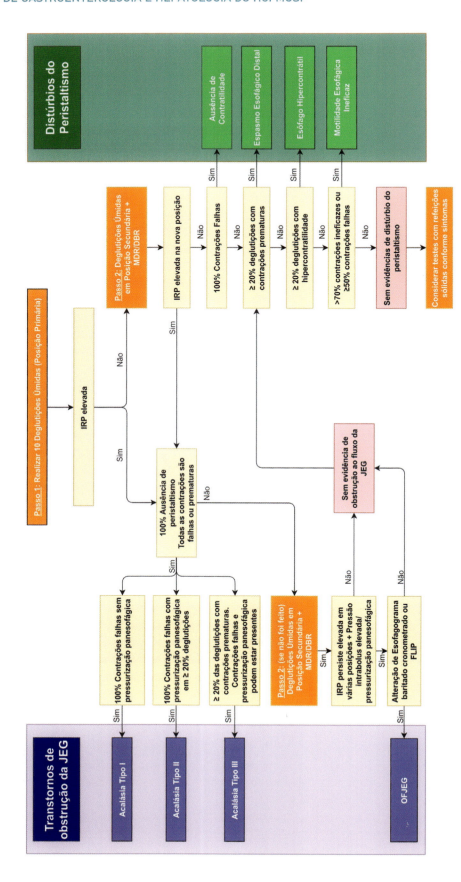

Fluxograma 3.1 Esquema hierárquico da Classificação de Chicago 4.0, descrevendo o passo-a-passo para ser avaliado durante a realização de manometria de alta resolução.

DBR: desafio de beber rápido (teste provocativo); IRP: integral de pressão de relaxamento; JEG: junção esofagogástrica; MDR: múltiplas deglutições rápidas (teste provocativo); OFJEG: obstrução ao fluxo da JEG.

Fonte: Adaptada de Yadlapati et al., 2021.

DISTÚRBIOS MOTORES DO ESÔFAGO

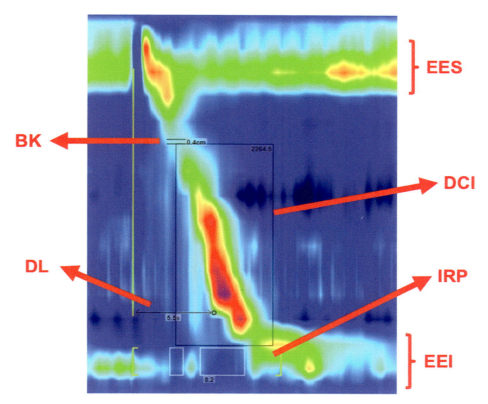

Figura 3.1 Deglutição normal em manometria de alta resolução.

EES: esfíncter esofágico superior – relaxa ao se iniciar a deglutição; **EEI:** esfíncter esofágico inferior – O normal é que relaxe logo após a abertura do EES; **BK:** *Break* (Quebra) – falha do contorno isobárico na contração, correspondente à zona de transição entre musculatura esquelética e lisa. Valores acima de 5 cm classificam a peristalse como fragmentada; **DCI:** *Distal contractile integral* (integral de contratilidade distal) – medida do vigor contrátil da deglutição, estende-se da zona de transição até a margem proximal do EEI. Considera-se contração falha quando < 100 mmHg·s·cm, fraca quando < 450 e hipercontrátil quando > 8.000; **DL:** *Distal latency* (latência distal) – intervalo de tempo entre a abertura do EES e o ponto de desaceleração contrátil, avaliando a propagação da contração. Valores abaixo de 4,5 seg são compatíveis com ondas prematuras/espásticas; **IRP:** *Integrated relaxation pressure* (integral da pressão de relaxamento) – representa o relaxamento do EEI durante a deglutição. Valores elevados (> 15 mmHg) caracterizam o relaxamento incompleto do EEI.

Nota: Os valores de referência de normalidade citados são descritos para sondas de estado sólido na Classificação de Chicago 4.0.

ACALÁSIA

Acalásia é definida como ausência de relaxamento do esfíncter esofágico inferior (EEI), com aperistalse de corpo esofágico. Conforme os achados da manometria de alta resolução, pode ser dividida em três subtipos **(Tabela 3.1)**, sendo o tipo III o mais raro e de pior prognóstico.

Epidemiologia e fisiopatologia

É uma patologia rara, com incidência média de 0,3 a 1,63 caso a cada 100.000 adultos ao ano. Acomete igualmente ambos os sexos e costuma se manifestar entre os 25 e os 60 anos de idade. Devido ao seu caráter crônico e à baixa mortalidade, apresenta prevalência bem superior à incidência, podendo chegar a 13 casos a cada 100.000 pessoas.

A patogênese da acalásia envolve a perda de células ganglionares do plexo mioentérico do esôfago distal e do EEI. O fator desencadeante da lesão neuronal não é totalmente conhecido, mas algumas evidências sugerem um componente autoimune gerado por infecção viral indolente (como o herpes vírus simples, por exemplo) em indivíduos geneticamente suscetíveis. Como consequência desse processo, ocorre degeneração de neurônios inibitórios, permitindo que o estímulo excitatório colinérgico permaneça sem a devida oposição e, com isso, levando ao déficit de relaxamento do EEI.

A infecção causada pelo *Trypanosoma cruzi* na doença de Chagas também pode acarretar destruição do plexo mioentérico, com comprometimento tanto de vias inibitórias como de excitatórias. Quando comparada à acalásia idiopática, a doença de Chagas apresenta, em geral, o EEI menos hipertenso e o corpo esofágico mais dilatado.

Diagnóstico

A suspeita de acalásia ocorre classicamente em casos de disfagia progressiva para sólidos e líquidos. Outras manifestações frequentes são pirose, regurgitação, vômitos e perda ponderal. Muitas vezes o paciente é diagnosticado como portador de doença do refluxo gastroesofágico (DRGE) refratária, visto que os sintomas esofágicos não melhoram com a inibição ácida. O escore de Eckardt é o sistema de classificação mais utilizado para a avaliação dos sintomas e, consequentemente, da eficácia do tratamento (Tabela 3.2).

Na avaliação desses pacientes, deve-se inicialmente afastar causas mecânicas para a disfagia, sendo inicialmente realizadas a endoscopia digestiva alta (EDA) e o esofagograma baritado. A EDA permite o diagnóstico de estenoses, anéis e tumores esofágicos e deve ser realizada com a coleta de biópsias para excluir a possibilidade de esofagite eosinofílica. Em pacientes com acalásia, achados de dilatação esofágica, presença de resíduos alimentares e resistência a passagem do aparelho pela junção esofagogástrica (JEG) podem sugerir o diagnóstico. O esofagograma baritado pode mostrar o clássico sinal do bico do pássaro, além de achados como dilatação esofágica, aperistalse e retenção de contraste (Figura 3.2).

A manometria esofágica é o exame de escolha para diagnóstico da acalásia. Com o desenvolvimento do sistema de alta resolução, foi possível classificar a doença em três fenótipos com implicações prognósticas e terapêuticas relevantes: acalásia tipo I, tipo II e tipo III (Figura 3.3). O diagnóstico classicamente é realizado pela demonstração do déficit de relaxa-

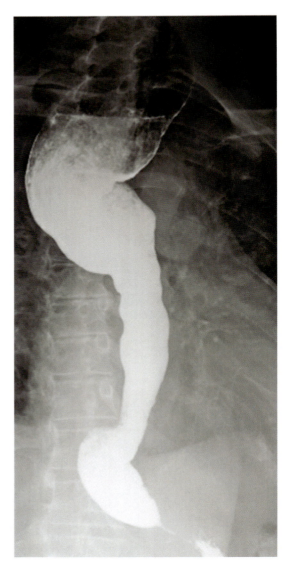

Figura 3.2 Esofagograma baritado em paciente com doença de Chagas evidenciando esôfago com calibre aumentado (até 6,7 cm) e passagem filiforme do meio de contraste pelo cárdia.

TABELA 3.2 Escore de Eckardt para avaliação de sintomas em pacientes com acalasia.				
Escore	**Sintomas**			
	Perda ponderal	Disfagia	Dor	Regurgitação
0	Ausente	Ausente	Ausente	Ausente
1	< 5 kg	Ocasional	Ocasional	Ocasional
2	5-10 kg	Diária	Diária	Diária
3	> 10 kg	Todas as refeições	Todas as refeições	Todas as refeições

Interpretação: Escore 0-1 = Estágio 0; Escore 2-3 = Estágio I; Escore 4-6 = Estágio II; Escore > 6 = Estágio III. Estágios 0 e I representam remissão, ao passo que Estágios II e III (escore > 3) denotam falha terapêutica.

DISTÚRBIOS MOTORES DO ESÔFAGO

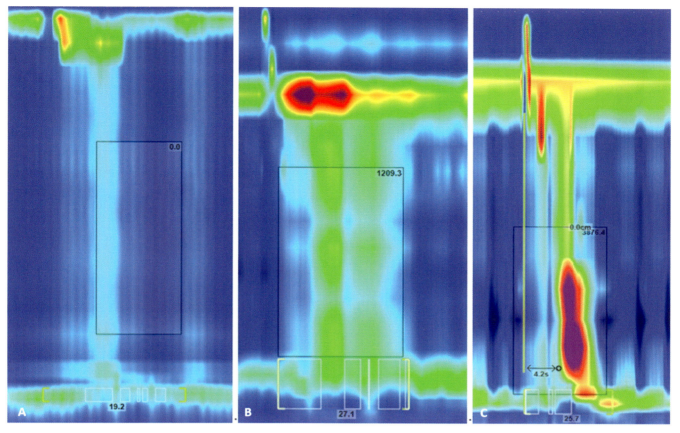

Figura 3.3 Manometria de alta resolução, evidenciando: **(A)** acalásia tipo I; **(B)** acalásia tipo II; **(C)** acalásia tipo III.
Fonte: Cortesia do Dr. Luiz Henrique de Sousa Fontes.

mento do EEI (elevação do integral da pressão de relaxamento [IRP]) e ausência de peristalse. Os critérios manométricos estão detalhados na Tabela 3.1 e no Fluxograma 3.1.

Tratamento

Não há tratamento curativo para acalásia. As modalidades terapêuticas propostas visam intervir no EEI para permitir um esvaziamento esofágico adequado, controlar os sintomas e preservar a função remanescente do órgão. Elas podem ser medicamentosa, endoscópica e cirúrgica, e classificadas em definitivas ou não definitivas. O Fluxograma 3.2 detalha o algoritmo terapêutico proposto.

Os tratamentos não definitivos incluem o farmacológico e a injeção endoscópica de toxina botulínica. Devem ser reservados para pacientes que não possuem *status* clínico para serem submetidos aos tratamentos definitivos. Bloqueadores de canal de cálcio (nifedipina 10 a 30 mg) e nitratos (dinitrato de isossorbida 5 mg) são as medicações mais utilizadas para acalásia, visto seu efeito de reduzir a pressão no EEI. Devem ser utilizados entre 15 e 30 minutos antes das refeições e podem ter efeitos adversos significativos, como hipotensão, cefaleia e edema, o que limita o uso a longo prazo. Inibidores das fosfodiesterase-5 (sildenafil 50 mg) também demonstraram alguma eficácia.

A terapia com toxina botulínica consiste na injeção endoscópica no músculo do EEI (100 UI em quatro alíquotas radiais de 0,5 a 1 mL 1 cm acima da JEG). Costuma ter boas taxas de resposta nos primeiros 6 meses (80% de resposta em 30 dias, 70% em 3 meses e 53% em 6 meses), porém o efeito da toxina é perdido com o tempo e em 12 meses a maioria dos pacientes recaem (40% de resposta em 12 meses), necessitando de novas sessões.

Consideram-se terapias definitivas a dilatação pneumática, a miotomia endoscópica peroral (POEM) e a miotomia cirúrgica. A dilatação consiste na passa-

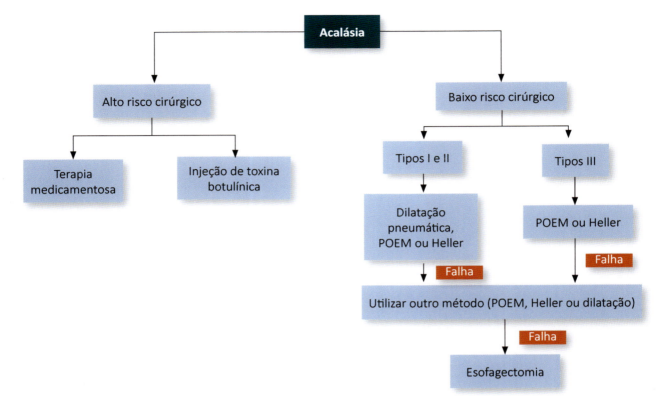

Fluxograma 3.2 Algoritmo terapêutico proposto para acalásia.
*A acalásia tipo III pode apresentar melhor resposta ao POEM com miotomia estendida, mas a abordagem inicial com Heller também é apropriada.
Fonte: Adaptada de Vaezi et al., 2020.

gem de um balão que é posicionado no EEI (por fluoroscopia ou por visão direta na endoscopia) e que, ao ser insuflado, leva à ruptura das fibras musculares. Dilatações com balões com diâmetros sucessivamente maiores (30, 35 e 40 mm) podem ser necessárias após reavaliações clínicas em 2 a 6 semanas e as taxas de eficácia podem atingir até 90%. A perfuração esofágica (descrita em 1,9% dos casos) é a complicação mais temida e, portanto, os pacientes submetidos à dilatação devem ser candidatos à cirurgia para sua correção. Além disso, observam-se sintomas DRGE em 15 a 35% dos pacientes após procedimento, com necessidade de inibidor de bomba de prótons (IBP).

POEM é um procedimento realizado através de uma incisão mucosa no esôfago médio, seguida da criação de um túnel submucoso em direção à JEG que permite a miotomia seletiva da camada muscular circular. Essa técnica apresenta taxas iniciais de eficácia acima de 90% e superiores a 80% em 2 anos. Um potencial benefício do POEM é que a extensão da miotomia pode ser expandida, beneficiando pacientes com acalásia tipo III, que exibem contratilidade espástica do esôfago distal. A ocorrência de DRGE após o procedimento é comum, acometendo mais de um terço dos pacientes.

A miotomia à Heller é a técnica cirúrgica padrão para o tratamento da acalásia. Ela pode ser realizada por via laparoscópica, tem boa durabilidade e taxas de eficácia que podem atingir inicialmente até 95%, sobretudo em pacientes com acalásia tipo I e principalmente tipo II. Devido às elevadas taxas de DRGE pós-cirúrgicas, recomenda-se que no mesmo tempo cirúrgico seja realizada fundoplicatura, seja à dor (anterior) ou à Toupet (parcial), não se devendo realizar à Nissen (total) pelo risco de disfagia.

A recidiva de sintomas, com necessidade de novos tratamentos, não é incomum. Nesses casos, novas dilatações ou miotomias podem ser tentadas, indicando-se preferencialmente uma técnica à qual o paciente não tenha sido submetido ainda. A esofagectomia é reservada como a última opção terapêutica para casos com dilatação esofágica acentuada e sintomas que não respondem às outras modalidades de tratamento.

OBSTRUÇÃO AO FLUXO DA JUNÇÃO ESOFAGOGÁSTRICA

A obstrução ao fluxo da JEG (OFJEG) é um distúrbio motor caracterizado por um déficit do relaxamento do EEI porém com pelo menos 20% de contrações peristálticas e, portanto, sem preencher critérios para acalásia (Tabela 3.1). Pode ser primária ou secundária (Tabela 3.3).

Os critérios manométricos para OFJEG são encontrados em cerca de 10% dos exames, ocorrendo mais frequentemente em mulheres de meia-idade. Pode se manifestar com disfagia, dor torácica, pirose e regurgitação, mas também pode ser um achado incidental. Apesar de uma proporção de OFJEG poder evoluir para acalásia, observou-se que mais de um terço desses casos são clinicamente irrelevantes ou relacionados a etiologias benignas, como efeitos mecânicos, uso de opioide e artefatos.

Para evitar tratamentos desnecessários, a Classificação de Chicago 4.0 foi mais criteriosa nesse tema. O diagnóstico clinicamente relevante de OFJEG requer critérios manométricos, sintomas relevantes (disfagia ou dor torácica não cardíaca) e investigações adicionais para obstrução – esofagograma ou endoFLIP (*endoluminal functional lumen imaging probe*, uma tecnologia de planimetria por impedância para avaliar a distensibilidade do órgão).

Em pacientes assintomáticos ou com sintomas leves, uma abordagem expectante deve ser instituída. Para pacientes com diagnóstico clinicamente relevante, com outra evidência objetiva de obstrução e sem causas secundárias identificadas, a terapia baseia-se em intervenções no EEI de maneira semelhante aos pacientes com acalásia (medicamentos, toxina botulínica, dilatação endoscópica ou até mesmo miotomia). Em casos de OFJEG secundária, deve-se tratar a causa de base.

TABELA 3.3 Causas secundárias de obstrução ao fluxo da junção esofagogástrica.

- Estruturais: estenoses, anéis, membranas, divertículos, hérnia hiatal.
- Pós-cirúrgicas: fundoplicatura a Nissen, banda gástrica.
- Malignidade: câncer esofágico, neoplasia de cárdia, doença metastática.
- Infiltrativa, inflamatória: esofagite eosinofílica, amiloidose.
- Medicamentosa: uso de opioides e antipsicóticos.

APERISTALSE

A ausência de contratilidade com um relaxamento do EEI normal caracteriza a aperistalse. Em casos com IRP límitrofe, deve ser considerada a possibilidade de acalásia tipo I. A fisiopatologia da aperistalse é desconhecida, exceto quando associada às doenças do tecido conjuntivo, principalmente na esclerose sistêmica.

O esôfago da esclerodermia é caracterizado mais frequentemente por aperistalse e hipotonia do EEI. Decorre da infiltração e destruição da camada muscular do esôfago por deposição de colágeno e fibrose. A dismotilidade esofágica e os sintomas de refluxo ocorrem em até 90% dos pacientes acometidos e constituem um desafio para o gastroenterologista pela dificuldade no controle dos sintomas.

ESPASMO ESÔFAGICO DISTAL

O espasmo esôfágico distal (EED) decorre de um desbalanço entre os estímulos nitrogênicos inibitórios e colinérgicos excitatórios, levando a contrações ou espasmos espontâneos. Como outros distúrbios motores do esôfago, também pode estar associado a outras condições, principalmente à DRGE (mais de um terço dos pacientes) e ao uso de opioides.

A maior parte dos pacientes apresenta-se com disfagia e dor torácica. Mais uma vez, a EDA é útil para a exclusão de diagnósticos diferenciais e demonstração de sinais de DRGE. O esofagograma pode mostrar o aspecto de "esôfago em saca-rolha" (Figura 3.4). Quando há suspeita de DRGE, a pHmetria também pode ser solicitada.

O padrão-ouro para a investigação é a manometria, que permite demonstrar o relaxamento adequado do EEI e ≥ 20% das deglutições com contrações prematuras (Tabela 3.1 e Figura 3.5). Com a manometria de alta resolução, o diagnóstico de espasmo tornou-se mais específico e menos frequente.

O tratamento deve ser considerado em pacientes sintomáticos e consiste, inicialmente, na avaliação de DRGE concomitante e seu tratamento com inibição ácida. O uso de medicações que promovem o relaxamento da musculatura lisa, como nitratos, sildenafil e bloqueadores de canal de cálcio, é a primeira opção em casos sem evidência de refluxo. Procedimentos invasivos podem ser considerados em pacientes que permanecerem sintomáticos, sendo o POEM e a miotomia cirúrgica opções para pacientes com bom

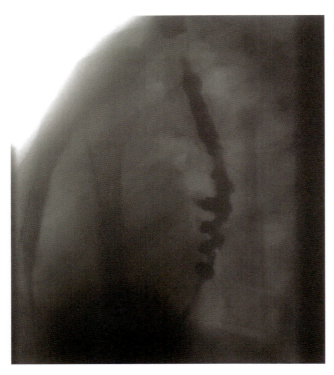

Figura 3.4 Fase esofágica de videodeglutograma (incidência em perfil) evidenciando "esôfago em saca-rolha", sugestivo de espasmo esofágico distal.

Fonte: Cortesia do Dr. Tomás Navarro-Rodriguez.

perfil cirúrgico, e a injeção de toxina botulínica uma alternativa para pacientes que não são candidatos cirúrgicos ou para tentar predizer resposta clínica à miotomia.

ESÔFAGO HIPERCONTRÁTIL

Esse raro distúrbio é caracterizado por contrações vigorosas do corpo esofágico no contexto de relaxamento normal do EEI. A hipercontratilidade decorre de um estímulo colinérgico excitatório excessivo associado a uma assincronia das camadas circular e longitudinal, levando a uma contração muscular lisa excessiva. Disfagia e dor torácica são os sintomas mais comuns.

Na maioria dos casos, a etiologia é idiopática, porém obstruções da JEG ou do esôfago distal podem desencadear uma resposta hipercontrátil. A exposição ao ácido também pode desencadear contrações semelhantes às encontradas em pacientes com esôfago hipercontrátil e, portanto, a DRGE pode estar associada a 40% dos casos. Algumas medicações também se associam à hipercontratilidade, sobretudo opioides.

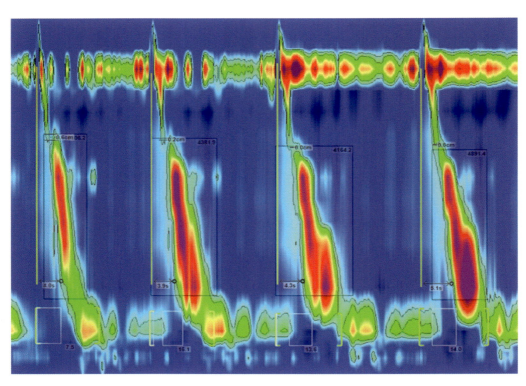

Figura 3.5 Espasmo esofágico distal em manometria esofágica de alta resolução, com presença de ondas prematuras.

Fonte: Cortesia do Dr. Luiz Henrique de Sousa Fontes.

A Classificação de Chicago 4.0 manteve os critérios de ≥ 20% de deglutições hipercontráteis (Tabela 3.1), mas revisou a nomenclatura para mudar o chamado *Jackhammer* (esôfago em britadeira) para um subtipo e renomear o distúrbio como esôfago hipercontrátil. Essa alteração considerou a heterogeneidade dos padrões de motilidade que atendem à definição, com a identificação de três subgrupos: *Jackhammer* com contrações prolongadas repetitivas, deglutições hipercontráteis de pico único e deglutições hipercontráteis com uma vigorosa pós-contração do esfíncter inferior do esôfago (Figura 3.6). Entre os três padrões, o *Jackhammer* é, normalmente, o mais sintomático e com a maior probabilidade de responder à intervenção.

O tratamento farmacológico é a primeira linha de tratamento, visando o controle dos sintomas. Um curso de IBP empírico pode ser considerado inicialmente e inclusive melhorar a disfagia e a dor torácica. Nitratos, bloqueadores de canal de cálcio e inibidores da fosfodiesterase-5 têm sido utilizados pelo seu potencial de reduzir o vigor das contrações. Moduladores de dor visceral, como imipramina, venlafaxina, sertralina e trazodona demonstraram melhora clínica de 50 a 60% em estudos de dor torácica não cardíaca.

Do ponto de vista endoscópico, a injeção de toxina botulínica apresenta melhora sintomática com duração entre 6 e 12 meses. O POEM pode ser mais efetivo que a miotomia à Heller já que possibilita uma miotomia mais extensa em corpo esofágico, porém ainda há poucos dados na literatura sobre o assunto.

MOTILIDADE ESOFÁGICA INEFICAZ

Pela Classificação de Chicago 4.0, caracteriza-se motilidade esofágica ineficaz (MEI) a presença de mais de 70% de deglutições inefetivas (ondas falhas, fracas ou fragmentadas) ou pelo menos 50% de peristalse falha em pacientes com relaxamento normal do EEI (Tabela 3.1 e Figura 3.7). Trata-se de um distúrbio heterogêneo, que pode ser encontrado em indivíduos saudáveis assintomáticos. Os critérios, contudo, têm se tornado mais rigorosos, uma vez que em classificações prévias já se considerou MEI quando apenas 30% das ondas eram inefetivas. A Classificação de Chicago 3.0 (2015) definia MEI como presença de pelo menos 50% de contrações inefetivas. Dessa forma, o diagnóstico de MEI passa a ser mais restrito e é possível que encontremos maior associação com sintomas.

A fisiopatologia deste distúrbio está ligada à disfunção neuronal e muscular esofágica. O comprometimento de neurônios tanto centrais quanto periféricos pode contribuir para uma peristalse ineficaz. Pacientes com neuropatia diabética e doença de Parkinson por exemplo podem ter achados de MEI à manometria de alta resolução. A disfunção muscular pode ser primária ou consequência de outras condições, como doenças do tecido conjuntivo, hipotireoidismo descompensado, etilismo crônico com neuropatia, diabetes mellitus com disfunção autonômica, amiloidose, esofagite eosinofílica e sobretudo DRGE. O refluxo do conteúdo gástrico pode causar uma perda da integridade mucosa esofágica, com aumento de permeabilidade e dilatação dos espaços intercelulares. Isso propiciaria uma exposição sustentada de conteúdo nocivo ao tecido muscular e neural. Por outro lado, o peristaltismo ineficaz prejudica o *clearance* do material refluído, aumentando a exposição ácida e perpetuando o dano mucoso. A MEI é o distúrbio motor mais frequente na DRGE.

Pacientes com MEI podem ser assintomáticos ou podem apresentar sintomas esofágicos como disfagia, dor torácica, pirose e regurgitação. O seu diag-

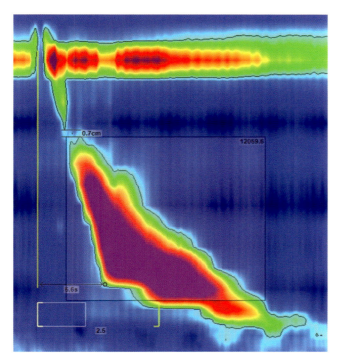

Figura 3.6 Esôfago hipercontrátil em manometria esofágica de alta resolução, com presença de deglutição hipercontrátil de pico único.

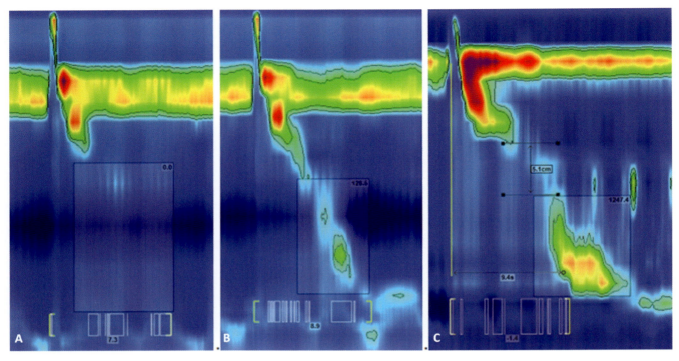

Figura 3.7 Deglutições inefetivas em manometria de alta resolução, sendo **(A)** onda falha; **(B)** onda fraca; **(C)** onda fragmentada.

nóstico é manométrico, como citado anteriormente. Ainda sobre a manometria, a realização de manobras provocativas faz parte da rotina. O teste de múltiplas deglutições rápidas, por exemplo, permite avaliar a reserva contrátil do esôfago. Isso tem implicação na avaliação de pacientes candidatos à cirurgia antirrefluxo, visto que a ausência de reserva contrátil pode identificar pacientes com maior risco de disfagia persistente no pós-operatório. No esofagograma, o achado de um trânsito pobre do *bolus* pode corroborar com a suspeita de MEI. A pHmetria pode ser útil ao estabelecer o diagnóstico de DRGE.

Não existe até o momento um tratamento farmacológico específico para restaurar a motilidade esofágica. Em pacientes com DRGE, medidas comportamentais e otimização da terapia antiácida devem ser implementadas. Devemos recomendar alterações comportamentais, tais como redução da consistência da dieta, mastigação e comer em ortostase. Procinéticos convencionais não são úteis na MEI, sendo necessário que procinéticos específicos para a musculatura lisa esofágica sejam desenvolvidos para melhorar o manejo desses pacientes.

PONTOS-CHAVE

- A manometria de alta resolução proporcionou melhor entendimento e caracterização dos distúrbios motores do esôfago. Apesar de ela ser o melhor método para essa avaliação, não devemos esquecer que sempre é necessário excluir causas estruturais.
- O distúrbio motor esofágico mais bem definido é a acalásia. No entanto, sintomas como disfagia, regurgitação e dor torácica podem ser causados por outros distúrbios da motilidade esofágica.
- Infelizmente, embora haja um consenso razoável sobre a fisiopatologia, diagnóstico e tratamento da acalásia, isso não ocorre para os outros distúrbios da motilidade.
- Existe forte associação entre os distúrbios motores não acalásia e a DRGE.
- Jamais trate apenas uma alteração de exame. Alguns padrões manométricos podem ser incidentais, não indicando patologia clínica e não justificando uma intervenção. Uma das prioridades da Classificação de Chicaco 4.0 foi enfatizar que o achado manométrico só tem relevância clínica se houver relação causal com sintomas.

LEITURA SUGERIDA

1. Beveridge C, Lynch K. Diagnosis and management of esophagogastric junction outflow obstruction. Gastroenterol Hepatol. 2020; 16:131-8. doi:10.14309/00000434-900000000-99796.
2. de Bortoli N, Gyawali PC, Roman S, et al. Hypercontractile Esophagus From Pathophysiology to Management: Proceedings of the Pisa Symposium. Am J Gastroenterol. 2021; 116:263-73. doi:10.14309/ajg.0000000000001061.
3. Gorti H, Samo S, Shahnavaz N, et al. Distal esophageal spasm: Update on diagnosis and management in the era of high-resolution manometry. World J Clin Cases. 2020; 8:1026-32.
4. Gyawali CP, Sifrim D, Carlson DA, et al. Ineffective esophageal motility: Concepts, future directions, and conclusions from the Stanford 2018 symposium. Neurogastroenterol Motil. 2019; 31(9):e13584. doi:10.1111/nmo.13584.
5. Herbella FAM, Del Grande LM, Schlottmann F, et al. Changes in the Treatment of Primary Esophageal Motility Disorders Imposed by the New Classification for Esophageal Motility Disorders on High Resolution Manometry (Chicago Classification 4.0). Adv Ther. 2021; 38:2017-26. doi:10.1007/s12325-021-01714-w.
6. Kahrilas PJ, Bredenoord AJ, Carlson DA, et al. Advances in Management of Esophageal Motility Disorders. Clin Gastroenterol Hepatol. 2018;16:1692-700. doi:10.1016/j.cgh.2018.04.026.
7. Mittal R, Vaezi MF. Esophageal Motility Disorders and Gastroesophageal Reflux Disease. N Engl J Med. 2020; 383:1961-72. doi:10.1056/nejmra2000328.
8. Sato H, Takahashi K, Mizuno KI, et al. Esophageal motility disorders: new perspectives from high-resolution manometry and histopathology. J Gastroenterol. 2018; 53:484-93. doi:10.1007/s00535-017-1413-3.
9. Vaezi MF, Pandolfino JE, Yadlapati RH, et al. ACG Clinical Guidelines: Diagnosis and Management of Achalasia. Am J Gastroenterol. 2020; 115:1393-411. doi:10.14309/ajg.0000000000000731.
10. Yadlapati R, Kahrilas PJ, Fox MR, et al. Esophageal motility disorders on high-resolution manometry: Chicago classification version 4.0©. Neurogastroenterol Motil. 2021; 33(1):e14058. doi:10.1111/nmo.14058.

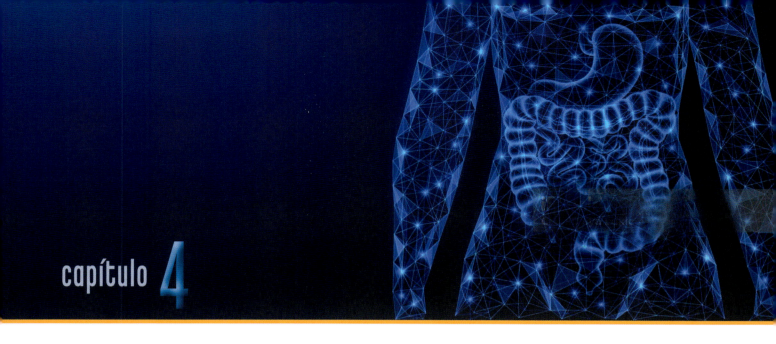

capítulo 4

Distúrbios Funcionais do Esôfago

BRUNA DAMÁSIO MOUTINHO ▶ TOMÁS NAVARRO RODRIGUEZ

INTRODUÇÃO

Os distúrbios funcionais do esôfago são caracterizados por sintomas típicos que não estão associados a alterações anatômicas, inflamatórias ou estruturais do esôfago. Os quatro sintomas mais frequentemente referidos pelos pacientes são pirose, dor torácica, disfagia e globus. A fisiopatologia desses distúrbios ainda é pouco compreendida, mas acredita-se que seja baseada em alterações no processamento neural entre o desencadeamento periférico e a percepção central dos sintomas esofágicos.

O Consenso de Roma IV definiu os distúrbios funcionais esofagianos, distinguindo-os em cinco tipos como mostra o Quadro 4.1. Exames de avaliação esofágica como a endoscopia digestiva, manometria, pHmetria e impedanciometria não apresentam alterações nos pacientes potencialmente portadores de distúrbios funcionais, o que reforça a premissa de que uma anamnese detalhada é a base para o diagnóstico desses distúrbios. Alguns critérios gerais são considerados essenciais para seus diagnósticos conforme mostrado no Quadro 4.2.

QUADRO 4.1 Distúrbios funcionais do esôfago.

Pirose funcional
Dor torácica funcional
Refluxo hipersensível
Disfagia funcional
Globus

Fonte: de Aziz et al., 2016.

QUADRO 4.2 Critérios para o diagnóstico das síndromes funcionais do esôfago.

Exclusão de alterações estruturais ou metabólicas potencialmente capazes de provocar a sintomatologia.
Os sintomas devem estar presentes durante os últimos 3 meses e devem ter iniciado, no mínimo, 6 meses antes.
A doença do refluxo gastroesofágico deve ser excluída (pHmetria e teste terapêutico).
Uma desordem motora específica, com base histopatológica conhecida (como, por exemplo, acalasia e esclerodermia), não é a causa primária do sintoma.

Fonte: Galmiche et al., 2006; Kahrilas et al., 2010.

PIROSE FUNCIONAL

Pirose é o sintoma de origem esofágica mais comum e ocorre geralmente 60 minutos após ingestão alimentar, durante atividades físicas ou quando deitado. É encontrada em aproximadamente 50% dos que não respondem à terapias antissecretoras e em 25% dos que respondem. É a desordem funcional esofágica mais prevalente sendo mais diagnosticada em mulheres jovens. Acredita-se que a fisiopatologia esteja relacionada à alterações na integridade e no aumento da permeabilidade da mucosa, além de um processamento central anormal dos sinais esofágicos.

O diagnóstico de pirose funcional é feito após uma anamnese cuidadosa identificando como principal sintoma desconforto/queimação retroesternal na ausência de DRGE, de esofagite eosinofílica ou de alterações motoras do esôfago (Fluxograma 4.1).

Os critérios diagnósticos estão descritos no Quadro 4.3.

QUADRO 4.3 Critérios diagnósticos para pirose funcional.

* Presença de todos os 4 critérios sendo os sintomas iniciados há no mínimo 6 meses, presentes nos últimos 3 meses, com frequência de pelo menos duas vezes na semana.

1. Queimação, dor ou desconforto restroesternal.
2. Ausência de alívio dos sintomas com terapia antissecretora.
3. Ausência de evidências de que DRGE (exposição ácida anormal e sintomas de refluxo associados) ou esofagite eosinofílica é a causa dos sintomas.
4. Ausência de distúrbio motor esofágico maior (acalásia/obstrução funcional da junção esofagogástrica/espasmo difuso/esôfago em britadeira/aperistalse).

Fonte: Aziz et al., 2016.

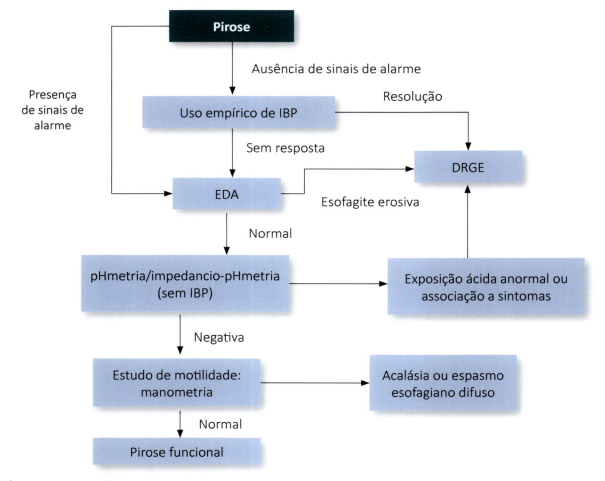

Fluxograma 4.1 Diagnóstico clínico da pirose.

DRGE: doença do refluxo gastroesofágico; IBP: inibidor da bomba de prótons; EDA: endoscopia digestiva alta.

Fonte: Adaptada de Kumar e Katz, 2013.

Tratamento

O tratamento da pirose funcional é bastante empírico e são poucos os estudos comprovando a eficácia das medicações utilizadas. Modificações na dieta não demostraram bons resultados, mas, apesar do baixo nível de evidência, reduzir a ingesta de alimentos gordurosos e o peso são medidas que podem ser benéficas.

O tratamento com antissecretores não demostrou bons resultados. Medicamentos utilizados para outros distúrbios funcionais do aparelho digestivo, como os antidepressivos, especialmente os antidepressivos tricíclicos e os inibidores da recaptação de serotonina, os quais podem ser úteis como forma de tratamento.

DOR TORÁCICA FUNCIONAL

A dor torácica funcional é definida como dor ou desconforto retroesternal em aperto, pressão ou peso, recorrente, indeterminada, de origem esofágica presumível, não explicada por DRGE, alterações motoras ou de mucosa. Como pode ser facilmente confundida com dor de origem cardíaca, essa deve ser sempre afastada no início da investigação.

A fisiopatologia da dor torácica funcional se baseia na hipersensibilidade esofágica à estímulos periféricos e/ou centrais, na alteração da percepção central de estímulos viscerais e na atividade autonômica alterada, o que leva a alteração na percepção da dor.

Geralmente, a dor torácica funcional se caracteriza por dor localizada em região retroesternal, sem irradiação, de duração prolongada e intensidade variável, que pode piorar com ingestão de determinados alimentos e de bebidas em temperaturas extremas. Pode ou não estar associada com outros sintomas esofágicos como pirose, regurgitação e disfagia. Distúrbios psiquiátricos, em especial depressão, ansiedade e somatização, foram encontrados em até 75% desses pacientes.

Para o diagnóstico (Fluxograma 4.2), a exclusão de doença cardíaca como causa da dor torácica é a

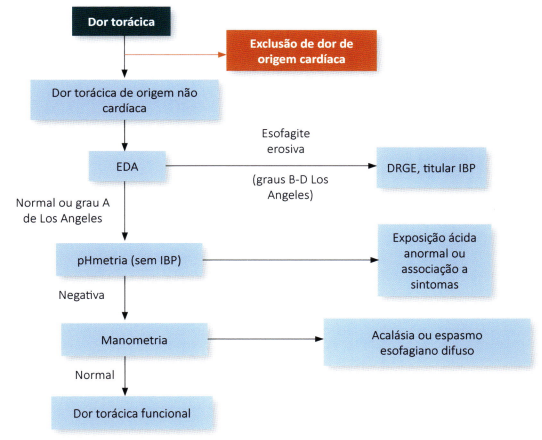

Fluxograma 4.2 Diagnóstico clínico da dor torácica funcional.

DRGE: doença do refluxo gastroesofágico; IBP: inibidor da bomba de prótons; EDA: endoscopia digestiva alta.

Fonte: Adaptada de Kumar e Katz, 2013.

etapa inicial mandatória e, após a exclusão de causa cardíaca, a investigação de causas esofágicas deve ser guiada pela prevalência das doenças esofagianas, sendo DRGE a mais prevalente.

Os critérios diagnósticos estão descritos no **Quadro 4.4**.

QUADRO 4.4 Critérios diagnósticos para dor torácica funcional.
* Presença de todos os 4 critérios sendo os sintomas iniciados há no mínimo 6 meses, presentes nos últimos 3 meses, com frequência de pelo menos uma vez na semana.
1. Dor ou desconforto retroesternal, causas cardíacas devem ser excluídas.
2. Ausência de sintomas esofágicos associados (pirose ou disfagia).
3. Ausência de evidência de que o refluxo gastroesofágico ou esofagite eosinofílica são a causa do sintoma.
4. Ausência de distúrbio motor esofágico maior (calasia/obstrução funcional da junção esofagogástrica/espasmo difuso/esôfago em britadeira/aperistalse).

Fonte: de Aziz *et al.*, 2016.

Tratamento

O tratamento é baseado em medicações neuromoduladoras da dor. Os antidepressivos são considerados como a primeira linha do tratamento, já que são capazes de modular a hiperalgesia periférica e central. Os neuromoduladores mais utilizados e suas respectivas doses estão na **Tabela 4.1**.

REFLUXO HIPERSENSÍVEL

O refluxo hipersensível é definido como presença de sintomas esofágicos (pirose ou dor torácica retroesternal) sem evidências de refluxo na endoscopia e exposição normal ao ácido na pHmetria ou impedâncio-pHmetria, mas desencadeados pelo refluxo fisiológico gastroesofágico. A fisiopatologia do refluxo hipersensível é semelhante aos mecanismos subjacentes à pirose funcional e a dor torácica funcional com aumento da sensibilidade esofágica à estímulos periféricos e/ou centrais, alteração da percepção central de estímulos viscerais e alteração da atividade autonômica, sendo diferença fundamental o fato de o gatilho ser o refluxo fisiológico.

A apresentação clínica do refluxo hipersensível é indistinguível da pirose funcional e do refluxo esofá-

TABELA 4.1 Moduladores da dor para tratamento de doenças funcionais do esôfago.		
Classe da droga	**Dose**	**Doença resposta**
Tricíclicos		
Imipramina	50 mg/dia	DTNC 57%
Amitriptilina	10-20 mg/dia	DTNC, globus 52%
Inibidores seletivos da recaptação de serotonina		
Sertralina	50-200 mg/dia	DTNC 57%
Paroxetina	50-75 mg/dia	DTNC Modesta
Citalopram	20 mg/dia	Refluxo hipersensível significante
Trazodona	100-150 mg/dia	Dismotilidade 29%-41%
Inibidores da recaptação noradrenérgica de serotonina		
Venlafaxina	75 mg/dia	DTNC 52%
Outros		
Teofilina	200 mg 2×/dia	DTNC 58%
Gabapentina	300 mg 3×/dia	Globus 66%

DTNC: dor torácica de origem não cardíaca.

Fonte: Adaptada de Aziz *et al.*, 2016.

DISTÚRBIOS FUNCIONAIS DO ESÔFAGO

gico não erosivo. Como na pirose funcional e na dor torácica funcional, a avaliação deve iniciar com o uso empírico de inibidores de bomba de prótons (IBP), sendo que refratariedade indica prosseguimento da investigação com EDA para excluir esofagite, esôfago de Barret e esofagite eosinofílica.

O diagnóstico está demonstrado na **Fluxograma 4.3** e no **Quadro 4.5**.

Tratamento

O tratamento com terapia antissecretora pode acarretar alguma resposta, no entanto a maioria dos pacientes continuam sintomáticos. A base do tratamento é com moduladores da dor conforme descritos na **Tabela 4.1**.

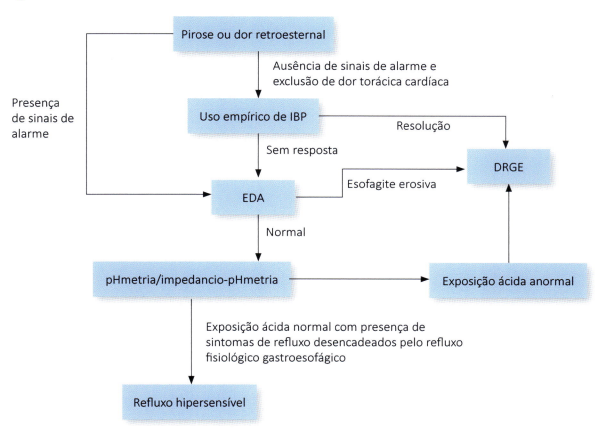

Fluxograma 4.3 Diagnóstico clínico do refluxo hipersensível.
DRGE: doença do refluxo gastroesofágico; IBP: inibidor da bomba de prótons; EDA: endoscopia digestiva alta.
Fonte: Aziz *et al.*, 2016.

QUADRO 4.5 Critérios diagnósticos para refluxo hipersensível.
* Presença de todos os 4 critérios sendo os sintomas iniciados há no mínimo 6 meses, presentes nos últimos 3 meses, com frequência de pelo menos duas vezes na semana.
1. Sintomas retroesternais incluindo pirose e dor torácica.
2. Ausência de evidência de que o refluxo gastroesofágico ou esofagite eosinofílica são a causa do sintoma.
3. Ausência de distúrbio motor esofágico maior (acalásia/obstrução funcional da junção esofagogástrica/espasmo difuso/esôfago em britadeira/aperistalse).
4. Evidência de desencadeamento de sintomas por eventos de refluxo apesar da exposição normal ao ácido na pHmetria ou impedâncio-pHmetria (resposta a terapia antissecretora não exclui o diagnóstico).

Fonte: Aziz *et al.*, 2016.

DISFAGIA FUNCIONAL

A disfagia funcional é caracterizada pela sensação de trânsito anormal do bolo alimentar através do corpo esofágico na ausência de alterações estruturais, histológicas ou motoras que possam explicar o sintoma.

A fisiopatologia da disfagia funcional ainda não está bem esclarecida. A disfunção peristáltica pode ser responsável em alguns indivíduos, sendo que é a sensibilidade visceral anormal que parece estar mais relacionada com a fisiopatologia da disfagia funcional.

O diagnóstico de disfagia funcional (Fluxograma 4.4 e Quadro 4.6) requer exclusão completa dos mecanismos orofaríngeos da disfagia, lesões estruturais do esôfago, DRGE, esofagite eosinofílica e distúrbios motores.

Tratamento

Para o tratamento, é importante a prevenção de possíveis fatores precipitantes e modificação de qualquer alteração psicológica que possa ser relevante ao aparecimento dos sintomas. Essas ações conjuntas a medidas não farmacológicas simples como comer na posição vertical, evitar alimentos sabidamente precipitantes, mastigar cuidadosamente os alimentos e evitar alimentos secos e sólidos podem ser suficientes em casos leves.

O uso de IBP por um curto período pode ser útil em alguns casos em que a disfagia faz parte do espectro da DRGE. Os antidepressivos, especialmente os antidepressivos tricíclicos, podem ser utilizados. Alguns estudos demonstraram que a dilatação eso-

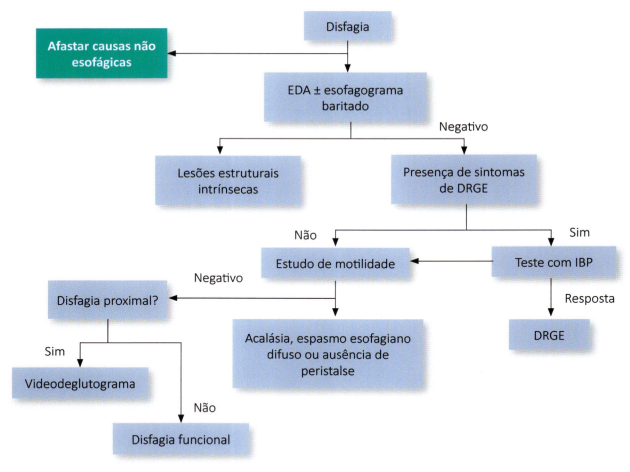

Fluxograma 4.4 Diagnóstico clínico da disfagia funcional.
DRGE: doença do refluxo gastroesofágico; IBP: inibidor da bomba de prótons; EDA: endoscopia digestiva alta.
Fonte: Adaptada de Kumar e Katz, 2013.

DISTÚRBIOS FUNCIONAIS DO ESÔFAGO

QUADRO 4.6 Critérios diagnósticos para disfagia funcional.

*Presença de todos os 4 critérios sendo os sintomas iniciados há no mínimo 6 meses, presentes nos últimos 3 meses, com frequência de pelo menos uma vez na semana.

1. Sensação de parada, incômodo ou passagem anormal de alimentos sólidos/líquidos pelo esôfago.

2. Ausência de evidência de que a mucosa esofágica ou anormalidade estrutral é causa do sintoma.

3. Ausência de evidência de que o refluxo gastroesofágico ou esofagite eosinofílica são a causa do sintoma.

4. Ausência de distúrbio motor esofágico maior (acalásia/obstrução funcional da junção esofagogástrica/espasmo difuso/esôfago em britadeira/aperistalse).

Fonte: de Aziz *et al.*, 2016.

---

fágica empírica com *bougie* pode ser indicada com benefício em 68 a 85% dos pacientes com disfagia alimentar intermitente sem uma fonte identificável. Medicamentos relaxantes da musculatura lisa, injeção de toxina botulínica e dilatação pneumática podem ser indicados em pacientes com desordens espásticas esofágicas.

GLOBUS

Globus é definido como sensação não dolorosa de bolo ou corpo estranho em região cervical, intermitente ou persistente, não relacionada a disfagia ou odinofagia, frequentemente melhorando com a deglutição. Ocorre em cerca de 46% de indivíduos saudáveis com pico de incidência na meia-idade.

Para o diagnóstico, é necessário história clínica compatível, sem sinais de alarme (disfagia, odinofagia, rouquidão, emagrecimento) e exclusão de causa identificável, não podendo ser explicado por lesão estrutural, DRGE ou distúrbios motores importantes.

A investigação deve ser iniciada por avaliação otorrinolaringológica e, após exclusão de causas estruturais ou inflamatórias localizadas, um teste empírico com IBP por 4-8 semanas deve ser considerado. Se o paciente responder, o manejo deve ser o de DRGE. Se o paciente não responder, endoscopia digestiva alta pode ser considerada para excluir alterações de mucosa e manometria para descartar a presença de um possível distúrbio motor. Pacientes que não respondem a terapia com IBP e que não se identificam causas orofaríngeas e esofágicas são diagnosticados com globus **(Fluxograma 4.5)**.

Os critérios diagnósticos estão descritos no **Quadro 4.7**.

QUADRO 4.7 Critérios diagnósticos para Globus

* Presença de todos os critérios sendo os sintomas iniciados há no mínimo 6 meses, presentes nos últimos 3 meses, com frequência de pelo menos uma vez na semana.

1. Sensação não dolorosa persistente ou intermitente de aperto/bolo/nó ou corpo estranho na garganta sem lesão estrutural identificada em exame físico, laringocopia ou endoscopia:
   - Ocorrência da sensação entre as refeições
   - Ausência de disfagia ou odinofagia
   - Ausência de extopia de mucosa gástrica no esôfago proximal

2. Ausência de evidência de que o refluxo gastroesofágico ou esofagite eosinofílica são a causa do sintoma.

3. Ausência de distúrbio motor esofágico maior (acalásia/obstrução funcional da junção esofagogástrica/espasmo difuso/esôfago em britadeira/aperistalse).

Fonte: Aziz *et al*, 2016.

Tratamento

Não existe tratamento específico e eficaz, sendo a base do tratamento a orientação sobre o diagnóstico, deixando claro aos pacientes sobre a benignidade e a possibilidade de persistência dos sintomas. Um teste empírico com altas doses de IBP pode ser feito na possibilidade de ser uma manifestação atípica de DRGE.

Ensaios controlados com o uso de antidepressivos e terapia comportamental para globus não estão disponíveis, mas há relatos de sua utilização.

Relatos favoráveis com a utilização de tratamento psicoterápico especialmente com a terapia cognitivo-comportamental, hipnose e técnicas de relaxamento têm sido descritos.

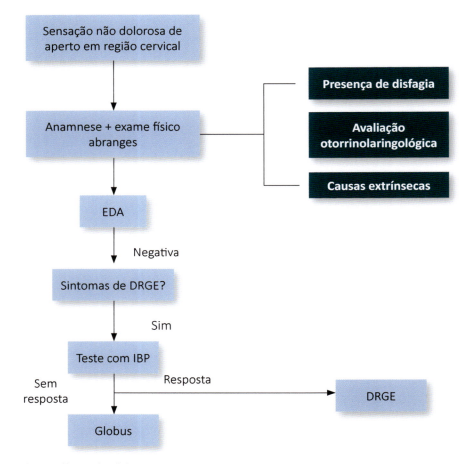

Fluxograma 4.5 Diagnóstico clínico do globus.

DRGE: doença do refluxo gastroesofágico; IBP: inibidor da bomba de prótons; EDA: endoscopia digestiva alta.

Fonte: Adaptada de Kumar e Katz, 2013.

LEITURA SUGERIDA

1. Aziz Q, Fass R, Gyawali CP, et al. Esophageal disorders. Gastroenterology. 2016;150(6):1368-79.
2. Kahrilas PJ, Smout AJPM. Esophageal disorders. Am J Gastroenterol. 2010;105(4):747-56.
3. Galmiche JP, Clouse RE, Bálint A, et al. Functional esophageal disorders. gastroenterology. 2006;130(5):1459-65.
4. Fass R, Sifrim D. Management of heartburn not responding to proton pump inhibitors. Gut. 2009;58(2):295-309.
5. Fass R. Functional Heartburn: What It Is and How to Treat It. Gastrointest Endosc Clin N Am. [Internet]. 2009;19(1):23-33. Available from: http://dx.doi.org/10.1016/j.giec.2008.12.002
6. Fry LC, Mönkemüller K, Malfertheiner. P. Functional Heartburn, Nonerosive Reflux Disease, and Reflux Esophagitis Are All Distinct Conditions—A Debate: Con. Funct Disord Gastrointest Motil Dysfunct. 2007;10:305-11.
7. Camilleri M, Coulie B, Tack JF. Visceral hypersensitivity: Facts, speculations, and challenges. Gut. 2001;48(1):125-31.
8. Kumar AR, Katz PO. Functional esophageal disorders: A review of diagnosis and management. Expert Rev Gastroenterol Hepatol. 2013;7(5):453-61.
9. Hershcovici T, Zimmerman J. Functional heartburn vs. non-erosive reflux disease: Similarities and differences. Aliment Pharmacol Ther. 2008;27(11):1103-9.
10. Amarasinghe G, Sifrim D. Functional esophageal disorders: pharmacological options. Drugs. 2014;74(12):1335-44.
11. Fass R, Achem SR. Noncardiac chest pain: Epidemiology, natural course and pathogenesis. J Neurogastroenterol Motil. 2011;17(2):110-23.
12. Schmulson M. How to use Rome IV criteria in the evaluation of esophageal disorders. Curr Opin Gastroenterol. 2018;34(4):258-65.
13. Dellon ES, Gonsalves N, Hirano I, et al. ACG clinical guideline: Evidenced based approach to the diagnosis and management of esophageal eosinophilia and eosinophilic esophagitis (EoE). Am J Gastroenterol [Internet]. 2013;108(5):679-92. Available from: http://dx.doi.org/10.1038/ajg.2013.71
14. Moloy PJ, Charter R. The Globus Symptom: Incidence, Therapeutic Response, and Age and Sex Relationships. Arch Otolaryngol. 1982;108(11):740-4.

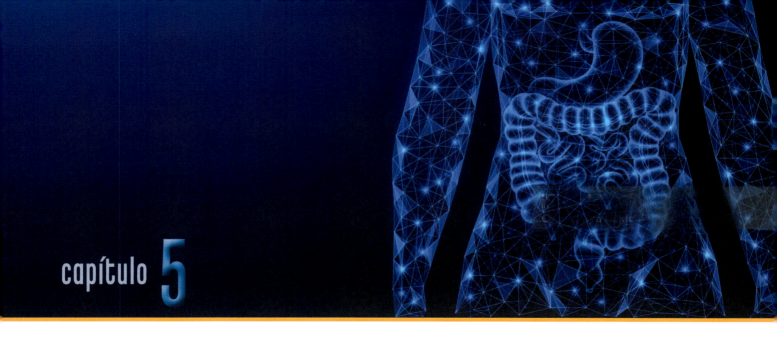

capítulo 5

Esofagite Eosinofílica

KAROLINE SOARES GARCIA ▶ TOMÁS NAVARRO RODRIGUEZ

INTRODUÇÃO

O epitélio esofágico, em condições não patológicas, é desprovido de eosinófilos. Na esofagite eosinofílica (EEo), a infiltração eosinofílica esofágica é de causa desconhecida (primária), embora haja associação de fatores genéticos e ambientais na etiopatogenia da doença. No entanto, diversas condições (sistêmicas ou esofágicas) podem estar associadas à infiltração eosinofílica secundária, como a doença do refluxo gastroesofágico (DRGE) e desordens infecciosas (Quadro 5.1).

EEo caracteriza-se por ser uma afecção esofágica crônica, imunoalérgica e de etiologia multifatorial, que está associada a manifestações de disfunção esofágica e infiltrado eosinofílico na mucosa deste órgão (≥ 15 eosinófilos/ campo de grande aumento). A disfunção esofágica pode manifestar-se de formas variadas, incluindo dor torácica, impactação alimentar, disfagia, pirose e regurgitação, mimetizando, muitas vezes, DRGE.

QUADRO 5.1 Causas secundárias de eosinofilia esofágica.

Doença do refluxo gastroesofágico
Doença celíaca
Doença de Crohn
Asma e rinite alérgica
Desordens funcionais do trato gastrointestinal
Doenças do tecido conjuntivo
Vasculites
Acalásia
Infecções
Hipersensibilidade a drogas
Pênfigo
Malignidades

EPIDEMIOLOGIA

Nas últimas décadas, tem-se verificado um expressivo aumento do número de casos de EEo. Estima-se uma incidência de 6,6/100.000 pessoas-ano em crianças e 7,7/100.000 pessoas-ano em adultos, com prevalência de 34 e 42,2 casos para 100.000 crianças e adultos, respectivamente.

EEo é mais prevalente em homens, em uma proporção 3:1, e pode acometer qualquer faixa etária, com pico de prevalência entre 30 e 44 anos de idade.

Pacientes com EEo frequentemente apresentam condições atópicas concomitantes, como asma, rinite alérgica e dermatite atópica, ou alergias alimentares.

QUADRO CLÍNICO

Há grande variabilidade no espectro fenotípico da EEo. Crianças costumam apresentar-se com hiporexia (ou mesmo aversão alimentar), vômitos, disfagia e, menos comumente, retardo no crescimento. Em adultos, os sintomas mais comuns são pirose, disfagia e impactação alimentar, mas regurgitação e dor torácica ou abdominal também têm sido reportados.

A disfagia pode apresentar-se de forma sutil, considerando-se o desenvolvimento de comportamentos alimentares compensatórios, como evitar comidas sólidas, ingerir líquidos durante as refeições, aumentar tempo de mastigação e fracionar a dieta. Portanto, anamnese adequada é fundamental para suspeição diagnóstica.

É importante ressaltar que EEo é a principal causa de impactação alimentar em pacientes adultos atendidos em pronto-socorro e que, raramente, a EEo apresenta-se com perfuração esofágica espontânea (síndrome de Boerhaave), que pode ocorrer após episódios de vômitos ou de impactação alimentar.

DIAGNÓSTICO

O diagnóstico de EEo baseia-se em manifestações clínicas, achados endoscópicos e histológicos (Figura 5.1). Salienta-se que eosinofilia esofágica, na ausência de quadro clínico sugestivo de EEo, não é suficiente para determinar o diagnóstico de EEo.

Exames complementares essenciais

Endoscopia digestiva alta (EDA) é um importante recurso na avaliação de diagnósticos alternativos de desordens esofágicas. O exame pode revelar altera-

Sintomas de disfunção esofágica (pirose, regurgitação, dor torácica, disfagia e impactação alimentar)

+

Biópsia esofágica: $\geq$ 15 eosinófilos/CGA (ou 60 eosinófilos/mm^2)

+

Avaliação de outras desordens que causam ou potencialmente contribuem para eosinofilia esofágica*

=

Esofagite eosinofílica

Figura 5.1 Algoritmo diagnóstico para esofagite eosinofílica. *O teste terapêutico com inibidores de bomba de prótons (IBP) não faz mais parte dos critérios diagnósticos, e considera-se que a entidade antigamente denominada eosinofilia esofágica responsiva a IBP é um espectro da EEo e não, uma doença distinta. DRGE e EEo frequentemente coexistem, e IBP pode melhorar a eosinofilia esofágica por mecanismos independentes do efeito sobre a secreção gástrica.

ções sugestivas de EEo, porém, nenhum achado endoscópico é considerado patognomônico, e estudos reportam uma aparência endoscópica esofágica normal em até 17% dos pacientes com EEo. Preconiza-se que os achados endoscópicos sejam classificados segundo o *EoE Endoscopic Reference Score* (EREFS), de tal forma a possibilitar maior sistematização do exame e seguimento evolutivo dos pacientes (Quadro 5.2).

Biópsias esofágicas devem ser realizadas sempre que houver suspeita de EEo, independente da visualização de alterações endoscópicas. Orienta-se coletar de 6 a 8 fragmentos, divididos entre as regiões inferior e medioproximal esofágica, preferencialmente em áreas onde haja inflamação ou fibrose aparente.

Achados histopatológicos descritos em pacientes com EEo são: eosinofilia esofágica [$\geq$ 15 eosinófilos por campo de grande aumento (CGA)], microabscessos de eosinófilos, dilatação de espaços intercelulares, aumento do número de mastócitos e linfócitos, hiperplasia da camada basal e fibrose da lâmina própria.

ESOFAGITE EOSINOFÍLICA

QUADRO 5.2 Classificação endoscópica para esofagite eosinofílica (EREFS modificado).

Fatores maiores	Graduação
Anéis fixos (também denominados anéis concênctricos ou traqueização)	Grau 0: ausência
	Grau 1: leve (anéis sutis)
	Grau 2: moderado (anéis facilmente visíveis, mas que não impedem a passagem do endoscópio padrão)
	Grau 3: grave (anéis facilmente visíveis e que impedem a passagem do endoscópio padrão)
Exsudatos (placas esbranquiçadas que correspondem a microabscessos eosinofílicos e podem ser confundidas com candidíase)	Grau 0: ausência
	Grau 1: leve (lesões envolvendo < 10% da superfície esofágica)
	Grau 2: grave (lesões envolvendo > 10% da superfície esofágica)
Estrias longitudinais (também denominadas sulcos)	Grau 0: ausência
	Grau 1: presença
Edemas (perda do padrão vascular, palidez de mucosa)	Grau 0: ausência
	Grau 1: presença
Estenoses	Grau 0: ausência
	Grau 1: presença
Fator menor	Graduação
Esôfago em papel crepom (laceração ou fragilidade da mucosa após passagem do endoscópio)	Grau 0: ausência
	Grau 1: presença

Outros exames complementares

Embora o esofagograma baritado não detecte com precisão anormalidades da mucosa, ele detecta estenoses com um nível de sensibilidade significativamente maior que a EDA. Portanto, esse exame pode ser indicado na investigação inicial de disfagia, bem como no seguimento e planejamento de dilatações em doentes com EEo já diagnosticada.

Alterações manométricas podem ocorrer na EEo, decorrentes da infiltração da camada muscular própria por eosinófilos, no entanto, não existe achado manométrico patognomônico, e cerca de 40% dos pacientes apresentam manometria normal.

Impedanciometria esofágica e planimetria por impedância (EndoFLIP) são ferramentas diagnósticas promissoras, mas ainda em estudo, para avaliação de pacientes com EEo, e não há ainda recomendações para seu uso na prática clínica. Também tem sido estudado o papel de biomarcadores séricos (eotaxina-3, dosagem de interleucinas) e urinários no diagnóstico e seguimento de pacientes com EEo, entretanto, nenhum deles mostrou precisão suficiente para que seu uso seja recomendado rotineiramente.

TRATAMENTO

O tratamento de pacientes com EEo está associado à melhora dos sintomas, das lesões endoscópicas e da eosinofilia esofágica. Os alvos terapêuticos almejados ainda permanecem em discussão, e a tendência atual é de buscar, além do controle sintomático, resolução da eosinofilia esofágica.

Propõe-se estratégia terapêutica *treat-to-target* direcionada à melhora dos parâmetros clínico (ausência de disfagia), endoscópico (redução de edema, exsudatos e sulcos, melhora dos anéis fixos para grau < 2, com diâmetro esofágico > 15 mm) e histológico (< 15 eosinófilos/cga).

O tratamento baseia-se em três modalidades principais, referidas como 3 Ds: dieta, drogas (inibidores de bombas de prótons e corticosteroides tópicos) e dilatações endoscópicas (Fluxograma 5.1). Terapia dietética associa-se à redução da exposição alergênica, enquanto a medicamentosa relaciona-se à redução da inflamação esofágica, e as dilatações à reversão de estenoses geradas pelo remodelamento fibrótico do órgão. A escolha da modalidade terapêutica a ser instituída deve basear-se na sintomatologia

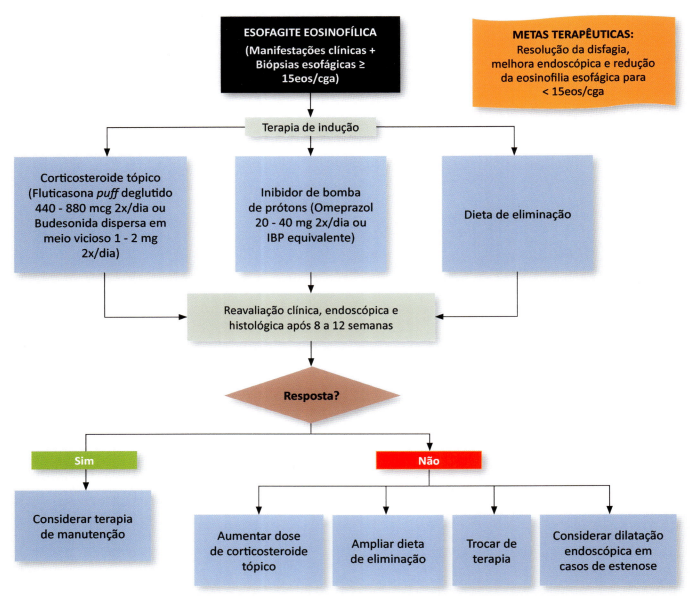

Fluxograma 5.1 Algoritmo para manejo terapêutico de pacientes com esofagite eosinofílica. *No Brasil, utilizamos *off-label* medicações originalmente desenvolvidas para inalação são usadas, porém, na Europa, já se encontra disponível a budesonida sob a forma de comprimido orodispersível.

**É importante que o paciente seja orientado sobre o uso correto da medicação, bem como sobre evitar ingestão de alimentos nos primeiros 30 a 60 minutos após a medicação e enxaguar a boca após administração do corticosteroide, visando otimizar a deposição de corticoide na mucosa esofágica e prevenir complicações infecciosas locais.

do paciente, na experiência da equipe assistente, nos custos envolvidos e nos potenciais efeitos adversos.

Uma vez que se atinge remissão clínica e histológica com corticosteroides (CE) tópicos, há duas abordagens a serem consideradas: suspender a medicação e monitorar o paciente quanto à eventual recidiva ou manter medicação regularmente (em dose igual ou inferior à utilizada para atingir remissão), com objetivo de prevenir recidivas e progressão da doença. Não há consenso sobre o perfil de paciente que mais se beneficiaria com cada uma das abordagens, nem sobre a dose de CE tópico indicada para manutenção. Propõe-se que a terapia de manutenção a longo prazo seja considerada em pacientes com fenótipos mais

ESOFAGITE EOSINOFÍLICA

graves, como aqueles com estenose esofágica, impactação alimentar recorrente, história de perfuração esofágica, recidiva após descontinuação da terapia farmacológica e naqueles com alto risco relacionado ao procedimento endoscópico.

Os principais alérgenos alimentares identificados na patogênese da EEo são: leite, trigo, ovo, soja/legumes, amendoim/nozes e peixes/frutos do mar, sendo que os três primeiros são os gatilhos mais prevalentes. As estratégias dietéticas baseiam-se na identificação e exclusão do grupo alimentar envolvido como *trigger* da EEo (Tabela 5.1). A vantagem da terapia dietética é ser uma opção não medicamentosa, no entanto, potenciais malefícios são privação de determinados nutrientes e efeitos psicossociais decorrentes de uma alimentação restritiva. Independentemente da estratégia adotada, a terapia dietética envolve acompanhamento multidisciplinar, de tal forma a proporcionar maior adesão terapêutica e tratamento personalizado.

Presume-se que o bloqueio das citocinas associadas à maturação e ativação eosinofílica seja uma terapia eficaz, e estudos para avaliar a eficácia de medicamentos biológicos (mepolizumabe, reslizumabe e dupilumabe) no tratamento de EEo estão sendo desenvolvidos. Apesar dos resultados iniciais promissores, seu uso ainda está restrito a ensaios clínicos.

Dilatação esofágica endoscópica é um tratamento seguro e altamente eficaz no controle da disfagia e da impactação alimentar de pacientes com alterações fibroestenóticas. O procedimento pode ser realizado através de *bougie* ou balão e deve ser programado em sessões, com intervalos variáveis, dependendo dos sintomas apresentados pelo paciente e do diâmetro inicial do lúmen esofágico. Ressalta-se que as dilatações não sejam empregadas como terapia isolada e, sim, concomitante à terapia anti-inflamatória para EEo.

Pacientes com EEo em remissão merecem seguimento a cada 6 a 12 meses, para monitoramento de potencial recidiva e complicações relacionadas à doença ou à terapia instituída.

TABELA 5.1 Estratégias dietéticas para manejo da esofagite eosinofílica.		
Dieta	**Estratégia**	**Recomendação**
Eliminação empírica	Exclusão de determinados alimentos por um período mínimo de 6 a 8 semanas, até que se atinja remissão clínica e histológica, seguida por reintrodução sequencial de grupos alimentares, com seguimento clínico, endoscópico e histológico, no intuito de identificar os alimentos que desencadeiam atividade de doença. Caso seja identificado, durante a reintrodução alimentar, algum gatilho associado a sintomas ou à inflamação da mucosa esofágica, o grupo alimentar implicado deve ser excluído permanentemente da dieta do paciente. Diferentes estratégias podem ser adotadas, como a exclusão de seis, quatro ou dois dos grupos alimentares mais comumente implicados como gatilhos	Abordagem de *step-up* deve ser considerada atualmente a estratégia dietética de escolha em adultos e crianças. Preconiza-se a exclusão de dois grupos alimentares (leite e trigo) e, posteriormente, quatro (leite, trigo, soja e ovo) e seis grupos (leite, trigo, ovo, soja, nozes e frutos do mar) em pacientes não respondedores às primeiras abordagens
Elementar	Uso exclusivo de fórmula à base de aminoácidos não se permitindo a ingestão de qualquer outro alimento via oral	É pouco aplicável na prática clínica, em decorrência de seu custo, baixa palatabilidade e grande impacto psicossocial
Elimanação guiada por testes de alergia alimentar	Utilização de *prick test*, *patch test* ou teste de IgE específicos para identificar possíveis gatilhos da doença	Não está recomendada, pois nenhum teste tem sido capaz de indicar com precisão os gatilhos alimentares da esofagite eosinofílica

Capítulo 4

PONTOS-CHAVE

- EEo é uma patologia crônica, imunoalérgica, caracterizada clinicamente por sintomas de disfunção esofágica (principalmente disfagia e impactação alimentar) e histologicamente por infiltração eosinofílica do epitélio esofágico (≥ 15 eosinófilos/cga).

- EEo é mais prevalente em crianças e adultos jovens, mas pode acometer qualquer faixa etária. Há associação com doenças atópicas e alergias alimentares.

- O diagnóstico de EEo requer quadro clínico e achados histológicos compatíveis. Nenhum fator isolado é suficiente para o diagnóstico definitivo dessa patologia.

- Nos pacientes com suspeita de EEo, o exame de eleição é a endoscopia digestiva alta, com coleta de, no mínimo, 2 a 4 fragmentos de biópsia nas regiões distal e medioproximal do esôfago.

- Medicamentos (corticosteroides tópicos e inibidores de bomba de prótons) ou dieta de eliminação podem ser usados como tratamento de primeira linha, sendo a dilatação endoscópica reservada para pacientes com estenoses esofágicas.

- As instruções sobre o uso de corticosteroides tópicos são complexas e podem ser confusas para os pacientes. Por isso, recomenda-se que a aderência e a posologia correta dessas medicações sejam reforçadas durante as consultas.

- Corticosteroides sistêmicos não estão rotineiramente indicados no tratamento de EEo, devido aos efeitos adversos potenciais.

- O prognóstico é bom, e a maioria dos pacientes apresenta boa resposta ao tratamento farmacológico ou à terapia de eliminação dietética. No entanto, a doença não tratada pode cursar com remodelação esofágica e estenoses luminais, com consequências significativas para os pacientes, incluindo prejuízos à qualidade de vida, disfagia grave, impactação alimentar e perfuração esofágica espontânea.

- Dilatação esofágica é um tratamento seguro e altamente eficaz no controle da disfagia e da impactação alimentar de pacientes com alterações fibroestenóticas.

LEITURA SUGERIDA

1. Gómez-Aldana A, Jaramillo-Santos M, Delgado A, et al. Eosinophilic esophagitis: Current concepts in diagnosis and treatment. World J Gastroenterol. 2019;25(32):4598-613.

2. Navarro P, Arias Á, Arias-González L, Laserna-Mendieta EJ, et al. Systematic review with meta-analysis: the growing incidence and prevalence of eosinophilic oesophagitis in children and adults in population-based studies. Aliment Pharmacol Ther. 2019;49(9):1116-25.

3. Dellon ES, Liacouras CA, Molina-Infante J, et al. Updated International Consensus Diagnostic Criteria for Eosinophilic Esophagitis: Proceedings of the AGREE Conference. Gastroenterology. [Internet]. 2018;155(4):1022-1033.e10. Available from: https://doi.org/10.1053/j.gastro.2018.07.009

4. Reed CC, Dellon ES. Eosinophilic esophagitis. Med Clin North Am. [Internet]. 2019;103(1):29-42. Available from: https://doi.org/10.1016/j.mcna.2018.08.009

5. Hirano I, Furuta GT. Approaches and Challenges to Management of Pediatric and Adult Patients With Eosinophilic Esophagitis. Gastroenterology [Internet]. 2020;158(4):840–51. Available from: https://doi.org/10.1053/j.gastro.2019.09.052

6. Straumann A, Katzka DA. Diagnosis and Treatment of Eosinophilic Esophagitis. Gastroenterology. [Internet]. 2018;154(2):346-59. Available from: http://dx.doi.org/10.1053/j.gastro.2017.05.066

7. Hirano I, Moy N, Heckman MG, et al. Endoscopic assessment of the oesophageal features of eosinophilic oesophagitis: Validation of a novel classification and grading system. Gut. 2013;62(4):489-95.

8. Lucendo AJ, Molina-Infante J, Arias Á, et al. Guidelines on eosinophilic esophagitis: evidence-based statements and recommendations for diagnosis and management in children and adults. United Eur Gastroenterol J. 2017;5(3):335-58.

9. Hirano I, Chan ES, Rank MA, et al. AGA Institute and the Joint Task Force on Allergy-Immunology Practice Parameters Clinical Guidelines for the Management of Eosinophilic Esophagitis. Gastroenterology. 2020;158(6):1776-86.

10. Reddy A, Ashat D, Murali AR. Recent insights on the use of topical steroids in eosinophilic esophagitis. Expert Rev Gastroenterol Hepatol. [Internet]. 2020;0(0):1-11. Available from: https://doi.org/10.1080/17474124.2020.1785869

11. Lucendo AJ, Molina-Infante J. Dietary therapy for eosinophilic esophagitis: chances and limitations in the clinical practice. Expert Rev Gastroenterol Hepatol. [Internet]. 2020;0(0):1-12. Available from: https://doi.org/10.1080/17474124.2020.1791084

12. Moawad FJ, Molina-Infante J, Lucendo AJ, et al. Systematic review with meta-analysis: endoscopic dilation is highly effective and safe in children and adults with eosinophilic oesophagitis. Aliment Pharmacol Ther. 2017;46(2):96-105.

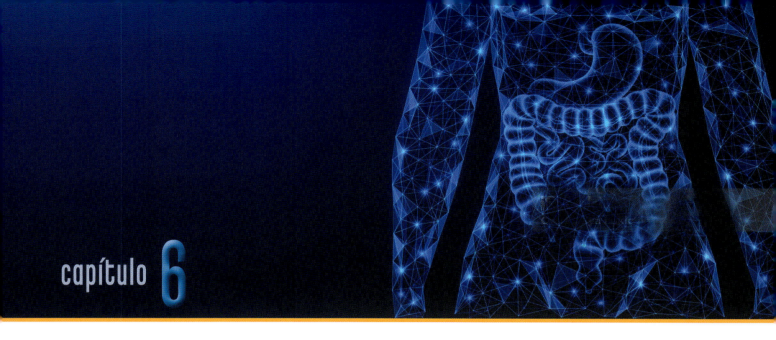

capítulo 6

Lesões Benignas do Esôfago

SABRINA RODRIGUES DE FIGUEIREDO ▶ RAFAEL BANDEIRA LAGES

INTRODUÇÃO

As lesões benignas de esôfago são geralmente assintomáticas e costumam ser achados incidentais em exames endoscópicos ou radiológicos. Localizam-se principalmente nos terços médio e inferior do esôfago torácico, sendo menos comuns no esôfago cervical. Em sua maioria, são raras e apresentam baixo potencial maligno. Podem ser classificadas por diferentes critérios, como: tipo histológico, localização em relação à parede esofágica (intraluminal, intramural ou extramural) e aspecto endoscópico (plana, elevada ou cística). No **Quadro 6.1**, classificamos as lesões esofágicas, de forma prática, em epiteliais ou subepiteliais.

QUADRO 6.1 Lesões benignas do esôfago.

Epiteliais	Subepiteliais
Papiloma escamoso	Leiomioma
Pólipo fibrovascular	Tumor de células granulares
Adenoma	Hemangioma
Pseudotumor inflamatório	Neurofibroma
Pólipo inflamatório	Schwannoma
Heterotopia gástrica	Lipoma
Papiloma escamoso	Linfangioma
Xantomas	Hamartoma
Acantose glicogênica	Tumor estromal gastrointestinal (GIST)
Paraquetose	Cistos de inclusão
Glândulas sebáceas ectópicas	Cistos de duplicação (extramural)

43

MANIFESTAÇÕES CLÍNICAS

Podem se apresentar sob cinco diferentes formas:

- Assintomático (mais comum);
- Sintomas obstrutivos por crescimento intraluminal;
- Sintomas compressivos de estruturas adjacentes;
- Regurgitação do tumor pedunculado;
- Ulceração com sangramento.

Por se tratar de lesões de crescimento geralmente lento, podem permanecer com tamanho estável por vários anos e, assim, não originarem sintomas. Além disso, o esôfago possui uma habilidade de dilatar-se para acomodar essa expansão, o que justificaria a ausência de queixas, principalmente em lesões menores que 5 cm.

Quando há sintomas, a disfagia é o mais comum deles, mas dor retroesternal, tosse, vômitos, perda ponderal e pirose também podem estar presentes. A compressão de estruturas mediastinais, levando à obstrução de via aérea, atelectasias e síndrome de veia cava superior, ocorre apenas em raros casos. O sangramento também é uma manifestação incomum e está relacionado à ulceração da superfície da lesão. Hemangiomas podem se apresentar com sangramento espontâneo ou iatrogênico devido ao trauma endoscópico ou por biópsia.

Devemos atentar para o fato de que muitas vezes as manifestações clínicas podem estar associadas a outras patologias esofágicas coexistentes, tais como malignidades, acalasia, divertículo e hérnia hiatal, e não à própria lesão benigna em si.

DIAGNÓSTICO

Os principais exames utilizados para a avaliação de tumores esofágicos benignos são:

- **Esofagograma baritado (EED):** em pacientes sintomáticos, pode ser utilizado como teste inicial. É possível avaliar a mucosa e áreas de estreitamento luminal. Tumores benignos geralmente são móveis e com contornos lisos.
- **Endoscopia digestiva alta (EDA):** avalia alterações e integridade da mucosa. Se a lesão for epitelial e intraluminal, permite a realização de biópsias. O Fluxograma 6.1 mostra a abordagem diagnóstica conforme achados endoscópicos.
- **Tomografia computadorizada de tórax:** é importante para avaliar tumores extraesofágicos, excluir massas mediastinais e definir a relação do tumor com os tecidos adjacentes. É fundamental para o planejamento pré-operatório quando indicada ressecção da lesão.
- **Ecoendoscopia alta (ultrassom endoscópico), com ou sem realização de biópsias para avaliação anatomopatológica e imuno-histoquímica:** atualmente é o principal exame para avaliação dessas lesões, principalmente as subepiteliais.

A ecoendoscopia permite a visualização da parede esofágica, definindo quais camadas são acometidas pelo tumor e consequentemente fornecendo dicas importantes sobre qual o diagnóstico mais provável. São visualizadas cinco camadas, alternando-se em faixas brancas (hiperecoicas) e pretas (hipoecoicas), conforme a Figura 6.1: camada interna

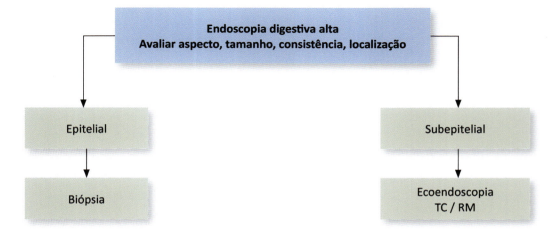

Fluxograma 6.1 Abordagem diagnóstica para lesões benignas em esôfago.

LESÕES BENIGNAS DO ESÔFAGO

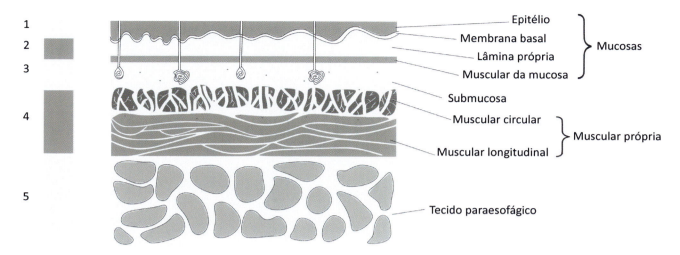

Figura 6.1 Camadas do esôfago e sua representação na ecoendoscopia. **(1)** Hiperecoico – epitélio e lâmina própria; **(2)** Hipoecoico – muscular da mucosa; **(3)** Hiperecoico – submucosa; **(4)** Hipoecoico – muscular própria; **(5)** Hiperecoico – tecido paraesofágico.

(hiperecoica) representa a mucosa superficial; segunda camada representa a mucosa profunda (hipoecoica); terceira camada representa a submucosa (hiperecoica); quarta camada, a muscular própria (hipoecoica); e a quinta camada, o tecido paraesofágico (hiperecoico).

O ultrassom endoscópico permite ainda a aquisição de material através de punção aspirativa por agulha fina e a avaliação de características que indicam benignidade, como ausência de acometimento linfonodal, padrão homogêneo e bordas lisas.

TRATAMENTO

A abordagem dependerá da presença de sintomas e da suspeita ou risco de malignidade, conforme detalhado na **Fluxograma 6.2**. Lesões assintomáticas geralmente serão apenas seguidas por exames periódicos, ao passo que aquelas sintomáticas ou com características suspeitas para malignidade devem ser ressecadas. Atualmente estão disponíveis técnicas menos invasivas, como ressecção por técnicas via endoscópica. Pode haver necessidade de enucleação por laparoscopia ou toracoscopia e até mesmo esofagectomia.

A seguir, discutiremos detalhadamente as principais lesões esofágicas benignas.

LESÕES SUBEPITELIAIS
Leiomioma

São os tumores esofágicos benignos mais comuns, correspondendo a 2/3 de todas as lesões esofágicas benignas. Apenas 10% dos leiomiomas do trato digestivo localizam-se no esôfago, sendo a maioria lesão solitária. Ocorrem mais frequentemente nos terços distal (em torno de 50%) e médio do esôfago. Sua incidência é maior em indivíduos do sexo masculino (2:1), entre 20 e 50 anos, sendo raro na população pediátrica.

Os leiomiomas são tumores de crescimento lento e com baixo potencial de malignidade. A maioria é detectada com tamanho menor que 5 cm, quando

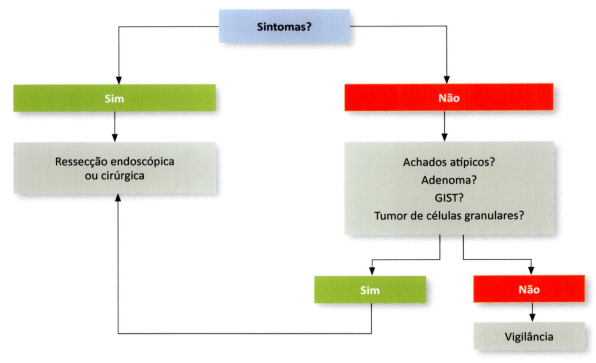

Fluxograma 6.2 Abordagem terapêutica geral para lesões benignas do esôfago.

costumam ser assintomáticas. Raramente, apresentam-se com mais de 10 cm e, nesse caso, são denominados leiomiomas gigantes.

Ao esofagograma contrastado, será visto como um defeito de enchimento projetando-se para o lúmen do esôfago, em forma de meia lua ou crescente, formando ângulos retos ou ligeiramente obtusos com a parede esofágica, não obstrutiva; raramente apresenta dilatação esofágica proximal. Na EDA, apresenta-se como lesão elevada, submucosa, que se projeta para o lúmen, de superfície lisa, recoberta por mucosa intacta, de aspecto normal, com consistência fibroelástica e relativamente móvel, de coloração que pode variar entre esbranquiçada a acinzentada ou amarelada. Biópsia endoscópica às cegas não é recomendada pelo risco de complicações perioperatórias, podendo prejudicar a enucleação cirúrgica, sem obter amostra adequada para o diagnóstico. Na TC de tórax, será visualizada uma massa uniforme surgindo da parede esofágica, bem delimitada e de contornos lisos.

A ecoendoscopia é uma importante ferramenta para o diagnóstico, visualizando uma massa hipoecoica, homogênea, de bordas lisas e regulares, bem delimitada, com origem na quarta camada (raramente surge da segunda camada) quando se origina da muscular da mucosa e sem linfadenopatia regional. A aspiração por agulha fina guiada por USG endoscópico é utilizada para obter material citológico e pode ajudar para um diagnóstico mais definitivo, para diferenciar entre GIST e leiomiossarcoma. É indicada quando se observam achados atípicos, como tamanho > 4 cm, bordas irregulares, invasão para outras camadas ou linfadenopatia regional. Na avaliação histológica, observam-se células musculares lisas bem diferenciadas, fusiformes, dispostas em feixes, com mínima atipia e poucas figuras mitóticas. Os marcadores imuno-histoquímicos típicos são desmina e actina de músculo liso, sendo negativos para CD117 e CD34.

A conduta é conservadora para lesões pequenas e assintomáticas, adotando-se vigilância com exames endoscópicos a cada 6-12 meses. Em caso de estabilidade ao longo do tempo, os intervalos podem ser ampliados.

Já a ressecção é reservada para lesões sintomáticas e no caso de achados atípicos (bordas irregulares, linfadenopatia regional, padrão ecoico heterogêneo, anormalidades de mucosa, ulceração, aumento no tamanho). Não há consenso sobre a indicação baseada no tamanho do tumor, mas alguns autores sugerem ressecção quando maiores que 4 cm. A tendência é a ressecção através de técnicas menos invasivas, que se relacionam com menos complicações respiratórias pós-operatórias, menor tempo de internação, melhor controle da dor no pós-operatório. Pode-se também optar por enucleação cirúrgica via aberta, por toracoscopia ou laparoscopia para lesões distais (porção intra-abdominal do esôfago). No caso de tumores maiores que 8 a 10 cm, morfologia anular, envolvimento múltiplo ou difuso, ulceração de mucosa e presença ou suspeita de leimiossarcoma, o tratamento precisa ser mais agressivo e indica-se esofagectomia.

Tumor estromal gastrointestinal

Os **tumores estromais gastrointestinais** (GISTs) surgem a partir das células intersticiais de Cajal, conhecidas como células do marca-passo gastrointestinal, presentes no plexo mioentérico. Correspondem ao segundo tumor mesenquimal esofágico mais comum, apesar de menos que 5% deles localizarem-se no esôfago (a maioria origina-se no estômago). São mais frequentemente localizados no terço distal do esôfago. Muitos se comportam de forma benigna, porem têm potencial de malignidade. A idade de apresentação ocorre entre a 5ª e 7ª décadas de vida. O diagnóstico em paciente mais jovem pode sugerir uma lesão de potencial maligno.

Aproximadamente metade dos casos pode ser assintomática. Os sintomas dependem da localização e do tamanho, sendo disfagia o sintoma mais comum (57%), seguido de dor abdominal (20-50%), sangramento gastrointestinal (50%) e obstrução (10-30%). Outros sintomas menos comuns incluem tosse e perda de peso discreta.

Podem ser confundidos com leiomiomas, leiomioblastomas e leiomiossarcomas. Sua investigação é semelhante à do leiomioma, com achados tambem semelhantes, o que torna difícil a distinção entre os dois com esses exames. PET Scan pode ajudar no diagnóstico, já que os GISTs demonstram atividade em comparação ao leiomioma, mas a melhor forma para diferenciá-los é através da imuno-histoquímica. São uniformemente positivos para CD117 (expressão da proteína c-Kit), a maioria expressa CD34, quase nunca positivam para desmina, podem ser positivos para actina de músculo liso em 20-40% (porém com expressão parcial e focal em comparação à reatividade difusa vista no leiomioma) e são negativos para S-100 quando comparados ao schwanoma.

Os GISTs que ocorrem no esôfago são mais comumente agressivos. A classificação prognóstica baseada no índice mitótico e tamanho pode servir de guia para indicar GISTs de baixo ou alto risco, mas não foi comprovada a relação prognóstica dessas características da lesão especificamente para GISTs esofágicos.

A ressecção cirúrgica é recomendada sempre que possível. Enucleação por via aberta ou minimamente invasiva pode ser realizada para tumores pequenos de baixo potencial maligno. Para tumores maiores, indica-se esofagectomia com reconstrução de tubo gástrico. O limite de tamanho a partir do qual define-se esofagectomia não foi bem estabelecido. Alguns recomendam enucleação para tumores até 5 cm, outros já indicam esofagectomia a partir de 2 cm.

O manejo dos GISTs mudou após introdução do imatinibe – anticorpo monoclonal inibidor da proteina c-kit tirosina quinase. A droga é indicada para GISTs residuais, como terapia adjuvante em tumores de alto risco e para tumores recorrentes ou irresecáveis, com aumento significativo na sobrevida média de pacientes com tumores avançados.

Tumor de células granulares

Os tumores de células granulares são neoplasias derivadas do tecido neural da submucosa, mas com origem celular precisa ainda discutível. A maioria é benigna e está localizada no esôfago distal, ao passo que apenas 1 a 2% são malignos. São raros e ainda assim correspondem ao terceiro tumor benigno esofágico mais comum. Geralmente é assintomático, mas até 1/3 dos pacientes pode apresentar disfagia.

À EDA, são lesões polipoides de base larga, firmes e amareladas, projetando-se para o lúmen **(Figura 6.2)**. A ecoendoscopia pode ajudar a determinar tamanho, localização e invasão de camada. O tumor é hipoecoico e circundado por mucosa hipoecoica. O diagnóstico definitivo pode ser difícil. Biópsias superficiais não são suficientes para o diagnóstico, sendo indicado biópsia sobre biópsia para aumentar a chance de amostra representativa da lesão.

A lesão tem potencial maligno, que se relaciona com tamanho (maiores que 4 cm) e características histológicas de crescimento infiltrativo. Devido a esse potencial, sugerimos ressecção de todos os tumores de células granulares. Lesões pequenas podem ser ressecadas por pinça, enquanto lesões maiores que 1 cm por mucosectomia ou ESD.

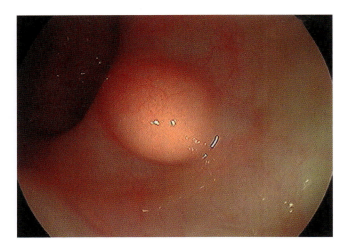

Figura 6.2 Tumor de células granulares. Observa-se lesão plana elevada séssil, ovalada, limites bem delimitados, superfície lisa, medindo 8 mm de diâmetro, em esôfago médio.

Fonte: Cortesia do Dr. Cláudio Lyoti Hashimoto.

Schwannoma

O schwannoma é um tumor do sistema nervoso periférico, originado da célula de Schwann. É extremamente raro no esôfago, usualmente benigno, de crescimento lento, mais comum entre 50-60 anos. Ao contrário de outros tumores esofágicos benignos, estão localizados no esôfago superior, nas regiões cervical e torácica superior. São frequentemente assintomáticos. Disfagia e desconforto torácico são os sintomas mais comuns.

Na EDA, observa-se lesão protusa, amarelo-esbranquiçada a amarronzada, de consistencia firme, superfície brilhante e lisa. Histologicamente, observa-se folículos linfoides, misturados com fibras colágenas, celularidade moderada, infiltrados de células inflamatórias compostas por células plasmáticas e linfócitos. A imuno-histoquimica é positiva para proteina S-100 e SOX-10. O PET revela um tumor hipermetabólico, semelhante aos tumores malignos. Na TC contrastada, observa-se lesão homogênea na parede do esôfago.

O manejo do schwannoma é similar à conduta realizada para o leiomioma. Lesões pequenas e assintomáticas devem ser acompanhadas. A ressecção está indicada para lesões sintomáticas ou que crescem no seguimento periódico. Para lesões menores que 2 cm, pode ser realizada excisão endoscópica. Já para lesões maiores, indica-se enucleação por toracotomia ou toracoscopia.

O potencial maligno é baseado em atividade mitótica, atipia nuclear, presença de necrose tumoral. A presença de 5 ou mais figuras mitóticas por 50 campos de magnificação correlaciona-se fortemente com malignidade, sendo sugerido como padrão nesses casos a esofagectomia.

Hemangioma

São tumores vasculares benignos que surgem da camada submucosa do esôfago, como hipertrofia localizada dos vasos sanguíneos. Representam cerca de 3% de todos os tumores benignos do esôfago. Podem ser encontrados no esôfago distal, como lesão solitária ou múltiplas lesões em associação com a síndrome Rendu-Osler-Weber. Geralmente assintomáticos, mas raramente podem cursar com disfagia e hematêmese (em caso de ulceração da mucosa).

Na esofagografia baritada aparecem como lesões submucosas bem definidas. Na EDA, observa-se lesões submucosas polipoides azuladas e que se tornam pálidas à compressão. A TC com contraste, ressonância ou angiografia são úteis para confirmar o diagnóstico. A ecoendoscopia permite uma melhor caracterização da lesão, revelando uma massa hipoecoica, de margens bem delimitadas, na segunda ou terceira camada. A biópsia deve ser evitada pelo risco de induzir hemorragia.

Após o diagnóstico, recomenda-se conduta conservadora para lesões assintomáticas. No caso de lesões hemorrágicas ou sintomáticas, indica-se intervenção, como ressecção endoscópica ou por toracoscopia, escleroterapia, radiação, fulguração ou enucleação.

Cistos

Os cistos esofágicos são a segunda lesão tumoral mais comum no esôfago e podem ser classificados em:

- **Congênitos (de duplicação, broncogênicos, gástricos ou de inclusão):** malformação por separação anormal durante a embriogênese entre o trato digestivo superior e o trato respiratório inferior. O cisto de duplicação é extramural e apresenta duas camadas musculares, ao passo que o cisto de inclusão é intramural e não apresenta camada muscular.
- **Neuroentéricos:** malformação por separação anormal entre o trato digestivo superior e a medula espinhal.

LESÕES BENIGNAS DO ESÔFAGO

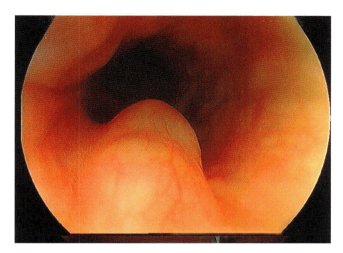

Figura 6.3 Cisto de retenção subepitelial. Observa-se lesão elevada séssil, ovalada, de limites imprecisos, superfície regular, medindo 10 mm de diâmetro, em esôfago médio.
Fonte: Cortesia do Dr. Cláudio Lyoti Hashimoto.

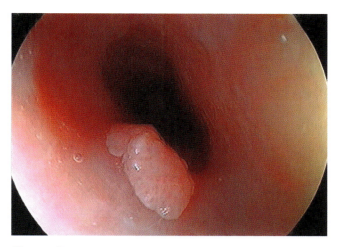

Figura 6.4 Papiloma escamoso. Observa-se lesão plana elevada séssil, ovalada, limites bem delimitados, superfície granular, medindo 8 mm de diâmetro, em esôfago médio.
Fonte: Cortesia do Dr. Cláudio Lyoti Hashimoto.

- **Adquiridos (de retenção):** ocorre por obstrução e dilatação das glândulas esofágicas, com consequente formação cística na lâmina própria. Normalmente são únicos, localizados no terço superior, com tamanho variando de poucos milímetros até 3 cm e frequentemente assintomáticos **(Figura 6.3)**.

Os cistos esofágicos podem causar sintomas semelhantes aos das lesões já discutidas, por efeito de massa, manifestando-se com disfagia ou ainda sintomas respiratórios, como estridor. O diagnóstico é realizado por uma combinação de exames: esofagografia, endoscopia, ecoendoscopia, TC e/ou RM. Essas lesões geralmente não são biopsiadas, pois o tecido cicatricial decorrente dessas biópsias pode tornar a ressecção futura desafiadora.

Cistos pequenos e assintomáticos podem ser acompanhados. Uma vez indicado o tratamento, recomenda-se em geral a ressecção por toracoscopia ou toracotomia.

LESÕES EPITELIAIS
Papiloma

É extremamente raro, ocorrendo primordialmente acima dos 50 anos. Relaciona-se à exposição crônica ao refluxo, à infecção por HPV ou a uma possível combinação de ambos. Geralmente é assintomático e identificado incidentalmente na endoscopia. Raramente, pode causar disfagia.

Na EDA, apresenta-se como lesão elevada séssil, pequena, medindo de 3 a 5 mm (dificilmente ultrapassa 10 mm), solitária, de superfície granulosa, rósea ou esbranquiçada, mais frequentemente em esôfago distal **(Figura 6.4)**. Raramente são múltiplos e podem estar associados à condição rara conhecida como papilomatose esofágica. Precisa ser biopsiado, pois frequentemente pode ser confundido com carcinoma escamoso. A ecoendoscopia pode ser realizada para determinar a natureza não invasiva da lesão. Após o diagnóstico por biópsia, exames complementares não são indicados.

A ressecção está indicada se sintomático, se características histológicas atípicas ou se não for possível excluir malignidade. Lesões menores que 1 cm podem ser removidas por polipectomia com pinça fria (o que muitas vezes já é realizado para confirmação diagnóstica). O tratamento de escolha para lesões maiores é a mucosectomia, mas se esta não for possível, pode-se optar por esofagotomia com ressecção local.

Adenoma

Pólipos adenomatosos ocorrem por proliferação neoplásica benigna de celulas colunares. Ocorrem frequentemente no esôfago distal e têm associação com esôfago de Barrett. Se uma lesão semelhante a um adenoma é visualizada, deve-se avaliar cuidadosamente a mucosa, complementando com cromoscopia. Ainda que não sejam encontradam áreas sugestivas de metaplasia intestinal, sugerimos biópsia da mucosa.

Quando associado ao esôfago de Barrett, o tratamento indicado é semelhante ao utilizado para doença de Barrett nodular e/ou displásica. Para lesões não associadas a esôfago de Barrett e menores que 1 cm, deve-se realizar ressecção endoscópica com alça de polipectomia. Para lesões maiores que 1 cm ou com displasia de alto grau, indica-se mucosectomia, dissecção endoscópica submucosa (ESD) ou ressecção cirúrgica.

Pólipo inflamatório

Os pólipos inflamatórios são lesões inflamatórias reativas, compostas por tecido de reparação, raras e benignas, que geralmente são únicas e se localizam em esôfago distal **(Figura 6.5)**. A patogênese não é bem estabelecida, mas provavelmente está associada ao processo inflamatório induzido pelo refluxo gastroesofágico, sendo também conhecido como pólipo sentinela.

A biópsia por endoscopia permite realizar o diagnóstico e, uma vez que não há alteração sugestiva de malignidade, nenhum tratamento específico é necessário. Se sintomáticas, justifica-se a polipectomia ou ressecção cirúrgica. Caso presente, sugere-se o tratamento do refluxo gastroesofágico.

Pólipos fibrovasculares

Os pólipos fibrovasculares representam cerca de 1% de todas as lesões esofágicas benignas e, apesar de raros, são considerados os tumores intraluminais benignos mais comuns do esôfago. Localizam-se em esôfago cervical e predominam em homens, com maior incidência entre a sexta e sétima década de vida.

Resultam do espessamento submucoso, que progride com formação polipoide, ou da expansão da lâmina própria. Quando sintomático, disfagia é a principal queixa. Podem ser longos devido ao peristaltismo, e, nesses casos, se apresentarem com aspiração do pólipo para laringe, sendo possível óbito por asfixia.

Na esofagografia contrastada, podemos visualizar grande tumor alongado, bem delimitado, em formato de salsicha. TC e RM apresentam atenuação heterogênea por quantidade relativa de gordura e tecido fibroso. Na EDA, 25% dos tumores não são detectados, pois podem passar despercebidos, já que são revestidos por mucosa normal. Quando alongados, são visualizados na região posterior após cricofaríngeo, como pólipos pediculados semelhantes a uma salsicha.

A remoção do pólipo fibrovascular é recomendada devido ao risco de complicações fatais nas vias aéreas. Idealmente, deve-se realizar ecoendoscopia para avaliar a vascularização da haste. Lesões menores são facilmente removidas endoscopicamente com alça diatérmica, enquanto lesões maiores ou com fluxo sanguíneo abundante ainda podem ser ressecadas via endoscópica, mas com uso de *endoloop* ou clipes antes da polipectomia.

Heterotopias

Heterotopia de mucosa gástrica é a presença de tecido colunar típico gástrico em esôfago proximal. A prevalência foi de 5% em série de autópsia, chegando a 11% em estudos endoscópicos.

Apresenta-se como áreas de mucosa aveludada e avermelhada, geralmente planas, entre 2 mm e 4,5 cm, arredondadas ou ovaladas, múltiplas ou solitárias. O diagnóstico pode ser realizado pela visualização de lesões típicas ou por biópsias, que revelam mucosa gástrica.

A grande maioria é assintomática e encontrada incidentalmente. Raramente podem apresentar *Helicobacter pylori* ou estarem associadas a complicações, como úlceras, estenoses, fístulas, metaplasia intestinal ou adenocarcinoma. O tratamento geralmente só é necessário se houver complicações.

Glândulas sebáceas heterotópicas

São raras no esôfago. Na endoscopia, são visualizadas como placas cinza-amareladas, geralmente

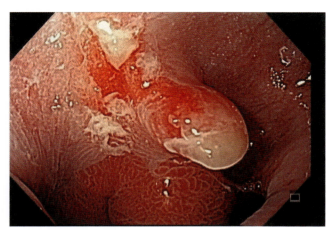

Figura 6.5 Pólipo inflamatório (sentinela). Observa-se lesão elevada séssil, ovalada, limites bem delimitados, convergindo para erosão, em junção esofagogástrica.
Fonte: Cortesia do Dr. Cláudio Lyoti Hashimoto.

múltiplas. As biópsias são suficientes para o diagnóstico. Não há potencial maligno conhecido, e, por isso, vigilância ou ressecção não são necessárias.

Acantose glicogênica

São elevações arredondadas, múltiplas, de 2 a 10 mm de diâmetro, assintomáticas, geralmente localizadas no esôfago médio. Há associação com doença celíaca em crianças e doença de Cowden, manifestada por hamartomas no trato gastrointestinal.

A biópsia evidenciando epitélio escamoso hiperplásico com glicogênio intracelular abundante estabelece o diagnóstico, mas raramente é necessária, pois as características macroscópicas são suficientes para indicar o diagnóstico. A aplicação de lugol pode ajudar no diagnóstico por deixar as placas ricas em glicogênio com coloração marrom-escura.

Paraqueratose esofágica

Placas lineares membranosas esbranquiçadas que não se coram com solução de lugol. É associada a carcinoma de esôfago e cabeça e pescoço e, por isso, orienta-se avaliação cuidadosa para afastar essas neoplasias.

PONTOS-CHAVE

- As lesões benignas esofágicas são raras e a maioria delas não tem potencial maligno. Costumam ser achados incidentais de exames endoscópicos ou radiológicos em pacientes assintomáticos.

- As lesões benignas podem ser divididas entre epiteliais ou subepiteliais conforme o aspecto endoscópico. O leiomioma é a lesão tumoral (isto é, elevada) mais comum, seguida pelos cistos.

- Lesões assintomáticas geralmente podem ser apenas acompanhadas. Quando indicada a ressecção, deve-se priorizar técnicas menos invasivas.

LEITURA SUGERIDA

1. Asti E, Siboni S, Bonavina L. Benign Esophageal Tumors. A Mastery Approach to Complex Esophageal Dis., Cham: Springer International Publishing. 2018, p. 117-27. doi:10.1007/978-3-319-75795-7_9.
2. Choong CK, Meyers BF. Benign esophageal tumors: Introduction, incidence, classification, and clinical features. Semin Thorac Cardiovasc Surg. 2003;15:3-8. doi:10.1016/S1043-0679(03)70035-5.
3. Ha C, Regan J, Cetindag IB, et al. Benign Esophageal Tumors. Surg Clin North Am. 2015;95:491-514. doi:10.1016/j.suc.2015.02.005.
4. Kida M, Kawaguchi Y, Miyata E, et al. Endoscopic ultrasonography diagnosis of subepithelial lesions. Dig Endosc. 2017;29:431-43. doi:10.1111/den.12854.
5. Ko WJ, Song GW, Cho JY. Evaluation and endoscopic management of esophageal submucosal tumor. Clin Endosc. 2017;50:250-3. doi:10.5946/ce.2016.109.
6. Moro K, Nagahashi M, Hirashima K, et al. Benign esophageal schwannoma: a brief overview and our experience with this rare tumor. Surg Case Reports. 2017;3:0-5. doi:10.1186/s40792-017-0369-0.
7. Tsai SJ, Lin CC, Chang CW, et al. Benign esophageal lesions: Endoscopic and pathologic features. World J Gastroenterol. 2015;21:1091-8. doi:10.3748/wjg.v21.i4.1091.

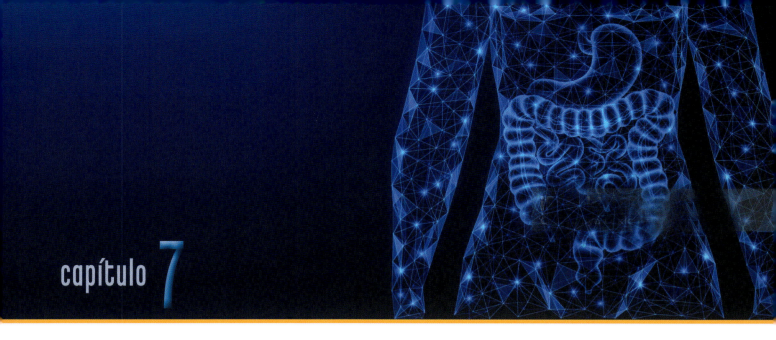

capítulo 7

Helicobacter Pylori

RICARDO CORREA BARBUTI ▶ DAVI VIANA RAMOS

INTRODUÇÃO

A infecção por *Helicobacter pylori* (HP) é uma das infecções bacterianas crônicas mais frequentes na raça humana e é sabidamente cofator para o desenvolvimento de determinadas complicações digestivas, como gastrite crônica ativa, doença ulcerosa péptica, adenocarcinoma gástrico, e linfoma MALT.[1]

O HP também tem sido relacionado com a presença de sintomas dispépticos na ausência de outras causas orgânicas que os expliquem, inclusive, em nosso meio, infestações helmínticas e protozoíticas. Sendo assim, o termo dispepsia funcional está restrito aos casos de dispepsia com endoscopia digestiva alta normal, sem infecção concomitante pelo HP ou quando, após a erradicação do HP, os sintomas não melhoram ou têm recidiva precoce (6-12 meses).[1-3]

A resistência cada vez maior do HP a esquemas antibióticos previamente eficazes eleva a importância de estudos para a modificação nas estratégias terapêuticas.[2,3]

EPIDEMIOLOGIA

A infecção por HP ocorre geralmente durante a infância, acometendo até 50% de crianças de 2 a 5 anos e de 70-90% em menores de 10 anos, e isso se dá devido ao alto contato interpessoal nesse estágio de vida. Estudos epidemiológicos brasileiros mostraram que a prevalência de infecção é alta tanto em áreas rurais quanto urbanas e varia com o *status* socioeconômico populacional e etnia.[1,4]

Na idade adulta há um discreto predomínio da infecção na população masculine, e uma hipótese para isso é que mulheres utilizam mais antibióticos por outras indicações e esse uso pode ter algum efeito na erradicação do HP.[4]

Os principais fatores de risco para a infecção por HP são: muitos moradores no mesmo domicílio, compartilhamento de cama entre crianças e adultos, condições precárias no domicílio e peridomicílio, ausência de saneamento e estrutura sanitária básica, má higiene pessoal e familiar, falta de sistemas de preservação de comida adequados, baixo nível educacional de adultos vivendo na casa e baixo *status* socioeconômico.[1,4]

As vias de transmissão possíveis são a fecal-oral, oral-oral e gastro-oral, sendo muito comum a transmissão por água contaminada, particularmente em países em desenvolvimento.[1,4] A via de transmissão iatrogênica foi documentada após o uso de dispositivos gástricos, como endoscópios desinfectados inadequadamente. Além disso, profissionais de saúde parecem ter maior risco de adquirir HP devido a exposição ocupacional a secreções gástricas infectadas.[5,6]

BACTERIOLOGIA E PATOGÊNESE

O HP foi descrito pela primeira vez em 1982 por Marshall e Warren, sendo inicialmente classificado como *Campylobacter pyloridis* e mais tarde renomeado para a forma que conhecemos hoje.[7] É uma bactéria gram-negativa microaerófila, em forma de espiral/bastonete e possui de 6 a 8 flagelos que aumentam sua mobilidade por meio de soluções viscosas.[8] Além disso, pode gerar formas cocoides em resposta adaptativa a ambientes hostis, pois são mais resistentes e permitem que o microrganismo sobreviva por certo período fora do hospedeiro nas fezes ou na água.

Ele pode ser classificado como catalase, urease e oxidase-positivos, sendo a urease fundamental para sua sobrevivência, proliferação e colonização no meio gástrico.[9] A atividade da urease bacteriana é a base de vários testes invasivos e não invasivos para diagnóstico da infecção e a interrupção dessa atividade, mobilidade bacteriana e fixação formam a base do tratamento do HP **(Figura 7.1)**.[10]

A infecção por HP é um fator importante na carcinogênese gástrica, onde a mucosa evolui pelos estágios de gastrite aguda, gastrite crônica, atrofia gástrica, metaplasia intestinal e displasia, até o desenvolvimento do adenocarcinoma gástrico (cascata de Pelayo Correa). A erradicação da bactéria pode reduzir o risco de câncer gástrico em qualquer estágio da infecção. Entretanto, quanto mais precoce esta erradicação, maior é a redução do risco de câncer, especialmente antes do aparecimento de atrofia.[2]

DIAGNÓSTICO

Os testes diagnósticos para identificação do *H. pylori* podem ser invasivos (através de endoscopia) e não invasivos. A escolha do teste varia de acordo com a necessidade de uma endoscopia digestiva alta para avaliação dos sintomas ou vigilância, disponibilidade, custo e população estudada.[1,2]

As principais indicações para teste e tratamento do HP são: úlcera péptica, uso de ácido acetilsalicílico e anti-inflamatórios não esteroidais, uso crônico de inibidores da bomba de prótons (IBP), púrpura trombocitopênica imune, anemia por deficiência de ferro de causa desconhecida, câncer gástrico, linfoma MALT, dispepsia não investigada em pacientes < 40 anos sem sinais de alarme (estratégia de "testar e tartar"), dispepsia e pacientes com pangastrite grave, gastrite atrófica e metaplasia intestinal.[1,2]

O uso de IBP e vonoprazan deve ser descontinuado antes da realização de testes diagnósticos por 2 semanas e o de antibióticos e bismuto, por 4 semanas, pois o uso dessas medicações pode levar a resultados falsos-negativos.[1,2]

Testes endoscópicos

Existem três testes disponíveis: teste da urease rápida, histologia e, menos comumente, cultura bacteriana. Quando optado por esses testes, é necessária a realização de biópsias de corpo e antro gástrico. O simples aspecto da mucosa gástrica à endoscopia pode também ajudar no diagnóstico. Endoscópios com sistema *confocal* permitem visualização direta da bactéria, de maneira muito similar ao método histológico.

a) **Teste da urease rápida:** o teste da urease é recomendado como teste de primeira linha quando há indicação de endoscopia e não há contraindicação à biópsia. A amostra é colocada em solução com ureia e um reagente de pH; a urease bacteriana cliva a ureia, liberando amônia, e produz um pH alcalino com mudança da cor da solução. A sensibilidade e especificidade do teste de urease de biópsia é de aproximadamente 90% e 95%, respectivamente. Não é recomendado isoladamente para avaliar controle de cura do HP.[1,2]

b) **Histologia:** a histologia é o método padrão-ouro e pode identificar tanto infecção por HP quanto lesões associadas, como gastrite atrófica, metaplasia intestinal, displasia, linfoma MALT e câncer. A acurácia diagnóstica pode ser melhorada ao usarmos colorações especiais, como Giemsa ou colorações imunológicas específicas ou teste de imuno-histoquímica. A sensibilidade e especificidade da histologia são 95% e 98%, respectivamente.[1,2]

HELICOBACTER PYLORI

c) **Cultura bacteriana e teste de sensibilidade:** as amostras de biópsia devem ser colocadas em um recipiente com solução salina que permitirá a cultura e o teste de sensibilidade aos antibióticos. A falta de disponibilidade de culturas e antibiogramas limita o uso desses testes, além disso o HP é difícil de cultivar. A cultura e o teste de sensibilidade são recomendados em caso de falha terapêutica.[1,2]

Teste não invasivo

Existem três testes disponíveis, sendo o teste da urease espiratoria e o teste de antígeno fecal considerados testes de infecção ativa e sorologia que pode ser espirat em pacientes com infecção ativa ou anterior.

a) **Teste da urease espiratoria (TUR):** é o mais recomendado como estratégia de teste e tratamento, por seu baixo custo, rápida realização e altas sensibilidade e especificidade, que são em torno de 88% a 95% e 95% a 100%, respectivamente. Ele é pautado na ingesta oral de ureia com isótopo de carbono marcado (13C não radioativo ou 14C radioativo) e na hidrólise da ureia pelo HP para produzir gás carbônico e amônia, sendo o gás carbônico marcado detectado em amostras de ar expirado. É também a melhor opção para controle de cura (pelo menos 4 semanas após o término da terapia).[1,2]

b) **Pesquisa do antígeno fecal:** a detecção do antígeno do HP nas fezes indica infecção ativa e pode, portanto, ser usado tanto para diagnosticar quanto para confirmar a erradicação, porém com um custo mais elevado. A sensibilidade e especificidade são comparáveis às do TUR e sendo 94% e 97%, respectivamente.[1,2]

c) **Sorologia:** é um ensaio imunoenzimático (ELISA) que detecta anticorpos IgG, mas o seu desempenho difere entre as populações de acordo com os antígenos das cepas circulantes. É um teste barato e não sofre interferência de sangramento gastrointestinal, gastrite atrófica ou uso de medicações como IBPs e antibióticos, porém não consegue diferenciar infecção ativa de infecção prévia (podem permanecer elevados por longos períodos mesmo após a erradicação do HP), portanto não pode ser utilizado como controle de erradi-

cação. A sensibilidade e sensibilidade variam em torno de 90% a 100% e 76% a 96%, respectivamente.[1,2]

d) **Controle de erradicação:** os testes para controle de erradicação devem ser realizados pelo menos 4 semanas após o fim do tratamento. Atualmente, o TUR e a pesquisa do antígeno fecal são os métodos de escolha.[1,2]

TRATAMENTO

A infecção por HP é tipicamente tratada com combinações de dois ou três antibióticos, associados com um IBP ou inibidores competitivos dos canais de potássio (p-CAB), como o vonoprazan, administrados concomitantemente ou sequencialmente, por períodos que variam de 7 a 14 dias. Não existe ainda um regime de tratamento que garanta cura em 100% dos pacientes e, devido às crescentes taxas de resistência do HP aos antibióticos comumente utilizados, especialmente os macrolídeos, quinolonas e também imidazólicos, percebe-se uma diminuição das taxas de erradicação no mundo.[1,2,4]

Os principais determinantes para o êxito do tratamento são: adesão do paciente e sensibilidade da cepa de HP à combinação de antibióticos administrados. Em contrapartida, os fatores contribuintes para menor eficácia terapêutica incluem: baixa adesão medicamentosa, tabagismo, polimorfismo genético, alta acidez gástrica e resistência do HP aos antibióticos. A adesão terapêutica é mais provável quando o paciente está ciente dos possíveis efeitos colaterais das medicações e quais deles justificam a descontinuação da terapia. Os eventos adversos mais comuns associados aos antibióticos usados para tratar a infecção por HP são os gastrointestinais, como náuseas, disgeusia, dispepsia, dor abdominal e diarreia. A escolha do regime de tratamento deve também levar em consideração a exposição anterior a antibióticos (essa informação deve ser questionada ao paciente) e conhecimento sobre o perfil local de sensibilidade bacteriana.[2,4]

Apesar da resistência antimicrobiana do HP poder ser determinada por cultura/teste molecular, esses testes não são amplamente disponíveis no Brasil.

A terapia tripla com claritromicina, amoxicilina e um antissecretor continua sendo recomendada como terapia de primeira linha quando a resistência à claritromicina não ultrapassa 15% e em pacientes sem uso prévio de macrolídeos. As taxas de erradicação são mais altas quando o tratamento é feito por 14 dias, em comparação com 7 e 10 dias. O Consenso Brasileiro recomenda que o tratamento seja feito por 14 dias. A amoxicilina pode ser substituída pelo metronidazol ou tinidazol em pacientes com história de alergia a penicilina.[1,2,4]

A terapia quádrupla com bismuto, tetraciclina, metronidazol e IBP por 10 a 14 dias é fortemente recomendada quando há resistência à claritromicina ou uso prévio de macrolídeos e alcançam taxas de erradicação próximas a 80%. Nesse esquema, a tetraciclina pode ser substituída pela amoxicilina com resultados semelhantes. Além disso, em locais onde há alta resistência ao metronidazol pode-se substituí-lo por furazolidona, com bons resultados, porém a suspensão da comercialização da furazolidona e a indisponibilidade de sais de bismuto têm limitado o uso dessas opções terapêuticas no Brasil (Figura 7.2).[1,4]

O regime terapêutico com levofloxacino, amoxicilina e IBP é bastante utilizado em todo o mundo, atingindo taxas de erradicação próximas a 80%, principalmente quando realizado por 14 dias. Esse esquema é bem tolerado e barato, porém chama a atenção o aumento da taxa de resistência do HP às quinolonas (podem chegar a

13,4% no Brasil). A dose diária de 500 mg e de 1.000 mg de levofloxacino não demonstraram diferença estatisticamente significativa na taxa de erradicação, sendo optado sempre a dose menor.[1,2,4]

Se considerada falha da terapia tripla com levofloxacino, recomenda-se um terceiro tratamento com a terapia quádrupla com bismuto e vice-versa.

Uma modalidade de tratamento conhecida como terapia sequencial indica o uso de amoxicilina e IBP por 5 a 7 dias e em seguida claritromicina, metronidazol e IBP por mais 5 a 7 dias, apresentando taxas de erradicação semelhantes a terapia tripla padrão com claritromicina por 10 dias e a terapia quádrupla com bismuto por 10-14 dias. A desvantagem é a maior dificuldade de adesão terapêutica.[1,2,4]

A chamada terapia concomitante consiste na administração de amoxicilina, claritromicina, metronidazol e IBP, com duração de 7 a 14 dias, apresentando uma taxa de erradicação de 88% (sendo mais alta quando o tratamento é mais prolongado). A sua eficácia pode ser reduzida naqueles com resistência à claritromicina, porém em menor grau do que os tratados com terapia tripla com claritromicina.[1,2,4]

O regime terapêutico com IBP e amoxicilina por 7 dias, seguido da adição de claritromicina e metronidazol por mais 7 dias é conhecido como terapia híbrida e é uma opção de tratamento sugerida, com resultados positivos em algumas populações. Tem como principal desvantagem a complexidade posológica que pode refletir em baixa adesão terapêutica pelo paciente.[1,4]

O HP raramente desenvolve resistência à amoxicilina, tornando então o tratamento duplo com altas doses de IBP e amoxicilina uma opção terapêutica possível. A dose preconizada nesse esquema é de 40 mg de omeprazol + 750 mg de amoxicilina administrados quatro vezes ao dia por 14 dias.[1,2,4]

A terapia tripla com IBP, amoxicilina e rifabutina (300 mg/dia) por 10 a 14 dias tem eficácia comprovada e vem ganhando espaço ao redor do mundo, com taxas de erradicação, alcançando 88% em algumas populações. A mielotoxicidade que raramente está associada ao uso da rifabutina tende a ocorrer com doses superiores a 600 mg/dia ou uso prolongado (efeito adverso reversível). A desvantagem maior é o alto custo da medicação e indisponibilidade no mercado brasileiro.[4]

O tratamento após três falhas terapêuticas deve ser indicado para pacientes sabidamente aderentes e em situações em que a erradicação do HP é mandatória como linfoma MALT gástrico, história pessoal ou familiar de câncer gástrico. Nessa situação, a terapia deve ser guiada por testes de suscetibilidade antimicrobiana.[2]

A ação do IBP de elevar o pH gástrico faz com que o HP entre em estado replicativo e se torne mais suscetível à ação antimicrobiana, apresentando portanto eficácia maior com dose duas vezes ao dia.[2]

Importante mencionar que na falha de qualquer esquema terapêutico, este não deve ser repetido sem que tenhamos conhecimento do perfil de sensibilidade bacteriana aos antibióticos usados previamente. Exceção se faz nos casos de reinfecção, quando há certeza de que a bactéria foi erradicada e houve nova infecção por cepa diferente. Alguns trabalhos mais recentes sugerem também, em casos especiais, ser possível a repetição de mesmo esquema terapêutico com otimização da inibição ácida com uso de p-CAB em altas doses. Esses dados, entretanto, necessitam de confirmação mais robusta.

O papel dos probióticos ainda é incerto. Apesar de parecer reduzir efeitos colaterais associados aos antibióticos (principalmente diarreia e náuseas) e melhorar a adesão terapêutica, não aumentou as taxas de erradicação do HP. Novos ensaios clínicos são necessários para definir a cepa, posologia e tempo ideal de tratamento com probióticos.[1,4]

A reinfecção por HP após erradicação é rara (< 2% dos pacientes por ano) e geralmente representa recrudescência da cepa bacteriana original. A baixa taxa de reinfecção na idade adulta corrobora o menor risco de infecção nessa faixa etária, além de sofrer interferência da imunidade adquirida conferida pela infecção primária. Apesar de existirem poucos dados sobre reinfecção, acredita-se que a recorrência também esteja intimamente associada ao nível socioeconômico e condições sanitárias.[2]

Devido às taxas crescentes de resistência antibacteriana e limitações terapêuticas para o HP, o desenvolvimento de uma vacina se torna uma solução promissora a longo prazo para controle dessa infecção. Alguns estudos chineses já demonstram proteção a partir de uma vacina oral baseada na urease B recombinante, embora tenha redução da eficácia após 1 ano. Novos estudos para desenvolvimento de uma alternativa preventiva em detrimento de regimes antibióticos são necessários para evitar a infecção e suas consequentes complicações.[4]

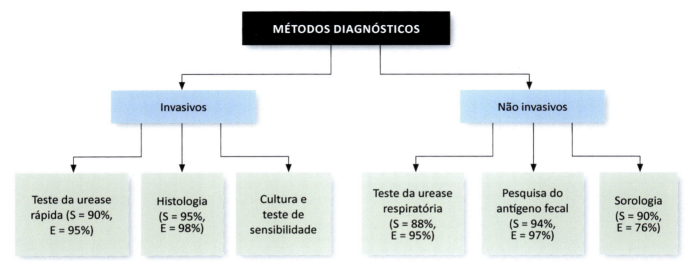

Fluxograma 7.1 Métodos diagnósticos.

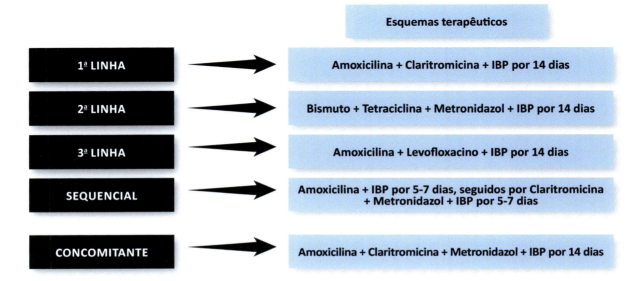

Fluxograma 7.2 Opções terapêuticas.

LEITURA SUGERIDA

1. Amieva MR, El-Omar EM. Host-bacterial interactions in Helicobacter pylori infection. Gastroenterology.2008;134(1):306-23. doi:10.1053/j.gastro.2007.11.009. PMID: 18166359.
2. Chey WD, Leontiadis GI, Howden CW, Moss SF. ACG Clinical Guideline: Treatment of Helicobacter pylori Infection. Am J Gastroenterol. 2017;112(2):212-239. doi: 10.1038/ajg.2016.563. Epub 2017 Jan 10. Erratum in: Am J Gastroenterol. 2018 Jul;113(7):1102. PMID: 28071659.
3. Chey WD, Leontiadis GI, Howden CW, Moss SF. ACG Clinical Guideline: Treatment of Helicobacter pylori Infection. Am J Gastroenterol. 2017 Feb;112(2):212-239. doi: 10.1038/ajg.2016.563. Epub 2017 Jan 10.
4. Coelho LGV, Marinho JR, Genta R, et al. IVTH Brazilian Consensus Conference On Helicobacter Pylori Infection. Arq Gastroenterol. 2018;55(2):97-121. doi: 10.1590/S0004-2803.201800000-20. Epub 2018 Apr 16. PMID: 30043876.
5. Coelho LGV, Marinho JR, Genta R, ribeiro LT, Passos M do CF, Zaterka s, et al.. IVTH Brazilian Consensus Conference on Helicobacter Pylori Infection. Arq Gastroenterol [Internet]. 2018Apr;55(2):97–121. Available from: https://doi.org/10.1590/S0004-2803.201800000-20
6. Goodwin CS, Worsley BW. Microbiology of Helicobacter pylori. Gastroenterol Clin North Am. 1993 Mar;22(1):5-19. PMID: 8449570.
7. Hunt RH, Sumanac K, Huang JQ. Review article: should we kill or should we save Helicobacter pylori? Aliment Pharmacol Ther. 2001;15 Suppl 1:51-9. doi: 10.1046/j.1365-2036.2001.00107.x. PMID: 11488662.
8. Malfertheiner P, Megraud F, O'Morain CA, et al. Management of Helicobacter pylori infection-the Maastricht V/Florence Consensus Report. Gut. 2017;66(1):6-30. doi: 10.1136/gutjnl-2016-312288. Epub 2016 Oct 5. PMID:
9. Malfertheiner P, Megraud F, O'Morain CA, et al. Management of Helicobacter pylori infection-the Maastricht V/Florence Consensus Report. Gut. 2017;66(1):6-30. doi: 10.1136/gutjnl-2016-312288. Epub 2016 Oct 5. PMID: 27707777.
10. Marshall BJ, Warren JR. Unidentified curved bacilli in the stomach of patients with gastritis and peptic ulceration. Lancet. 1984;1(8390):1311-5. doi:10.1016/s0140-6736(84)91816-6. PMID: 6145023.
11. Mobley HL. Defining Helicobacter pylori as a pathogen: strain heterogeneity and virulence. Am J Med. 1996;100(5A):2S-9S; discussion 9S-11S. doi:10.1016/s0002-9343(96)80223-3. PMID: 8644779.
12. Sugano K, Tack J, Kuipers EJ, et al. Kyoto global consensus report on Helicobacter pylori gastritis. Gut. 2015;64:1353-67.
13. Tytgat GN. Endoscopic transmission of Helicobacter pylori. Aliment Pharmacol Ther. 1995;9 Suppl 2:105-10. PMID: 8547522.

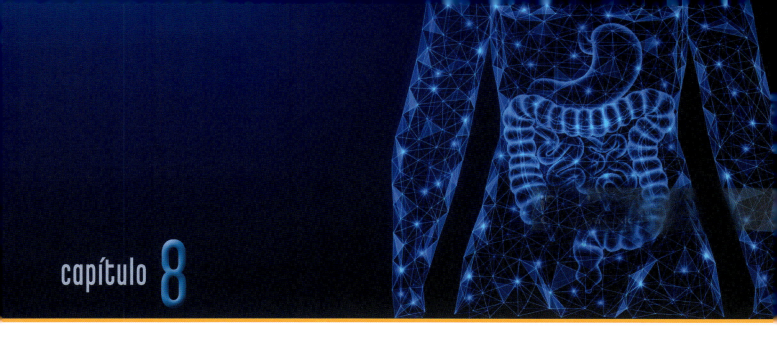

capítulo 8

Gastrites

DANIEL MAKOTO NAKAGAWA ▶ DIOGO DELGADO DOTTA

INTRODUÇÃO

Gastrite é a inflamação da mucosa gástrica. Esse termo tende a ser utilizado de maneira errônea pela população leiga e inclusive pela comunidade médica na tentativa de se referir a sintomas dispépticos (p. ex., plenitude pós-prandial, eructações, queimação), ou sintomas digestivos mal definidos, os quais serão discutidos em detalhes no capítulo Distúrbios Funcionais do Esôfago.

O diagnóstico de gastrite requer análise histopatológica de uma lesão epitelial gástrica associada à regeneração de mucosa na presença de um processo inflamatório secundário. A infecção pelo *Helicobacter pylori* afeta cerca de 50% da população mundial, e é considerada o fator etiológico mais frequentemente associado à gastrite crônica. A infecção aguda por essa bactéria pode cursar com hipocloridria e infiltração neutrofílica nos achados em biópsia, e comumente pode evoluir para a forma crônica ativa, caracterizada por agregados mononucleares (principalmente linfócitos, plasmócitos e macrófagos).

HISTÓRICO E EPIDEMIOLOGIA

O termo "gastrite" foi adotado pela comunidade médica nos meados de 1720, recebendo maior destaque após a descoberta da associação com o desenvolvimento de câncer gástrico em 1842. Ao final do século XIX, descobriu-se relação de gastrite com atrofia da mucosa gástrica e anemia perniciosa.

Os primeiros estudos foram baseados em pacientes cirúrgicos, na chamada "Era Cirúrgica da Gastrite", nos primeiros anos do século XX. Nessa mesma época, percebeu-se relação com a doença ulcerosa péptica, assim como o desenvolvimento de metaplasia intestinal. Com o surgimento de técnicas endoscópicas, em meados da década de 50, foi possível a realização dos estudos anatomopatológicos através de biópsias direcionadas, assim proporcionando melhor compreensão sobre morfologia e curso dessa patologia.

No início da década de 80, iniciou-se "a fase do *Helicobacter pylori*", descoberta por Warren e Berry Marshall. Estudos epidemiológicos brasileiros relatam que a infecção por este patógeno pode atingir até 50% na primeira infância, com taxas que podem atingir até 90% até os primeiros 10 anos de idade.

59

TIPOS

Há uma abrangência na classificação das gastrites no que se diz respeito aos conceitos histopatológicos, clínicos e endoscópicos. A classificação mais utilizada (XI Congresso Mundial de Gastroenterologia, Sidney, 1990) abrange aspectos histológicos e endoscópicos, revisados em 1994, na tentativa de uniformizar o laudo médico e a consequente classificação da gastrite, conforme mostrado na **Figura 8.1**, e nas **Tabelas 8.1** e **8.2**.

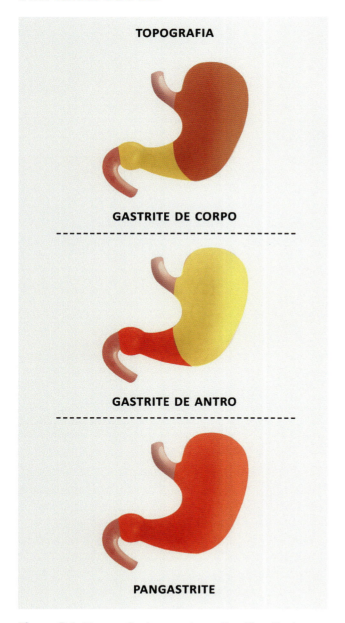

Figura 8.1 Topografia das gastrites - Classificação de Kyoto (2015) simplificada.

Fonte: arquivo pessoal.

TABELA 8.1 Achados histológicos em biópsias de gastrite crônica.

Termos morfológicos graduados (ausente, leve, moderado, intenso)
• Inflamação
• Atividade
• Atrofia
• Metaplasia Intestinal
• Displasia
• H. pylori

TABELA 8.2 Classificação dos achados endoscópicos das gastrites.

Termos endoscópicos	
Edema	Nodularidade
Enantema	Hiperplasia das pregas
Friabilidade	Atrofia das pregas
Exsudato	Padrão vascular visível
Erosão plana	Hemorragia subepitelial
Erosão elevada	

Sistemas de classificação para a gastrite, como o *Operative Link for Gastritis Assessment* (OLGA), e *Operative Link for Gastric Intestinal Metaplasia Assessment* (OLGIM), foram criados como forma de estimar a probabilidade de desenvolvimento de câncer gástrico a partir da áreas de mucosa atrófica e distribuição de áreas de metaplasia intestinal, de forma que a combinação entre essas áreas permita estimar o risco de desenvolvimento de câncer gástrico (pacientes estágios III ou IV de OLGA ou OLGIM, descritos com mais detalhes no Capítulo de gastrite autoimune) **(Figuras 8.2 e 8.3)**.

Quanto à apresentação temporal, dividimos as gastrites em agudas ou crônicas, com base na caraterística do infiltrado inflamatório.

GASTRITES

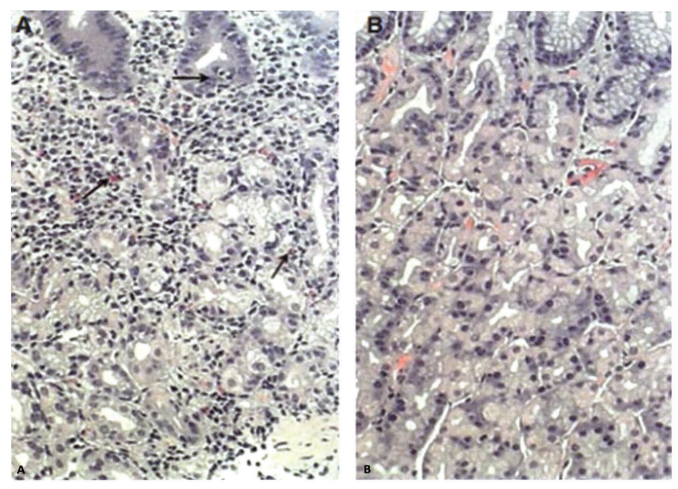

Figura 8.2 Mucosa de corpo com gastrite crônica **(A)** infiltrado inflamatório com predomínio mononuclear, acompanhado de neutrófilos e eosinófilos (setas). Mucosa normal **(B)** ausência de células inflamatórias. Hematoxilina e eosina (aumento 500×).
Fonte: Chronic gastritis, PENTTI SIPPONEN & HEIDI-INGRID MAAROOS.

Gastrite aguda

É a forma de acometimento de forma de curta duração, podendo acometer o corpo, antro ou ambas as regiões (pangastrite). Surge de forma súbita, ocorrendo isoladamente em estômago ou simultaneamente em duodeno.

Considera-se, na prática médica, que grande parte dos casos deste tipo de gastrite são achados endoscópicos, sem necessariamente possuir correlação clínica. Dessa forma, apenas os casos sintomáticos devem ser tratados de forma individualizada.

O achado histopatológico mais comum é o infiltrado neutrofílico, porém também pode haver aumento de linfócitos e plasmócitos, além de edema, erosões e hemorragia.

Causas de gastrite aguda

A maioria dos casos decorrem de causas infecciosas, principalmente de etiologias virais (Norovírus, Adenovírus, Rotavírus) e bacterianas (*Shigella* spp., *Staphylococcus* spp., *Salmonella* spp.) cursando com náuseas, diarreia, vômitos e febre baixa, com acometimento concomitante intestinal (gastroenterocolites infecciosas). Em relação às parasitoses, a estrongiloidíase e a giardíase podem ser causas e mimetizar sintomas de doença ulcerosa péptica em fases iniciais. As infecções fúngicas são mais prevalentes em indivíduos com algum grau de imunossupressão, sendo mais frequente a infecção por *Candida* spp.

Sabe-se que a gastrite aguda por *H. pylori* é algo raro, descrito principalmente na infância. Um achado

MANUAL DE GASTROENTEROLOGIA E HEPATOLOGIA DO HCFMUSP

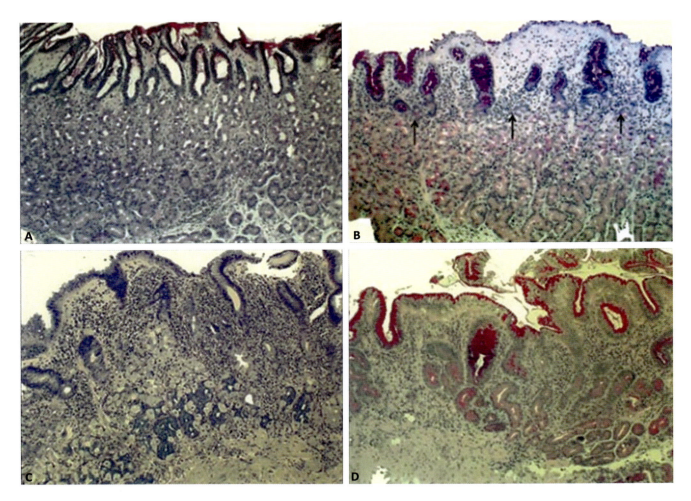

Figura 8.3 Mucosa de corpo normal **(A)** presença de glândulas oxínticas. Gastrite crônica superficial **(B)** infiltrado inflamatório mononuclear em porção foveolar (superior) da mucosa (setas), sem alteração da porção glandular. Gastrite atrófica de corpo moderada **(C)** infiltrado inflamatório mononuclear com atrofia das glândulas oxínticas. Focos de metaplasia intestinal no canto inferior direito. Gastrite atrófica grave em corpo **(D)** infiltrado inflamatório leve, ausência de glândulas oxínticas e focos de metaplasia intestinal. *Alcian blue* (PAS) e Giemsa modificadas (aumento 300×).

Fonte: Chronic gastritis, PENTTI SIPPONEN & HEIDI-INGRID MAAROOS.

frequente tanto na infecção aguda quanto na crônica por esse patógeno é o estado de hipocloridria gástrica, ou seja, redução na produção de ácido clorídrico (HCl). Esse mecanismo é um fator importante para sua manutenção, visto que essa bactéria tem seus fatores de virulência potencializados em meio mais alcalino.

As lesões medicamentosas em sua imensa maioria são causadas por anti-inflamatórios não esteroidais (AINEs), incluindo o ácido acetilsalicílico (AAS), ainda que em doses baixas (usualmente 75 a 100 mg por dia), sendo de pouca importância devido à citoproteção adaptativa. O uso a longo prazo dessa classe de medicamentos, porém, pode cursar com lesão da integridade da mucosa gástrica, e consequentemente na formação de úlceras pépticas. O consumo significativo de álcool também pode causar gastrite aguda.

Gastrite crônica

A causa mais comum de gastrite crônica é a infecção pelo *H. pylori*, com tendência de acometimento da região antral. Esse patógeno desempenha grande importância no desenvolvimento de doença ulcerosa péptica, incluindo úlceras duodenais e gástricas, e de neoplasias, como o adenocarcinoma gástrico e o linfoma de tecido linfoide associado à mucosa gástrica (MALT).

O achado histopatológico mais comum é o aumento de linfócitos e plasmócitos, porém também podem ser encontrados neutrófilos a depender da atividade inflamatória.

Gastrite autoimune

Trata-se também de uma causa importante de gastrite crônica, sendo uma doença autossômica de caráter dominante causada por autoanticorpos (anticélula parietal e antifator intrínseco) direcionados às células parietais, e, consequentemente, hipocloridria e secreção inadequada do fator intrínseco. Dessa forma, há redução da absorção de ferro e vitamina B12, levando à anemia.

O diagnóstico na maioria dos casos é endoscópico, observando-se atrofia significativa em grande parte da mucosa gástrica (Tabela 8.3).

TABELA 8.3 Classificação das gastrites segundo Consenso de Kyoto, 2015.

Gastrite autoimune

Gastrite infecciosa

1. Gastrite induzida *por H. pylori*
2. Gastrite bacteriana
- Gastrite por *Enterococcus*
- Gastrite por *Mycobacterium tuberculosis* e outras micobacterioses
- Gastrite sifilítica secundária

3. Gastrite viral
- Gastrite por citomegalovírus (CMV)
- Gastrite por enterovírus

4. Gastrite fúngica
- Gastrite devido a mucormicose
- Candidíase gástrica
- Histoplasmose gástrica

5. Gastrite parasitária
- Gastrite por *Cryptosporidium*
- Gastrite por *Strongyloides stercoralis*
- Gastrite por *Anisakis* sp.

Continua ▶

TABELA 8.3 (Cont.) Classificação das gastrites segundo Consenso de Kyoto, 2015.

Gastrite secundárias a causas externas
- Gastrite induzida por drogas
- Gastrite alcoólica
- Gastrite secundária a radiação
- Gastrite química
- Gastrite secundária a refluxo duodenal
- Gastrite secundária a outra causa externa específica

Gastrite induzida por estresse

Formas específicas de gastrites
- Gastrite linfocítica
- Gastrite devido a refluxo biliar
- Gastrite alérgica
- Gastrite eosinofílica

Gastrite devido a outras doenças
- Gastrite por sarcoidose
- Gastrite por vasculite
- Gastrite por doença de Crohn

Classificação endoscópica (Figuras 8.4 a 8.8)

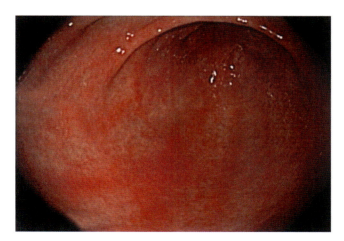

Figura 8.4 Gastrite enantemática. Presença de exsudato mucoso, com formas restrita e difusa, e graduada em leve, moderada e intensa.

Fonte: arquivo pessoal.

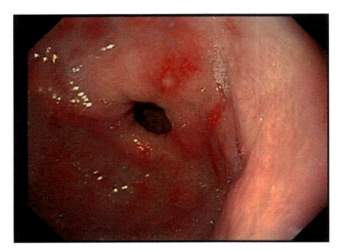

Figura 8.5 Gastrite erosiva. Presença de erosões planas ou elevadas, restritas e difusas, graduada em leve (< 5), moderada (5-10) e intensa (> 10).
Fonte: arquivo pessoal.

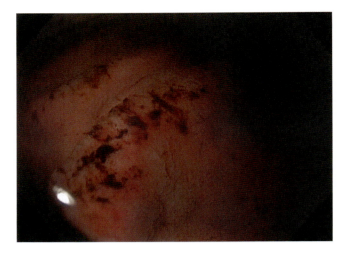

FIGURA 8.7 Gastrite hemorrágica: presença de petéquias na superfície mucosa gástrica, geralmente decorrente do uso de AINEs.
Fonte: arquivo pessoal.

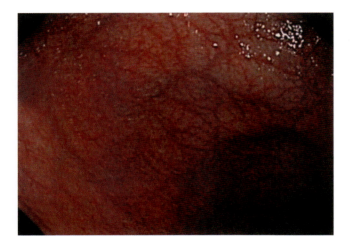

Figura 8.6 Gastrite atrófica. Presença de atrofia de mucosa associada ou não a metaplasia intestinal. Pode-se notar maior visibilização de vasos submucosos.
Fonte: arquivo pessoal.

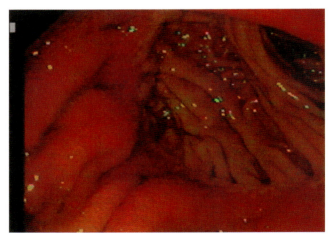

Figura 8.8 Refluxo duodenal. Presença de refluxo biliar de conteúdo duodenal para a cavidade gástrica.
Fonte: arquivo pessoal.

Diagnóstico

O diagnóstico de gastrite é essencialmente histopatológico e em grande parte dos casos as alterações podem ser assintomáticas e sem aspectos específicos em exames complementares.

Tratamento

O tratamento é direcionado de acordo com a sintomatologia do paciente, visto que na maioria dos casos trata-se de sintomas dispépticos e não há correlação do grau de inflamação da mucosa gástrica com o quadro referido. Os quadros de infecção crônica por *H. pylori* merecem ser tratados de acordo com as indicações revisadas no Capítulo *Helicobacter Pylori* **(Tabela 8.4** e **Fluxograma 8.1)**.

GASTRITES

TABELA 8.4 Tratamento medicamentoso das gastrites.

Inibidores de bombas de prótons:
- Omeprazol 20 ou 40 mg, 1 a 2 tomadas diárias
- Esomeprazol 20 ou 40 mg, 1 a 2 tomadas diárias
- Dexlansoprazol 30 ou 60 mg, 1 a 2 tomadas diárias
- Pantoprazol 20 ou 40 mg, 1 a 2 tomadas diárias
- Lansoprazol 15 ou 30 mg, 1 a 2 tomadas diárias
- Rabeprazol 20 ou 40 mg, 1 a 2 tomadas diárias

Inibidores de receptores de histamina do subtipo H2:
- Cimetidina 200 ou 400 mg, 1 a 2 tomadas diárias
- Famotidina 20 ou 40 mg, 1 a 2 tomadas diárias

Inibidores de canais de potássio:
- Vonoprazan 20 mg, 1 vez ao dia, por 8 semanas

Antiácidos:
- Hidróxido de alumínio 300 mg, 1 a 5 tomadas ao dia
- Hidróxido de magnésio 100 a 300 mg, 1 a 4 tomadas ao dia

Observação: administrar os medicamentos acima em jejum ou de preferência 30 minutos antes das principais refeições.

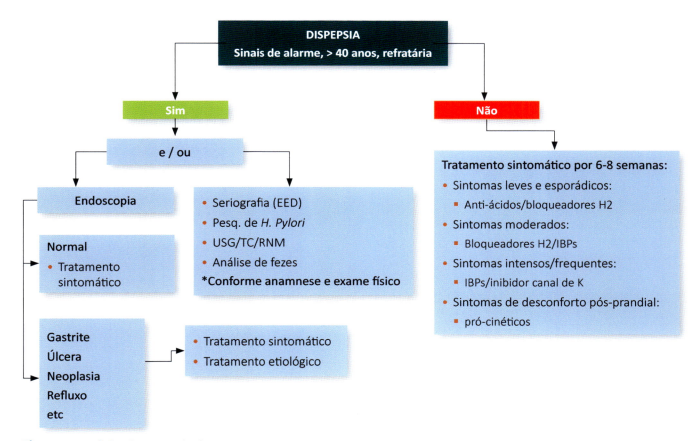

Fluxograma 8.1 Algoritmo de dispepsias.

Capítulo 8

65

PONTOS-CHAVE

- Gastrite é um termo histopatológico e não deve ser utilizado como sinônimo de síndromes dispépticas.
- A causa mais comum de gastrite aguda em nosso meio é decorrente do uso indiscriminado de AINEs, enquanto a causa crônica é por infecção pelo *H. pylori*.
- Devemos individualizar o tratamento das gastrites de acordo com a sintomatologia do paciente.

LEITURA SUGERIDA

1. Coelho LGV, Marinho JR, Ribeiro LT, et al. IVTH Brazilian Consensus Conference on helicobacter pylori infection. Arquivos de Gastroenterologia. São Paulo, 2018; 55(2):97-121,
2. SUGANO K, Tack J, Kuipers EJ, et al. Kyoto global consensus report on Helicobacter pylori gastritis. Gut. 2015;64(9):1353-67.
3. Sipponen P, Maaroos HI. Chronic gastritis. Scand J Gastroenterol. 2015; 50(6):657-67.
4. RUGGE M, Pennelli G, Pilozzi E, et al. Gastritis: the histology report. Dig Liver Dis. 2011; 43 Suppl 4:S373-84.
5. Malfertheiner P, Megraud F, O'Morain CA, et al. Management of Helicobacter pylori infection-the Maastricht V/Florence Consensus Report. Gut. 2017;66(1):6-30.

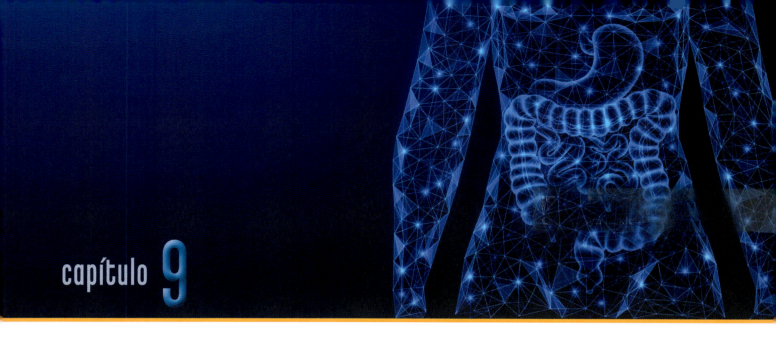

capítulo 9

Doença Ulcerosa Péptica

MARCUS VINÍCIUS DE ACEVEDO GARCIA GOMES ▶ DANIEL MACHADO BAPTISTA

INTRODUÇÃO

A doença ulcerosa péptica (DUP) consiste na presença de lesões por solução de continuidade da mucosa que recobre o trato gastrointestinal, em regiões expostas à secreção cloridropéptica, geralmente em topografia de estômago e/ou duodeno, podendo se estender a camadas mais profundas. Ao contrário das úlceras, as erosões são mais superficiais e não acometem a camada submucosa, logo, não deixam cicatrizes.

EPIDEMIOLOGIA

Em termos de prevalência, a DUP possui distribuição distinta geograficamente. Enquanto as úlceras duodenais são mais frequentes no Ocidente, as gástricas predominam em populações asiáticas, sobretudo no Japão. Em linhas gerais, a úlcera duodenal é a forma mais comum, sendo cinco vezes mais prevalente que a gástrica. A etiologia também é variável conforme a topografia da úlcera e a população estudada. Enquanto a infecção pelo *Helicobacter pylori* consiste na principal causa em países em desenvolvimento, a etiologia mais comum em países desenvolvidos é o uso de anti-inflamatórios não esteroidais (AINEs).

ETIOLOGIA E FISIOPATOLOGIA

Antigamente acreditava-se que a agressão ácida pelo ácido clorídrico e pepsina era o fator determinante para a gênese da úlcera péptica, como sugerido por Karl Schwartz em seu dito *"no acid, no ulcer"*. Contudo, tal teoria não justificava como indivíduos com produção ácida normal ou reduzida poderiam apresentar a doença. Atualmente, sabe-se que sua etiologia é multifatorial.

Compreende-se que há um desbalanço entre fatores agressores e protetores de mucosa. Portanto, pode ocorrer um aumento de agressão, com mecanismo final de hiperprodução ácida, ou uma diminuição da defesa da mucosa contra a acidez basal gastrointestinal. Os dois mecanismos podem ocorrer simultaneamente. As células G, produtoras de gastrina e localizadas no antro, são estimuladas por proteínas, cálcio iônico, aminoácidos, histamina (produzida pelas células tipo enterocromafim) e acetilcolina (mediada pelo nervo vago). A gastrina produzida é transportada via sanguínea até o receptor na célula parietal gástrica, levando à produção do ácido clorídrico (HCl). Com a queda de pH intraluminal, há ativação do receptor da célula D, que, por sua vez, produz somatostatina e tem ação inibitória (via parácrina) sobre a célula G, como mecanismo de autorregulação. Há também estímulo da secreção ácido-péptica por ação direta da acetilcolina via nervo vago e pela ação da histamina, que é inclusive seu estímulo mais potente.

Além disso, a produção de ácido pode variar entre indivíduos, segundo fatores genéticos e predisposição individual, ou diante de vários fatores ambientais, como alimentação, uso de determinados medicamentos, tabagismo e estado emocional. Como fatores protetores da mucosa, podemos citar a presença de muco do trato digestório alto, secreção de bicarbonato, potencial hidrofóbico das células epiteliais e fluxo sanguíneo mucoso. Esses fatores são modulados pela ação das prostaglandinas, além de outros elementos, como o óxido nítrico.

INFECÇÃO PELO *HELICOBACTER PYLORI*

A infecção pelo *H. pylori* consiste na principal causa de úlcera péptica. A infecção, que geralmente se inicia no antro, acarreta menor produção de somatostatina pelas células D dessa região, o que gera hipergastrinemia pela perda do *feedback* negativo nas células G. Por sua vez, isso estimula as células parietais a produzirem HCl. Contudo, em indivíduos em que há gastrite predominante de corpo gástrico ou pangastrite ocorre produção ácida normal ou diminuída, pelo acometimento das células parietais do corpo. Diante da relevância epidemiológica e por ser considerado fator carcinogênico, todo paciente com diagnóstico de DUP deve ser submetido à investigação da infecção pelo *H. pylori*.

USO DE ANTI-INFLAMATÓRIOS NÃO ESTEROIDAIS

A ação dos AINEs (incluindo o ácido acetilsalicílico) é inibitória em relação às prostaglandinas, atuando, então, contra os fatores de proteção da mucosa. Há ainda a ação tópica dos AINEs, na qual a sua forma não iônica penetra nas células epiteliais e, em ambiente intracelular de pH neutro, é convertida para forma iônica, contribuindo para o influxo de água para dentro da célula e consequente edema e lise celular. Há tam-

bém o mecanismo de desacoplamento da fosforilação oxidativa mitocondrial, que gera uma depleção do ATP e prejuízo na execução das funções celulares, dentre elas a manutenção do pH intracelular.

OUTRAS ETIOLOGIAS MENOS FREQUENTES

A hiperprodução ácida pode ser associada a gastrinomas (por hipergastrinemia) e à mastocitose sistêmica (por aumento de atividade mastocitária e síntese de histamina). Úlceras de estresse são associadas à hipoperfusão mucosa e diminuição de fatores de defesa. Outras etiologias de DUP estão reunidas na Tabela 9.1.

QUADRO CLÍNICO

O sintoma clássico da úlcera duodenal é a dor em região epigástrica que ocorre antes das refeições ou à noite, podendo haver irradiação para dorso, sobretudo em pacientes com úlceras em parede posterior. Como a úlcera pode variar de ativa a cicatrizada, a dor tende a ser episódica, em períodos de maior atividade. Já a dor da úlcera gástrica costuma ocorrer logo após a refeição, sendo mais frequentes as queixas

TABELA 9.1 Etiologia da doença ulcerosa péptica.
Causas mais frequentes
Infecção pelo *Helicobacter pylori*
Uso de anti-inflamatório não esteroidal ou ácido acetilsalicílico
Causas menos frequentes
Gastrinoma (síndrome de Zollinger-Ellison)
Doença granulomatosa (doença de Crohn, sarcoidose)
Gastroduodenite eosinofílica
Mastocitose sistêmica
Neoplasia (p. ex., linfoma, carcinoma, leiomioma, leiomiossarcoma)
Lesão actínica por radiação
Infecção (p. ex., citomegalovírus, herpes simples, tuberculose, sífilis)
Úlcera de Cameron (hérnia hiatal)
Idiopática

Fonte: original do autor

de anorexia, náuseas, vômitos e perda ponderal não intencional. Contudo, deve-se salientar que a clínica não possui acurácia suficiente para determinar se os sintomas dispépticos são atribuíveis à DUP ou mesmo topografá-la. Na anamnese, sempre deve-se interrogar o uso de AINEs ou antiagregantes plaquetários, tratamento prévio com radioterapia, além de fatores de risco para câncer gástrico.

DIAGNÓSTICO
Endoscopia digestiva alta

Inúmeras condições, como doença do refluxo gastroesofágico, dispepsia funcional, câncer gástrico ou pancreatite crônica, podem se apresentar como dor ou desconforto epigástrico. Devido à alta prevalência de dispepsia e pouca disponibilidade de recursos, reserva-se a investigação endoscópica aos pacientes com maior risco de malignidade. Dentre os fatores de risco, podemos citar: idade ≥ 40 anos, hemorragia digestiva, anemia, disfagia, perda ponderal não intencional, vômitos persistentes, icterícia ou massa abdominal palpável, além de história familiar de câncer gástrico em parentes de primeiro grau. Na **Figura 9.1**, observa-se a abordagem do quadro dispéptico até a indicação de endoscopia para elucidação diagnóstica.

Uma vez indicada sua realização, esta deve ser feita preferencialmente antes do início de agentes de supressão ácida, já que seu uso nas 4 semanas antes do procedimento pode resultar em falsos negativos pela cicatrização das lesões. Recomenda-se a suspensão de inibidores de bomba de prótons por 2 semanas e de antibióticos e bismuto por 4 semanas, para pesquisa e controle de erradicação de *H. pylori*. Caso identificada uma úlcera gástrica, esta deve ser biopsiada (2 fragmentos por quadrante), além da realização de biópsias de corpo e antro para pesquisa de *H. pylori*. As úlceras duodenais devem ser biopsiadas apenas se exibirem aspecto sugestivo de infiltração de submucosa, já que a incidência de adenocarcinoma duodenal é extremamente baixa. A avaliação da úlcera péptica deve ser padronizada pela classificação de Sakita (ver **Figura 9.2 A – F**).

Exame radiológico contrastado

Trata-se de método diagnóstico menos preciso e com menor acurácia que a endoscopia. Apresenta como desvantagem o uso de radiação ionizante, porém, pode mostrar complicações da DUP, especialmente úlceras terebrantes, pois permite avaliar estruturas adjacentes. Assim, fica indicado na indis-

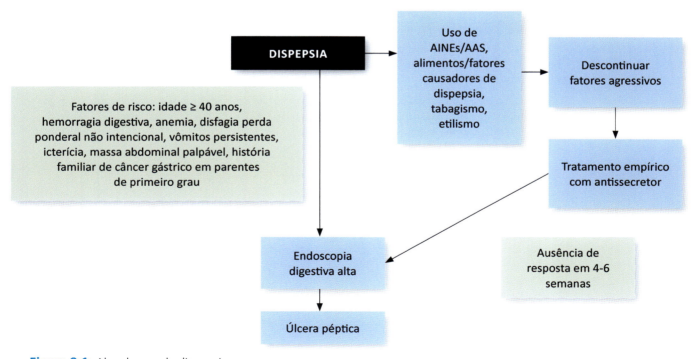

Figura 9.1 Abordagem da dispepsia.

MANUAL DE GASTROENTEROLOGIA E HEPATOLOGIA DO HCFMUSP

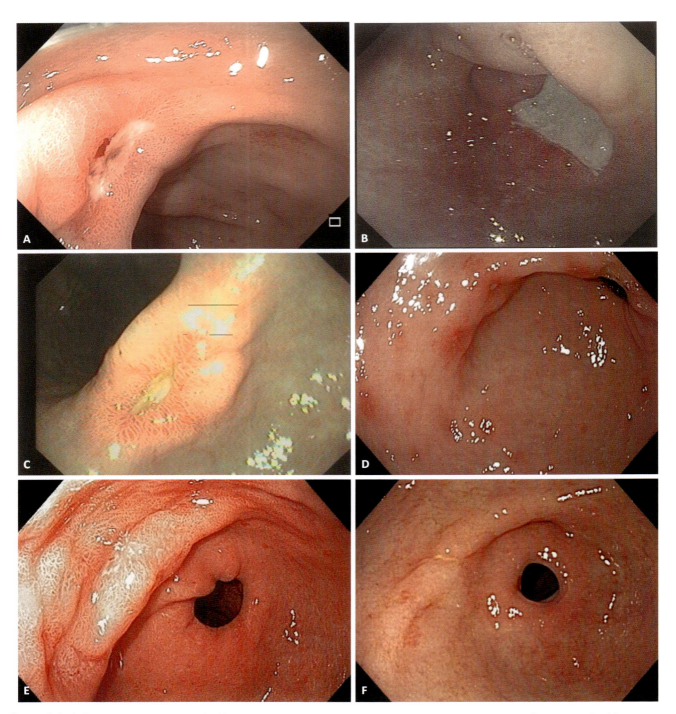

Figura 9.2 **(A) Sakita A1.** Presença de úlcera ovalada entre parede anterior e pequena curvatura de antro pré-pilórico, com bordas planas e nítidas, além de fundo com fibrina. Eventualmente, podem ocorrer restos necróticos. **(B) Sakita A2.** Presença de úlcera em parede posterior de antro gástrico, de bordas bem definidas, pouco elevadas, fundo com fibrina espessa e clara. **(C) Sakita H1.** Presença de úlcera de formato ovalado, em cicatrização, em incisura angular, com presença de fibrina fina, com bordas elevadas e hiperemiadas, além de pregas convergentes. **(D) Sakita H2.** Presença de úlcera arredondada em antro, já na região distal e junto à parede anterior, com bordas pouco elevadas, nítida convergência de pregas e intensa hiperemia marginal, compatível com fase final de reparação. **(E) Sakita S1.** Presença de cicatriz vermelha em pequena curvatura de antro gástrico, com reação inflamatória adjacente residual discreta. **(F) Sakita S2.** Presença de cicatriz esbranquiçada com retração adjacente nítida em antro gástrico distal.

Fonte: Imagens cedidas gentilmente pelo Centro de Diagnóstico em Gastroenterologia do HC-FMUSP.

DOENÇA ULCEROSA PÉPTICA

ponibilidade da endoscopia, na suspeita de complicações e na avaliação cirúrgica.

Outros exames complementares

Em pacientes com múltiplas úlceras gastroduodenais, refratárias ou recidivantes, com úlceras localizadas em segunda porção duodenal não associadas a etiologias típicas (*H. pylori* ou AINEs), apresentando diarreia ou litíase urinária associadas, além de história pregressa pessoal ou familiar de tumor hipofisário ou de paratireoide, justifica-se a pesquisa de gastrinoma (síndrome de Zollinger-Ellison). O teste com sensibilidade e especificidade satisfatórias para identificação inicial é a dosagem sérica de gastrina. Concentrações acima de 1.000 pg/mL em pacientes com hipersecreção ácida são favoráveis ao diagnóstico. Já a hipergastrinemia associada à hipo/acloridria sugere gastrite atrófica. Devem ser realizados exames de imagem para identificação e localização do tumor, objetivando ressecção cirúrgica sempre que possível. Exames como ultrassonografia endoscópica, tomografia computadorizada, ressonância magnética, cintilografia dos receptores de somatostatina e arteriografia seletiva podem ser realizados com esse intuito.

TRATAMENTO

Dentre os objetivos do tratamento constam: alívio sintomático, cicatrização da mucosa e prevenção de recidiva, bem como de suas complicações. Apesar de pouco efetiva, pode ser oferecida orientação nutricional, de modo a evitar alimentos que estimulam produção ácida ou que podem apresentar ação irritativa à mucosa. Alguns dos alimentos mais frequentemente correlacionados ao quadro são embutidos, frituras, comidas picantes, frutas ácidas e doces concentrados; enquanto as bebidas consistem nas gaseificadas (incluindo refrigerante), alcoólicas e café. A cessação do tabagismo pode alterar o tempo de cicatrização da úlcera e deve sempre ser encorajada. Além disso, torna-se necessária a descontinuação de fatores agressores utilizados pela paciente, como AINEs e mesmo o consumo de álcool.

As medicações utilizadas no tratamento da DUP possuem como finalidade a cicatrização da mucosa por meio de dois mecanismos: fortalecimento de componentes que mantêm a integridade da mucosa (pró-secretores) e diminuição da secreção ácida (antissecretores). Os pró-secretores estimulam os fatores de integridade da mucosa, como muco, bicarbonato, fatores surfactantes, além de favorecer a proliferação celular e fluxo sanguíneo mucoso. Dessa classe, podem citar os antiácidos, o sucralfato, os sais de bismuto e as prostaglandinas. Contudo, são menos utilizados na prática clínica que os antissecretores.

Os antissecretores, por sua vez, são os medicamentos de escolha, com dois grupos atualmente utilizados: os bloqueadores do receptor H2 da histamina (BH2) e os inibidores da bomba de prótons (IBP). Os BH2 atuam bloqueando o receptor H2 na membrana da célula parietal, reduzindo a ativação da H^+-K^+-ATPase. Podem ser tomados em dose única ou fracionados em duas tomadas. Já os IBPs atuam bloqueando diretamente a H^+-K^+-ATPase, que é responsável pela produção do HCl. No caso dos poucos pacientes cuja úlcera permanece ativa após 4 semanas de tratamento, pode-se lançar mão do aumento de dose para melhora da cicatrização. A tomada deve ser orientada de maneira adequada, sempre em jejum, 30 minutos antes das principais refeições.

Na Tabela 9.2, constam os principais IBPs e bloqueadores H2 disponíveis no Brasil, bem como suas respectivas doses diárias preconizadas.

Um novo fármaco que surgiu no arsenal terapêutico para antissecreção ácida foi o vonoprazan. Ele é um bloqueador de ácido competitivo pelo potássio, que inibe a bomba de prótons H^+-K^+-ATPase de forma reversível. Enquanto os IBPs precisam de 3 a 5 dias para atingirem seu efeito máximo de inibição ácida, esse medicamento o atinge logo após sua primeira dose e mantém sua eficácia por 24 horas. No entanto,

TABELA 9.2 IBPs e BH2s disponíveis no Brasil e suas respectivas doses preconizadas diárias.	
Inibidores de bomba de prótons (IBPs)	
Omeprazol	20 mg/dia
Rabeprazol	20 mg/dia
Lanzoprazol	30 mg/dia
Pantoprazol	40 mg/dia
Esomeprazol	40 mg/dia
Bloqueadores H2	
Cimetidina	800 mg/dia
Famotidina	40 mg/dia

Fonte: adaptada de Zaterka S, Eisig JN, 2016.[1]

mais estudos são necessários para comparar sua eficácia com os demais medicamentos antissecretores.

No caso da identificação do *H. pylori*, recomenda-se tratamento específico para esse agente, com redução de taxa de recorrência da úlcera. Caso confirmada erradicação da bactéria ou suspenso o fator agressor, o uso de antissecretor pode ser descontinuado. No caso de úlceras idiopáticas, manter dose de manutenção é aconselhável por risco de recidiva.

O período de tratamento inicial é de 4 a 6 semanas na presença de úlcera péptica. Em geral, as úlceras duodenais não necessitam de controle endoscópico. Nessa situação, caso seja diagnosticado *H. pylori*, o controle de cura pode ser realizado por teste não invasivo (teste respiratório ou antígeno fecal). Já as úlceras gástricas necessitam de nova endoscopia após terapia antissecretória para avaliação de cicatrização da úlcera. Caso ocorra pelo menos 50% de cicatrização, pode-se prolongar o tempo de tratamento para 6 semanas. Em situações com cicatrização inferior à metade, autoriza-se a troca ou o aumento de dose do fármaco instituído por 6 semanas. Nas duas situações descritas, uma nova avaliação endoscópica faz-se necessária (ver **Fluxogramas 9.1** e **9.2**).

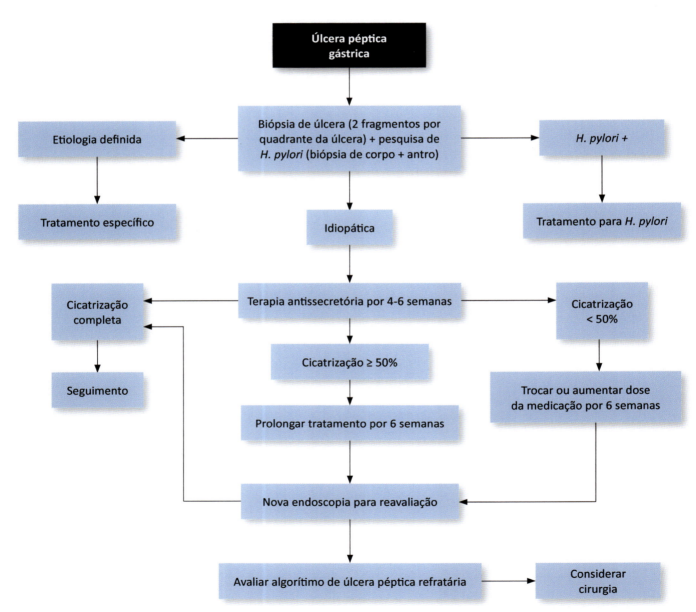

Fluxograma 9.1 Manejo da úlcera péptica gástrica.

DOENÇA ULCEROSA PÉPTICA

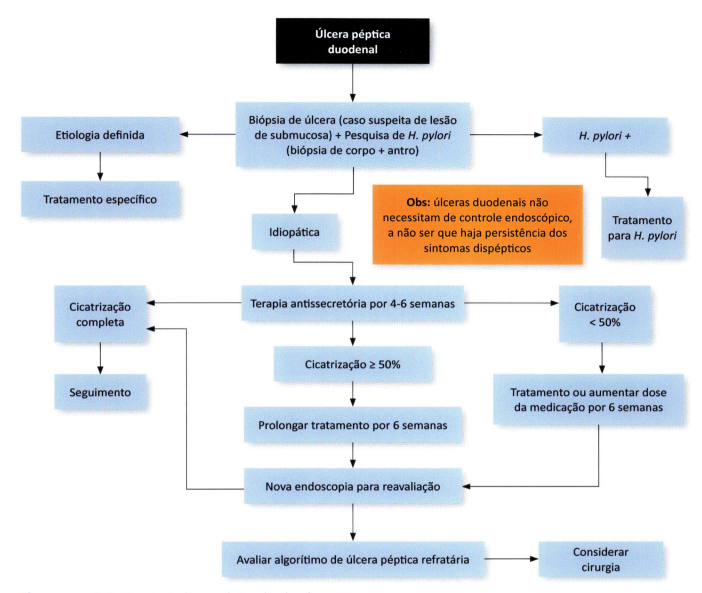

Fluxograma 9.2 Manejo da úlcera péptica duodenal.

Úlcera refratária

Caso o paciente não apresente melhora endoscópica satisfatória, cogita-se o diagnóstico de úlcera péptica refratária. Diante dessa hipótese, devem-se questionar fatores de risco não removidos pelo paciente e adesão medicamentosa, além de infecção persistente pelo *H. pylori* e outros diagnósticos específicos sem tratamento direcionado, como a síndrome de Zollinger-Ellison. Afastadas tais possibilidades, o diagnóstico de úlcera refratária torna-se viável, embora sabidamente incomum. O tratamento cirúrgico entra como possibilidade terapêutica nesse cenário.

COMPLICAÇÕES

Sangramento

A úlcera péptica consiste na principal causa de hemorragia digestiva alta, devendo sempre ser elencada como hipótese diagnóstica diante dessa condição. Antes de ser submetido ao diagnóstico e terapêutica endoscópica, o paciente deve ser estabilizado clinicamente. Detalhes acerca do manejo clínico e terapêutica de sangramento digestivo alto serão abordados no Capítulo Hemorragia Digestiva Alta não Varicosa. Deve-se salientar que a associação de diversos fatores agressores à mucosa, dentre eles os AINEs, corticosteroides, antiagregantes plaquetários, anticoagulantes e/ou inibidores seletivos de recaptação de serotonina, aumenta consideravelmente o risco e recorrência do quadro.

Perfuração

A perfuração costuma ser mais comum em homens, nas úlceras duodenais, em fumantes e usuários de AINEs ou ácido acetilsalicílico. Contudo, deve-se salientar que a ocorrência dessa complicação em indivíduos sem esses fatores de risco não é incomum. Clinicamente, pode-se expressar com dor em região superior de abdome, de instalação abrupta, com posterior localização difusa, apresentando quadro compatível com peritonite. A radiografia pode apresentar sinais de pneumoperitônio. Após suporte clínico inicial, o paciente deve ser submetido à laparotomia para fechamento de perfuração, salvo em casos de pacientes com alto risco operatório que respondem à terapêutica conservadora (reposição volêmica e antibioticoterapia de largo espectro).

Outras complicações

Úlcera terebrante é aquela geralmente associada à perfuração de parede posterior duodenal, que consiste no vazamento de secreção digestiva para órgão adjacente, em detrimento de perfuração simples para a cavidade. A conduta nesses casos é cirúrgica. Obstrução consiste em complicação bem menos comum, mas que necessita de manejo clínico inicial e avaliação de eventual conduta cirúrgica.

PONTOS-CHAVE

- As úlceras pépticas são lesões por solução de continuidade da mucosa que recobrem o trato gastrointestinal em regiões expostas à secreção cloridropéptica.
- As úlceras duodenais são 5 vezes mais comuns que as gástricas, sendo fundamental afastar a etiologia neoplásica no caso das últimas.

- As úlceras pépticas ocorrem por desbalanço entre fatores agressores e protetores de mucosa. A infecção pelo *H. pylori* e o uso de anti-inflamatórios não esteroidais são as causas mais frequentes.
- O sintoma clássico é a dor epigástrica e não há acurácia suficiente para determinar ou topografar se os sintomas são atribuíveis à DUP, logo, a endoscopia digestiva alta é o principal exame diagnóstico, devendo ser indicado para aqueles com fatores de risco.
- O tratamento deve ser feito com antissecretores, como BH2s ou IBPs, ou mesmo, com o novo bloqueador de ácido competitivo pelo potássio, o vonoprazan. O tempo médio é de 4 a 6 semanas, sendo necessário o controle endoscópico para as úlceras gástricas.
- Raramente o tratamento pode ser cirúrgico, especialmente em casos de complicações, como sangramento ou perfuração.
- Para diagnóstico de úlcera péptica refratária, é necessário afastar má adesão medicamentosa, além de infecção persistente por *H. pylori* e outros diagnósticos específicos sem tratamento direcionado, como a síndrome de Zollinger-Ellison.

LEITURA SUGERIDA

1. Zaterka S, Eisig JN. Tratado de Gastroenterologia – Da graduação à pós-graduação. 2. ed. São Paulo: Editora Atheneu; 2016.
2. Hawkey CJ, Bosch J, Richter JE, et al. Textbook of Clinical Gastroenterologyn and Hepatology. Hawkey. 2. ed. Oxford: Wiley-Blackwell Publishing; 2012.
3. Malik TF, Gnanapandithan K, Singh K. Peptic Ulcer Disease. In: StatPearls. [Internet]. Treasure Island (FL): StatPearls Publishing; 2021 Jan–. PMID: 30521213/.
4. Wallace JL. Pathogenesis of NSAID-induced gastroduodenal mucosal injury. Best Pract Res Clin Gastroenterol. 2001;15(5):691-703. doi: 10.1053/bega.2001.0229. PMID: 11566035.
5. Kamada T, Satoh K, Itoh T, et al. Evidence-based clinical practice guidelines for peptic ulcer disease 2020. J Gastroenterol. 2021;56(4):303-22. doi: 10.1007/s00535-021-01769-0. Epub 2021 Feb 23. PMID: 33620586; PMCID: PMC800539.
6. Malfertheiner P, Schulz C. Peptic ulcer: Chapter closed? Dig Dis. 2020; 6:1-5. doi: 10.1159/000505367. Epub ahead of print. PMID: 31905355.

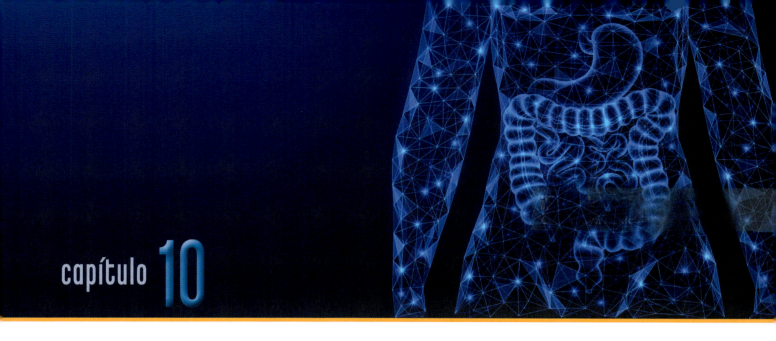

capítulo 10

Hemorragia Digestiva Alta Não Varicosa

GUILHERME HENRIQUE PEIXOTO DE OLIVEIRA ▶ MARCELA PAES TERRA

INTRODUÇÃO

Hemorragia digestiva alta (HDA) é uma das afecções gastrointestinais mais frequentemente encontradas no setor de emergência, sendo dividida em etiologias não varicosas (HDAnV) e varicosas (HDAV). Devido a sua apresentação clínica e gravidade variada, demanda condutas precoces e bem estruturadas, sendo a avaliação inicial e o tratamento endoscópico componentes centrais no cuidado desses pacientes. Embora a endoscopia seja um dos pilares do tratamento, só deve ser realizada após estratificação de risco e estabilização clínica.[1] O cuidado desses pacientes deve ser organizado em medidas pré-endoscópicas, endoscópicas e pós-endoscópicas conforme exposto ao longo deste capítulo.[2]

CAUSAS MAIS FREQUENTES

Ver Tabela 10.1.

AVALIAÇÃO PRÉ-ENDOSCÓPICA

A avaliação inicial de qualquer paciente que apresenta HDA, independentemente da etiologia, baseia-se na ressuscitação adequada, obtenção de história, exame físico e exames laboratoriais que possam orientar as decisões sobre triagem, terapia médica e outros testes diagnósticos ou intervenções terapêuticas.[1-3]

Exame físico

O exame físico é fundamental para acessar o *status* hemodinâmico de qualquer paciente. Sinais de hipovolemia incluem:

- Frequência cardíaca > 100 bpm em repouso sugere perda sanguínea < 15 % volume sanguíneo total;
- Hipotensão postural (queda de 20 mmHg na pressão arterial sistólica e/ou aumento de 20 bpm da frequência cardíaca com a mudança da posição supina para ortostática) sugere perda sanguínea ≥ 15% do volume sanguíneo total.

Ressuscitação hemodinâmica

Pacientes com HDAnV e instabilidade hemodinâmica devem receber ressuscitação hemodinâmica precoce. Diretrizes recentes preconizam o uso de so-

MANUAL DE GASTROENTEROLOGIA E HEPATOLOGIA DO HCFMUSP

TABELA 10.1 Etiologia da hemorragia digestiva alta não varicosa (HDAnV).

Pépticas (mais frequentes)	Malformações vasculares
Úlceras gástricas e duodenais	Ectasias vasculares
Gastrite ou duodenite erosiva intensa	Lesão de Dieulafoy
Esofagite erosiva intensa	Biliopancreático
Outros	**Hemobilia**
Fístula aortoentérica	Hemosuccus pancreaticus
Úlcera de Cameron	Laceração
Sangramento após intervenção endoscópica	Síndrome de Mallory-Weiss

luções cristaloides. A prioridade é minimizar a disfunção cardiovascular.[5,7]

Estratificação de risco

Todo paciente com HDA deve ser estratificado com escore de Glasgow-Blatchford (EGB) **(Tabela 10.2)**. Se houver uma pontuação 0-1, o paciente poderá receber alta hospitalar e ser conduzido ambulatorialmente. Diversos trabalhos mostraram que um EGB ≤ 1 prediz com boa acurácia um baixo risco de ressangramento e mortalidade.[2,5] No entanto, pacientes com EGB ≥ 12 possuem alto risco de ressangramento e mortalidade. Atualmente, EGB ≥ 7 é o melhor escore entre os desenvolvidos, para predizer a necessidade de tratamento endoscópico.[2,6] Recentemente, foi desenvolvido por Horibe *et al.*[7] um novo escore de estratificação de risco para pacientes com hemorragia gastrointestinal, conhecido como Harbinger. Esse escore é aplicado de forma simples, levando em conta o uso prévio de IBP, relação entre frequência cardíaca e pressão arterial e a relação entre ureia e creatinina **(Tabela 10.3)**. Por ser recente, não existe recomendação formal em nenhum consenso, mas no estudo piloto se mostrou mais acurado que os escores atualmente sugeridos.

TERAPIA MEDICAMENTOSA

Os principais objetivos do tratamento medicamentoso são reduzir mortalidade, ressangramento, necessidade de hemotransfusão, duração da internação e necessidade de intervenções (angiografia ou

TABELA 10.2 Escore de Glasgow-Blatchford.

		Pontuação
Ureia (mg/dL)		
≥ 39-< 48		2
≥ 48-< 60		3
≥ 60-< 150		4
≥ 150		6
Hemoglobina (g/dL)		
Homem	≥ 12-< 13	1
	≥ 10-< 12	3
	< 10	6
Mulher	≥ 10-< 12	1
	< 10	6
PAS (mmHg)		
100-109		1
90-99		2
< 90		3
Outros		
FC ≥ 100 bpm		1
Melena		1
Sincope		2
Hepatopatia		2
Insuficiência cardíaca		2

Escore ≥ 7: alta probabilidade de terapêutica endoscópica; escore ≥ 12: paciente de alto risco (ressangramento e mortalidade). PAS: pressão arterial sistólica; bpm: batimento por minuto.

TABELA 10.3 Escore de *Horibe gastrointesinal bleeding prediction* (Harbinger).

Critérios	Pontuação
Ausência de IBP diário na semana prévia	1
FC/PAS ≥ 1	1
Ureia/Creatinina > 65	1

Pontuação 0 = alta para domicílio com orientações; 1 = internação hospitalar; ≥ 2 = realização de endoscopia digestiva alta.

HEMORRAGIA DIGESTIVA ALTA NÃO VARICOSA

cirurgia). Antagonistas do receptor H2 da histamina (p. ex., ranitidina), somatostatina e seus análogos já foram extensivamente estudados no tratamento da HDAnV, **NÃO** sendo recomendados por nenhum consenso atual.

Todo paciente com suspeita de HDAnV deve receber uma dose endovenosa (EV) de ataque de algum IBP (p. ex., 80 mg de omeprazol) seguida da dose de manutenção plena, mínimo de 40 mg de 12 em 12 horas.[5]

Eritromicina endovenosa, de 30-120 minutos antes da endoscopia, é recomendada para pacientes com alta probabilidade de ter sangue ou coágulos no estômago. Devido sua ação procinética, aumenta capacidade de visualização endoscópica e reduz a necessidade de uma segunda endoscopia. No entanto, não tem impacto no tempo de internação, mortalidade e necessidade de cirurgia,[3,8] sendo indicada em casos selecionados graves e na ausência de contraindicações.[5]

Ácido tranexâmico **NÃO** deve ser utilizado no tratamento de pacientes com HDA, uma vez que não determina impacto na mortalidade.[8]

HEMODERIVADOS
Concentrado de hemácias

Paciente com HDAnV e sem doença cardiovascular devem ser submetidos a uma estratégia restritiva para transfusão de hemácias, objetivando níveis de hemoglobina (Hb) entre 7 e 9 g/dL. Indivíduos com doença cardiovascular devem ter um alvo de Hb individualizado, dependente do quadro clínico. Hb alvo entre 9-10 g/dL ou mais para esses pacientes é recomendado pela maioria dos consensos.[2,5]

Plaquetas

Pacientes em uso de medicamentos antiplaquetários com HDAnV **NÃO** devem receber transfusão de plaquetas, com intuito de reverter a ação dessas medicações.[2] Indivíduos com HDAnV e contagem plaquetária inferior a 50.000 devem receber transfusão plaquetária antes da realização da endoscopia.[8]

PACIENTES EM USO DE MEDICAMENTOS ANTIAGREGANTES E/OU ANTICOAGULANTES

Pacientes em monoterapia com ácido acetilsalicílico para profilaxia primária devem ter seu uso interrompido. Esse medicamento deve ser prescrito como profilaxia secundária para evento cardiovascular e ser mantido, assim como nos casos em que existe uso de dupla antiagregação, devendo ser suspenso apenas o segundo medicamento antiagregante.[1,8]

Pacientes em uso de varfarina com RNI (razão normalizada internacional) > 2 e com HDAnV gerando instabilidade hemodinâmica devem receber vitamina K endovenosa, associada ao concentrado de complexo protrombínico (CCP) EV ou plasma fresco congelado (PFC) caso CCP não esteja disponível.[8] A endoscopia poderá ser realizada com segurança quando RNI estiver < 2,5.

Pacientes em uso de algum novo anticoagulante oral (NOAC), com suspeita de HDAnV, devem ter seu uso suspenso temporariamente, devendo-se solicitar avaliação de um hematologista ou cardiologista.[1,8]

TEMPO PARA ENDOSCOPIA

Pacientes com HDAnV devem ser submetidos ao procedimento endoscópico em no máximo 24 horas da admissão, definida como endoscopia precoce.[1,5,6,8] Endoscopia urgente é aquela realizada em menos de 12 horas da admissão e pode ser considerada em pacientes com instabilidade hemodinâmica refratária às medidas clínicas, mas isso ainda não é consensual.[6,8]

SONDA NASOGÁSTRICA

Seu uso não é recomendado para o diagnóstico de HDAnV ou lavagem gástrica por nenhum consenso.

TRATAMENTO ENDOSCÓPICO

A etiologia do sangramento guiará o tratamento. Diferentes métodos hemostáticos são disponíveis, podendo ser divididos em mecânicos (p. ex., hemoclipes), térmicos (p. ex., *heater probe*), injetáveis (p. ex., adrenalina) e tópicos (p. ex., pó hemostático).

Para pacientes com HDAnV por úlcera, a classificação de Forrest (Tabela 10.4) determinará a necessidade de intervenção.[1] Terapia hemostática está indicada para toda úlcera com alto risco de ressangramento (sangramento ativo (Ia/b) ou vaso visível (IIa)). Para as úlceras com baixo risco de ressangramento (fundo sujo de hematina (IIc)) ou recoberta por fibrina (III), a terapia endoscópica não é recomendada.[1,5] Úlceras recobertas por coágulo (IIb) devem ser exaustivamente irrigadas com intuito de identificar alguma estrutura ou lesão passível de tratamento. Terapia

TABELA 10.4 Classificação de Forrest.

Classificação			Ressangramento
Sangramento ativo			
I	a	Sangramento arterial em jato	≈ 100%
	b	Sangramento em porejamento	55%
Sangramento recente			
II	a	Vaso visível	43%
	b	Coágulo aderido	22%
	c	Base com hematina	10%
Sem sinais de sangramento			
III		Base clara ou com fibrina	5%

endoscópica deve ser considerada em úlceras IIb, no entanto o tratamento isolado com IBP em doses adequadas também é efetivo.[5, 9]

Pacientes com laceração em terço distal esofágico (síndrome de Mallory-Weiss) com sangramento ativo devem receber hemostasia endoscópica. Não existe consenso sobre qual método seja o mais efetivo para essa condição, no entanto, quando for utilizada adrenalina é razoável que seja parte de uma terapia combinada, e não em monoterapia. Alguns relatos reportam boa taxa de sucesso utilizando monoterapia com métodos mecânicos (clipe ou banda elástica).[4]

HDAnV causada por lesões de Dieulafoy são raras, atualmente é aceito que o tratamento hemostático de escolha seja mecânico, podendo-se fazer uso de hemoclipes ou bandas elásticas, com uma taxa de sucesso de aproximadamente 90%.[4]

Métodos hemostáticos

Não existe superioridade de métodos térmicos sobre mecânicos para tratamento de sangramento ativo ou para estigma de sangramento recente.[1]

INJETOR

Adrenalina diluída, 1 mL em 10 a 20 mL de solução (1:10.000 ou 1:20.000), pode ser injetada no interior ou próxima ao local de sangramento, gerando compressão mecânica e vasoespasmo, cessando o sangramento de forma temporária. Adrenalina não deve ser utilizada como monoterapia, sendo recomendado o emprego de outro método (terapia combinada). No entanto, ainda não existe evidência de que a terapia combinada seja superior a algum método mecânico ou térmico empregado adequadamente de forma isolada.[1]

MECÂNICO
Clipes

A hemostasia por esse método é atingida pela compressão mecânica da estrutura vascular.

Banda elástica

Desenvolvida para o tratamento de varizes esofágicas, recentemente seu uso se expandiu para várias causas de HDAnV, como lesões de Dieulafoy, ectasias vasculares em antro gástrico (GAVE) e síndrome de Mallory-Weiss.[4]

Over-The-Scope-Clip (OTSC)

A maioria dos consensos recomenda que seja utilizado apenas quando métodos térmicos e mecânicos foram insatisfatórios ou o uso desses seja presumivelmente ineficaz.[2]

TÉRMICO
Coagulação por plasma de argônio

A coagulação por plasma de argônio é um método térmico sem contato no qual a corrente é aplicada aos tecidos-alvo por meio de gás argônio ionizado por uma corrente elétrica. A aplicação de plasma de argônio é adequada para hemostasia de hemorragia difusa superficial, principalmente para angiectasias.

Eletrocoagulação monopolar e bipolar

Pode ser utilizada como dois tipos de circuitos elétricos: monopolar (*hot biopsy,* pinça hemostática/ *coagrasper* ou *heater probe*) ou multipolar/bipolar (*gold probe*).

TÓPICO
Pó hemostático

Opção de método sem contato que deve ser usado apenas em casos de sangramento ativo. Preferencialmente como terapia de resgate e não para hemostasia primária, exceto em casos de sangramento maligno ou sangramento difuso e incapacidade de realização de terapia térmica ou mecânica.[1,2]

PÓS-TERAPIA ENDOSCÓPICA
RESSANGRAMENTO

Pacientes que apresentem novo episódio de sangramento após terapia endoscópica devem ser submetidos a uma segunda endoscopia. Embolização transarterial deve ser considerada para todo paciente em que houver falha na hemostasia. Abordagem cirúrgica pode ser uma opção quando houver falha de hemostasia endoscópica e não houver disponibilidade de intervenção radiológica.[1]

SECOND-LOOK

A endoscopia *second-look* é definida como o exame realizado de modo programado dentro de 1 a 2 dias após a hemostasia endoscópica. Os atuais consensos não recomendam essa prática, porém concordam que, se o risco de ressangramento for alto ou se o endoscopista não alcançou uma terapêutica satisfatória, uma endoscopia *second-look* pode ser considerada.[2,4,5]

TEMPO DE INTERNAÇÃO

Após terapia endoscópica, os pacientes com úlcera de alto risco de sangramento (Forrest Ia/b e IIa) devem permanecer internados por no mínimo 3 dias.[5]

SUPRESSÃO ÁCIDA

Todo paciente com HDAnV decorrente de úlcera de alto risco de ressangramento deve receber no mínimo 40 mg de IBP EV 2 vezes ao dia por 3 dias, seguido de 40 mg 2 vezes ao dia VO por 14 dias. Após esse período, o uso oral 1 vez ao dia por tempo indeterminado é aceitável.[5,6]

Pacientes que fazem uso de ao menos um medicamento antiagregante plaquetário ou anticoagulante e desenvolveram HDAnV por úlcera devem fazer uso contínuo de algum IBP.[5]

HELICOBACTER PYLORI

Infecção por *H. pylori* está diretamente associada com o desenvolvimento de úlceras gástricas e duodenais. Portanto, todo paciente com HDAnV, decorrente de DUP, deve ser testado para *H. pylori* durante a endoscopia por meio do método anatomopatológico. Se confirmada a infecção, recomenda-se tratamento e confirmação de cura. Os testes diagnósticos negativos obtidos no quadro agudo de sangramento devem ser repetidos.[4]

REINTRODUÇÃO DE MEDICAMENTOS ANTIPLAQUETÁRIOS

Os pacientes em uso de agentes antiplaquetários como profilaxia secundária para evento cardiovascular devem ter sua medicação reiniciada o mais precocemente possível. Naqueles com indicação de dupla antiagregação, o segundo agente deve ser reiniciado em ao menos 3-5 dias.[2,8]

REINTRODUÇÃO DE MEDICAMENTOS ANTICOAGULANTES

Pacientes em uso de warfarina ou de algum NOAC que tenham alto risco tromboembólico devem ter o uso dessas medicações retomado assim que houver hemostasia adequada.[2,5,8]

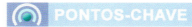

Pré-endoscópico

- Ressuscitação hemodinâmica é o objetivo principal em todo paciente com instabilidade hemodinâmica.
- Endoscopia só deverá ser realizada após estratificação de risco, tratamento e estabilização clínica.
- Pacientes com HDA devem sempre ser estratificados com escore de Glasgow-Blatchford.
- Transfusão de hemácias em pacientes sem cardiopatia deve ocorrer apenas quando Hb < 7 g/dl.
- Ácido tranexâmico não deve ser utilizado no contexto de HDAnV.

Endoscópico

- Adrenalina não deve ser usada como monoterapia.
- Terapia dupla com adrenalina e outro método hemostático não é superior a monoterapia (térmica ou mecânica) aplicada adequadamente.

Pós-endoscópico

- No caso de ressangramento, uma nova EDA esta recomendada, devendo-se consultar equipe cirúrgica e de radiologia intervencionista.
- Endoscopia *second-look* não é recomendada de rotina
- Supressão ácida com algum IBP é fundamental para se prevenir ressangramento em pacientes com HDAnV ulcerosa.
- Todo paciente com HDAnV ulcerosa deve ser testado para infecção por *H. pylori*
- Pacientes com HDAnV decorrente de úlcera com baixo risco de sangramento (base com hematina ou fibrina) devem receber IBP VO 1 vez ao dia e alta precoce.
- Pacientes com alto risco cardioembólico devem ter suas medicações antiagregantes/anticoagulantes reiniciadas assim que hemostasia adequada for alcançada **(Fluxograma 10.1)**.

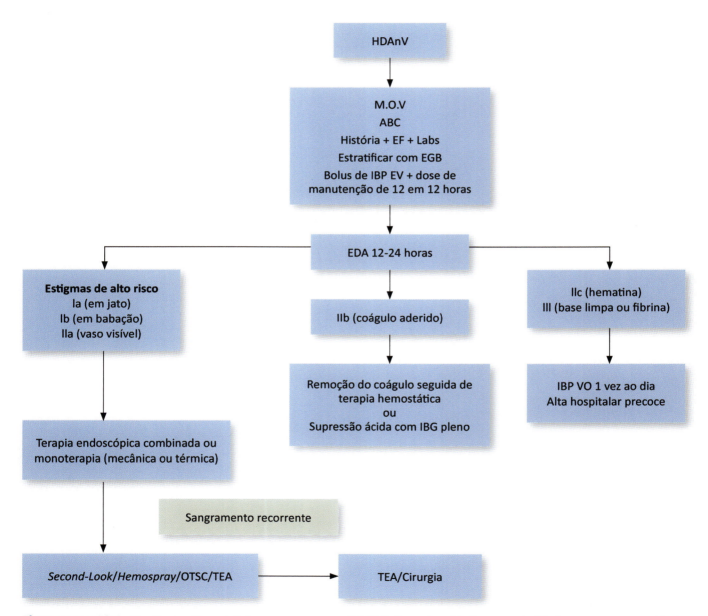

Fluxograma 10.1 Monitorização, oxigênio e acesso venoso (M.O.V); fluxo de cuidados por prioridades, acessar necessidade de proteção de vias aéreas, suporte respiratório e hemodinâmico (ABC); exame físico (EF); exames laboratoriais (Labs); escore de Glasgow-Blatchford (EGB); clipe *over-the-scope* (OTSC); terapia endoarterial (TEA).

REFERÊNCIAS

1. Mullady DK, Wang AY, Waschke KA et al. AGA Clinical Practice Update on Endoscopic Therapies for Non-Variceal Upper Gastrointestinal Bleeding: Expert Review. Gastroenterology. 2020;159(3):1120-28.

2. Sung JJ, Chiu PW, Chan FKL, et al. Asia-Pacific working group consensus on non-variceal upper gastrointestinal bleeding: an update 2018. Gut. 2018;67(10):1757-68. doi: 10.1136/gutjnl-2018-316276. Epub 2018 Apr 24. Gut. 2019 Feb;68(2):380.

3. Hwang JH, Fisher DA, Ben-Menachem T, et al. Standards of Practice Committee of the American Society for Gastrointestinal Endoscopy. The role of endoscopy in the management of acute non-variceal upper GI bleeding. Gastrointest Endosc. 2012;75(6):1132-8.

4. Kim JS, Kim BW, Kim DH, et al. Guidelines for Nonvariceal Upper Gastrointestinal Bleeding. Gut Liver. 2020;14(5):560-70.

5. Barkun AN, Almadi M, Kuipers EJ, et al. Management of Nonvariceal Upper Gastrointestinal Bleeding: Guideline Recommendations from the International Consensus Group. Ann Intern Med. 2019;171(11):805-22.

6. Laine L, Barkun AN, Saltzman JR, et al. ACG Clinical Guideline: Upper Gastrointestinal and Ulcer Bleeding. Am J Gastroenterol. 2021;116(5):899-917.

7. HALT-IT Trial Collaborators. Effects of a high-dose 24-h infusion of tranexamic acid on death and thromboembolic events in patients with acute gastrointestinal bleeding (HALT-IT): an international randomised, double-blind, placebo-controlled trial. Lancet. 2020;395(10241):1927-36.

8. Gralnek IM, Stanley AJ, Morris AJ, et al. Endoscopic diagnosis and management of nonvariceal upper gastrointestinal hemorrhage (NVUGIH): European Society of Gastrointestinal Endoscopy (ESGE). Endoscopy. 2021;53(3):300-32.

9. Karstensen JG, Ebigbo A, Aabakken L, et al. Nonvariceal upper gastrointestinal hemorrhage: European Society of Gastrointestinal Endoscopy (ESGE) Cascade Guideline. Endosc Int Open. 2018;6(10):E1256-E1263.

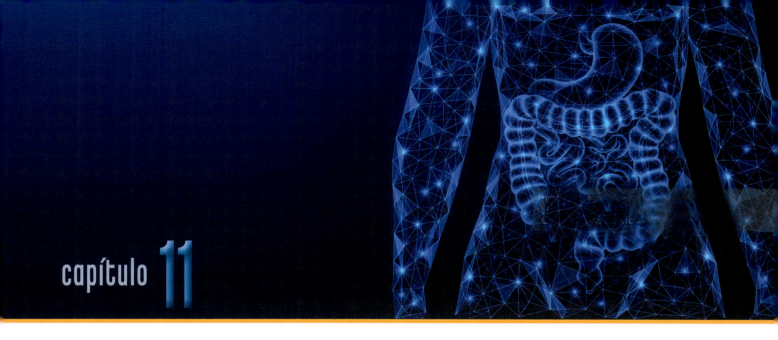

capítulo 11

Gastroparesia

RICARDO CORREA BARBUTI ▸ **ÁLVARO HENRIQUE DE ALMEIDA DELGADO**

INTRODUÇÃO

O termo gastroparesia foi usado pela primeira vez por Kassander em 1958 para descrever o fato de que o contraste baritado permanecia no estômago de pacientes com diabetes por mais de 24 horas - a chamada *gastroparesia diabeticorum*. Atualmente, o termo refere-se a um retardo no esvaziamento gástrico associado a sintomas, na ausência de obstrução mecânica.

Na última década, houve uma mudança de paradigma na compreensão da fisiopatologia, quadro clínico e tratamento da gastroparesia. A definição atual deve ser entendida com cautela, uma vez que os sintomas podem não estar diretamente relacionados ao atraso do esvaziamento gástrico. As alterações fisiopatológicas mais importantes também incluem desde prejuízo da acomodação pelo fundo gástrico, hipomotilidade do antro, hipersensibilidade visceral até incoordenação antro-piloro-duodenal e arritmia gástrica.

As causas predominantes de gastroparesia são idiopática, diabetes mellitus (DM) e pós-cirúrgica. A gastroparesia pode ocorrer tanto no diabetes tipo I quanto no tipo II, sendo mais comum no primeiro, uma vez que a gastroparesia diabética costuma estar associada à presença de neuropatia autonômica, complicação clássica em pacientes com DM de longa data. O mau controle glicêmico contribui para o retardo do esvaziamento, o que, por sua vez, também pode prejudicar o controle glicêmico. A gastroparesia pós-cirúrgica pode ocorrer após cirurgias gástricas, antirrefluxo e pulmonares, além de pancreatoduodenectomia e esofagectomia pela possibilidade de lesão do nervo vago, o qual desempenha, junto com as células de Cajal do plexo mioentérico, papel importante na inervação gástrica. Quando nenhuma causa subjacente é detectada configura-se o diagnóstico de gastroparesia idiopática. Em alguns desses casos, o início agudo e a presença de anticorpos virais sugerem envolvimento de infecções na patogênese da doença. Vários medicamentos, como anticolinérgicos, opioides, levodopa e antidepressivos tricíclicos, podem contribuir para a diminuição do esvaziamento gástrico em graus variados e serão expostos a seguir.

EPIDEMIOLOGIA

As informações sobre a epidemiologia e história natural da gastroparesia ainda são limitadas. A grande maioria dos indivíduos com sintomas sugestivos não são submetidos a testes que confirmem o retardo gástrico, de modo que se estima a prevalência de gastroparesia próximo de 2%, com discreto predomínio no sexo feminino. Apenas um em cada dez desses indivíduos têm probabilidade de serem diagnosticados com gastroparesia.

Na prática, a suspeita de gastroparesia é considerada uma condição desafiadora, pois há incertezas em termos de sintomas, diagnóstico e abordagem terapêutica ideal, especialmente pela obrigatoriedade de testes que confirmem o retardo gástrico e pela escassez de intervenções com eficácia comprovada.

Em 1958, foram descritos 21 casos de gastroparesia nos Estados Unidos, enquanto, em 2019, mais de 5 milhões de americanos foram diagnosticados com a doença, o que representa um aumento na prevalência provavelmente relacionado com a maior disponibilidade de testes para esvaziamento gástrico. De forma semelhante, a incidência de internações hospitalares de pacientes com gastroparesia aumentou cerca de 300%, como também elevou em comparação com as internações por doença do refluxo gastroesofágico e doença ulcerosa péptica, inclusive com aumento dos custos em cada internação. A gastroparesia, portanto, impacta em altos custos para a saúde pública e suplementar.

FATORES DE RISCO

Além das etiologias mais comuns descritas anteriormente, existem diversos outros fatores de risco que predispõem ao retardo gástrico e que devem ser lembrados, conforme o **Quadro 11.1**.

DIAGNÓSTICO

O diagnóstico de gastroparesia requer três critérios: (1) retardo no esvaziamento gástrico; (2) ausência de obstrução mecânica; (3) sintomas típicos. A obrigatoriedade dos sintomas é fundamental, uma vez que, principalmente em diabéticos, há a possibilidade de retardo do esvaziamento sem quadro clínico associado.

Não existe um consenso sobre os sintomas que devem ser incluídos na definição de gastroparesia. Os sintomas são plenitude pós-prandial, saciedade precoce, *bloating* e, principalmente, náuseas/vômitos. A dor abdominal também é cada vez mais reconhecida como um dos sintomas mais comuns dessa doença.

É importante lembrar que, em pacientes com gastroparesia, não há correlação entre a gravidade dos sintomas e a gravidade da doença. Na verdade, os sintomas não estão necessariamente relacionados ao esvaziamento gástrico retardado apenas, mas surgem devido a uma interação complexa entre a fisiologia anormal descrita previamente e fatores psicossociais, como sono insatisfatório, transtornos de humor e dieta inadequada.

A maioria dos *guidelines* determina que, em pacientes com sintomas que não respondem à terapia

QUADRO 11.1 Fatores de risco para esvaziamento gástrico lentificado.	
Diabetes mellitus	Acalásia
Cirurgia gástrica prévia	Doença celíaca
Sexo feminino	Anorexia
Hipotireoidismo	Doença de Parkinson
Esclerodermia	Esclerose Múltipla
Lúpus eritematoso sistêmico	Álcool
Amiloidose	Doença renal crônica
Infecções virais agudas (CMV, EBV, rotavírus e herpes)	Paraneoplasias (câncer de pâncreas, mama, pulmão e colangiocarcinoma)
Drogas mais comuns: opioides, anticolinérgicos, antidepressivos tricíclicos e levodopa	Drogas menos comuns: octreotide, calcitonina, inibidor da bomba de prótons e glucagon

GASTROPARESIA

de primeira linha ou que possuem sinais de alarme, uma endoscopia digestiva alta (EDA) deve ser realizada antes que o teste de esvaziamento seja considerado, a fim de excluir obstrução mecânica. Embora a presença de resíduos gástricos após um jejum de 8 horas seja sugestiva de gastroparesia na EDA, principalmente em um paciente que apresenta sintomas e fatores predisponentes corretos, a sensibilidade e especificidade do exame para esse objetivo são baixas. Em pacientes que reterem alimentos e líquidos no estômago após jejum adequado, é importante repetir o exame após jejum mais longo e após interromper quaisquer medicamentos que possam contribuir para o esvaziamento gástrico retardado. Essa avaliação ainda pode ser complementada com um método de imagem, preferencialmente a tomografia de abdome.

Várias técnicas estão disponíveis para medir o esvaziamento gástrico para sólidos, porém, a cintilografia é o padrão-ouro. O exame validado internacionalmente consiste na ingestão de uma refeição hipocalórica com baixo teor de gordura marcada com tecnécio (Tc-99m) seguida da obtenção de imagens do estômago em intervalos de tempo durante 4 horas, para acompanhar o tempo de esvaziamento da câmara gástrica, sendo definidos os critérios diagnósticos conforme Tabela 11.1.

As limitações do exame consistem em sua baixa disponibilidade na maioria dos centros brasileiros, exposição à radiação e por não mimetizar uma refeição normal, de modo que provavelmente subestime a prevalência de gastroparesia, embora, por outro lado, reduza os casos de falsos-positivos.

Os testes respiratórios também podem ser usados para medir o esvaziamento gástrico, baseados na eliminação pelo pulmão do isótopo estável do ^{13}C

presente no ácido octanoico ou na *spirulina platensis* que são colocados como substrato em uma refeição padronizada. Com a absorção do substrato no estômago, o carbono marcado é gradualmente eliminado na respiração, permitindo a criação de uma curva de esvaziamento gástrico. É um método não invasivo e barato, entretanto, limitado na presença de doenças pulmonares ou que afetem a absorção intestinal, como o supercrescimento bacteriano. No Brasil, a realização do teste é extremamente limitada, graças à escassez de aparelhos capazes de dosar o ^{13}C expirado.

Da mesma forma que a cintilografia e o teste respiratório, temos a cápsula de motilidade sem fio, também conhecida como *Smart Pill*®, que possibilita transmitir via *wireless* a pressão intraluminal, o pH e a temperatura ao longo de todo o trato digestivo, mensurando o esvaziamento gástrico e outras alterações de motilidade do trato gastrointestinal, por exemplo, a constipação. A diferença entre a ingestão da cápsula e uma refeição comum, a baixa disponibilidade (no Brasil é indisponível) e o alto custo são entraves para o uso do exame.

Outras técnicas de avaliação do esvaziamento gástrico são a ressonância magnética e a ultrassonografia, mas atualmente elas ainda são usadas apenas para fins de pesquisa. A manometria antroduodenal avalia os padrões de contratilidade da motilidade digestiva e do esvaziamento gástrico. Também se trata de uma ferramenta de pesquisa, com aplicação clínica na investigação de distúrbios da motilidade, como a pseudo-obstrução intestinal idiopática crônica. A eletrogastrografia (EGG) fornece informações sobre frequência e regularidade da atividade elétrica do estômago, bem como as mudanças que ocorrem após a ingestão das refeições. Apesar de fácil utilização por ser não invasiva, a EGG ainda é considerada uma ferramenta experimental.

DIAGNÓSTICOS DIFERENCIAIS

Existem várias condições, incluindo os distúrbios funcionais, que podem ter uma apresentação clínica semelhante à gastroparesia (Quadro 11.2). Essas condições devem sempre ser consideradas e sistematicamente excluídas para garantir um manejo terapêutico adequado.

O principal diagnóstico diferencial é a dispepsia funcional. A síndrome do desconforto pós-prandial é caracterizada por sintomas de plenitude pós-prandial, saciedade precoce, *bloating* e desconforto ou dor epi-

TABELA 11.1 Valores esperados na cintilografia de esvaziamento gástrico para sólidos.	
Tempo após a ingestão	Limite superior dos valores normais de retenção gástrica para uma refeição hipogordurosa
1 hora	90%
2 horas	60%
3 horas	30%
4 horas	10%

*Gravidade (baseada na retenção gástrica em 4 horas): leve – 10-15%; moderada – 15-35%; grave - > 35%.

QUADRO 11.2 Diagnósticos diferenciais de gastroparesia.	
Dispepsia funcional do tipo pós-prandial	Transtornos alimentares (anorexia nervosa, bulimia e transtorno alimentar restritivo evitativo)
Síndrome da ruminação	Síndrome da hiperêmese canabinoide
Síndrome dos vômitos cíclicos	Síndrome do intestino narcótico

gástrica, os quais são similares aos da gastroparesia, porém, com menor frequência de náuseas e vômitos. Vale destacar que cerca de um terço dos pacientes com dispepsia funcional compartilham da mesma fisiopatologia da gastroparesia, apresentando retardos leves a moderados no esvaziamento gástrico.

A seguir, **Fluxograma 11.1** da abordagem diagnóstica dos pacientes com gastroparesia.

TRATAMENTO

O prognóstico da gastroparesia depende da etiologia, sendo a história natural e a evolução dos pacientes não completamente compreendidas. A terapêutica envolve desde mudanças dietéticas, drogas, cirurgias, tratamento endoscópico até terapias menos validadas, como o marca-passo gástrico.

Apesar da porcentagem crescente de pacientes obesos com gastroparesia, mais de 60% dos pacientes possuem deficiências vitamínicas. Portanto, é fundamental obter o diário alimentar e realizar o aconselhamento nutricional desses pacientes. As orientações consistem em evitar refeições grandes e gordurosas, bem como fibras e qualquer alimento que seja reconhecido pelo paciente como agravante dos sintomas pós-prandiais.

A perda de peso é rara, ocorrendo em cerca de 8% dos casos, geralmente naqueles com retardo grave do esvaziamento gástrico. Nesses pacientes, o tratamento inicial envolve a oferta de suplementos alimentares orais, porém, caso haja persistência de sintomas e perda de peso, mesmo após otimização da terapia medicamentosa, é necessário nutrição enteral de preferência pós-pilórica via jejunostomia. Nos pacientes que não tolerarem a dieta enteral pós-pilórica ou na ausência de ganho ponderal, deve ser avaliada a possibilidade de nutrição parenteral, considerando as com-

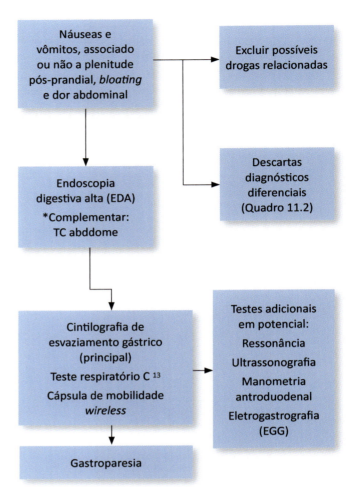

Fluxograma 11.1 Abordagem diagnóstica dos pacientes com gastroparesia

plicações relacionadas à longo prazo, como tromboses e infecções.

A terapia medicamentosa envolve uso de procinéticos, antieméticos e neuromoduladores, a serem utilizados de maneira isolada ou conjunta. A seguir, a **Tabela 11.2** e o **Quadro 11.3** mostram, respectivamente, as principais drogas usadas e uma sugestão de estratégia terapêutica de acordo com a gravidade do quadro.

OUTRAS TERAPIAS

Em pacientes com quadros de gastroparesia refratários às medidas descritas anteriormente surgem terapias alternativas que, de maneira geral, ainda carecem de ensaios clínicos com boa evidência para seu embasamento. Dentre essas, destaca-se o marca-passo gástrico, a aplicação de toxina botulínica no piloro, a piloromiotomia endoscópica (G-POEM) ou cirúrgica,

GASTROPARESIA

TABELA 11.2 Principais drogas utilizadas no manejo da gastroparesia.

Medicação	Posologia	Mecanismo de ação	Efeitos adversos
Metoclopramida	30-40 mg/dia	Antagonista dopaminérgico (D2), antagonista 5HT3	Extrapiramidais, sonolência
Bromoprida		Agonista 5HT4	
Domperidona	30-40 mg/dia	Antagonista dopaminérgico (D2)	Arritmia, galactorreia
Eritromicina	125-250 mg 4x/dia	Agonista motilina	Náusea, diarreia
Prucaloprida	1-2 mg/dia	Agonista 5HT4	Náusea, diarreia
Buspirona	15-30 mg/dia	Agonista 5HT1A	Sonolência, tontura
Relamorelina*	10-30 mcg/dia	Agonista grelina	Ganho de peso e diarreia
Ondansetrona	12-24 mg/dia	Antagonista 5HT3	Constipação
Dimenidrato	200 mg/dia	Antagonista H1	Sonolência
Prometazina	50 mg/dia	Antagonista H1	Sonolência
Clorpromazina	10-50 mg 4x/dia	Antagonista dopaminérgico, 5HT1, 5HT2	Sonolência, extrapiramidais
Aprepitanto	125 mg/dia	Antagonista NK1	Sonolência, tontura
Mirtazapina	15 mg/dia	Antagonista tetracíclico e 5HT2	Hipotensão, tontura

*Indisponível no Brasil.

QUADRO 11.3 Manejo terapêutico da gastroparesia de acordo com a gravidade.

Manejo terapêutico	Leve	Moderada	Grave
Medidas gerais	Retirar medicamentos que inibem o esvaziamento gástrico, otimizar o controle glicêmico em pacientes com diabetes e utilizar inibidores da secreção ácida nos pacientes com sintomas de refluxo gastroesofágico pela alta frequência de doença do refluxo gastroesofágico associada.		
Dieta	Refeições pequenas e fracionadas Dieta com baixo teor de gordura e fibras		Refeições pastosas Dieta com baixo teor de gordura e fibras
Suporte nutricional	Raramente necessário	Suplementos alimentares Raramente nutrição enteral pós-pilórica via jejunostomia	Suplementos alimentares Frequentemente nutrição enteral pós-pilórica via jejunostomia
Procinéticos	Metoclopramida ou domperidona	Metoclopramida ou domperidona	Metoclopramida ou domperidona Eritromicina (quadros agudos) Prucaloprida
Antieméticos	Dimenidrato Prometazina	Dimenidrato Prometazina Ondansetrona	Ondansetrona Mirtazapina Aprepitanto
Neuromoduladores	—	—	Buspirona

Adaptado de Lacy, B. E., Parkman, H. P. & Camilleri, M. Chronic nausea and vomiting: evaluation and treatment. Am. J. Gastroenterol. 113, 647–659 (2018).

Capítulo 11

87

e gastrectomia subtotal. A seguir, um fluxograma que sugere o manejo desses pacientes **(Fluxograma 11.2)**.

Diversas terapias à base de ervas têm sido usadas para o tratamento da dispepsia funcional, incluindo gengibre, *iberogast* e *rikkunshito*. No entanto, faltam dados robustos sobre seus efeitos na gastroparesia, fato semelhante também em relação a hipnoterapia, a terapia cognitivo-comportamental e o *mindfulness*. Por fim, vários estudos orientais avaliaram a eficácia da acupuntura na gastroparesia com resultados positivos no controle dos sintomas, porém, com grande heterogeneidade entre os estudos.

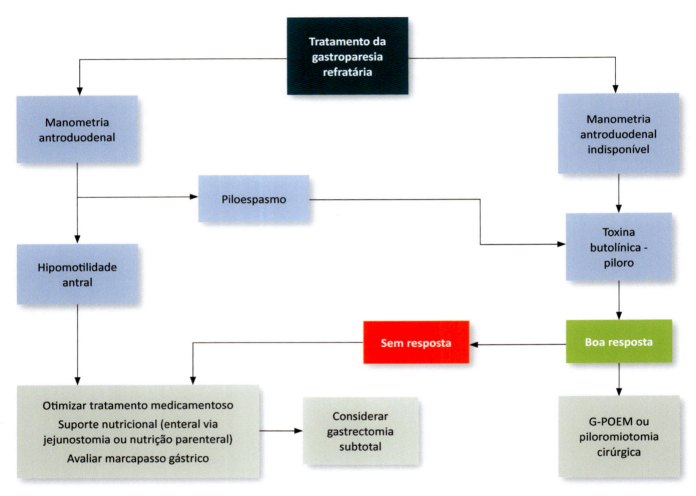

Fluxograma 11.2

PONTOS-CHAVE

- Gastroparesia é definida como um retardo no esvaziamento gástrico associado a sintomas, na ausência de obstrução mecânica.
- A fisiopatologia envolve desde prejuízo da acomodação pelo fundo gástrico, hipomotilidade do antro, hipersensibilidade visceral até incoordenação antro-piloro-duodenal e arritmia gástrica.
- As principais causas são idiopática, diabetes mellitus (DM) e pós-cirúrgica. É fundamental sempre revisar as medicações em uso como possível fator causal.
- A literatura determina que uma endoscopia digestiva alta (EDA) deve ser realizada antes que o teste de esvaziamento seja considerado, a fim de excluir obstrução mecânica. O exame padrão-ouro para medir o esvaziamento gástrico para sólidos é a cintilografia marcada com tecnécio (Tc-99m).
- Existem várias condições que podem ter uma apresentação clínica semelhante à gastroparesia, deven-

do ser afastadas. O principal diagnóstico diferencial é a dispepsia funcional.

- A terapêutica envolve desde mudanças dietéticas, drogas, cirurgias, tratamento endoscópico até terapias menos validadas, como o marcapasso gástrico.

LEITURA SUGERIDA

1. Schol J, Wauters L, Dickman R, et al. United European Gastroenterology (UEG) and European Society for Neurogastroenterology and Motility (ESNM) consensus on gastroparesis. United European Gastroenterol J. 2021; 9:287-306.

2. Grover M, Farrugia G, Stanghellini V. Gastroparesis: a turning point in understanding and treatment. Gut. 2019; 68(12):2238-50.

3. Fikree A. Mistakes in gastroparesis and how to avoid them. UEG Education 2021; 21:18-22.

4. Usai-Satta P, Bellini M, Morelli O, et al. Gastroparesis: New insights into an old disease. World J Gastroenterol 2020; 26(19):2333-48.

5. Myint AS, Rieders B, Tashkandi M, et al. Current and Emerging Therapeutic Options for Gastroparesis. Gastroenterol Hepatol (NY). 2018;14(11):639-45.

6. Camilleri M, Chedid V, Ford AC, et al. Gastroparesis. Nat Rev Dis Primers. 2018;4(1):41.

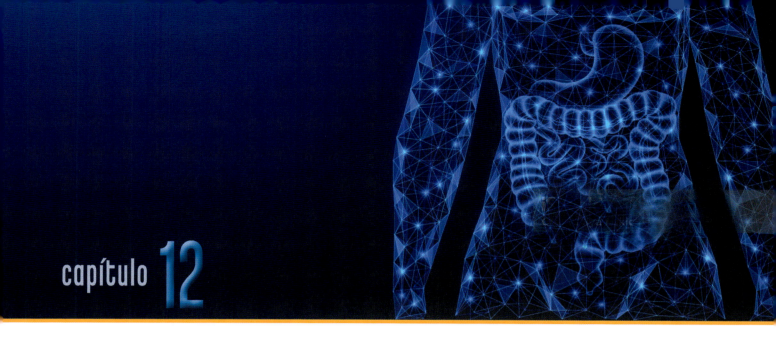

capítulo 12
Lesões Pré-neoplásicas Gástricas

ERIKA YUKI YVAMOTO ▶ DANIEL MACHADO BAPTISTA

INTRODUÇÃO

O câncer gástrico é o quinto mais comum e a terceira causa de morte por câncer em todo o mundo, com incidência anual de cerca de 1.000.000 de casos e 784.000 mortes globalmente em 2018. Os locais com alta incidência e mortalidade compreendem o Leste Asiático, a Europa Oriental e a América do Sul. A incidência é duas vezes maior em homens do que em mulheres.

O adenocarcinoma gástrico do tipo intestinal é o principal tipo prevenível, embora existam outros tipos histológicos, como o adenocarcinoma do tipo difuso, o linfoma do tecido linfoide associado à mucosa (MALT, em inglês) ou o linfoma não MALT, o tumor estromal gastrointestinal (GIST, em inglês), o tumor neuroendócrino, o carcinoma de células escamosas, entre outros tipos mais raros. Além disso, o câncer gástrico do cárdia possui fatores de risco semelhantes ao adenocarcinoma de esôfago distal, como a doença do refluxo gastroesofágico e o esôfago de Barrett.

Fatores de risco para o câncer gástrico incluem infecção pela bactéria *Helicobacter pylori*, idade avançada, ingestão elevada de sal e dietas com baixo teor de frutas e vegetais. Algumas alterações indicam maior risco de progressão para o adenocarcinoma gástrico e merecem maior atenção, como a gastrite atrófica, a metaplasia intestinal (MI) e a displasia, as quais serão o foco deste capítulo.

FATORES DE RISCO

A infecção por *H. pylori* é o fator de risco mais bem descrito para câncer gástrico. Infecção crônica da mucosa leva a uma progressão gradual de gastrite crônica para atrófica, com surgimento de MI e risco de displasia e, finalmente, adenocarcinoma. Além disso, o uso crônico de inibidores de bomba de prótons, com hipergastrinemia secundária, é debatido como fator de risco, especialmente em estudos em populações asiáticas, porém, ainda sem evidência científica significativa para recomendar sua suspensão. Na **Tabela 12.1** são citados os principais fatores de risco para o câncer gástrico.

FISIOPATOLOGIA

O modelo de múltiplos estágios do adenocarcinoma gástrico, a cascata de Pelayo Correa, sugere que

TABELA 12.1 Fatores de risco para câncer gástrico.	
• Infecção crônica pelo *H. pylori* • Idade avançada (> 40 anos segundo o IV Consenso Brasileiro de *H. pylori*) • Alto consumo de sal e embutidos (carcinógenos nitrogenados) • Dieta pobre em frutas e vegetais	• Baixo nível socioeconômico • Consumo de álcool e tabagismo • Predisposição familiar (10% dos casos) • Gastrite atrófica autoimune e anemia perniciosa • Cirurgia gástrica prévia • Câncer gástrico prévio

uma combinação de fatores genéticos e respostas do hospedeiro, a genômica do *H. pylori*, com modulação por fatores dietéticos e ambientais, predispõe à inflamação precoce da mucosa gástrica. A inflamação crônica pode gerar atrofia gástrica, MI, displasia e adenocarcinoma, demonstrado nas **Figuras 12.1** e **12.2**.

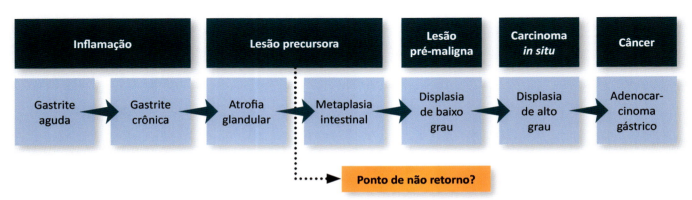

Figura 12.1 Cascata de Pelayo Correa.

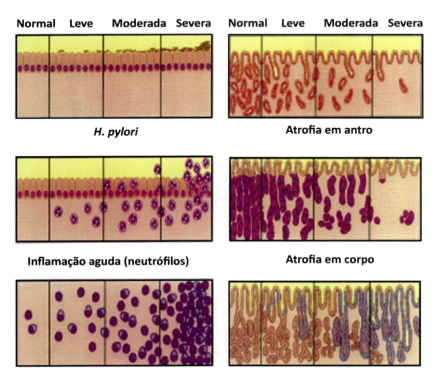

Figura 12.2 Representação esquemática de mudanças histológicas da mucosa gástrica.

LESÕES PRÉ-NEOPLÁSICAS GÁSTRICAS

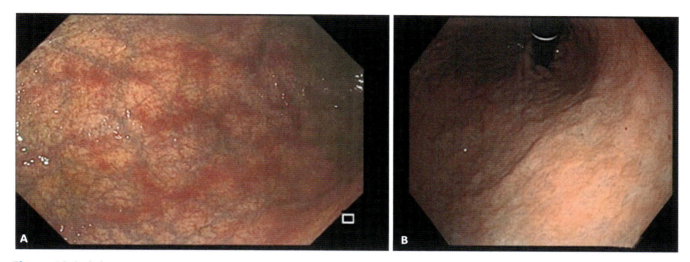

Figura 12.3 **(A)** Corpo gástrico distal com mucosa adelgaçada e fácil visualização de vasos submucosos com ausência de pregas gástricas. **(B)** Corpo proximal e fundo gástrico visto em retrovisão com mucosa atrófica.

Lesões gástricas precursoras

Gastrite atrófica crônica

Forma de gastrite na qual ocorre a perda de tecido glandular nativo especializado do estômago, a chamada mucosa oxíntica. Endoscopicamente, nota-se diminuição ou ausência de pregas gástricas e adelgaçamento da mucosa, que se torna pálida, facilitando a visualização dos vasos submucosos, conforme a **Figura 12.3**. A linha demarcatória ou borda atrófica é um achado clássico da atrofia causada pela infecção pelo *H. pylori*, que se inicia no antro e se estende para o corpo pela pequena curvatura. A incidência anual de progressão da gastrite atrófica para o câncer gástrico varia de 0,1 a 0,8%. Os fatores de risco associados incluem:

- Hipocloridria: predispõe ao supercrescimento de bactérias produtoras de compostos N-nitrosos e menor produção de ácido ascórbico no lúmen gástrico;
- Hipergastrinemia: estímulo hipertrófico das células da mucosa gástrica;
- Duração da doença e idade superior a 40 anos;
- Extensão e gravidade da atrofia, graduado pelo sistema OLGA, descrito a seguir;
- Gastrite atrófica autoimune e anemia perniciosa.

Há dois tipos principais de gastrite atrófica, a autoimune metaplásica (tipo A) e a ambiental multifocal (tipo B), como descritas na **Tabela 12.2**.

Metaplasia intestinal

De acordo com a definição estabelecida pelo *Internacional Houston Workshop* sobre histologia das gastrites, a MI é a substituição das células foveolares e/ou glandulares do estômago por epitélio intestinal após inflamação crônica da mucosa, por uma resposta adaptativa a dano ou lesão crônica. Dependendo do grau de diferenciação e maturação das glândulas metaplásicas, pode ser classificada de acordo com características morfológicas, bioquímicas e enzimáticas. É dividida em completa (tipo I) ou incompleta (tipo II ou tipo III). Ambas possuem células caliciformes redondas ou em forma de barril e secretam mucinas ácidas. Endoscopicamente, apresenta-se como placas planas ou levemente elevadas, branco-acizentadas, opalescentes, esparsas ou agrupadas, principalmente no antro, conforme visualizado na **Figura 12.4a** e **12.4b**. Na **Tabela 12.3** seguir são caracterizados os subtipos de MI.

Lesão gástrica pré-neoplásica

Displasia

A displasia representa um precursor direto do adenocarcinoma, sendo uma lesão definida por características citológicas e estruturais confinadas à membrana basal (estagiada como carcinoma *in situ* de acordo com a classificação do *American Joint Committee on Cancer*). De acordo com a Organização

TABELA 12.2 Características das gastrites atróficas.		
Tipos	**Gastrite atrófica autoimune metaplásica (tipo A)**	**Gastrite atrófica ambiental multifocal (tipo B)**
Definição	Doença inflamatória crônica imunomediada, caracterizada pela destruição de células parietais gástricas no fundo e corpo do estômago com substituição por mucosa atrófica e metaplásica, reduzindo a produção de ácido e fator intrínseco.	A gastrite por *H. pylori* geralmente começa como uma gastrite antral difusa, que subsequentemente se espalha para o corpo gástrico se não for tratada. As alterações da gastrite crônica ativa podem resultar em MI e atrofia.
Achados clínicos	• Inicialmente silenciosa, se torna sintomática anos depois, quando a atrofia leva à anemia perniciosa por deficiência de vitamina B12 ou à anemia ferropriva, geralmente seu achado mais precoce. • A hipocloridria pode causar supercrescimento bacteriano do intestino delgado. • A deficiência da vitamina B12 pode causar alterações neurológicas ou cognitivas. • Pode estar associada com outras doenças autoimunes.	Os pacientes são assintomáticos ou desenvolvem dispepsia. A infecção crônica pelo *H. pylori* pode causar dor abdominal devido à dispepsia associada ao *H. pylori* ou à doença ulcerosa péptica.
Alterações laboratoriais	• Hipergastrinemia. • Deficiência de vitamina B12. • Queda do pepsinogênio I e pepsinogênio II normal (relação pepsinogênio I/II < 3). • Anemia ferropriva devido à absorção prejudicada de ferro causada por acloridria. • Anemia megaloblástica na doença avançada causada por deficiência grave de cobalamina devido à perda de células parietais produtoras de fator intrínseco.	Anemia devido à absorção prejudicada de ferro e vitamina B12 causada por acloridria. Púrpura trombocitopênica idiopática pode melhorar após erradicação do *H. pylori*.
Lesão pré-maligna	• Aumento de 13 vezes o risco de tumor neuroendócrino gástrico do tipo 1. • Aumento de 3 vezes o risco de adenocarcinoma gástrico.	Adenocarcinoma gástrico do tipo intestinal. Linfoma do tecido linfoide associado à mucosa (MALT).

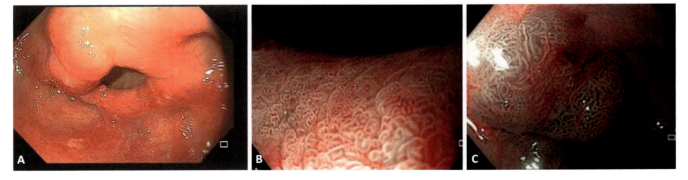

Figura 12.4 **(A)** Antro gástrico com áreas de MI; **(B)** Área de MI visualizada com cromoscopia virtual com *NBI* (*Narrow Band Imaging*); **(C)** Displasia de alto grau com vasos e glândulas irregulares sob avaliação com cromoscopia do *NBI*.

LESÕES PRÉ-NEOPLÁSICAS GÁSTRICAS

TABELA 12.3 Subtipos de metaplasia intestinal.		
Completa	Tipo I	As células colunares são enterócitos absortivos com borda em escova bem desenvolvida. Células caliciformes secretam principalmente sialomucinas. Há células de Paneth.
Incompleta	Tipo II	As células colunares têm borda em escova rudimentar, secretam uma mistura de mucinas neutras e, em menor quantidade, sialomucinas. Não há células de Paneth.
	Tipo III	As células colunares secretam sulfomucinas. Apresentam mais atipias celulares, sendo considerada uma lesão displásica por alguns autores. Parece ter maior associação com adenocarcinoma gástrico.

Mundial da Saúde (OMS), a displasia epitelial gástrica (também conhecida como neoplasia intraepitelial glandular) é classificada em graus:

Displasia de baixo grau apresenta desorganização estrutural mínima, os núcleos geralmente mantêm uma orientação basal e apresentam nenhuma ou limitada perda de polaridade.

Displasia de alto grau apresenta desorganização estrutural mais pronunciada e atipia citológica proeminente, com células neoplásicas cuboidais, relação entre núcleo e citoplasma elevada, perda da polaridade dos núcleos e numerosas mitoses.

Neoplasia intraepitelial, é utilizada para os casos cujo diagnóstico definitivo de displasia não pode ser estabelecido com certeza. Pode ser usado se a amostra submetida à avaliação for subótima ou quando um infiltrado inflamatório limita a avaliação morfológica.

A displasia se apresenta endoscopicamente como uma lesão plana, polipoide **(Figura 12.4c)** ou deprimida. Em pacientes com displasia, na ausência de uma lesão endoscopicamente definida, a reavaliação endoscópica de alta qualidade imediata com cromoscopia (virtual ou com corante) é recomendada. Se nenhuma lesão for detectada nessa endoscopia de alta qualidade, biópsias para estadiamento de gastrite (se não realizado anteriormente) e vigilância endoscópica dentro de 6 meses (se displasia de alto grau) a 12 meses (se displasia de baixo grau) são recomendadas.

DIAGNÓSTICO

A avaliação sistemática de pacientes de alto risco pode ser importante arma na prevenção do câncer gástrico. Assim, surge a necessidade de estadiar corretamente as gastrites observadas pela adoção dos sistemas *Operative Link for Gastritis Assessment* (OLGA) **(Figura 12.5)**, que analisa atrofia, e/ou *Operative Link on Gastritis Assessment based on Intestinal Metaplasia* (OLGIM) **(Figura 12.6)**, que analisa MI. A cromoscopia

Escore de Atrofia		Corpo			
		Escore 0 sem atrofia	Escore 1 atrofia leve	Escore 2 atrofia moderada	Escore 3 atrofia severa
Antro	Escore 0 sem atrofia	Estágio 0	Estágio I	Estágio II	Estágio II
	Escore 1 atrofia leve	Estágio I	Estágio I	Estágio II	Estágio III
	Escore 2 atrofia moderada	Estágio II	Estágio II	Estágio III	Estágio IV
	Escore 3 atrofia severa	Estágio III	Estágio III	Estágio IV	Estágio IV

Figura 12.5 OLGA.

Fonte: Modificada de Rugge M. *et al.*

Escore de Metaplasia Intestinal		Corpo			
		Escore 0 MI ausente	Escore 1 MI leve	Escore 2 MI moderada	Escore 3 MI severa
Antro	Escore 0 MI ausente	Estágio 0	Estágio I	Estágio II	Estágio II
	Escore 1 MI leve	Estágio I	Estágio I	Estágio II	Estágio III
	Escore 2 MI moderada	Estágio II	Estágio II	Estágio III	Estágio IV
	Escore 3 MI severa	Estágio III	Estágio III	Estágio IV	Estágio IV

Figura 12.6 OLGIM.

Fonte: Capelle LG, *et al.*, 2010.

virtual pode guiar biópsias para estadiamento de alterações atróficas e metaplásicas, sendo melhor do que a endoscopia de luz branca de alta definição. As biópsias devem ser retiradas de pelo menos duas topografias (antro e corpo) e rotuladas em dois frascos separados. Estágios avançados de atrofia gástrica são definidos como atrofia ou MI moderada a severa, afetando tanto o antro quanto o corpo ou OLGA/OLGIM estágio III--IV. Esses pacientes são considerados de alto risco e, além da indicação de erradicar o *H. pylori*, deverão ser acompanhados com endoscopias periódicas.

SEGUIMENTO E TRATAMENTO

O risco de câncer gástrico é heterogêneo no mundo. Assim, em regiões de risco intermediário a alto, como Japão, Coreia e China, a identificação e vigilância de pacientes com condições gástricas pré-cancerosas é custo-efetiva, com redução em torno de 30% no câncer associado ao *H. pylori*. Essa realidade não é transponível para o Brasil, que não possui programas nacionais de rastreamento de câncer gástrico, devendo a avaliação ser feita de maneira individual. O **Fluxograma 12.1** apresenta um fluxograma em que são relacionados os achados endoscópicos e as respectivas recomendações de acompanhamento da gastrite atrófica, MI e displasia gástrica, conforme o último consenso europeu *Management of epithelial precancerous conditions and lesions in the stomach* (MAPS II).

A avaliação da história familiar de câncer é importante para determinar o risco de câncer e deve incluir uma história de câncer em parentes de primeiro e segundo graus. No entanto, as síndromes de câncer gástrico hereditário são responsáveis por aproximadamente 1 a 3% dos casos e incluem três subgrupos principais: câncer gástrico difuso hereditário, câncer gástrico intestinal familiar e outras síndromes associadas a um risco aumentado de adenocarcinoma gástrico, como síndrome de Lynch, síndrome de Cowden, síndrome de Peutz--Jegher, polipose adenomatosa familiar.

Tratamento do *H. pylori*

As medidas gerais para diminuir o risco de câncer gástrico incluem cessação do tabagismo, moderação da ingestão de álcool e erradicação do *H. pylori*. A erradicação do *H. pylori* parece reverter as alterações histológicas na maioria dos pacientes com gastrite não atrófica crônica e em muitos pacientes com gastrite atrófica multifocal, mas é menos conclusiva para aqueles com MI. Embora a terapia de erradicação não reverta a metaplasia (ponto de não retorno), pode retardar a progressão para câncer gástrico. A infecção persistente e/ou reinfecção parece afetar o risco de progressão. Conforme o MAPS II, é recomendada a erradicação do *H. pylori* em todos os casos, especialmente nos seguintes:

- Gastrite crônica não atrófica: pode impedir o surgimento de gastrite atrófica e reduzir o risco de câncer gástrico;
- Gastrite crônica atrófica: pode levar à regressão da atrofia, especialmente se apenas no antro;

LESÕES PRÉ-NEOPLÁSICAS GÁSTRICAS

- MI e adenocarcinoma após terapia endoscópica: a erradicação de *H. pylori* não parece reduzir significativamente o risco de câncer gástrico, pelo menos em curto prazo, mas reduz a inflamação e atrofia e, portanto, deve ser recomendada.

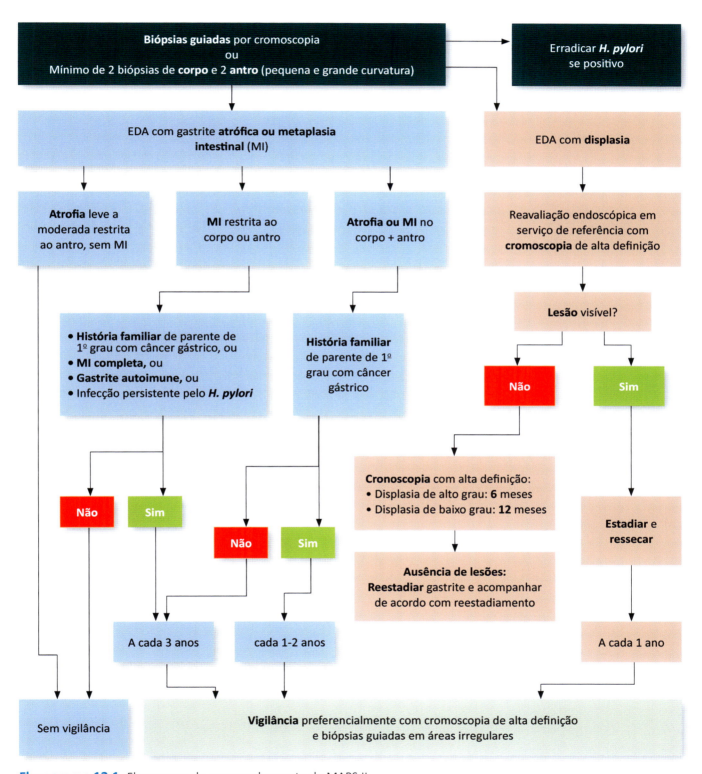

Fluxograma 12.1 Fluxograma de acompanhamento do MAPS II.

PONTOS-CHAVE

- O câncer gástrico é o quinto câncer mais comum, sendo o adenocarcinoma gástrico do tipo intestinal o principal subtipo prevenível.

- Fatores de risco para o câncer gástrico incluem infecção pela bactéria *Helicobacter pylori*, idade acima dos 40 anos, ingestão elevada de sal, consumo de álcool, tabagismo, gastrite atrófica autoimune, cirurgia gástrica prévia, câncer gástrico prévio, entre outros.

- O desenvolvimento do adenocarcinoma gástrico, conforme a cascata de Pelayo Correa, ocorre a partir da inflamação crônica da mucosa, evoluindo para gastrite atrófica, MI (ponto de não retorno), displasia de baixo e alto grau.

- Gastrite atrófica é dividida em autoimune metaplásica (tipo A) e ambiental multifocal (tipo B).

- MI é dividida em completa (possui células especializadas intestinais bem desenvolvidas) e incompleta (uma transição entre células gástricas e intestinais). Outra classificação menos utilizada é conforme o tipo de mucina secretada, dividindo-se em tipo I, II ou III.

- Displasia é dividida em baixo grau, alto grau e neoplasia intraepitelial.

- Acompanhamento de lesões pré-neoplásicas dependem do subtipo e da extensão do acometimento gástrico, avaliado no OLGA/OLGIM, da história familiar, da presença do *H. pylori* e se há lesão visível (fluxograma do MAPS II apresentado na **Fluxograma 12.1**).

- Tratamento do *H. pylori* pode retardar a progressão para câncer gástrico, sendo indicada o tratamento em todos os casos, principalmente em pacientes com fatores de risco para o adenocarcinoma.

LEITURA SUGERIDA

1. Smyth EC, Nilsson M, Grabsch HI, et al. Gastric cancer. Lancet. 2020;396(10251):635-48.
2. Dixon MF, Genta RM, Yardley JH, et al. Classification and grading of gastritis. The uptodated Sydney system. International Workshop on the histopathology of gastritis, Houston 1994. Am J Surg Pathol. 1996;20(10):1161-81.
3. Nehme F, Rowe K, Palko W, et al. Autoimmune metaplastic atrophic gastritis and association with neuroendocrine tumors of the stomach. Clin J Gastroenterol. 2020;13(3):299-307. doi: 10.1007/s12328-019-01074-7. Epub 2019 Nov 28. PMID: 31782113.
4. Kokkola A, Sjoblom SM, Haapiainen R, et al. The risk of gastric carcinoma and carcinoid tumours in patients with pernicious anaemia. A prospective follow-up study. Scand J Gastroenterol. 1998;33:88-92.
5. Correa P, Cuello C, Duque E, et al. Gastric cancer in Colombia. III. Natural history of precursor lesions. J Natl Cancer Inst. 1976;57(5):1027-35.
6. Kushima R, Lauwers GY, Rugge M. Gastric Dysplasia. In: WHO classification of tumours editorial board: digestive system tumours. 5th Ed. Lyon: International Agency for Research on Cancer. 2019: 71-5.
7. Capelle LG, de Vries AC, Haringsma J, et al. The staging of gastritis with the OLGA system by using intestinal metaplasia as an accurate alternative for atrophic gastritis. Gastrointest Endosc. 2010;71(7):1150-8. doi: 10.1016/j.gie.2009.12.029. Epub 2010 Apr 9. PMID: 20381801.
8. Pimentel-Nunes P, Libânio D, Marcos-Pinto R, et al. Management of epithelial precancerous conditions and lesions in the stomach (MAPS II): European Society of Gastrointestinal Endoscopy (ESGE), European Helicobacter and Microbiota Study Group (EHMSG), European Society of Pathology (ESP), and Sociedade Portuguesa de Endoscopia Digestiva (SPED) guideline update 2019. Endoscopy. 2019;51(4):365-88.
9. Smyth EC, Nilsson M, Grabsch HI, et al. Gastric cancer. Lancet. 2020;396(10251):635-48.
10. Rugge M, Meggio A, Pennelli G, Piscioli F, Giacomelli L, De Pretis G, Graham DY. Gastritis staging in clinical practice: the OLGA staging system. Gut. 2007 May;56(5):631-6.
11. Capelle LG, de Vries AC, Haringsma J, Ter Borg F, de Vries RA, Bruno MJ, van Dekken H, Meijer J, van Grieken NC, Kuipers EJ. The staging of gastritis with the OLGA system by using intestinal metaplasia as an accurate alternative for atrophic gastritis. Gastrointest Endosc. 2010 Jun;71(7):1150-8.

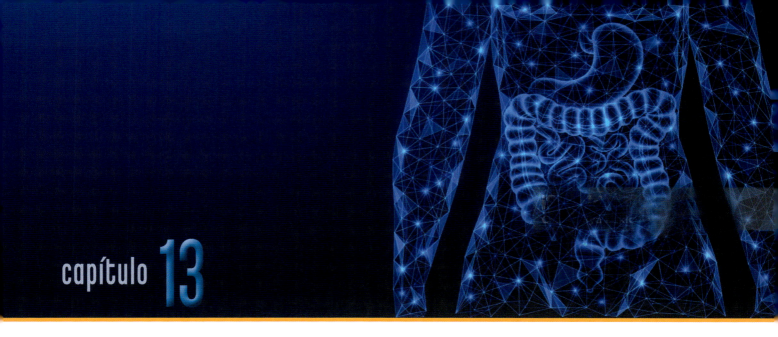

capítulo 13

Diarreia Aguda

LUCIANE REIS MILANI ▶ OLIVIA DUARTE DE CASTRO ALVES

INTRODUÇÃO

A palavra diarreia deriva do grego (*diárrhoia*, "fluir, escorrer através"). É definida como alteração do hábito intestinal, caracterizada pelo aumento da frequência de evacuações (pelo menos 3 vezes em 24 horas) e/ou na modificação da consistência das fezes (geralmente para uma consistência menor que a habitual). Há uma definição alternativa que estabelece a diarreia como a quantidade de fezes maior que 250 gramas em 24 horas associada a aumento da frequência das evacuações.

Quanto à duração, ela pode ser classificada em aguda (menor que 14 dias), persistente (14 a 30 dias) ou crônica (duração maior que 30 dias).

A etiologia mais comum das diarreias agudas é a infecciosa, e a maioria delas é causada por agentes virais. Dentre esses agentes, destaca-se o norovírus, o qual comumente está associado a surtos em creches e em instituições de saúde, podendo causar quadros graves de desidratação em crianças menores de 2 anos e em idosos. O rotavírus, por sua vez, é um agente viral cuja incidência vem reduzindo gradativamente devido a vacinação, porém pode provocar quadros de maior gravidade nas faixas etárias citadas. No contexto de imunossupressão, o citomegalovírus (CMV) aparece como uma importante causa de diarreia com características inflamatórias.

As diarreias agudas também podem ser causadas por bactérias ou por toxinas produzidas por esses patógenos (*Staphylococcus aureus, Bacillus cereus, Clostridium perfringens*). Dentre os agentes bacterianos, alguns como *Salmonella, Shigella, Yersinia e Clostridioides difficile* podem ocasionar um quadro de diarreia inflamatória (fezes com sangue e muco, além de quadro sistêmico proeminente com febre), mimetizando até mesmo apendicite aguda. Outra infecção bacteriana importante é a causada por *Campylobacter jejuni*. Habitualmente, a infecção tem curso benigno e autolimitado, porém, em alguns casos, pode complicar com a síndrome de Guillain-Barré. Outro agente bacteriano de destaque é a *E. coli*, com diversas cepas, cujo quadro clínico varia desde diarreia aquosa (cepa enteropatogênica e enterotoxigênica, essa última é a principal causa da "diarreia do viajante") até inflamatória, com risco de complicação com síndrome hemolítico-urêmica (*E. coli* produtora de toxina shiga – STEC -, previamente chamada de entero-hemorrágica). Por fim, embora com prevalência reduzida, há a infecção por *Vibrio cholerae,* cuja diarreia aquosa e profusa pode levar à desidratação severa e ainda se faz presente na forma de surtos em localidades sem saneamento básico adequado.

Os protozoários também podem ser causa de diarreia aguda. Nesse grupo, merece destaque o *Cryptosporidium hominis* e *C. parvum* (causam diarreia aquosa de curso autolimitado, ainda que potencialmente grave em imunossuprimidos), *Giardia lamblia* (quadro clínico pode ter curso subagudo e cursar com síndrome disabsortiva) e *Entamoeba histolytica* (também pode mimetizar apendicite).

A diarreia associada a antibióticos é aquela que ocorre durante o uso ou em até 8 a 12 semanas da terapia. Um terço dos casos é causado pela infecção por *Clostridioides difficile,* sobretudo em instituições de saúde. No entanto, a incidência de colite pseudomembranosa vem crescendo também em cenários comunitários. Os antibióticos mais associados com essa afecção são clindamicina, penicilinas de amplo espectro, cefalosporinas e fluoroquinolonas. Esse microrganismo produz toxinas (A, B e binária) que promovem infiltração neutrofílica e aumento de citocinas pró-inflamatórias na mucosa colônica, resultando em um quadro clínico de espectro amplo (desde diarreia aguda leve até megacólon tóxico). São critérios para colite pseudomembranosa severa, considerados como fatores preditores de má evolução, leucocitose $\geq$ 15.000 céls./mm^3 ou creatinina > 1,5 mg/dL, no momento da admissão. Considera-se colite fulminante, os pacientes com colite pseudomembranosa severa associada à hipotensão ou choque, íleo ou megacólon.

EPIDEMIOLOGIA

Trata-se de uma patologia bastante prevalente e de grande importância em termos de saúde pública, com mortalidade elevada na faixa etária pediátrica, especialmente em menores de 5 anos de idade em países em desenvolvimento. A diarreia de origem infecciosa pode acontecer em surtos, e isso reflete os hábitos de higiene de uma determinada população, assim como a qualidade de saneamento desse local. Embora a maioria dos quadros seja autolimitado, gera prejuízo à qualidade de vida e absenteísmo laboral.

DIAGNÓSTICO
Anamnese e exame físico

Ao nos depararmos com um paciente com diarreia aguda, é importante questionar: número de evacuações diárias, duração do quadro, horário dos sintomas, além de presença de sangue, de muco e de restos alimentares. Deve-se também identificar sintomas associados, como dor abdominal, náuseas, vômitos e febre. No exame físico, deve-se atentar para sinais vitais, turgor, perfusão periférica, bem como para o exame abdominal, buscando sinais de gravidade, como peritonismo.

É necessário saber informações sobre antecedentes patológicos que venham a conferir maior risco de complicações, como imunossupressão. Ademais, deve-se questionar sobre introdução recente de medicações que possam ter efeito laxativo ou estar implicadas com o surgimento de colite medicamentosa, como anti-inflamatórios não esteroidais, quimioterápicos e imunomoduladores. A permanência em instituições de saúde e o uso de antibioticoterapia prévia (nos últimos 2 meses) também devem ser considerados, sobretudo na suspeita de infecção por *Clostridioides difficile*. A história epidemiológica é de suma importância, portanto deve-se questionar sobre alimentos considerados de risco consumidos recentemente, viagens, contato com outros indivíduos doentes e atividade laboral.

Exames complementares

Uma grande parte dos pacientes com queixa de diarreia aguda não necessitará de investigação adicional, uma vez que a maioria dos quadros é autolimitada. Em pacientes com sinais de gravidade, deve-se solicitar exames laboratoriais, como hemograma, função renal, eletrólitos, proteína C reativa (PCR) e função hepática com intuito de avaliar outras disfunções orgânicas secundárias.

Na suspeita de etiologia infecciosa, sobretudo no contexto de quadro diarreico com mais de 7 dias de duração, de disenteria e de doença moderada-severa, deve-se solicitar exames de propedêutica fecal (cultura, microscopia, antígenos fecais). Entretanto,

DIARREIA AGUDA

ressalta-se que a sensibilidade das culturas é muito baixa e que não se deve aguardar seu resultado para iniciar tratamento. Atualmente, alguns centros já dispõem do painel molecular para detecção de infecções gastrointestinais, método diagnóstico com tempo de análise rápida (aproximadamente 70 minutos), pesquisa simultânea de vários patógenos (bactérias, vírus e parasitas) e boa sensibilidade e especificidade na detecção do agente causal, podendo ser utilizado para fundamentar a indicação ou não da terapia antimicrobiana ou antiparasitária, evitando-se assim o uso desnecessário de antibióticos. No entanto, é um método baseado na amplificação de ácidos nucleicos e pode identificar material genético de patógenos não viáveis ou até mesmo apenas de colonização. Seu resultado deve ser interpretado de forma crítica e correlacionado com achados clínicos. Além disso, uma vez que não permite verificação de perfil de sensibilidade a antimicrobianos, em caso de positividade para bactérias, recomenda-se complementação com cultura.

Na suspeita de infecção por *Clostridioides difficile*, recomenda-se iniciar a investigação com testes com alta sensibilidade, como a dosagem por imunoensaio da enzima glutamato desidrogenase (GDH) ou o teste de amplificação de ácido nucleico (NAAT) por método de PCR (*polimerase chain reaction*). Os testes negativos descartam a infecção pelo *Clostridioides.* O teste GDH positivo deve ser confirmado com teste mais específico, como enzimaimunoensaio para toxinas A e B (confirmação das cepas toxigênicas). Os dois testes positivos confirmam a infecção. Testes discordantes, GDH positivo com toxinas A e B negativas, podem sugerir colonização por cepas não toxigênicas ou baixos níveis de toxinas não detectáveis pelo método. Caso o primeiro exame tenha sido o GDH, considerar solicitar NAAT para confirmação da infecção. No entanto, como nenhum teste é absoluto, a decisão do tratamento nesses casos dependerá do quadro clínico e do grau de suspeição da infecção.

Métodos de imagem abdominal, como ultrassonografia e até mesmo tomografia computadorizada de abdome devem ser reservados para casos em que haja suspeita de complicações, como perfuração e megacólon tóxico. Angiotomografia é útil na suspeita de colite isquêmica.

TRATAMENTO

A maioria dos quadros diarreicos agudos é autolimitada, portanto sem necessidade de tratamento específico. No entanto, deve-se oferecer suporte volêmico e sintomático em todos os casos (Fluxograma 13.1; Quadros 13.1 e 13.2).

Soluções de reidratação oral

Baseiam-se na integridade observada na maioria dos casos diarreicos do cotransportador sódio/glicose. A terapia de reidratação oral pode ser feita por meio de produtos comuns, como água mineral, água de coco, chás, sucos, bebidas esportivas e caldos ou por meio de soluções como soro de reidratação oral (SRO). A via de hidratação oral é preferida em relação à parenteral, sendo esta reservada para pacientes com impossibilidade de ingestão ou em estado de desidratação severa ou instabilidade hemodinâmica.

Prebióticos/probióticos ou simbióticos

Não há dados suficientes para a recomendação de prébióticos, probióticos ou simbióticos no tratamento da diarreia aguda em adultos. Apesar dos potenciais benefícios de imunorregulação e restabelecimento da eubiose, estudos não demonstraram benefícios claros em quadros diarreicos fora do contexto de diarreia associada ao uso de antibióticos.

Antibióticos

Não são recomendados de rotina, pois a maioria das infecções é viral. Seu uso é reservado para casos de pacientes severamente enfermos ou com sintomas que persistem por mais de 1 semana, que apresentam febre, ou desidratação, para casos de imunodeficiência de base, idade avançada ou comorbidades significativas.

A antibioticoterapia geralmente é empregada de forma empírica com quinolonas ou macrolídeos. É válido ressaltar que o uso de antimicrobianos deve ser feito de forma cautelosa, pois pode trazer efeitos indesejáveis, como infecções secundárias por *Clostridioides difficile*, supercrescimento fúngico e, nos casos de infecção por *E. coli* produtora de toxina *Shiga-like* (STEC), poderia induzir a síndrome hemolítico-urêmica (SHU) e, até mesmo, megacólon tóxico. Além disso, nos casos de infecção por *Salmonella*, poderia aumentar o tempo da excreção bacteriana.

O tratamento da colite pseudomembranosa dependerá da severidade da apresentação clínica. Em casos leves ou primoinfecção em pacientes jovens e

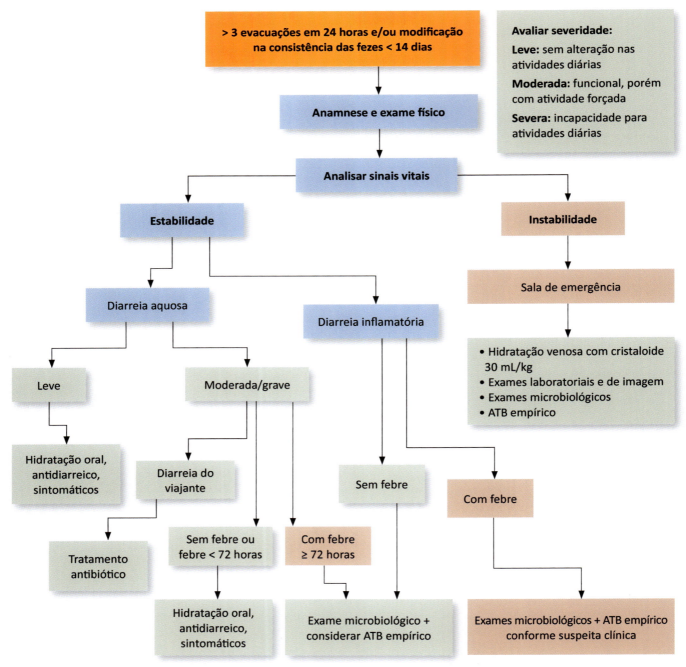

Fluxograma 13.1 Conduta no diagnóstico e terapêutica da diarreia aguda em adultos.
ATB: antibióticos.
Fonte: Adaptada de Riddle et al., 2016.

sem comorbidades, o metronidazol poderá ser considerado na posologia de 500 mg, via oral, 8/8 horas, por 10 dias. A vancomicina por via oral (125 mg a cada 6 horas) ou fidaxomicina 200 mg, 2x/dia, via oral, por 10 dias são opções para o tratamento da colite pseudomembranosa leve a severa. Nos casos de colite fulminante, indica-se o tratamento inicial com dose mais elevada de vancomicina (500 mg de 6/6 horas por 48-72 horas) e, para aqueles que apresentam boa resposta, pode-se transicionar para dose de 125 mg, 6/6 horas, por 10 dias. Naqueles que não apresentam uma resposta favorável, outros tratamentos devem

DIARREIA AGUDA

QUADRO 13.1 Medicações utilizadas no tratamento da diarreia aguda.

Classe da droga	Medicação	Posologia	Efeitos adversos
Antimicrobiano	Ciprofloxacino	500 mg 12/12 h VO ou 400 mg 12/12 h IV, por 3 a 5 dias	
	Azitromicina	500 mg VO ou IV 24/24 h, por 3 a 5 dias	
	Metronidazol	500 mg VO 8/8h, por 10 a 14 dias	
Antidiarreico	Loperamida	Inicial: 4 mg VO + 2 mg após cada evacuação (máximo 16 mg/dia)	Constipação, megacólon tóxico (cuidado nas diarreias inflamatórias)
	Difenoxilato + atropina	5 mg VO 6/6 h (máximo 20 mg/dia)	Tontura, constipação, taquicardia.
	Racecadotrila	100 mg VO 8/8 h (máximo 400 mg/dia)	
Sintomáticos	Metoclopramida	10 mg VO ou IV até 6/6 h	Reações motoras extrapiramidais, como tremor, distonia, acatisia; bloqueio atrioventricular.
	Ondansetrona	4-8 mg VO ou IV 8/8 h	Constipação, cefaleia.
	Hioscina + dipirona	10-20 mg/dia (máximo 60 mg/dia)	Tontura, xerostomia, midríase

VO: via oral; IV: intravenoso.

QUADRO 13.2 Principais patógenos da diarreia aguda e tratamento.

Patógeno	Transmissão	Anamnese	Tratamento	Complicações
Campylobacter spp.	Água contaminada, aves, leite não pasteurizado	Diarreia aquosa, ocasionalmente com sangue e muco, associada a dor abdominal	Ciprofloxacino ou azitromicina por 3-5 dias	Síndrome de Guillain-Barré, artrite reativa, bacteremia e sepse.
Salmonella spp.	Ovos, frango, animais de estimação.	Dor abdominal, náuseas, febre, vômitos, diarreia aquosa, por vezes sanguinolenta.	Ciprofloxacino ou azitromicina por 7-10 dias em imunocompetentes ou 14 dias em imunossuprimidos	Bacteremia, sepse. Artrite reativa.
E. coli	Carnes, massas, saladas, água contaminados. Comum a ocorrência de surtos.	STEC: diarreia sanguinolenta, dor abdominal, vômitos. Febre não é um sintoma comum. Enteropatogênica: diarreia aquosa	Ciprofloxacino ou azitromicina por 3 dias	Uso de antibióticos na *E. coli* STEC pode precipitar síndrome hemolítico-urêmica - SHU (anemia, trombocitopenia e lesão renal aguda).

Continua ▶

Capítulo 13

103

MANUAL DE GASTROENTEROLOGIA E HEPATOLOGIA DO HCFMUSP

QUADRO 13.2 (Cont.) Principais patógenos da diarreia aguda e tratamento.

Patógeno	Transmissão	Anamnese	Tratamento	Complicações
Shigella spp.	Alimentos contaminados, água contaminada, sexo. Comum a ocorrência de surtos.	Diarreia aquosa ou sanguinolenta, dor abdominal, vômitos, febre.	Ciprofloxacino ou azitromicina por 3-5 dias	Pseudoapendicite. Bacteremia e sepse. Prolapso retal, megacólon tóxico. Causa de osteomielite em pacientes falciformes. Artrite reativa.
Y. enterocolitica	Carne contaminada, leite não pasteurizado	Diarreia sanguinolenta, náuseas, vômitos	Ciprofloxacino por 5 dias	Pseudoapendicite, bacteremia e sepse. Artrite reativa.
Vibrio cholerae	Água contaminada	Diarreia aquosa profusa, vômitos.	Ciprofloxacino por 3 dias ou azitromicina 1 g dose única	Choque hipovolêmico.
Clostridioides difficile	Água e alimentos contaminados, transmissão por esporos	Quadro variável desde diarreia aquosa leve até severa, com sangue e muco, megacólon e pseudomembranas	Vancomicina, fidaxomicina, metronidazol.	Megacólon tóxico, perfuração intestinal.
C. perfringens	Carne contaminada, frutos do mar contaminados	Diarreia e cólicas com média de 11 horas pós exposição	Suporte	
Bacillus cereus	Arroz, carne contaminada	Vômitos e diarreia cerca de 5 horas pós exposição	Suporte	
Staphylococcus aureus	Alimentos contaminados, clássico: maionese.	Vômitos e diarreia cerca de 4 horas pós exposição.	Suporte	
Norovírus, astrovírus, rotavírus, adenovírus	Água e alimentos contaminados	Diarreia aquosa, náuseas, vômitos, raramente febre	Suporte	
Citomegalovírus	Água e alimentos contaminados	Em indivíduos imunocomprometidos, diarreia profusa, ou sanguinolenta com muco.	Ganciclovir, 5 mg/kg IV 12/12 h por 14 dias/ Valganciclovir 900 mg 12/12 h VO por 21 dias	Megacólon tóxico em imunossuprimidos.
Cryptosporidium parvum	Água contaminada	Diarreia aquosa, náuseas, vômitos, raramente febre	Nitazoxanida VO 500 mg 12/12 h por 3 a 14 dias. Se portador de HIV: terapia antirretroviral pode ser eficaz	

Continua ▶

DIARREIA AGUDA

QUADRO 13.2 (Cont.) Principais patógenos da diarreia aguda e tratamento.				
Patógeno	Transmissão	Anamnese	Tratamento	Complicações
Entamoeba histolytica	Água e alimentos contaminados	Quadro que varia desde uma diarreia aquosa até uma diarreia sanguinolenta, com tenesmo, febre, vômitos	Metronidazol, em caso de disenteria ou de infecções metastáticas.	Abscesso hepático. Pseudoapendicite.
Giardia lamblia	Água e alimentos contaminados	Diarreia aquosa, às vezes com esteatorreia	Tinidazol 2 g VO dose única, ou metronidazol VO 500 mg 8/8 h por 7-10 dias, ou Nitazoxanida, VO 500 mg 12/12 h, por 3 dias	

ser discutidos, incluindo proposta cirúrgica. O uso de metronidazol endovenoso 500 mg a cada 8 horas também pode ser associado nos casos de colite fulminante. Para pacientes com íleo adinâmico, vancomicina enema (500 mg diluído em 100 mL de SF 0,9%) via retal de 6/6 horas pode ser benéfica. Importante ressaltar que não há benefício da vancomicina parenteral na colite pseudomembranosa (Fluxogramas 13.2 e 13.3).

Medicamentos antidiarreicos

A loperamida e o difenoxilato são fármacos derivados de opiáceos que podem ser usados para reduzir a frequência evacuatória. Essas medicações diminuem a motilidade colônica e reduzem a secreção de fluidos para as fezes, sendo que a loperamida é mais potente que o difenoxilato. Não se deve usar tais drogas em caso de diarreia inflamatória como as causadas por *Clostridioides difficile*, *Shigella*, *E. coli* enterotoxigênica, uma vez que elas podem aumentar

o tempo de doença e o risco de evolução para megacólon tóxico. A loperamida está contraindicada na insuficiência hepática grave, em crianças < 2 anos e em casos de disenteria.

Um outro fármaco que pode ser utilizado é a racecadotrila, um inibidor da encefalinase intestinal que atua como agente antissecretor, reduzindo a hipersecreção de água e de eletrólitos para o lúmen intestinal causado por toxinas de bactérias. Não tem efeito na motilidade gastrointestinal. A medicação está contraindicada no primeiro trimestre de gestação e em crianças menores de 6 anos.

Outras medicações sintomáticas

Analgésicos simples, como dipirona, e antiespasmódicos, como escopolamina, podem ser utilizados para reduzir o desconforto abdominal secundário a cólicas, por exemplo. Em caso de náuseas e de vômitos, antieméticos devem ser prescritos.

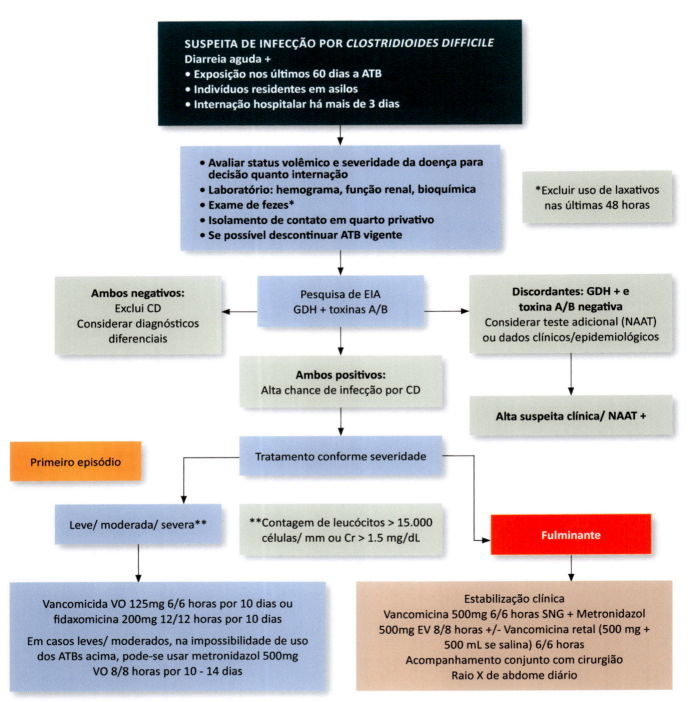

Fluxograma 13.2 Diagnóstico e tratamento pela infecção Clostridioides difficile. ATB: Antibiótico, EIA GDH: Ensaio Imunoenzimático para detecção de glutamato desidrogenase/NAAT: Amplificação de ácidos nucleicos.

Fonte: Adaptada de Guh e Kutty, 2018.

DIARREIA AGUDA

SEGUNDO EPISÓDIO

Vancomicina 125 mg VO 6/6 horas por 10 dias se metronidazol tiver sido usado no primeiro episódio
ou
Vancomicina no seguinte regime:
• 125mg VO 6/6 horas por 10-14 dias, após
• 125mg VO 12/12 horas por 7 dias, após
• 125mg VO 24/24 horas por 7 dias, após
• 125mg VO a cada 2-3 dias por 2-8 semanas
ou
Fidaxomicina 200 mg VO 12/12 horas por 10 dias se vancomicina tiver sido usada no primeiro episódio

TERCEIRO EPISÓDIO E SUBSEQUENTES

Vancomicina no regime acima citado
ou
Vancomicina 125mg VO 6/6 horas por 10 dias seguido por
Rifaximina 400mg VO 8/8 horas por 20 dias
ou
Fidaxomicina 200mg VO 12/12 horas por 10 dias
ou
Transplante de microbiota fecal

Fluxograma 13.3 Tratamento da infecção por *Clostridioides difficile* recorrente.

Fonte: Adaptada de Kelly *et al.*, 2021.

PONTOS-CHAVE

- A etiologia mais comum das diarreias agudas é a infecciosa. Os agentes virais são os mais frequentes.
- A maioria dos casos de diarreia aguda apresenta um curso autolimitado.
- A investigação com exames laboratoriais e de propedêutica fecal está indicada em pacientes com disenteria, diarreia moderada-grave e nos quadros diarreicos persistentes com duração maior que 7 dias.
- O tratamento da diarreia aguda é de suporte, com hidratação oral e medicações sintomáticas.
- Os antibióticos não são recomendados de rotina. O seu uso está reservado para casos de diarreia aguda moderada-grave, pacientes com febre, disenteria, idosos, pacientes com comorbidades ou imunossupressão.

LEITURA SUGERIDA

1. Fleckenstein JM, Matthew Kuhlmann F, et al. Acute bacterial gastroenteritis. Gastroenterol Clin North Am. 2021;50(2):283-304.
2. Lübbert C. Antimicrobial therapy of acute diarrhoea: a clinical review. Expert Rev Anti Infect Ther. 2016;14(2):193-206.
3. Meier JL. Viral Acute gastroenteritis in special populations. Gastroenterol Clin North Am. 2021;50(2):305-22.
4. Riddle MS, DuPont HL, Connor BA. ACG Clinical Guideline: Diagnosis, Treatment, and Prevention of Acute Diarrheal Infections in Adults. Am J Gastroenterol. 2016;111(5):602-22.
5. Abad CLR, Safdar N. A Review of Clostridioides difficile Infection and antibiotic-associated diarrhea. Gastroenterol Clin North Am. 2021;50(2):323-40.
6. Guh AY, Kutty PK. Clostridioides difficile infection. Ann Intern Med. 2018;169(7):ITC49-ITC64.
7. DuPont HL. Acute infectious diarrhea in immunocompetent adults. N Engl J Med. 2014;370(16):1532-40.
8. Kelly CR, Fischer M, Allegretti JR, et al. ACG Clinical Guidelines: Prevention, Diagnosis, and Treatment of Clostridioides difficile Infections. Am J Gastroenterol. 2021;116(6):1124-47.

Capítulo 13

107

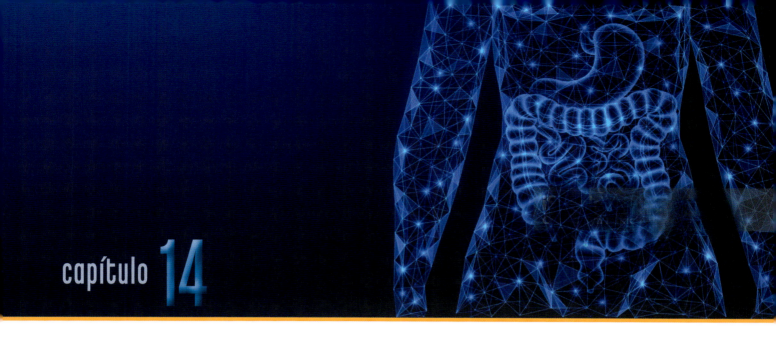

capítulo 14

Diarreia Crônica

CAMILLA DE ALMEIDA MARTINS ▶ LUCIANE REIS MILANI

INTRODUÇÃO

Diarreia crônica é classicamente definida como alteração persistente da consistência das fezes (escala de Bristol 5 a 7) e/ou o aumento da frequência de evacuações (maior do que 3x/dia) por mais de 4 semanas. Seu conceito pode variar de acordo com a percepção de cada paciente. Antigamente, o peso fecal era utilizado como parte da definição (≥ 200 g/dia), porém peso e volume não são medidas confiáveis, pois podem variar de acordo com a dieta do paciente, sendo maiores nas dietas ricas em fibras.

Diarreia persistente é usualmente definida pela duração de 2 a 4 semanas. Pseudodiarreia se caracteriza pelo aumento no número de evacuações com consistência normal.

EPIDEMIOLOGIA

Diarreia crônica é uma das manifestações gastrointestinais mais prevalentes na população mundial, ocorrendo em 3 a 5% dela. Pode afetar todas as idades, com grande impacto socioeconômico e redução da qualidade de vida.

ETIOLOGIA

Existem diversas causas de diarreia, que variam de acordo com o *status* socioeconômico da população. Em países desenvolvidos, as etiologias mais comuns são síndrome do intestino irritável (SII), doença inflamatória intestinal (DII), síndromes disabsortivas e infecções crônicas, especialmente em pacientes imunocomprometidos. Já em países em desenvolvimento, a causa mais frequente é infecciosa, como infecções bacterianas crônicas, micobactérias e parasitárias. O Quadro 14.1 reúne as principais causas de diarreia crônica.

É importante caracterizar corretamente a diarreia através de anamnese e exame físico completos. Deve-se questionar sobre o modo de início da diarreia, se súbito ou gradual, duração dos sintomas, frequência evacuatória, volume e características das fezes, presença de diarreia noturna e sintomas associados, bem como associação com estresse ou transtornos psiquiátricos. Recomenda-se também checar os medicamentos e suplementos vitamínicos utilizados (Quadro 14.2). Antecedentes patológicos também devem ser avaliados, como cirurgias prévias e comorbidades, bem como história social (diário alimentar, uso de álcool, drogas ilícitas, viagem recente, hábitos sexuais) e história familiar. Atentar que a incontinência fecal é frequentemente mal interpretada como diarreia pelos pacientes.

Deve ser realizado um exame físico abrangente, incluindo exame dermatológico e retal. O exame físi-

QUADRO 14.1 Causas de diarreia crônica.

Comum	Infrequente	Raro
Síndrome do intestino irritável (SII)	Supercrescimento bacteriano de intestino delgado (SIBO)	Doença de Whipple
Biliar (má absorção de ácidos biliares)	Isquemia mesentérica	Espru tropical
Dieta (lactose, FODMAPS, adoçantes, cafeína)	Causas cirúrgicas	Amiloidose
Neoplasia colorretal	Linfoma	Factícia
Doença inflamatória intestinal (DII)	Pancreatite crônica	Tumor secretor de hormônio (VIPoma)
Colite microscópica	Secundária a radioterapia	Neuropatia autonômica
Doença celíaca	Distúrbios endocrinológicos (diabetes, hipertireoidismo)	Síndrome de Brainerd
Medicamentosa	Giardíase	Hipoparatireoidismo
Infecção por *Clostridioides difficile*	Fibrose cística	Doença de Addison
Transbordamento (paradoxal)	Câncer de pâncreas	Linfangiectasia intestinal

Fonte: Adaptado de Arasaradnam *et al.*, 2018.

QUADRO 14.2 Medicamentos associados com diarreia.

Acarbose	Betabloqueador	Alprazolam	Amoxicilina
Metformina	Hidralazina	Levodopa	Cefalosporinas
Sais de ouro	Metildopa	Agente anticolinérgico	Clindamicina
Colchicina	Clofibrato	Inibidores da receptação da serotonina	Neomicina
Anti-inflamatório não esteroidal	Genfibrozil	Lítio	Tetraciclina
Digoxina	Estatinas	Ácido ursodesoxicólico	Vitamina C
Procainamida	Acetazolamida	Bloqueadores H2	Magnésio
Inibidores da ECA	Furosemida	Lactulose	Orlistate
Bloqueadores de receptores da angiotensina (BRA) (p. ex., olmesartana)	Hormônios tireoidianos	Sorbitol	Quimioterápicos
Antiácidos a base de magnésio	Inibidores da bomba de prótons	5 ASA (olsalazina)	Colestiramina

Fonte: Adaptado de Approach to the adult with chronic diarrhea in resource-rich settings 2021 UpToDate, Inc.
ECA: enzima conversora de angiotensina, 5-ASA: ácido 5-aminosalicílico.

DIARREIA CRÔNICA

co pode auxiliar na busca de evidência para desidratação, *status* nutricional e perda ponderal.

Costuma-se classificar a diarreia crônica em:

- **Aquosa:** 1. Secretória: diarreia aquosa de grande volume que persiste apesar do jejum. Diarreias secretórias puras são incomuns, mas podem ocorrer em tumores secretores de hormônios. Pode ser confirmada através do *gap* fecal osmolar [(Na + K) × 2] < 50 mOsm/kg; 2. Osmótica: causada pela ingestão de uma substância não absorvível que resulta na presença de compostos osmoticamente ativos no lúmen intestinal, ocasionando retenção de fluidos para manter o equilíbrio osmótico com o plasma. Trata-se de diarreia aquosa geralmente menos volumosa do que a diarreia secretora (p. ex., < 200 mL/dia) e melhora ou remite durante 12 a 24 horas de jejum. É caracterizada por *gap* fecal osmolar > 75 mOsm/kg.
- **Esteatorreia:** caracterizada por fezes pálidas, gordurosas ou oleosas e malcheirosas. Alguns pacientes podem relatar gotículas de óleo ou gordura flutuando na superfície da água do vaso sanitário. Pode-se avaliar a excreção quantitativa de gordura nas fezes em uma coleta durante 48 a 72 horas, como também, de forma qualitativa, através da coloração do Sudan em uma amostra fecal.
- **Inflamatória:** presença de sangue evidente ou muco nas fezes. Pode vir acompanhado com dor abdominal ou febre. A avaliação pode ser feita pela presença de leucócitos fecais, calprotectina fecal ou por visualização direta da mucosa colônica por exame endoscópico.

Após anamnese e exame físico completos, faz-se necessário avaliar se o paciente possui algum sinal de alerta (ou "*red flag*"):

- Idade de início após os 50 anos;
- Sangramento retal ou melena;
- Dor ou diarreia noturna;
- Dor abdominal progressiva;
- Perda de peso significativa e inexplicável (> 5% peso total), febre ou outros sintomas sistêmicos;
- Alterações laboratoriais (anemia por deficiência de ferro, proteína C reativa ou calprotectina fecal elevadas);

- História familiar de doença inflamatória intestinal (DII) ou câncer colorretal.

DIAGNÓSTICO

Após a avaliação inicial, pode-se considerar a realização de alguns exames complementares, a depender da suspeita diagnóstica.

A escala de fezes de Bristol **(Figura 14.1)** é uma ferramenta validada para determinar a consistência das fezes; não é mais recomendado medir peso fecal devido valor clínico limitado.

Exames laboratoriais realizados inicialmente são hemograma completo, função renal, eletrólitos, proteína C reativa (PCR), velocidade de hemossedimentação (VHS), sorologia para doença celíaca (anti-transglutaminase-IgA, anti-endomísio-IgA, dosagem IgA), sorologia para HIV, ferritina e função tireoidiana. Na suspeita de má absorção, perfil hepático, vitamina B12, ácido fólico e cálcio devem ser incluídos.

Na investigação da intolerância à lactose, o exame mais utilizado ainda é o teste oral de tolerância à lactose por curva glicêmica, apesar de não ser o mais adequado e ter baixa sensibilidade. O exame é realizado através de medidas da glicemia basal (em jejum) e glicemias de 30, 60 e 120 minutos após ingestão de um líquido contendo lactose (50 g). Em pacientes com absorção normal da lactose, nota-se o aumento da glicemia de 20 mg/dL ou mais em pelo menos um dos intervalos da coleta. Será considerado intolerante quando não ocorrer a elevação da glicemia em 20 mg/dL do valor basal em todas as dosagens do teste. O teste respiratório do hidrogênio expirado é considerado o padrão-ouro, porém não é disponível em todos os serviços. O exame baseia-se na expiração de gases pelos pulmões após a ingesta oral de lactose. No paciente com deficiência de lactase, a lactose será fermentada pelas bactérias intestinais levando um aumento de hidrogênio exalado. O valor de corte de hidrogênio > 20 partes por milhão (ppm) acima da linha de base em um único ponto de tempo durante o teste sugere má digestão ou má absorção de lactose. O teste molecular de hipolactasia primária tem alta sensibilidade e especificidade, além da comodidade de ser realizado por amostra de sangue. A interpretação do teste deve ser realizada da seguinte forma: o genótipo CC é vinculado com a predisposição à intolerância à lactose, enquanto os genótipos TT e CT sugerem manutenção da habilidade de digerir o carboidrato ao longo da vida.

Capítulo 14

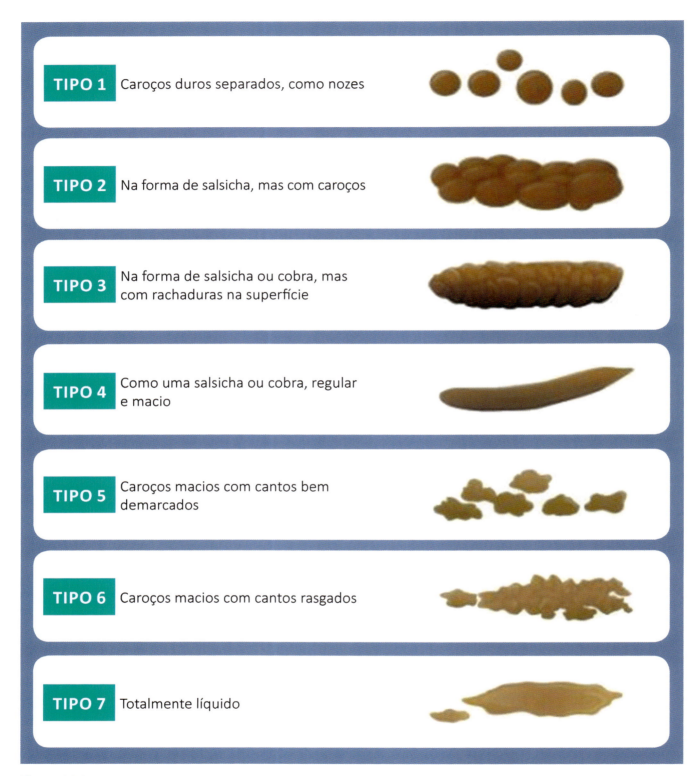

Figura 14.1 Escala de Bristol de consistência de fezes.

Fonte: Adaptada de Martinez AP, Azevedo GR de. The Bristol Stool Form Scale: its translation to Portuguese, cultural adaptation and validation. Rev Latino-Am Enfermagem [Internet]. 2012May;20(3):583–9. Available from: https://doi.org/10.1590/S0104-11692012000300021

DIARREIA CRÔNICA

A calprotectina fecal é um importante marcador inflamatório intestinal, sendo seu uso recomendado para o diagnóstico diferencial de SII e DII em adultos. O ponto de corte ainda não está bem definido, mas geralmente abaixo de 50 µg/g sugere valor normal; 50-249 µg/g é a faixa de valor indeterminada e acima de 250 µg/g indica atividade inflamatória endoscópica ativa. Habitualmente, calprotectina com valor abaixo de 50 µg/g sugere síndrome do intestino irritável. Vale lembrar que outras doenças podem elevar calprotectina fecal, como câncer colorretal, gastroenterite infecciosa, diverticulite aguda, uso de anti-inflamatórios não esteroidais (AINES), entre outros.

Para avaliar presença de gorduras nas fezes, pode ser realizada pesquisa quantitativa (coleta ideal durante 48 a 72 horas) ou qualitativa (esteatócrito – Sudan III). Na suspeita de insuficiência pancreática, a pesquisa de elastase fecal pode ter alguma utilidade como teste de triagem para insuficiência pancreática. Os valores de referência são: valores normais entre 200-500 µg/g, 100-200 µg/g indicam insuficiência leve a moderada, e valores < 100 µg/g indicam insuficiência grave. A pesquisa de quimiotripsina fecal é menos recomendada devido a menor sensibilidade do teste.

Com relação a etiologia infecciosa, a Associação Americana de Gastroenterologia recomenda pesquisar a infecção por *Giardia*, uma causa bastante comum de diarreia aquosa, por meio da pesquisa de antígeno fecal ou PCR. Também recomenda-se pesquisar infecção por *Clostridioides difficile,* principalmente se houver história prévia de uso de antibiótico, hospitalização recente ou paciente institucionalizado.

Além disso, é importante avaliar se o paciente possui algum grau de imunodeficiência. Em pacientes imunocompetentes, possíveis etiologias infecciosas que podem ser pesquisadas: giardíase, estrongiloidíase, amebíase e yersinose. No caso de imunocomprometidos, alguns patógenos que usualmente causam diarreia aguda em pacientes imunocompetentes podem ser responsáveis por uma diarreia crônica nos imunossuprimidos, como *Salmonella, Shigella, Campylobacter, E. coli* e *Yersinia*. As infecções por micobactérias (tuberculose, complexo *Mycobacterium avium*), protozoários (ciclosporos, isósporos e microsporídios), virais (citomegalovírus, Herpes simplex) e fúngicas (candidíase e histoplasmose) também devem ser pesquisadas nesses casos **(Fluxograma 14.1)**.

A pesquisa de eletrólitos fecais auxilia a diferenciação entre diarreia osmótica e secretória com base no cálculo do *gap* osmolar fecal. A análise química das fezes pode ser usada para melhor caracterização da diarreia e deve ser considerada quando o diagnóstico permanece indeterminado após a avaliação inicial.

Exames de imagem

A decisão sobre realizar um exame de imagem é baseada na história clínica e na característica da diarreia. Em pacientes com dor abdominal como sintoma principal, presença de sintomas constitucionais, suspeita de doença em intestino delgado, de neoplasia abdominal ou insuficiência pancreática, realizamos tomografia computadorizada (TC) ou ressonância magnética (RM) abdominal. A radiografia de abdome tem sido cada vez menos utilizada.

Exames endoscópicos

A endoscopia digestiva alta com biopsia duodenal é indicada quando há perda de peso, suspeita de doença celíaca, síndrome disabsortiva ou deficiências de vitaminas ou minerais, sugerindo doença a nível de intestino delgado.

A colonoscopia com biopsias seriadas é indicada para avaliar DII, colite microscópica, infecções como *C. difficile*, isquemia ou pacientes com anemia ferropriva. Sigmoidoscopia, um exame mais prático e rápido, também pode ser uma opção em casos selecionados.

A videocápsula endoscópica e a enteroscopia são exames para avaliar melhor o intestino delgado. A videocápsula endoscópica tem sensibilidade semelhante a enterotomografia e colonoscopia, porém não permite a realização de biópsias. Já a enteroscopia possibilita uma avaliação mais completa com realização de biópsias, porém consiste em um exame mais invasivo, demorado e de alto custo.

Testes respiratórios

O teste respiratório de hidrogênio expirado é utilizado para avaliar má absorção de carboidratos, como lactose, frutose, e a presença de supercrescimento bacteriano do intestino delgado (do inglês *small intestinal bacterial overgrowth* – SIBO). Habitualmente, o SIBO está associado a alterações anatômicas (estenoses, ressecções cirúrgicas), alterações funcionais (acloridria), distúrbios de motilidade e esclerodermia. O teste respiratório de hidrogênio é um teste de baixas sensibilidade e especificidade, portanto, naqueles pacientes com alta probabilidade de SIBO, pode-se indicar comumente o tratamento empírico com antibióticos.

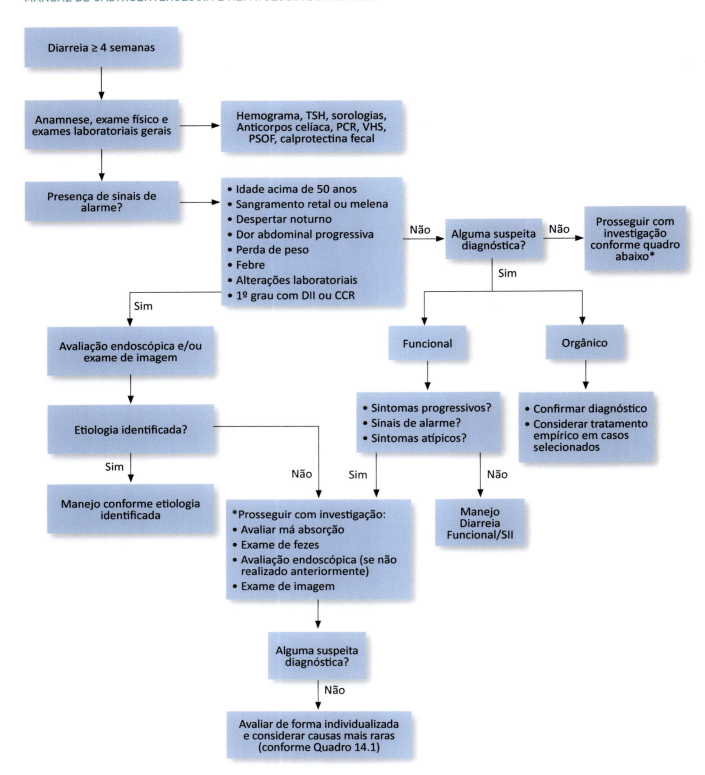

Fluxograma 14.1 Abordagem simplificada para investigação de diarreia crônica.

MANEJO CLÍNICO

A terapia específica deve ser direcionada à etiologia encontrada em cada paciente. Em alguns casos com alta suspeita diagnóstica, pode-se tentar tratamento empírico, como restrição de lactose, colestiramina para diarreia por má absorção de ácidos biliares e antibioticoterapia empírica para SIBO.

Para controle de sintomas, pode-se fazer uso de agentes anticolinérgicos, adsorventes luminais, cálcio oral, bismuto, octreotide e, principalmente, opioide. Loperamida é o opioide mais utilizado, bastante efetivo e seguro, com baixo risco de abuso, devido a baixa penetração na barreira hematoencefálica. Deve ser usada de forma programada nos casos de diarreia crônica.

LEITURA SUGERIDA

1. Schiller LR, Pardi DS, Spiller R, et al. Gastro 2013 APDW/WCOG Shanghai Working Party Report: Chronic diarrhea: Definition, classification, diagnosis. J Gastroenterol Hepatol. 2014;29(1):6-25.
2. Arasaradnam RP, Brown S, Forbes A, et al. Guidelines for the investigation of chronic diarrhoea in adults: British Society of Gastroenterology, 3rd edition. Gut. 2018;67(8):1380-99.
3. Fine KD, Schiller LR. AGA technical review on the evaluation and management of chronic diarrhea. Gastroenterology. 1999;116(6):1464-86.
4. Peter AL, Bonis M, J Thomas Lamont M. Approach to the adult with chronic diarrhea in developed countries. 2020;1-30.
5. Matter R, Mazo DFDC. Lactose intolerance: Changing paradigms due to molecular biology. Rev Assoc Med Bras. 2010;56(2):230-6.
6. Montgomery RK, Grand RJ, Buller HB. Lactose intolerance: Clinical manifestations, diagnosis, and management. UptoDate [Internet]. 2016;17:1-10.
7. NICE - National Institute for Health and Care Excellence. Faecal calprotectin diagnostic tests for inflammatory diseases of the bowel. 2013;(October):1-55. Available from: http://nice.org.uk/guidance/dg11
8. Chang MH, Chou JW, Chen SM, Tsai MC, Sun YS, Lin CC, et al. Faecal calprotectin as a novel biomarker for differentiating between inflammatory bowel disease and irritable bowel syndrome. Mol Med Rep. 2014;10(1):522-6.
9. Fine KD, Ogunji F. A new method of quantitative fecal fat microscopy and its correlation with chemically measured fecal fat output. Am J Clin Pathol. 2000;113(4):528-34.
10. Smalley W, Falck-Ytter C, Carrasco-Labra A, et al. AGA Clinical Practice Guidelines on the Laboratory Evaluation of Functional Diarrhea and Diarrhea-Predominant Irritable Bowel Syndrome in Adults (IBS-D). Gastroenterology [Internet]. 2019;157(3):851-4. Available from: https://doi.org/10.1053/j.gastro.2019.07.004
11. Schiller LR, Pardi DS, Sellin JH. Chronic Diarrhea: Diagnosis and Management. Clin Gastroenterol Hepatol [Internet]. 2017;15(2):182-193.e3. Available from: http://dx.doi.org/10.1016/j.cgh.2016.07.028.
12. LaRocque R, Harris JB. (2023). Approach to the adult with acute diarrhea in resource-abundant settings. UpToDate. Retrieved December 4, 2023, from https://www.uptodate.com/contents/approach-to-the-adult-with-acute-diarrhea-in-resource-abundant-settings.

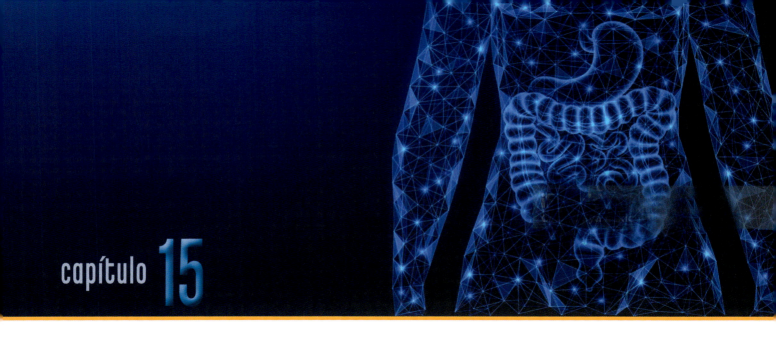

capítulo 15

Constipação Intestinal

AMANDA CARVALHO ALMEIDA DE MEDEIROS ▸ CARLOS FELIPE BERNARDES SILVA

INTRODUÇÃO

A constipação intestinal, também denominada obstipação, pode ser definida como sintoma ou conjunto de sintomas relacionados com a alteração do hábito intestinal, gerando uma evacuação dificultosa, insatisfatória ou infrequente (Quadro 15.1). Na escala de Bristol (Figura 15.1), na qual as fezes são classificadas de acordo com sua morfologia, os tipos I (pequenas, em bolotas e endurecidas) e II (em forma de salsicha, empelotadas e endurecidas) estão associados à constipação.

QUADRO 15.1 Sintoma ou conjunto de sintomas relacionados com o diagnóstico de constipação.

Evacuações infrequentes
Esforço evacuatório excessivo
Sensação de evacuação incompleta
Necessidade de manobra digital para evacuar
Fezes ressecadas (ver Figura 15.1)

Fonte: Adaptado de Rome Foundation.

EPIDEMIOLOGIA

A constipação intestinal é uma patologia de etiologia multifatorial e complexa, envolvendo fatores dietéticos, psicológicos, culturais, sensibilidade visceral, motilidade intestinal, disbiose, entre outros.

No Brasil, ainda não existem estudos epidemiológicos acerca da real prevalência da constipação intestinal no adulto. Na população ocidental, a constipação afeta entre 2% e 28% dos indivíduos, sendo uma das queixas mais comuns nos consultórios médicos. Na América do Norte, quando levamos em consideração a idade, aproximadamente 15% a 20% das pessoas com mais de 65 anos referem ser obstipadas, sendo que nos asilos e nas casas de repouso este valor é bem mais elevado, chegando a estar acima de 50%. Além disso, há maior prevalência na população feminina (1,5 mulher:1 homem) e naqueles com menor nível socioeconômico.

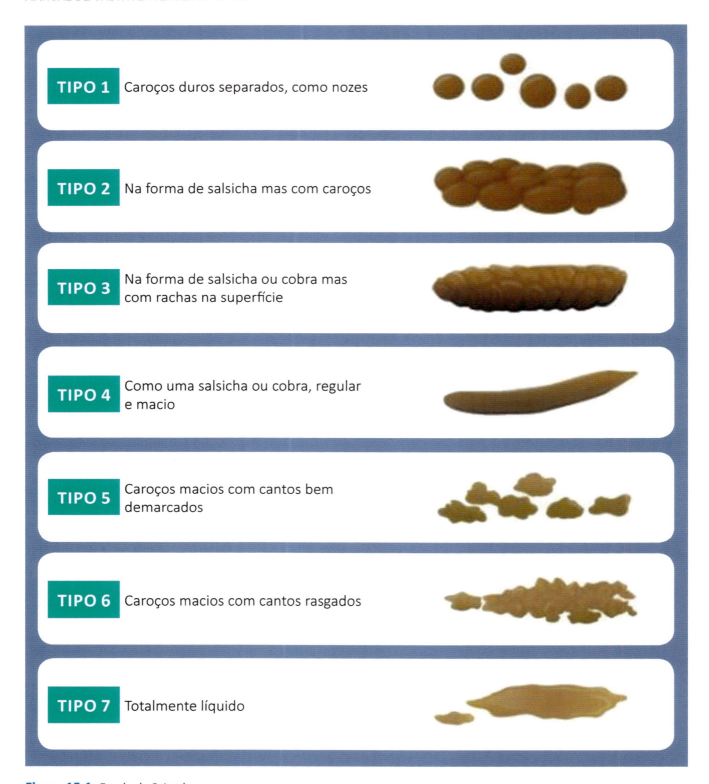

Figura 15.1 Escala de Bristol.

CONSTIPAÇÃO INTESTINAL

CLASSIFICAÇÃO

A constipação pode ser decorrente de distúrbio primário ou secundário, sendo determinado primordialmente pela história clínica e por testes laboratoriais, em que o distúrbio secundário se caracteriza por apresentar uma causa identificável (p. ex.: a doença de Chagas).

A constipação primária, na qual não há causa orgânica identificável, pode ser definida pelos critérios de Roma IV (Quadro 15.2). Estes se baseiam primordialmente em parâmetros clínicos e, neste caso, são classificados em constipação funcional (CF), síndrome do intestino irritável (SII) do tipo constipante e distúrbio defecatório funcional. Nessa classificação, a CF e a SII com constipação são definidas apenas pelos sintomas, enquanto o distúrbio defecatório funcional é definido pelos sintomas e pela presença de testes anormais de avaliação da função anorretal.

A constipação secundária pode ser causada por medicamentos, distúrbios mecânicos, metabólicos, neuropáticos, entre outras (Quadro 15.3).

DIAGNÓSTICO

O diagnóstico da constipação intestinal é clínico, sendo definido por determinadas características das fezes e do processo evacuatório, os quais podem estar presentes em conjunto ou não, conforme já destacado no Quadro 15.1. A anamnese deve incluir frequência evacuatória, consistência das fezes, sintomas associados, duração do quadro, bem como histórico de uso de drogas ou cirurgias.

Nas etapas iniciais do processo de investigação, é importante afastar determinadas doenças e medicações que possam estar associadas à gênese ou ao agravamento da constipação intestinal (ver Quadro 15.3). No exame físico, é fundamental, além do exame abdominal, a inspeção da região perineal – que pode revelar hemorroidas, fissuras, cicatrizes e sinais de escoriação – e o exame retal digital – que pode detectar estenoses, massas e alterações de tônus esfincteriano.

Em seguida, devemos proceder à avaliação complementar, a qual inclui: hemograma completo, glice-

QUADRO 15.2 Critérios de Roma IV para o diagnóstico de constipação funcional, síndrome do intestino irritável e desordem defecatória funcional.	
Constipação funcional	**Síndrome do intestino irritável**
Sintomas por mais de 6 meses e dois ou mais dos sintomas a seguir em mais de 25% das evacuações durante os últimos 3 meses	Dor abdominal recorrente, com início dos sintomas há mais de 6 meses, e pelo menos um episódio na semana, nos últimos 3 meses, associado a dois ou mais dos sintomas a seguir
Esforço evacuatório	Relacionado com defecação
Fezes ressecadas ou empelotadas	Associado a mudança da frequência da evacuação
Sensação de esvaziamento incompleto	Associado a mudança na forma (aparência) das fezes
Sensação de obstrução anorretal	> 25% das evacuações apresentam fezes ressecadas (Bristol 1 ou 2) e < 25% amolecidas (Bristol 6 ou 7)
Manobras digitais para evacuar	
< 3 evacuações por semana	
Fezes amolecidas não estão presentes, e há critérios insuficientes para SII	
Desordens defecatórias funcionais	
Preencher os critérios de SII ou CF e apresentar alteração em dois de três dos seguintes testes de avaliação da função anorretal:	

- Teste de expulsão do balão anormal;
- Manometria anorretal anormal para avaliar padrão de evacuação;
- Defecografia anormal para avaliar padrão de evacuação, mas sem lesão estrutural.

Legendas: Síndrome do intestino irritável (SII); constipação funcional (CF).

Fonte: Adaptado de Rome Foundation.

QUADRO 15.3 Causas secundárias de constipação intestinal.

Efeito de: anti-histamínicos, antiespasmódicos, antidepressivos, antipsicóticos, suplementação de ferro ou cálcio, antiácidos, opioides, bloqueadores dos canais de cálcio, antagonistas 5-HT$_3$, anti-inflamatórios não esteroides (AINE), diuréticos

Obstruções mecânicas: câncer de cólon, compressões extrínsecas, estenoses

Condições metabólicas e endócrinas: hipercalcemia, hipocalemia, hipomagnesemia, uremia, diabetes melito, hipotireoidismo, hiperparatireoidismo

Neuropatias: doenças cerebrovasculares, doenças neurodegenerativas

Outros: depressão e/ou ansiedade, esclerose sistêmica, amiloidose, sedentarismo, doença cardíaca, doença celíaca

Fonte: Adaptado de Bharucha *et al.*

mia, hormônio estimulante da tireoide (TSH), cálcio, magnésio, creatinina sérica e, eventualmente, sorologia para doença de Chagas. Sugere-se realizar colonoscopia em pacientes acima de 45 a 50 anos ou com sinais de alarme (p. ex.: início recente dos sintomas, sangue nas fezes, anemia, emagrecimento, massa abdominal ou retal, antecedente de câncer colorretal).

O seguimento da abordagem diagnóstica dependerá primordialmente da resposta terapêutica do paciente. Do mesmo modo, a realização de diferentes exames complementares se dará em situações específicas **(Quadro 15.4)**. Na constipação refratária à terapêutica habitual, alguns exames são importantes, pois permitem subclassificar a constipação de acordo com a sua fisiopatologia **(Fluxograma 15.1)**. Esta medida tem implicações terapêuticas (ver a seguir na seção Tratamento).

QUADRO 15.4 Testes de avaliação da estrutura e função dos cólons e reto.

Princípio e indicação

Trânsito intestinal colônico – substâncias radiopacas são ingeridas, e radiografias abdominais são realizadas posteriormente. Avalia inércia colônica e/ou disfunção do assoalho pélvico.

Manometria anorretal – avalia as pressões do canal anal e do reto em contração e sob repouso, e o reflexo inibitório retal. Pode detectar hipertonia do esfíncter anal, perda do reflexo inibitório retoanal e contração paradoxal do esfíncter anal externo (dissinergia).

Teste de expulsão do balão retal – avalia o tempo para se evacuar um balão cheio de água, geralmente 50 mL. Tempo de expulsão > 2 min é considerado anormal. É um teste útil para avaliação de defecação dissinérgica.

Exame da latência motora do nervo pudendo – eletrodo é colocado no nervo pudendo e mede-se a latência entre estímulo e resposta elétrica. Indicado no diagnóstico de lesões do nervo pudendo e/ou do esfíncter anal.

Eletromiografia do esfíncter anal externo – eletrodo é inserido em ambos os lados do esfíncter anal externo e mede-se a atividade elétrica. Indicado nas lesões do esfíncter anal externo do tipo neurogênica por injúria (p. ex.: trauma local ou obstétrico).

Eletromiografia do músculo puborretal – eletrodo é inserido no músculo puborretal (assoalho pélvico) e mede-se a atividade elétrica responsável pela coordenação do processo de contração e relaxamento da musculatura do assoalho pélvico durante a defecação. Indicado no diagnóstico de disfunção do assoalho pélvico e seguimento de terapêutica com *biofeedback*.

Defecografia dinâmica – avalia o processo dinâmico do ato defecatório e das estruturas anatômicas relacionadas. As imagens do bário no reto são obtidas e gravadas durante repouso, contração do assoalho pélvico, expulsão do bário e após evacuação. O ângulo anorretal e a posição da junção anorretal são calculadas durante essas manobras. É útil na detecção de anormalidades anatômicas (p. ex.: retocele, sigmoidocele, enterocele, intussuscepção retoanal, prolapso retal) e alterações funcionais, como contração paradoxal da musculatura puborretal e disfunção do assoalho pélvico.

Ultrassonografia endoanal – ultrassonografia com uso de transdutor de 360°, rotatório, na frequência de 7 ou 10 mHz. Indicado na investigação de lesões estruturais do esfíncter anal (p. ex.: cicatrizes, atrofias).

Ressonância nuclear magnética pélvica – avalia a anatomia do esfíncter anal e dinâmica do assoalho pélvico sem exposição radiológica. Método que apresenta as mesmas indicações que a defecografia dinâmica e a ultrassonografia endoanal, tendendo a substituí-las com maior precisão.

TRATAMENTO

O tratamento não farmacológico da constipação pode levar à resolução dos sintomas em parcela significativa de pacientes. Esse consiste nas seguintes medidas: reeducação do hábito intestinal – procurar evacuar após a alimentação, dado o estímulo do reflexo gastrocólico, e evitar inibir o desejo evacuatório; ingestão gradual de fibras em torno de 25 a 30 g/dia (alguns pacientes têm aumento da produção de gases no início do uso das fibras e outros apresentam pouca resposta, particularmente quando portadores de trânsito intestinal colônico lento); aumento da ingestão de líquidos; e realização de atividade física (estas duas últimas recomendadas, porém com menor evidência científica).

O tratamento farmacológico consiste na utilização de diferentes tipos de fibras e classes de laxativos, que estão descritos no **Quadro 15.5**, com seus respectivos mecanismos e tempo de ação, além da posologia. De maneira geral, as fibras e os laxativos osmóticos são utilizados como primeira linha do tratamento farmacológico. Caso não haja efeito, são utilizados os secretagogos, procinéticos e irritativos.

Na constipação refratária – que não responde aos laxativos habituais –, é realizada uma subclassificação de acordo com o resultado de exames complementares ver **Fluxograma 15.1**. O diagnóstico de distúrbio defecatório funcional favorece a indicação de terapêutica com *biofeedback* anorretal, o qual determina retreinamento do ato evacuatório. Por outro lado, o diagnóstico de inércia colônica tem nos medicamentos procinéticos e na cirurgia de colectomia total com ileorretoanastomose uma opção de tratamento.

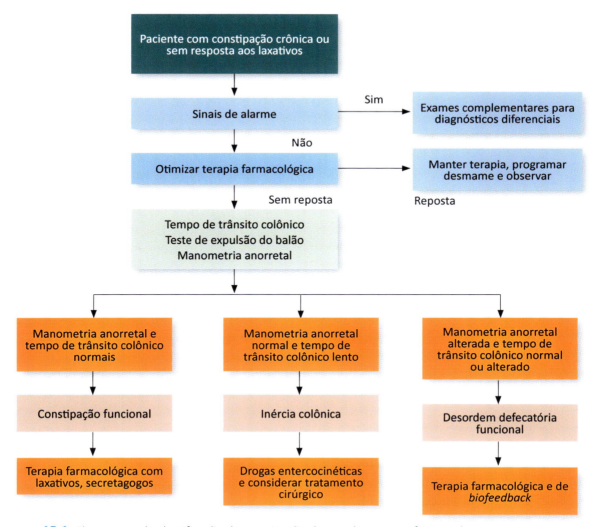

Fluxograma 15.1 Fluxograma de classificação da constipação de acordo com sua fisiopatologia.

MANUAL DE GASTROENTEROLOGIA E HEPATOLOGIA DO HCFMUSP

QUADRO 15.5 Principais laxativos utilizados no tratamento da constipação intestinal.

Classe dos laxativos	Medicações	Mecanismos e tempo de ação	Dose	Informações adicionais
Formadores de massa	Psyllium	Aumento e amolecimento do bolo fecal por adsorção de água 12 h a 4 dias	2,5 a 30 g/dia	Estimular ingesta hídrica
	Mix de fibras		Até 3 colheres de sopa ao dia	
	Policarbofila		500 a 1.000 mg, 2×/dia	
Osmóticos	Hidróxido de magnésio	Por gradiente osmótico retêm água no cólon e aumentam a propulsão 1 a 2 dias	5-15 mL (400-1.200 mg) ao dia	Atentar para o risco de hipermagnesemia em pacientes com doença renal crônica
	Polietilenoglicol		14 a 28 g/dia	
	Lactulose		Até 60 mL (667 mg/mL) ao dia	Pode causar dor e distensão abdominal
Secretagogo	Lubiprostona	Estimula o efluxo de íons e água para o lúmen intestinal e acelera trânsito intestinal 1 dia	Constipação idiopática crônica e constipação induzida por opioide: 24 µg 2×/dia. Síndrome do intestino irritável com constipação: 8 µg 2×/dia.	Recomendada na constipação refratária a outras medicações laxativas Ingerir junto às refeições para reduzir o risco de náuseas
Procinético	Prucaloprida	Estimula peristaltismo 2 a 3 h	1 ou 2 mg, 1×/dia	Efeitos colaterais mais comuns: cefaleia, náuseas e diarreia
Estimulantes	Bisacodil	Estimulam o plexo nervoso mioentérico e aumentam secreção de água e sódio 6 a 12 h	5 a 10 mg oral ou 1 supositório de 10 mg/dia	Podem ser utilizados como terapia de resgate naqueles que permanecem de 2 a 3 dias sem evacuar
	Senna alexandrina + Cassia fistula		1 a 2 cápsulas (formulações com 15 + 12 mg/cáp. ou 29 + 20 mg/cáp.) ou 1 colher-medida de geleia (24 mg + 24 mg/5 g de geleia) ao dia	
	Picossulfato de sódio		5 a 10 mg/dia	
Emoliente	Docusato de sódio	Reduz tensão superficial, absorve água e amolece fezes 6 a 12 h	60 a 120 mg/dia	Comercializado em associação ao bisacodil

• Nota: foram relacionados laxativos não comercializados no mercado nacional.

Fonte: Adaptado de Bharucha *et al.*

PONTOS-CHAVE

- A constipação é queixa bastante frequente em consultórios médicos, apresentando alta prevalência;
- As causas secundárias da constipação são diversas, e as principais estão descritas no **Quadro 15.3**;
- Para o correto diagnóstico, é importante a solicitação de exames laboratoriais (ver seção Diagnóstico) e testes fisiológicos naqueles com constipação refratária (ver **Fluxograma 15.1**);
- O tratamento, por meio do uso de laxativos, geralmente se inicia com formadores de massa e osmóticos. Caso não haja resposta, são opções os laxantes secretagogos, procinéticos e irritativos **(Quadro 15.4)**;
- Na constipação refratária ao tratamento, investigar e diagnosticar inércia colônica ou distúrbio defecatório funcional tem implicações terapêuticas.

LEITURA SUGERIDA

1. Bharucha AE, Lacy BE. Mechanisms, Evaluation, Management Chronic Constipation. Gastroenterology 2020;158(5):1232-1249.
2. National Institute for Health and Clinical Excellence (NICE), "NICE Clinical Guideline 99: Constipation in Children and Young People NICE, Manchester, 2015.
3. Rome Foundation. Rome IV Criteria. Disponível em: https://theromefoundation.org/rome-iv/rome-iv-criteria. Acesso em: 22 out 2023.
4. Royal Pharmaceutical Society, British National Formulary, vol. 70, London: Pharmaceutical Press, 2016.
5. Silva CFB, Damião AOMC, Sipahi AM. Constipação Intestinal. Livro Clínica Médica FMUSP;160-169.
6. Vriesman MH, Koppen IJN, Camilleri M, Lorenzo CD, Benninga MA. Management of functional constipation in children and adultos. Gastroenterology&Hepatology. January 2020; Volume 17.

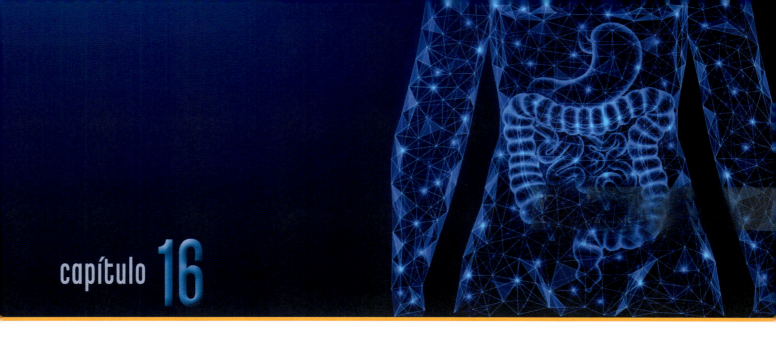

capítulo 16

Síndrome do Intestino Irritável

PAOLA VASCONCELLOS SOARES REIS ▶ LUÍSA LEITE BARROS

INTRODUÇÃO

A síndrome do intestino irritável (SII) é uma desordem do eixo cérebro-intestino-microbiota caracterizada por dor abdominal crônica associada à alteração do hábito intestinal, na ausência de causa orgânica definida.

É motivo de até 25% das consultas ao gastrenterologista nos EUA e de elevado impacto socioeconômico. Estima-se um custo direto e indireto em seu tratamento de 20 bilhões de dólares ao ano. Dentre os fatores que influenciam seus gastos estão a alta procura por atendimento médico, a solicitação excessiva de exames complementares, além das variações regionais de testes diagnósticos e tratamento.

A SII é uma doença crônica caracterizada por sintomas flutuantes que impactam a qualidade de vida, o convívio social e a capacidade laboral do indivíduo. Cerca de 25% dos pacientes relatam absenteísmo, e até 80% citam perda de produtividade no local de trabalho relacionada com a doença.

A prevalência da SII varia entre 10% e 15% da população adulta, com nítido predomínio por jovens do sexo feminino. A faixa etária mais acometida é de 30 a 49 anos, e a sua prevalência diminui discretamente com o aumento da idade. A forma diarreica predomina quando comparada às formas constipação, mista ou indeterminada.

FISIOPATOLOGIA

A SII tem fisiopatologia complexa e envolve a combinação de gatilhos ambientais, psicossociais, genéticos, além da relação com a mudança da microbiota intestinal **(Figura 16.1)**. Recentemente, a literatura tem classificado a SII como uma desordem do eixo cérebro-intestino-microbiota representada por uma interação complexa entre o trato gastrointestinal, os sistemas nervosos autônomo, central, periférico e a via neuroendócrina. Alguns estudos já demonstraram presença de hiperalgesia visceral, aumento da excitabilidade dos neurônios aferentes e processamento cerebral alterado dos estímulos viscerais nesses pacientes.

Dentre os mecanismos envolvidos, destaca-se o desequilíbrio entre o tônus simpático e parassimpático com predomínio absoluto ou relativo do pri-

MANUAL DE GASTROENTEROLOGIA E HEPATOLOGIA DO HCFMUSP

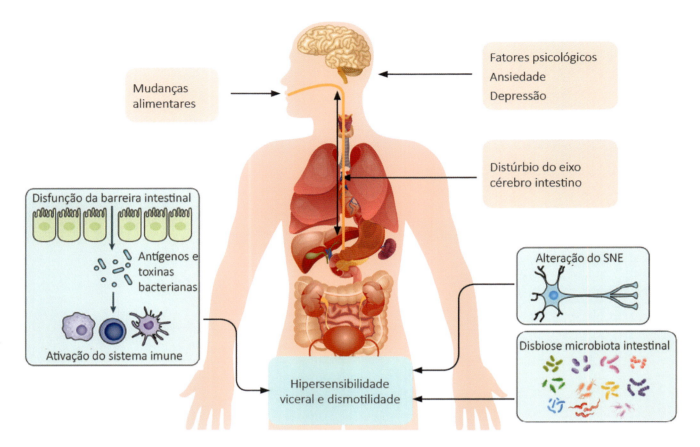

Figura 16.1 Fisiopatologia da síndrome do intestino irritável.
Legenda: Sistema nervoso entérico (SNE).
Fonte: adaptada de Spiller R,. et al., 2016.

meiro em relação ao segundo. A redução do tônus vagal pode ser causada por estresse e pode promover alterações na motilidade intestinal, sensibilidade e permeabilidade intestinal. Além disso, indivíduos com SII apresentam maior prevalência de transtornos de ansiedade e depressão. A hipótese mais aceita é que a resposta orgânica ao estresse estimula o eixo hipotálamo-hipófise-adrenal a produzir o hormônio adrenocorticotrófico que atua diretamente na permeabilidade intestinal e na secreção de glicocorticoide. A ativação do sistema nervoso simpático resulta em produção exacerbada de adrenalina e/ou noradrenalina pela medula adrenal. A combinação destes fatores estimula mastócitos e macrófagos a liberarem citocinas pró-inflamatórias como IL-6 e IL-1β.

A redução da diversidade bacteriana com aumento do número de bactérias patobiontes modifica a função da mucosa intestinal, reduz a produção de muco, de imunoglobulina A (IgA), de defensinas e aumenta a permeabilidade intestinal a antígenos bacterianos para as camadas profundas do intestino. Esses fatores desencadeiam atração de mastócitos, liberação de citocinas e início de uma cascata inflamatória. Uma metanálise publicada por Liu *et al.* identificou número reduzido de cepas de *Lactobacillus*, *Bifidobacterium* e *Faecalibacterium prausnitizii* em indivíduos com SII.

Alterações na motilidade e trânsito do TGI também estão presentes em pacientes com SII. Essas alterações podem estar relacionadas com o metabolismo da serotonina, principalmente em pacientes com SII no polo diarreico (SII-D).

Alguns fatores de risco para SII são dor abdominal funcional, abuso sexual na infância, transtorno de ansiedade com resposta anormal ao estresse, antecedente de cirurgia abdominal e diverticulite, intolerância alimentar e infecção intestinal **(Quadro 16.1)**. Dentre eles, o antecedente de infecção é o mais reconhecido como agente causal da SII-D e é descrito em

SÍNDROME DO INTESTINO IRRITÁVEL

até 20% dos casos. O risco de desenvolvimento da SII-D após um episódio de gastrenterocolite bacteriana ou viral é aumentado em até seis vezes em relação à população em geral.

DIAGNÓSTICO (FLUXOGRAMA 16.1)

Atualmente, o diagnóstico de SII é estabelecido com base em critérios clínicos definidos no consenso de ROMA IV em 2016 (Quadro 16.2). Os sintomas de

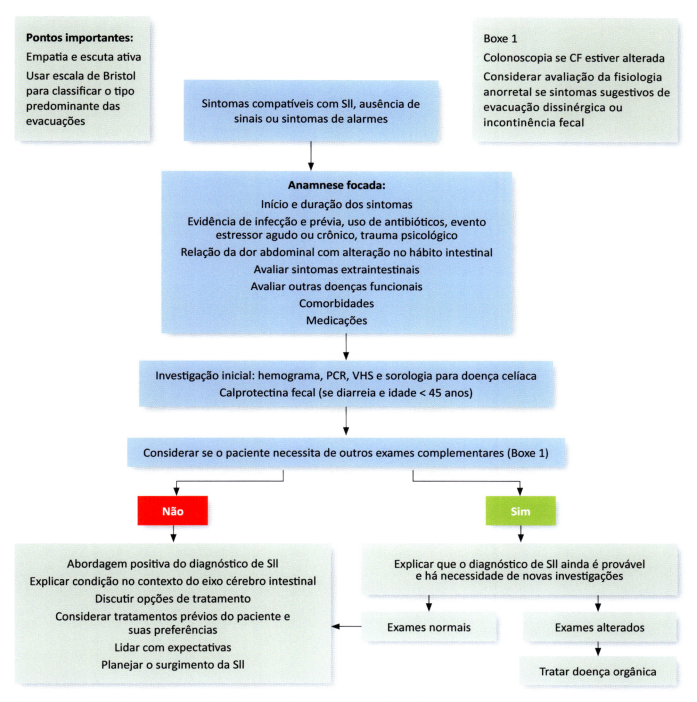

Fluxograma 16.1 Fluxograma do diagnóstico da síndrome do intestino irritável.

Legendas: Síndrome do intestino irritável (SII); constipação funcional (CF); proteína C reativa (PCR); velocidade de hemossedimentação (VHS).

QUADRO 16.1 Fatores de risco associados à síndrome do intestino irritável.
Fatores de risco
Infecções do trato gastrintestinal
Abuso sexual na infância
Transtorno de ansiedade
Resposta anormal ao estresse
Intolerâncias alimentares
Dor abdominal funcional
Antecedente de cirurgia abdominal
Episódio prévio de diverticulite

QUADRO 16.2 Critérios de ROMA IV para diagnóstico da síndrome do intestino irritável.
Critérios de ROMA IV para diagnóstico de síndrome do intestino irritável
Dor abdominal recorrente (≥ 1 dia/semana, nos últimos 3 meses, com início 6 meses antes do diagnóstico) associada a dois dos três critérios (sinais ou sintomas):
Dor relacionada com a evacuação;
Alteração da frequência evacuatória;
Alteração do formato das fezes.

dor abdominal recorrente associada às evacuações, com alteração do formato ou da consistência das fezes, devem estar presentes, no mínimo, 1×/semana, nos últimos 3 meses, com duração mínima de 6 meses. Flatulência e distensão abdominal, quando presentes, também favorecem a suspeita clínica.

Outros sintomas funcionais podem coexistir à SII, como saciedade precoce ou empachamento pós-prandial, dor e queimação epigástrica.

O diagnóstico se baseia na história clínica e não há biomarcador com acurácia elevada para o diagnóstico de SII. A despeito disso, sugere-se a realização de exames laboratoriais iniciais como hemograma, proteína C reativa (PCR), velocidade de hemossedimentação (VHS), sorologia para doença celíaca e calprotectina fecal (CF). Deve-se também pesquisar possíveis fatores desencadeantes como infecções intestinais prévias (presentes em 10% dos pacientes com SII), uso de antibióticos ou situações de estresse.

A SII é classificada em quatro subtipos, a depender da frequência e da forma das evacuações:

- **SII com predomínio de diarreia (SII-D):** fezes amolecidas ou pastosas em ≥ 25%, e fezes endurecidas ou ressecadas em < 25% das evacuações;
- **SII com predomínio de constipação (SII-C):** fezes endurecidas ou ressecadas em ≥ 25%, e fezes amolecidas ou pastosas em < 25% das evacuações;
- **SII forma mista (SII-M):** fezes endurecidas ou ressecadas em ≥ 25%, e fezes amolecidas ou pastosas em ≥ 25% das evacuações;
- **SII forma indeterminada:** critérios insuficientes para inclusão do paciente em um dos grupos citados nos itens anteriores.

A escala visual de Bristol é uma ferramenta útil na prática clínica que facilita a classificação da SII em seus diferentes grupos (Figura 16.2). Os padrões de Bristol 1 e 2 estão associados à constipação, enquanto Bristol 5, 6 e 7 à diarreia.

Alguns sinais de alarme como idade avançada, anemia, sangramento retal, perda de peso não intencional e história familiar de câncer colorretal, quando presentes, exigem investigação adicional para exclusão de outras doenças gastrintestinais. Durante o exame físico, é importante investigar hipocromia de mucosa, massa abdominal palpável, fissuras ou alterações relevantes à inspeção anal e toque retal.

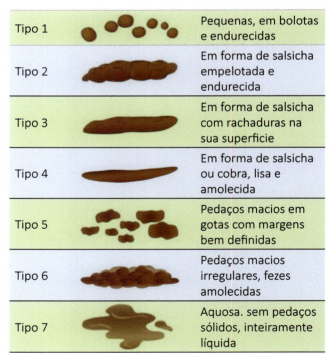

Figura 16.2 Escala visual de Bristol.

SÍNDROME DO INTESTINO IRRITÁVEL

TRATAMENTO (QUADRO 16.3 E FLUXOGRAMA 16.2)

Dieta

A dieta pobre em alimentos fermentáveis FOD-MAPs (oligossacarídeos, dissacarídeos, monossacarídeos e polióis) é considerada tratamento de primeira linha. Esses grupos de alimentos são degradados em ácidos graxos de cadeia curta e em gases como metano, hidrogênio e gás carbônico no cólon, o que proporciona distensão e desconforto abdominal. A dieta é recomendada por 2 a 6 semanas e deve ser dividida entre as etapas de restrição, reintrodução gradual e individualização de forma direcionada.

Probióticos

Os probióticos constituem um potencial alvo terapêutico, no entanto, estudos com probióticos são heterogêneos, têm diversas cepas, tamanho amostral limitado e não seguem de forma rigorosa os objetivos delineados para sua aprovação pela agência norte-americana Food and Drug Administration (FDA). Algumas metanálises observaram melhora discreta nos escores de dor abdominal, *bloating* e urgência no grupo tratado com probióticos. Os principais gêneros de bactérias estudados são *Bifidobacterium*, *Lactobacillus* e *Streptococcus*, entretanto, não há ainda evidência robusta que indique seu uso de modo rotineiro.

Antidepressivos

Duas classes de antidepressivos podem ser utilizadas no tratamento da SII. Os antidepressivos tricíclicos, como amitriptilina e desipramina na SII-D; e os inibidores seletivos de recaptação da serotonina (ISRS), como fluoxetina, sertralina, escitalopram, citalopram, fluvoxamina e paroxetina no tratamento da SII-C ou SII-M.

QUADRO 16.3 Principais drogas utilizadas na síndrome do intestino irritável e as doses recomendadas.	
Principais drogas utilizadas na síndrome do intestino irritável	**Doses recomendadas**
Predomínio de diarreia	
Amitriptilina	50 a 100 mg/dia
Rifaximina	550 mg 3×/dia, por 14 dias
Eluxadoline	100 mg 2×/dia
Ondansetrona	4 a 8 mg 3×/dia
Predomínio de constipação	
Fibras solúveis	25 a 35 g/dia
Polietilenoglicol	17 mg 1 a 2×/dia
Tegaserode	6 mg 2×/dia
Linaclotide	290 µg 1×/dia
Plecanatide	3 mg 1×/dia
Lubiprostone	8 µg 2×/dia
Dor abdominal*	
Amitriptilina	50 a 100 mg/dia
Sertralina	25 a 100 mg/dia
Brometo de otilônio	40 mg 3×/dia
Mebeverina	200 mg 2×/dia

Legenda: *Linaclotide, plecanatide, lubiprostone também promovem melhora da dor abdominal

Capítulo 16

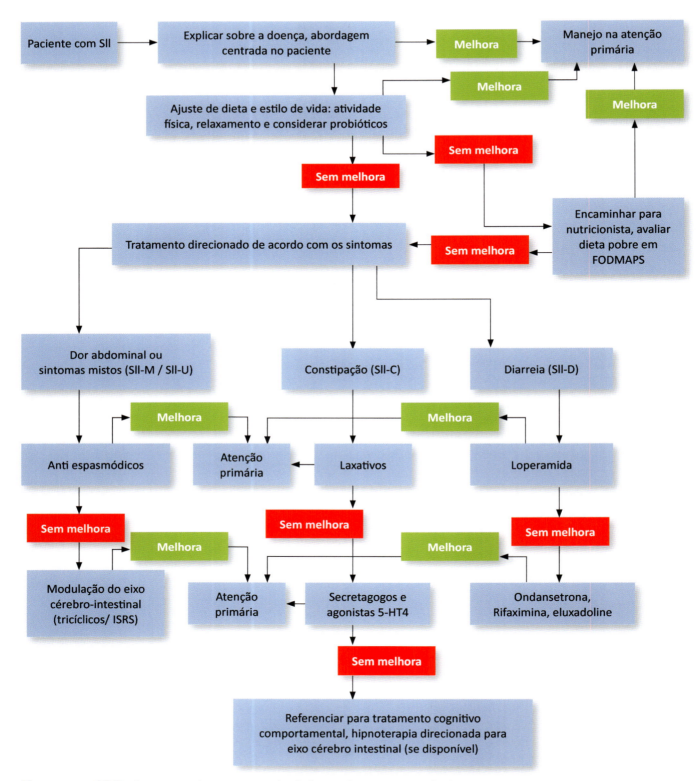

Fluxograma 16.2 Fluxograma de tratamento da síndrome do intestino irritável.

SÍNDROME DO INTESTINO IRRITÁVEL

O mecanismo de ação dos antidepressivos ainda não é bem estabelecido, porém os tricíclicos apresentam elevado potencial analgésico, quando comparados ao grupo de ISRS, e retardam o trânsito intestinal.

Os antidepressivos tricíclicos bloqueiam os canais de cálcio e devem ser evitados em pacientes com distúrbios de condução ou QT longo. Seus principais efeitos colaterais são fadiga e sonolência. Enquanto os ISRS podem induzir cefaleia, náuseas, boca seca e tontura. Em geral, a dose dos antidepressivos recomendada é inferior àquela utilizada no manejo da depressão.

Síndrome do intestino irritável: predomínio de diarreia

Loperamida

Loperamida é um agonista sintético de receptor μ-opioide amplamente utilizado como agente antidiarreico no controle dos sintomas dos pacientes com SII-D. Age reduzindo a atividade do plexo mioentérico, aumentando o tempo de trânsito intestinal e a reabsorção de água no cólon. Apesar de aumentar a consistência das fezes, não há benefício nos sintomas globais da SII, e, por esse motivo, a qualidade de evidência para sua recomendação pela Associação Americana de Gastrenterologia é baixa. Os principais efeitos colaterais são dor abdominal, *bloating*, náuseas e constipação.

Antiespasmódicos

Os antiespasmódicos são utilizados como adjuvantes no tratamento da dor abdominal em pacientes com SII-D. Podem ser divididos entre antimuscarínicos, como escopolamina, brometo de otilônio, brometo de pinavério; e relaxantes da musculatura lisa intestinal, como mebeverina e maleato de trimebutina. Efeitos colaterais comuns são boca seca, tontura e redução da acuidade visual.

Rifaximina

Rifaximina é um antibiótico oral de baixa absorção sistêmica aprovado em 2015 nos EUA para tratamento da SII-D e da síndrome de supercrescimento bacteriano de intestino delgado. A sua eficácia e segurança foram demonstradas nos trabalhos pivotais TARGET 1 e TARGET 2 com 1260 pacientes. Aqueles tratados com rifaximina apresentaram melhora global dos sintomas e aumento da consistência das fe-

zes, quando comparados ao grupo controle (40,7% *vs*. 31,7%, respectivamente, $p < 0,01$). A rifaximina também foi superior ao placebo no tratamento da recidiva dos sintomas em 18 meses. Atualmente a dose recomendada no tratamento da SII-D é de 550 mg, de 2-3x/dia, por 14 dias. Não foi observado maior risco de infecção por *Clostridioides difficile* ou colite isquêmica.

Eluxadoline

Eluxadoline é também um agonista de receptor μ-opioide aprovado em 2015 nos EUA, mas ainda não disponível no Brasil. Em três estudos fase III os autores compararam doses de 75 e 100 mg ao placebo em 3.235 pacientes. O objetivo primário de melhora da consistência das fezes foi alcançado com resposta significante para ambas as doses e NNT foi de 12,5. Não foi observada melhora da dor abdominal de forma significativa. Os efeitos colaterais mais comuns são constipação, náuseas e vômitos. Entretanto, observa-se um risco aumentado de pancreatite aguda em pacientes pós colecistectomia. Em 2017, a FDA emitiu um alerta após 2 óbitos por pancreatite aguda grave induzida por esta medicação. Eluxadoline não deve ser utilizado em indivíduos colecistectomizados, com disfunção do esfíncter de Oddi, antecedente de pancreatite ou ingestão abusiva de álcool.

Ondansetrona e alosentron

Ondansetrona e alosentron (ainda não disponíveis no Brasil) são antagonistas serotoninérgicos do receptor 5-HT$_3$ e agem por meio da lentificação do trânsito intestinal. Estudos evidenciam melhora da consistência das fezes, da frequência das evacuações e dos sintomas globais da SII-D. O uso de alosentron está associado ao risco de colite isquêmica e, dessa forma, está recomendado apenas para pacientes com sintomas graves.

Síndrome do intestino irritável: predomínio de constipação

Fibras

As fibras são carboidratos não digeridos no intestino delgado que modificam a microbiota intestinal, a consistência das fezes, o tempo de trânsito intestinal e agem no metabolismo dos ácidos biliares. Os consensos internacionais recomendam a ingestão de 25 a 35 g/dia de fibras solúveis, como *psyllium* ou farelo de aveia. As fibras insolúveis como farelo de trigo e celulose devem ser evitadas por aumentar a produção de gases e piorar os sintomas de *bloating* e flatulência.

Laxantes osmóticos

O polietilenoglicol (PEG) é um medicamento de baixo custo, amplamente disponível, que induz menos efeitos colaterais quando comparado à lactulose e ao hidróxido de magnésio. A dose é variável entre 13,8 e 41,1 g/dia. O PEG é eficaz na redução da consistência das fezes e aumento da frequência evacuatória, porém sem melhora nos sintomas globais ou de dor abdominal. Os efeitos adversos mais comuns são dor abdominal, diarreia, náuseas e flatulência. Todos são dose-dependentes.

Lubiprostone

Lubiprostone é um secretagogo ativador de canais de cloro tipo 2 localizados na membrana apical das células do epitélio intestinal. A ativação desses canais aumenta a secreção intestinal e a peristalse. Estudos experimentais sugeriram também que essa medicação possa restaurar a função de barreira em indivíduos com permeabilidade intestinal aumentada.

A dose aprovada para tratamento de mulheres adultas com SII-C é de 8 µg 2×/dia, menor que a dose aprovada para constipação funcional (CF). Estudos randomizados controlados demonstraram melhora nos sintomas globais de SII-C e de sintomas individualizados, como dor abdominal, *bloating*, esforço evacuatório, frequência e consistência das fezes. Em geral, a medicação é bem tolerada e os principais efeitos colaterais descritos são náuseas e diarreia. O sintoma de náuseas é dose-dependente e pode ser reduzido com seu uso junto às refeições.

Linaclotide e plecanatide

Os agonistas da guanilil ciclase se ligam aos receptores da enzima na membrana apical das células do epitélio intestinal estimulando a secreção de líquido para o lúmen intestinal. Dois agentes foram aprovados pela FDA nas seguintes doses: linaclotide 290 µg 1×/dia e plecanatide 3 mg 1×/dia. Análises comparativas evidenciaram que são semelhantes quanto à eficácia, segurança e tolerabilidade. Ambos demonstraram alívio nos sintomas globais e individuais de SII-C. A resposta ao tratamento é rápida e se mantém ao longo do tempo. O principal efeito colateral das drogas é diarreia. O sintoma foi relatado em aproximadamente 20% dos indivíduos recebendo linaclotide e 3% em pacientes do grupo placebo ($p < 0,0001$). Essas medicações não estão disponíveis no Brasil.

Tegaserode e prucaloprida

São agonistas do receptor de serotonina tipo 4, 5-HT_4, que estimulam a liberação de neurotransmissores e aumentam a motilidade colônica. Uma redução na hipersensibilidade visceral foi identificada em modelos animais, voluntários sadios e indivíduos com SII.

Tegaserode, um fármaco representante da classe, diminui a dor abdominal na SII e melhora a constipação. Seu principal efeito adverso é diarreia. Foi retirado do mercado em 2007, por causa do aumento de eventos cardiovasculares, e reintroduzido em 2019 após estudos de segurança. A medicação é contraindicada em indivíduos acima de 65 anos e em mulheres com fatores de risco cardiovascular.

Prucaloprida é eficaz para o tratamento de constipação crônica idiopática, porém, até o momento, não há estudos para seu uso na SII-C.

PONTOS-CHAVE

- A SII é definida como dor abdominal recorrente que preencha os critérios de ROMA IV;
- Em pacientes com suspeita de SII, é sempre importante avaliar a presença de sinais de alarme e prosseguir com investigação direcionada caso estejam presentes;
- Uma boa relação médico-paciente é fundamental para a continuidade do tratamento;
- Em pacientes com sintomas leves a moderados tentar inicialmente abordagem não farmacológica com mudanças na dieta e no estilo de vida;
- Em pacientes com sintomas moderados a intensos ou que falharam às medidas anteriores, iniciar tratamento farmacológico concomitante;
- Pacientes com sintomas recorrentes devem ser cuidadosamente reavaliados, dando especial atenção ao tipo de sintoma relatado, à gravidade dos sintomas, à aderência ao tratamento medicamentoso e à presença de sinais de alarme.

LEITURA SUGERIDA

1. Alammar N, Stein E. Irritable Bowel Syndrome: What Treatments Really Work. Med Clin North Am. 2019 Jan;103(1):137-152.

SÍNDROME DO INTESTINO IRRITÁVEL

2. Camilleri M, Katzka DA. Irritable bowel syndrome: methods, mechanisms, and pathophysiology. Genetic epidemiology and pharmacogenetics in irritable bowel syndrome. Am J Physiol Gastrointest Liver Physiol. 2012;302(10):G1075-G1084.

3. Gracie DJ, Hamlin PJ, Ford AC. The influence of the brain-gut axis in inflammatory bowel disease and possible implications for treatment. Lancet Gastroenterol Hepatol. 2019 Aug;4(8):632-642.

4. Lacy BE, Pimentel M, Brenner DM, Chey WD, Keefer LA, Long MD, et al. ACG Clinical Guideline: Management of Irritable Bowel Syndrome. Am J Gastroenterol. 2021;116(1):17-44.

5. Liu HN, Wu H, Chen YZ, Chen YJ, Shen XZ, Liu TT. Altered molecular signature of intestinal microbiota in irritable bowel syndrome patients compared with healthy controls: A systematic review and meta-analysis. Dig Liver Dis. 2017;49(4):331-337.

6. Lovell RM, Ford AC. Global prevalence of and risk factors for irritable bowel syndrome: a meta-analysis. Clin Gastroenterol Hepatol. 2012;10(7):712-721 e4.

7. Mearin F, Lacy BE, Chang L, Chey WD, Lembo AJ, Simren M, Spiller R. Bowel disorders. Gastroenterology. 2016. pii: S0016-5085(16)00222-5.

8. Pimentel M. Evidence-based management of irritable bowel syndrome with diarrhea. Am J Manag Care. 2018 Jan;24(3 Suppl):S35-S46.

9. Spiller R, Major G. IBS and IBD - separate entities or on a spectrum? Nat Rev Gastroenterol Hepatol. 2016 Sep 26;13(10):613-621.

10. Vasant DH, Paine PA, Black CJ, Houghton LA, Everitt HA, Corsetti M, et al. British Society of Gastroenterology guidelines on the management of irritable bowel syndrome. Gut. 2021;70(7):1214-1240.

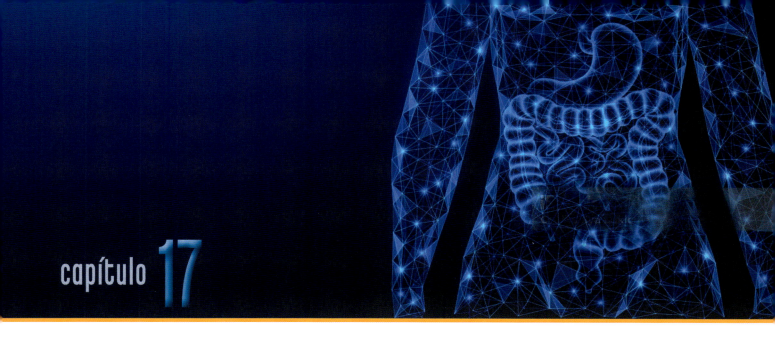

capítulo 17

Doença Celíaca

JÉSSICA CALHEIROS DA SILVA ▶ AYTAN MIRANDA SIPAHI

INTRODUÇÃO

Doença celíaca (DC) é uma condição autoimune que resulta de uma resposta inapropriada do sistema imune inato e adaptativo à ingestão do glúten em indivíduos geneticamente predispostos. Glúten é um termo geral utilizado para denominar as proteínas insolúveis em água contidas em muitos cereais, incluindo trigo, centeio e cevada.

A DC apresenta uma enorme variedade de manifestações clínicas e pode acometer os mais diversos órgãos e sistemas. Tendo em vista a ampla possibilidade de apresentações, essa doença requer, por muitas vezes, um alto índice de suspeição do especialista para o correto diagnóstico. Nos últimos anos, houve um aumento significativo da prevalência de DC no mundo, podendo ser atribuído a diversos fatores. Primeiramente, a maior disponibilidade e melhor sensibilidade e especificidade dos testes sorológicos, possibilitando a identificação de grupos de risco para a doença. Outra hipótese que justificaria o aumento dos casos seria a maior disseminação da "dieta mediterrânea", a qual contém quantidades expressivas de glúten; e a mudança na produção dos cereais por diversas tecnologias, levando a diferenças na qualidade do glúten também pode estar relacionada. Além disso, os próprios fatores ambientais envolvidos nas doenças autoimunes devem estar implicados.

Com relação à fisiopatologia da DC, há um componente genético importante envolvido. Aproximadamente 95% dos pacientes expressam o antígeno leucocitário humano (HLA)-DQ2 e HLA-DQ8. É importante ressaltar que tais antígenos estão presentes em até 35% da população geral, mas apenas 3% apresentarão a doença, mostrando que esse fator não é suficiente para o desenvolvimento da DC. A ausência de ambos HLA tem valor preditivo negativo de quase 100% para excluir o diagnóstico.

Além da predisposição genética, a exposição ao glúten é essencial na patogênese da doença. As gliadinas e as gluteninas são proteínas complexas que compõem o glúten. São dificilmente digeridas no trato gastrintestinal, o que leva à formação de peptídeos que podem ativar a resposta imune inata e adaptativa do organismo.

A gliadina causa um aumento da permeabilidade de células epiteliais intestinais por meio das junções firmes intercelulares. Ao alcançar a lâmina própria, ocorre a ativação da enzima transglutaminase tecidual (tTG). A gliadina é, por conseguinte, deaminada pela tTG, tornando esta molécula muito imunogênica. Segue, então, uma resposta do sistema imune adaptativo que envolve células apresentadoras de antígeno (macrófagos, células dendríticas, linfócitos B), as quais expressam os HLA DQ2 e/ou DQ8 em suas superfícies e que vão ativar linfócitos T CD4+ glúten-específicos, produzindo citocinas inflamatórias, como o INF-γ.

Já a resposta imune inata acontece nas células do epitélio intestinal. Envolve a produção de citocinas, predominantemente a IL-15, que são secretadas por enterócitos, macrófagos e células dendríticas. Estas interleucinas levam à diferenciação de linfócitos intraepiteliais (LIE) em linfócitos citotóxicos CD8+. Os LIE ativados induzem apoptose epitelial e aumento da permeabilidade. A lesão causada por esses mediadores inflamatórios leva à atrofia vilositária e hiperplasia de criptas, comumente descritas na doença celíaca.

EPIDEMIOLOGIA

A doença celíaca tem distribuição global e pode acometer pessoas de todas as faixas etárias. Nos EUA, a idade média é de 38 anos, mas cerca de 20% dos diagnósticos são feitos em pacientes com mais de 60 anos. É mais prevalente no sexo feminino, com proporção de até 3:1, compatível com o que é comumente visto em outras doenças autoimunes.

A DC afeta múltiplas raças e etnias, com uma prevalência estimada em 1% na Europa e 0,8% nos EUA. Nas últimas quatro décadas, estudos mostram um aumento de até cinco vezes na prevalência dessa doença por motivos ainda não totalmente elucidados, como os citados anteriormente.

Há poucos dados sobre prevalência no Brasil. Um estudo conduzido em 2012 pela Dra. Marília Lange Alencar entre doadores saudáveis de um banco de sangue de São Paulo mostrou uma prevalência estimada em 1:286.

O risco da doença é maior em parentes de primeiro grau acometidos pela doença celíaca (10% a15%) e em alguns grupos de risco, como: síndrome de Down, síndrome de Turner, pacientes com deficiência de imunoglobulina A (IgA) e com diabetes melito tipo 1.

MANIFESTAÇÕES CLÍNICAS

Em 2011, a classificação de Oslo definiu cinco apresentações clínicas da doença celíaca:

1. **Clássica:** é caracterizada por diarreia ou sinais e sintomas de má absorção, como esteatorreia, perda de peso e deficiência de vitaminas;

2. **Não clássica:** os sintomas extraintestinais são os predominantes, podendo se manifestar de diferentes formas, como anemia ferropriva, osteoporose, infertilidade, sintomas neurológicos, aumento de transaminases. Mais de 50% dos adultos vão apresentar a doença nessa forma, o que torna o diagnóstico desafiador em alguns casos;

3. **Subclínica ou assintomática:** inclui aqueles pacientes que fizeram endoscopia por outros motivos e tiveram achados compatíveis com DC.

4. **Potencial:** pacientes com sorologia positiva, mas com mucosa intestinal normal ou com pequeno aumento de linfócitos intraepiteliais;

5. **Refratária:** inclui pacientes com sintomas persistentes e atrofia vilositária após 12 meses de dieta isenta em glúten (DIG).

A forma intestinal é mais comum na faixa etária pediátrica e é caracterizada por diarreia, perda de apetite e distensão abdominal. Nos adultos, pode se manifestar também com constipação ou alternância de hábito intestinal, mimetizando a síndrome do intestino irritável (SII). Sintomas dispépticos podem ser relatados, como náuseas e vômitos.

Os sintomas extraintestinais são inespecíficos. A anemia ferropriva pode estar presente em até 40% dos casos. Deficiência de ácido fólico e de vitamina B_{12} também pode ocorrer, sendo menos frequente.

A DC causa má absorção de cálcio e de vitamina D, podendo levar a osteopenia e osteoporose. Até 70% dos pacientes ao diagnóstico têm alterações na densidade mineral óssea.

Outros sintomas incluem alterações neurológicas (cefaleia, parestesias, distúrbios do humor) e do sistema reprodutivo (amenorreia, aborto, partos prematuros, infertilidade). Aumento de transaminases é um achado laboratorial comum e está presente em até 50% dos pacientes.

Há poucas alterações ao exame físico de pacientes celíacos, porém uma afecção dermatológica característica desta doença é a dermatite herpetiforme **(Figura 17.1)**. Caracteriza-se por lesões papulovesiculares pruriginosas, em superfícies extensoras, como cotovelos e joelhos. O diagnóstico definitivo é feito com a biópsia das lesões que revela depósitos de IgA na membrana basal.

DIAGNÓSTICO

O diagnóstico da doença celíaca é baseado em sorologia, análise histológica e resposta à DIG **(Figura 17.2)**.

Os anticorpos relacionados com a DC são da classe IgG e IgA, mas apenas os da classe IgA são altamente sensíveis e específicos. O mais específico dos anticorpos é o antiendomísio (aproximadamente 99%), no entanto, o mais sensível é o antitransglutaminase IgA (97% vs. 94%). Outro anticorpo utilizado para o diagnóstico é o antigliadina deaminada (AGD), sendo este da classe IgG e útil principalmente na faixa etária pediátrica (< 2 anos). Já o antigliadina, que foi o primeiro teste sorológico utilizado para identificar pacientes com doença celíaca, não deve ser mais usado na prática clínica por conta de sua baixa especificidade.

Antitransglutaminase IgA é o teste de escolha inicial na suspeita de DC, em razão de seu menor custo e sua maior disponibilidade. A deficiência de IgA ocorre em 1 a cada 40 pacientes portadores de DC, o que torna necessária a dosagem total de IgA. Se detectada a deficiência dessa imunoglobulina, deve ser solicitado anti-tTG IgG ou antigliadina deaminada.

Uma vez detectados altos títulos de anti-tTG IgA, a endoscopia deve ser o próximo exame a ser solicitado. Caso positivo, mas em baixos títulos, é necessário complementar com o antiendomísio IgA.

Além da sorologia, a endoscopia digestiva alta (EDA) mais biópsias do intestino delgado fazem parte da avaliação e são o padrão-ouro para diagnóstico. Deve ser realizada preferencialmente no paciente que ingere glúten para aumentar a sensibilidade do exame. É possível visualizar na EDA diminuição das pregas de Kerkring, fissuras, nodularidades, aumento da vascularização da submucosa, porém tais achados têm baixa sensibilidade.

Pelo menos seis biópsias devem ser realizadas (duas do bulbo duodenal e quatro da segunda porção). As alterações histológicas podem variar desde aumento de linfócitos intraepiteliais até atrofia da mucosa com perda dos vilos e hiperplasia das criptas. O acometimento pode ser, então, graduado segundo diferentes classificações, sendo a de Marsh-Oberhuber a mais utilizada na prática clínica **(Tabela 17.1)**. Nos pacientes com Marsh 0 (normal), há baixa probabilidade de doença celíaca; o tipo 1 é visto em pacientes que estão em DIG; paciente com dermatite herpetiforme; ou em algumas infecções; o tipo 2 é muito raro, visto ocasionalmente em pacientes com dermatite herpetiforme; e o tipo 3 é aquele presente em pacientes com doença celíaca sintomática.

Apesar de os anticorpos estarem presentes na maioria dos pacientes, uma pequena parcela (2% a 3%) terá sorologia negativa, e a suspeita de DC será baseada no achado de atrofia vilositária na biópsia duodenal. Nesses casos, é de extrema importância solicitar o teste genético para os HLA DQ2 e DQ8. Se negativos, o diagnóstico de doença celíaca está des-

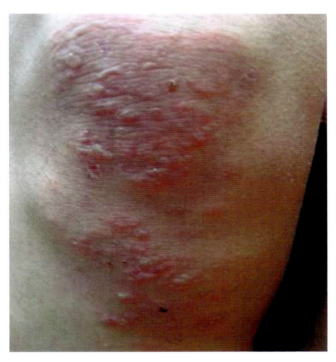

Figura 17.1 Lesões papulovesiculares e eritematosas em joelho, compatíveis com dermatite herpetiforme.

Fonte: acervo pessoal de Dra. Luísa Leite Barros, que gentilmente cedeu a imagem.

Orientação nutricional para pacientes com doenças celíaca

- Ler o rótulo das embalagens verificando a presença de glúten ou trigo, cevada, centeio e malte – NÃO consuma os alimentos que apresentarem um desses ingredientes;
- Não reutilize óleo onde foram fritos alimentos com farinha de trigo ou farinha de rosca (feita de pão);
- Não engrosse pudins, cremes ou molhos com farinha de trigo- use amido de milho; não utilize as farinha proibidas para povilhar assadeiras ou formas;
- Cuidado com peixes grelhados, pois, em muitos locais colocar-se farinha de trigo na grelha ou no peixe para evitar que ele grude na chapa ou grelha. Peça para mudar para fubá ou farinha de mandioca.

NÃO CONSUMA

- Produtos que contenham em sua composição: aveia, centeio, cevada, trigo e malte;
- Pão francês e de forma, macarrão, bolos e biscoitos industrializados;
- Produtos à base de glúten;
- Carnes enlatadas, carnes à milanesa, frios com farináceos (salame, salaminho, salsicha)
- Molhos comerciais de saladas;
- Leite maltado, levedo de cerveja;
- Cerveja, whisky

PODE CONSUMIR

- Biscoitos e bolos à base de tapioca, fécula de batata, povilho doce e azedo, milho e maisena;
- Frutas e verduras;
- Arroz branco e integral, feijão, grão de bico, lentilha, ervilha, milho, mandioca
- Farinha de mandioca;
- Leite fermentado, Iorgute, coalhada, queijo fresco;
- Gelatina, pudim de arroz, sagu ou maizena, geleia de frutas;
- Azeite de oliva extravirgem, óleo de canola, milho ou girassol;
- Sucos de frutas, chás, cacau.

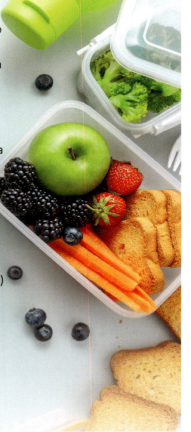

Figura 17.2 Modelo com orientações dietéticas para pacientes com doença celíaca.

TABELA 17.1 Classificação de Marsh modificada (Oberhuber).

Marsh	LIE/100 enterócitos jejuno	LIE/100 enterócitos duodeno	Hiperplasia de criptas	Vilos
0	< 40	< 30	Ausente	Normal
1	> 40	> 30	Ausente	Normal
2	> 40	> 30	Presente	Normal
3a	> 40	> 30	Presente	Atrofia leve
3b	> 40	> 30	Presente	Atrofia leve
3c	> 40	> 30	Presente	Completa atrofia

cartado e devem ser investigadas outras causas para a atrofia.

Inúmeras condições podem mimetizar a doença celíaca e causar aumento de linfócitos intraepiteliais, como uso de anti-inflamatórios não esteroides (AINE), supercrescimento bacteriano e infecção por *Helicobacter pylori*. A atrofia de vilosidades também não é específica da DC e pode estar associada a outras etiologias, como uso de medicações (olmesartana, micofenolato mofetil), enteropatia autoimune, infecções (giardíase, HIV), doença inflamatória intestinal e imunodeficiência comum variável. Alguns achados histológicos que não são comuns na DC e devem fazer o especialista repensar o diagnóstico incluem erosões e ulcerações da mucosa intestinal, infiltrado predominantemente neutrofílico e abscesso de criptas.

TRATAMENTO

As metas terapêuticas na DC são resolução dos sintomas e cicatrização da mucosa duodenal.

O tratamento da doença celíaca consiste em uma DIG, evitando trigo, centeio e cevada **(Fluxograma 17.1)**. O acompanhamento com um nutricionista é de extrema importância para a educação do paciente e adequação de uma nova dieta. Para pacientes com dermatite herpetiforme, além da DIG, pode ser necessário também o uso de dapsona na dose de 100 mg/dia.

É importante salientar que a DIG pode levar à constipação, no entanto, a suplementação de fibras, como *Psyllium*, é uma estratégia que pode ser adotada para o controle de tal sintoma.

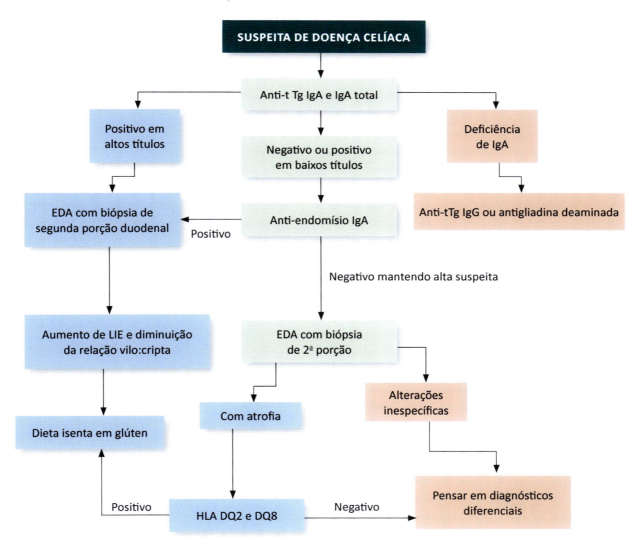

Fluxograma 17.1 Fluxograma para diagnóstico da celíaca.

Pacientes devem ser informados sobre a possibilidade de absorção errática de medicações via oral na doença ainda não tratada ou refratária. Mulheres em idade fértil que usem anticoncepcionais orais devem ser alertadas sobre a possibilidade de falha desse método e aconselhadas a utilizar método contraceptivo adicional ou outro método.

Com relação ao seguimento ambulatorial, usualmente o primeiro retorno após o diagnóstico deve ser realizado com 6 meses e depois anualmente se não houver sinais de complicação da doença. Não há consenso nas diretrizes sobre seguimento com nova endoscopia, e o exame está formalmente indicado apenas nos pacientes com persistência dos sintomas ou alterações laboratoriais compatíveis com má absorção. É importante enfatizar que a completa recuperação do epitélio intestinal pode levar até três anos.

O tempo médio de melhora dos sintomas é de 4 semanas, mas até dois terços dos pacientes terão resolução em até 6 meses. Nos pacientes que não obtiveram resolução dos sintomas em até 1 ano, deve-se pensar no diagnóstico de doença celíaca refratária (DCR).

A DCR corresponde a 1% de todos os casos e é definida pela persistência dos sintomas e da atrofia vilositária 1 ano após DIG. Excluindo-se a má aderência à dieta e os diagnósticos diferenciais que mimetizam DC como os descritos anteriormente, é importante que seja feita a classificação dos subtipos de doença celíaca refratária.

Existem dois subtipos de DCR: tipo 1, no qual os LIE têm fenótipo normal; e tipo 2, no qual têm fenótipos aberrantes. Essa diferenciação é essencial para o correto tratamento e prognóstico. No tipo 2, a taxa de mortalidade é de até 55% em 5 anos, principalmente em razão do desenvolvimento de linfoma intestinal, o que requer um seguimento anual com exames de imagem, preferencialmente a cápsula endoscópica.

Quanto ao tratamento, no tipo 1 é feito com agentes imunossupressores, como esteroides e azatioprina, enquanto no tipo 2 é feito com ciclosporina ou quimioterapia com cladribina e fludarabina associada a anticorpo monoclonal anti-CD52.

Nos últimos anos, terapias alternativas à dieta vêm sendo estudadas, a exemplo de proteases orais, imunomoduladores e vacinação, porém ainda não têm aplicação prática.

COMPLICAÇÕES

Além da doença celíaca refratária, a adesão à DIG é importante para evitar outras complicações da doença, incluindo hipoesplenismo, linfoma intestinal, adenocarcinoma de intestino delgado e jejunoileíte ulcerativa.

O hipoesplenismo pode estar presente em até 30% dos pacientes com DC. O achado de um baço de tamanho reduzido deve levantar a suspeita dessa complicação, e o achado de corpúsculos de Howell-Jolly no esfregaço de sangue periférico reforça o diagnóstico. Dado o aumento do risco de infecção por bactérias encapsuladas, neste grupo de pacientes é recomendada a vacinação antipneumocócica e antimeningocócica.

O linfoma Hodgkin de células T é o mais associado à DC, com aumento do risco de até nove vezes em comparação com a população geral. A maioria está relacionada com a DCR tipo 2 e menos frequentemente com a tipo 1. Já o adenocarcinoma de intestino delgado é bem menos comum que o linfoma, acometendo usualmente o jejuno.

PONTOS-CHAVE

- A doença celíaca é imunomediada e ocorre em indivíduos geneticamente predispostos. Cerca de 95% dos pacientes expressam o HLA DQ2 ou DQ8;
- Sua prevalência vem aumentando por motivos ainda não completamente esclarecidos;
- As manifestações clínicas são amplas, podendo envolver os mais diversos órgãos e sistemas, sendo as manifestações extraintestinais mais comuns nos adultos;
- Pelo menos, três anticorpos são utilizados na prática clínica para o diagnóstico: antitransglutaminase IgA, antiendomísio IgA e antigliadina deaminada. Antigliadina não está recomendada para diagnóstico ou seguimento da DC, dada sua baixa acurácia;
- O diagnóstico tem por base a sorologia específica para doença e na endoscopia com biópsias de bulbo e segunda porção duodenal demonstrando linfocitose intraepitelial, atrofia vilositária e hiperplasia de criptas;
- O tratamento se baseia na DIG por toda a vida;
- Outras condições podem cursar com atrofia vilositária, como enteropatia por olmesartana, enteropatia autoimune, imunodeficiência comum variável e doença inflamatória intestinal;
- Hipoesplenismo, linfoma intestinal e adenocarcinoma de delgado estão entre as complicações da doença.

LEITURA SUGERIDA

1. Caio G, Volta U, Sapone A, Leffler DA, De Giorgio R, Catassi C, Fasano A. Celiac disease: a comprehensive current review. BMC Med. 2019 Jul 23;17(1):142.
2. Green PH, Lebwohl B, Greywoode R. Celiac disease. J Allergy Clin Immunol. 2015;135(5):1099-1107.
3. Lebwohl B, Rubio-Tapia A. Epidemiology, Presentation, and Diagnosis of Celiac Disease. Gastroenterology. 2021 Jan;160(1):63-75.
4. Oxentenko AS, Rubio-Tapia A. Celiac Disease. Mayo Clin Proc. 2019 Dec;94(12):2556-2571.
5. Rubin JE, Crowe SE. Celiac Disease. Ann Intern Med. 2020 Jan 7;172(1):ITC1-ITC16.

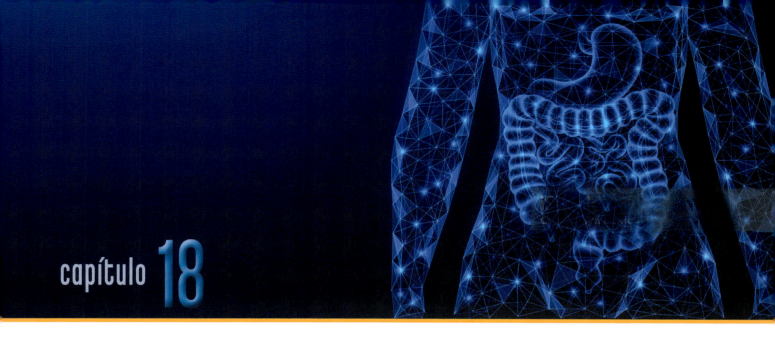

capítulo 18

Supercrescimento Bacteriano de Intestino Delgado

INGRID MEDEIROS DE FIGUEIREDO ▸ LUÍSA LEITE BARROS

INTRODUÇÃO

O supercrescimento bacteriano de intestino delgado (SBID) é uma síndrome clínica caracterizada por hiperproliferação de bactérias colônicas no intestino delgado, fermentação excessiva de carboidratos da dieta e aumento da produção de gases como hidrogênio (H_2) e metano (CH_4).

FISIOPATOLOGIA

Recentemente, algumas linhas de pesquisa têm enfatizado a importância do microbioma intestinal na patogênese do SBID. A disbiose e quebra de sua homeostase estão diretamente relacionadas com a regulação de processos neuroendócrinos, de neuromotilidade, reações imunes e inativação de toxinas bacterianas que são chave para o entendimento da doença.

Em indivíduos saudáveis, o número de bactérias intestinais aumenta de maneira progressiva em direção ao cólon. O intestino delgado é colonizado por bactérias gram-positivas aeróbias e anaeróbias facultativas como Enterococcus e Streptococcus, entre 10^1 e 10^3 unidades formadoras de colônia (UFC)/mL, enquanto no cólon predominam organismos gram-negativos e anaeróbios como *Bacteroides*, *Lactobacillus* e *Clostridia* em até 10^{12} UFC/mL. As bactérias colônicas são responsáveis pela desconjugação dos ácidos biliares e produção de ácidos graxos de cadeia curta, essenciais como fonte de energia e para a homeostase celular. No supercrescimento bacteriano de intestino delgado, observa-se aumento do número de bactérias superior a 10^3 UFC/mL em aspirado intestinal.

Os mecanismos fisiológicos de proteção à proliferação bacteriana anormal no intestino delgado são a acidez gástrica, as secreções biliopancreáticas, a motilidade intestinal e a presença de barreiras físicas do trato gastrointestinal.

MANUAL DE GASTROENTEROLOGIA E HEPATOLOGIA DO HCFMUSP

No SBID, as desordens motoras são responsáveis por, aproximadamente, 90% dos casos, e o principal mecanismo fisiopatológico é a disfunção do complexo motor migratório, em especial de sua fase III. Essa característica é observada na síndrome do intestino irritável (SII), colagenoses, pseudoobstrução intestinal, diabetes melito, usuários de opioides e anticolinérgicos. Condições anatômicas e cirúrgicas que aumentem o pH intragástrico, como gastrectomia, gastrite atrófica ou uso crônico de antiácidos, causam estase e recirculação das bactérias habitualmente restritas ao cólon e, desse modo, também induzem SBID (Quadro 18.1).

As imunoglobulinas presentes nas secreções intestinais são fundamentais na manutenção da homeostase do microbioma. Pacientes com imunodeficiência comum variável e deficiência de imunoglobulina A (Ig A) possuem risco aumentado para SBID.

APRESENTAÇÃO CLÍNICA

Os principais sintomas do SBID são dor abdominal, distensão, *bloating*, flatulência e alteração do hábito intestinal com constipação ou diarreia. A má absorção de gordura pode causar esteatorreia e deficiência de vitaminas lipossolúveis (A, D, E e K).

QUADRO 18.1 Fatores de risco e mecanismos associados ao desenvolvimento de supercrescimento bacteriano.	
Mecanismo	Exemplos
Anormalidades bioquímicas	Gastrite atrófica
	Hipocloridria
	Bypass gástrico
	Gastrectomia
	Inibidores de bomba de prótons
Falha no *clearance* intestinal	Neuropatia e/ou miopatia primária visceral
	Gastroparesia
	Uso de opioide, anticolinérgico
	Doença do tecido conjuntivo (esclerodermia, polimiosite)
Alteração anatômica	Ressecção de válvula ileocecal
	Fístulas ou estenoses
	Divertículos
	Bypass gástrico e y-de-Roux
Imunodeficiência	Deficiência de IgA
	Imunodeficiência comum variável
Multifatorial	Síndrome do intestino irritável
	Cirrose
	Pancreatite crônica
	Obesidade
	Hipotireoidismo
	Doença celíaca
	Diabetes melito

SUPERCRESCIMENTO BACTERIANO DE INTESTINO DELGADO

A degradação de carboidratos gera produção de ácidos graxos de cadeia curta (butirato, propionato, acetato, lactato), bem como dióxido de carbono, hidrogênio e metano, que são responsáveis por sintomas de distensão abdominal, *bloating* e flatulência. A lesão direta dos enterócitos por ação bacteriana ou de ácidos biliares reduz a atividade de dissacaridases intestinais e resulta em diarreia osmótica.

Nas formas graves, os pacientes podem apresentar atrofia de vilosidades, má absorção intestinal, enteropatia perdedora de proteína, hipoalbuminemia e, eventualmente, perda de peso. Fadiga e dificuldade de concentração também podem ser observadas. Em casos raros, os pacientes podem exibir alteração em nível de consciência, fala lentificada, convulsões e ataxia secundária à acidose D-lática, após refeições ricas em carboidratos.

A deficiência de vitamina B_{12}, tiamina e nicotinamida resultam de diversos mecanismos, dentre os quais se destaca a competição das bactérias entéricas por sua absorção. O quadro clínico secundário à deficiência de vitamina B_{12} é caracterizado por fraqueza, ataxia sensorial e parestesia. Em contraposição, os níveis séricos de folato e vitamina K podem estar aumentados por síntese bacteriana excessiva.

O exame físico geralmente é inocente. No entanto, em alguns casos, o abdome pode se encontrar distendido e os ruídos hidroaéreos aumentados. Raramente, pacientes com hipoalbuminemia podem cursar com edema periférico.

O aspecto endoscópico é normal na maioria dos casos de SBID. Achados de ileíte associados a sua forma grave incluem edema de mucosa, enantema, perda do padrão vascular, friabilidade e, eventualmente, úlceras. As alterações histopatológicas são inespecíficas, como linfocitose intraepitelial, eosinofilia, redução das vilosidades e criptite.

DIAGNÓSTICO

Como sua apresentação clínica é diversa e os sintomas não são patognomônicos, o diagnóstico do SBID requer testes especializados que evidenciem de maneira objetiva o número anormal de microorganismos no intestino delgado.

O método diagnóstico padrão-ouro é a cultura quantitativa do aspirado duodenal ou jejunal. Entretanto, esse exame é caro, invasivo e nem sempre disponível na prática clínica. Dessa forma, com frequência é substituído por testes respiratórios. A coleta de 3 a 5 mL de secreção intestinal é realizada por endoscopia através de um cateter estéril. O resultado é considerado positivo com valores acima de 10^3 UFC/mL. As principais limitações técnicas desse teste são a potencial contaminação da amostra com a microbiota oral e esofágica, além da possibilidade de resultados falso-negativos nos casos de supercrescimento bacteriano de jejuno ou íleo terminal.

Dadas as dificuldades técnicas do aspirado duodenal, os testes respiratórios com quantificação de H_2 e CH_4 são, na prática, o método de escolha para o diagnóstico do SBID. Esse exame é acessível, não invasivo e de menor custo quando comparado à cultura de secreção duodenal. Tais gases não são produzidos por células humanas, de modo que sua detecção no ar expirado representa a metabolização do carboidrato pela microbiota intestinal. O aumento da concentração de metano é útil, sobretudo em casos de constipação, dada a produção pelas bactérias do domínio *Archaea*, predominantemente *Methanobrevibacter smithii*. Estudos recentes sugerem que a medição do sulfeto de hidrogênio também pode ser utilizada, embora ainda necessite de validação em ensaios clínicos.

A glicose e lactulose, na porção de 75 g e 10 g, respectivamente, são os açúcares mais utlizados para o teste respiratório. O teste respiratório de H_2 exalado com glicose é mais específico (78% a 97%), no entanto, menos sensível (15% a 62%), quando comparado ao mesmo exame com uso de lactulose (sensibilidade: 31% a 68%; especificidade: 65% a 97%).

O preparo para o teste respiratório é essencial na obtenção de resultados mais acurados (**Quadro 18.2**). O exame é realizado em jejum de 12 horas e é analisado por cromatografia gasosa. Uma amostra do ar expirado é coletada no tempo basal e a cada 20 minutos por 2 horas, e a concentração de H_2 expirado é medida em partes por milhão (ppm). O resultado é positivo quando há um pico precoce de H_2 de 20 ppm e CH_4 de 10 ppm acima do valor basal, em até 90 minutos (**Figuras 18.1** a **18.3**). Apesar da popularidade desse exame, suas limitações devem ser lembradas para a correta análise dos resultados. Ao utilizar glicose como substrato, visto sua completa reabsorção em intestino delgado proximal, resultados falso-negativos são esperados no SBID distal. De maneira contrária, pacientes com má absorção de glicose podem apresentar resultados falso positivos.

QUADRO 18.2 Orientações para realização dos testes respiratórios para detecção de supercrescimento bacteriano de intestino delgado.	
4 semanas antes do teste	Suspender antibióticos
	Evitar uso de probióticos
1 semana antes	Evitar uso de agentes que atuem na motilidade gástrica (p. ex.: metoclopramida, loperamida)
24 horas antes	Não fazer ingesta de bebidas alcoólicas, carboidratos complexos e laticínios
12 horas antes	Realizar jejum
Manhã do teste	Manter medicações de uso habitual
	Cessar tabagismo

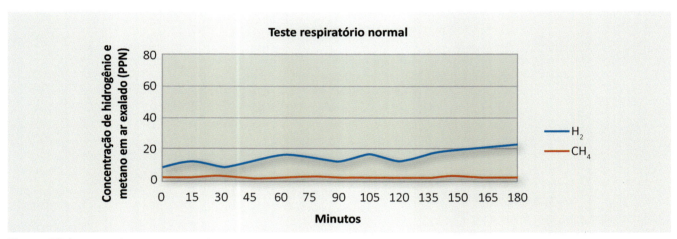

Figura 18.1 Curva de teste respiratório com resultado negativo para SBID.

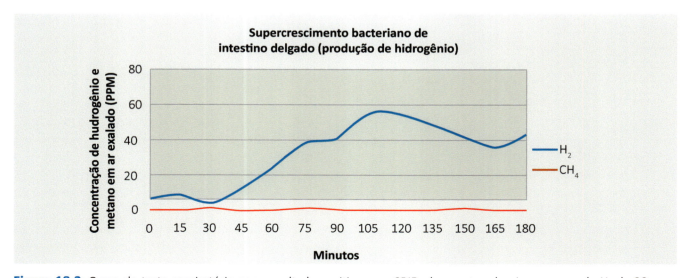

Figura 18.2 Curva de teste respiratório com resultado positivo para SBID, demonstrando pico precoce de H_2 de 20 ppm acima do valor basal em até 90 minutos.

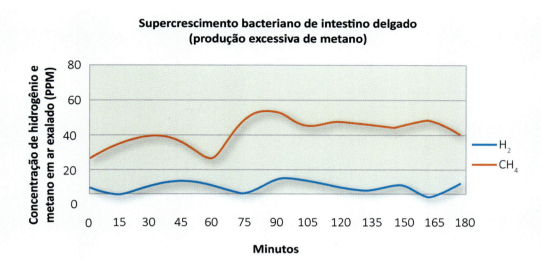

Figura 18.3 Curva de teste respiratório com resultado positivo para SBID, demonstrando pico precoce de CH_4 de 10 ppm acima do valor basal em até 90 minutos.

O tempo de trânsito orocecal é um fator confundidor na interpretação do teste respiratório com lactulose. Por ser um laxante osmótico, não absorvível, apresenta potencial de acelerar o trânsito intestinal, contribuindo para a fermentação por bactérias colônicas. Em indivíduos com má absorção de glicose ou cirurgia gastrointestinal, o teste pode resultar positivo por fermentação colônica e não representar SBID.

TRATAMENTO (FLUXOGRAMA 18.1)

Dieta

A dieta pobre em carboidratos fermentáveis (FODMAPs – oligossacarídeos, dissacarídeos, monossacarídeos e polióis) é a mais utilizada no tratamento do SBID. No entanto, até o momento, não há estudo clínico randomizado que comprove o real benefício em seu tratamento, e parte dos resultados são extrapolados dos trabalhos na SII.

A dieta elementar formada por micronutrientes pré-digeridos e absorvidos principalmente no intestino delgado proximal é reservada para pacientes que não toleram o uso de antibióticos ou apresentam falha terapêutica. Entretanto, o custo elevado e a baixa palatabilidade são fatores limitantes ao seu uso.

Prebióticos e probióticos

Os probióticos são compostos de microorganismos vivos que, quando administrados em quantidades adequadas, podem conferir melhora sintomática.

Uma metanálise publicada por Zhong et al. avaliou o benefício do uso de probióticos em reduzir a produção bacteriana intestinal de hidrogênio. Foram incluídos 18 estudos, e os autores observaram uma tendência de redução de H_2 com *odds ratio* 1,61 (IC 95%: 1,19 a 2,17). Apesar de ter sido observada melhora da dor abdominal, não houve diferença com relação à frequência evacuatória no grupo que utilizou probióticos. A baixa qualidade dos estudos e o tamanho amostral são as principais limitações dessa revisão sistemática. Em contrapartida, um estudo prospectivo observacional demonstrou que, de modo contrário, os probióticos podem induzir SBID e acidose D-lática. Os sintomas regrediram após sua suspensão e com o tratamento com antibióticos.

Antibióticos

Os antibióticos são considerados a base do tratamento do SBID, apesar de as evidências para seu uso serem limitadas a pequenos ensaios clínicos. Os antimicrobianos mais comumente utilizados incluem amoxicilina + clavulanato, ciprofloxacino, metronidazol, rifaximina, doxiciclina, neomicina, norfloxacino, sulfametoxazol + trimetoprima e tetraciclina. A duração do tratamento varia entre 5 e 30 dias, com tempo médio de 7 a 14 dias **(Quadro 18.3)**.

A rifaximina é o antibiótico não absorvível mais estudado no tratamento do SBID. Apresenta um bom perfil de segurança e ação contra bactérias gram-positivas, gram-negativas, aeróbias e anaeróbias. Gatta *et*

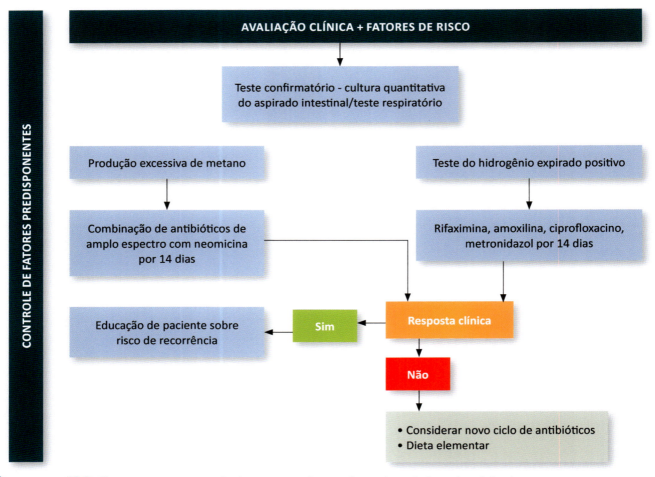

Fluxograma 18.1 Fluxograma para manejo do supercrescimento bacteriano de intestino delgado.

QUADRO 18.3 Antibióticos usados para tratamento de supercrescimento bacteriano de intestino delgado.	
Supercrescimento de bactérias não metanogênicas	
Antibiótico	Dose recomendada
Rifaximina	550 mg 3×/dia
Amoxicilina + clavulanato	875 mg 2×/dia
Ciprofloxacino	500 mg 2×/dia
Metronidazol	250 mg 3×/dia
Sulfatoxazol + trimetoprima	160/800 mg 2×/dia
Neomicina	500 mg 2×/dia
Supercrescimento de bactérias metanogênicas	
Antibiótico	Dose recomendada
Neomicina	500 mg 2×/dia
Neomicina + rifaximina	500 mg 2×/dia + 400 mg 3×/dia

al. publicaram uma metanálise com 1.331 pacientes e observaram taxa de erradicação do SBID de 70,8% (IC 95%: 61,4 a 78,2) em pacientes tratados com rifaximina. Apenas 4,6% dos indivíduos apresentaram efeitos adversos nesse estudo. O uso da rifaximina, entretanto, não se mostrou eficaz no controle de microorganismos produtores de metano. Em um estudo retrospetivo, Low *et al.* observaram redução da produção de metano e dos sintomas de SBID em mais de 80% dos indivíduos tratados com a associação neomicina e rifaximina, quando comparados a seu uso em monoterapia. O custo é o maior fator limitante para o tratamento com essa medicação.

As quinolonas são o segundo grupo de antibióticos mais estudado no tratamento do SBID. Em três ensaios clínicos realizados até o momento, o tratamento com ciprofloxacino reduziu a produção do H_2 exalado em mais de 70% dos casos. Vale salientar que tais estudos apresentam volume amostral pequeno e metodologias distintas de difícil comparação. Apesar de ser o tratamento de primeira linha, a pressão seletiva com surgimento de bactérias multidrogas resistentes, assim como aumento de infecções oportunistas como por *Clostridioides difficile* impõem o uso racional e individualizado dessa classe de medicamentos.

RETRATAMENTO

Aproximadamente 40% dos pacientes apresentam persistência dos sintomas após um ciclo de antibioticoterapia. A prática de retratamento com antibióticos após episódio de recorrência é baseada na opinião de especialistas. Um estudo que avaliou a frequência de recorrência em 80 adultos evidenciou taxas de 12,6%, 27,5% e 43,7%, após 3, 6 e 9 meses de tratamento, respectivamente. Nos casos de resposta parcial ou recorrência precoce dos sintomas (< 3 meses), um esquema diferente do primeiro deve ser utilizado. Um novo teste confirmatório é recomendado para o diagnóstico de SBID, se a recorrência dos sintomas ocorrer após 3 meses do tratamento. Pacientes sem melhora clínica ou que apresentem piora dos sintomas após dois cursos de antibioticoterapia devem ser investigados para diagnósticos diferenciais.

PONTOS-CHAVE

- O SBID é considerado um epifenômeno presente em diversas condições e está diretamente relacionado com a disbiose intestinal;

- As principais manifestações clínicas incluem dor abdominal, distensão, diarreia e *bloating*;
- O teste padrão-ouro para diagnóstico é a cultura quantitativa de aspirado intestinal com resultado positivo > 10^3 UFC/mL;
- Testes respiratórios com hidrogênio ou metano expirados podem ser utilizados como substitutos para o diagnóstico de SBID;
- Os antibióticos são o tratamento de escolha do SBID, e a rifaximina é o antibiótico mais estudado.

LEITURA SUGERIDA

1. Achufusi TGO, Sharma A, Zamora EA, Manocha D. Small Intestinal Bacterial Overgrowth: Comprehensive Review of Diagnosis, Prevention, and Treatment Methods. . Cureus. 2020;12(6):e8860. Published 2020 Jun 27. doi:10.7759/cureus.8860
2. Aziz I, Simrén M. The overlap between irritable bowel syndrome and organic gastrointestinal diseases. Lancet Gastroenterol Hepatol. 2021 Feb;6(2):139-148. doi: 10.1016/S2468-1253(20)30212-0. Epub 2020 Nov 13. PMID: 33189181.
3. Bushyhead D, Quigley EM. Small Intestinal Bacterial Overgrowth. Gastroenterol Clin North Am. 2021 Jun;50(2):463-474. doi: 10.1016/j.gtc.2021.02.008. Epub 2021 Apr 23. PMID: 34024452.
4. Gatta L, Scarpignato C. Systematic review with meta-analysis: rifaximin is effective and safe for the treatment of small intestine bacterial overgrowth. Aliment Pharmacol Ther. 2017 Mar;45(5):604-616. doi: 10.1111/apt.13928. Epub 2017 Jan 12. PMID: 28078798; PMCID: PMC5299503.
5. Ginnebaugh B, Chey WD, Saad R. Small Intestinal Bacterial Overgrowth: How to Diagnose and Treat (and Then Treat Again). Gastroenterol Clin North Am. 2020 Sep;49(3):571-587. doi: 10.1016/j.gtc.2020.04.010. Epub 2020 Jun 14. PMID: 32718571.
6. Low K, Hwang L, Hua J, Zhu A, Morales W, Pimentel M. A combination of rifaximin and neomycin is most effective in treating irritable bowel syndrome patients with methane on lactulose breath test. J Clin Gastroenterol. 2010 Sep;44(8):547-50. doi: 10.1097/MCG.0b013e3181c64c90. PMID: 19996983.
7. Pimentel M, Constantino T, Kong Y, Bajwa M, Rezaie A, Park S. A 14-day elemental diet is highly effective in normalizing the lactulose breath test. Dig Dis Sci. 2004 Jan;49(1):73-7. doi: 10.1023/b:ddas.0000011605.43979.e1. PMID: 14992438.
8. Pimentel M, Saad RJ, Long MD, Rao SSC. ACG Clinical Guideline: Small Intestinal Bacterial Overgrowth. Am J Gastroenterol. 2020 Feb;115(2):165-178. doi: 10.14309/ajg.0000000000000501. PMID: 32023228.
9. Rao SSC, Bhagatwala J. Small Intestinal Bacterial Overgrowth: Clinical Features and Therapeutic Management. Clin Transl Gastroenterol. 2019 Oct;10(10):e00078. doi: 10.14309/ctg.0000000000000078. PMID: 31584459; PMCID: PMC6884350
10. Zhong C, Qu C, Wang B, Liang S, Zeng B. Probiotics for Preventing and Treating Small Intestinal Bacterial Overgrowth: A Meta-Analysis and Systematic Review of Current Evidence. J Clin Gastroenterol. 2017 Apr;51(4):300-311. doi: 10.1097/MCG.0000000000000814. PMID: 28267052.

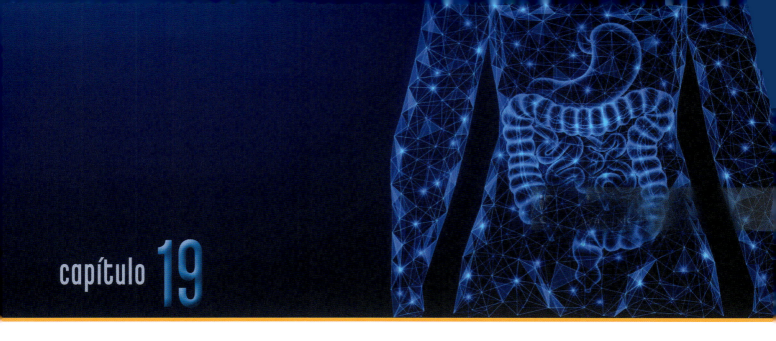

capítulo 19

Retocolite Ulcerativa

BRUNA DAMÁSIO MOUTINHO ▸ MATHEUS FREITAS CARDOSO DE AZEVEDO

INTRODUÇÃO

A retocolite ulcerativa (RCU) é caracterizada por inflamação crônica, de caráter recidivante, que acomete primariamente a mucosa dos cólons e do reto. Apresenta patogênese complexa e multifatorial, resultando da interação de fatores genéticos, ambientais, alteração da microbiota intestinal (disbiose) e aumento de permeabilidade intestinal, gerando uma resposta imunológica inapropriada na mucosa intestinal. A incidência é, de modo geral, semelhante entre os sexos e acomete, principalmente, indivíduos entre a segunda e a terceira décadas de vida.

APRESENTAÇÃO CLÍNICA

Os principais sintomas da RCU são diarreia e a presença de sangue nas fezes. Adicionalmente, outras queixas também podem existir, como eliminação de muco, urgência, incontinência fecal, febre e fadiga. Diferentemente de diarreias funcionais, os pacientes com RCU costumam apresentar sintomas noturnos. Durante atividade clínica da doença, pode haver dor abdominal e perda de peso.

A apresentação clínica da RCU pode variar de acordo com a extensão e atividade da doença. Pacientes com inflamação limitada ao reto, por exemplo, podem ter predominância de urgência evacuatória, tenesmo (sensação de evacuação incompleta), sangramento retal e eliminação de muco, enquanto nos casos com processo inflamatório mais extenso, diarreia mais intensa com sangue, dor abdominal e sintomas sistêmicos são mais frequentemente observados.

Sangramento grave é observado em até 10% dos pacientes. Outra complicação, o megacólon tóxico, é observada em até 15% dos pacientes com RCU. Esse cenário mais grave pode resultar em hemorragia digestiva baixa, perfuração intestinal e necessidade de colectomia de urgência. Paradoxalmente, indivíduos com processo inflamatório restrito aos segmentos mais distais (reto e sigmoide) podem se queixar de constipação intestinal.

O exame físico pode revelar sinais de anemia, dor abdominal e presença de sangue em dedo de luva durante o exame retal. Em pacientes com quadro clínico mais grave, distensão abdominal e timpanismo à per-

MANUAL DE GASTROENTEROLOGIA E HEPATOLOGIA DO HCFMUSP

cussão podem indicar dilatação do cólon, o que exige avaliação radiológica imediata. Pacientes com RCU podem ter fissuras anais ou hiperemia perianal, dada a irritação causada pela diarreia.

Pacientes com doença ativa são mais propensos a ter condições psiquiátricas, como transtorno de ansiedade e depressão, além disso são mais propensos a ter interações sociais e profissionais prejudicadas.

CLASSIFICAÇÃO DA RETOCOLITE ULCERATIVA

Existem diferentes escores para se classificar a atividade da RCU, dentre eles, os critérios de Truelove e Witts (Quadro 19.1) e escore de Mayo (Quadro 19.2 e Figuras 19.1 à 19.4) são bem reconhecidos e subdividem a doença em leve, moderada e grave.

QUADRO 19.1. Atividade da retocolite ulcerativa (adaptado de Truelove & Witts)			
Características	Leve	Moderada	Grave
Número de evacuações/dia	<4	4-5	≥6
Sangue vivo nas fezes	Pouco ou intermitente	Intermitente	Frequente
Temperatura (°C)	Normal (<37,5)	Intermediária (≤37,8)	>37,5 ou ≥37,8 em pelo menos 2 dias de um total de 4 dias
Pulso (bpm)	Normal (<90)	≤90	>90
Hemoglobina (g/dL)	Normal >11,5	≥10,5	<10,5
VHS (mm, 1ªh) ou PCR (mg/L)	≤30	Intermediária	>30
	Normal	≤30	>30

QUADRO 19.2. Escore de Mayo para a Retocolite Ulcerativa				
Variável	Pontuações			
	0	1	2	3
Frequência de movimentos intestinais	Número normal de movimentos intestinais para este paciente	1-2 movimentos intestinais a mais do que o normal	3-4 movimentos intestinais a mais do que o normal	≥ 5 movimentos intestinais a mais do que o normal
Sangramento retal	Sem sangue observado	Traços de sangue com fezes menos da metade do tempo	Sangue óbvio com as fezes a maior parte do tempo	Apenas sangue evacuado
Achado da endoscopia	Doença normal ou inativa	Doença leve (eritema, padrão vascular reduzido, friabilidade leve)	Doença moderada (eritema digno de nota, padrão vascular ausente, friabilidade, erosões)	Doença grave (sangramento espontâneo, ulceração)
Avaliação gísica global	Normal	Doença leve	Doença moderada	Doença grave

Variação da pontuação: 0-12

Remissão: 0-2

Atividade leve: 3-5

Atividade moderada: 6-10

Atividade grave: 11-12

RETOCOLITE ULCERATIVA

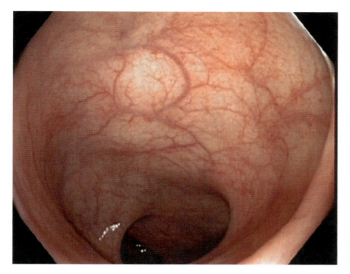

Figura 19.1 Subescore endoscópico de Mayo 0 (normal).

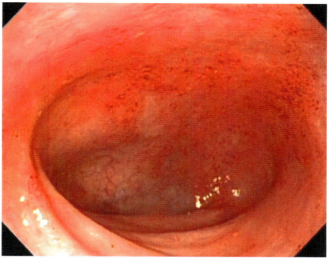

Figura 19.2 Subescore endoscópico de Mayo 1 (enantema, perda do padrão vascular).

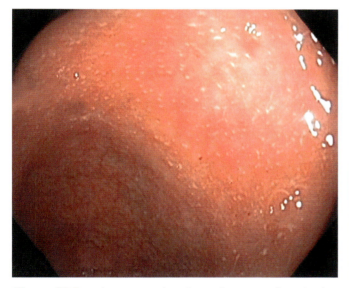

Figura 19.3 Subescore endoscópico de Mayo 2 (erosões).

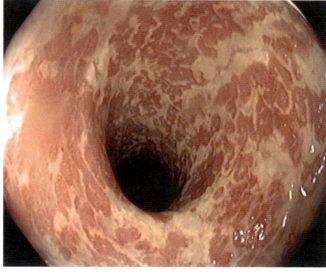

Figura 19.4 Subescore endoscópico de Mayo 3 (ulcerações).

Com relação à extensão do processo inflamatório, o sistema de classificação de Montreal é o mais frequentemente usado para definir com objetividade a extensão da RCU e poder orientar o manejo clínico. Os pacientes são classificados em três subgrupos: proctite (inflamação limitada ao reto); colite esquerda (processo inflamatório estendendo-se do reto até segmentos distais à flexura esplênica); e colite extensa (processo inflamatório estendendo-se do reto até segmentos proximais à flexura esplênica).

HISTÓRIA NATURAL DA RETOCOLITE ULCERATIVA

O curso clínico da RCU é caracterizado por períodos alternados de remissão e recidiva. No diagnóstico, a maioria dos pacientes apresenta sintomas leves a moderados e menos de 10% apresentam doença grave. A progressão da extensão da doença do cólon pode ocorrer com o tempo. No momento do diagnóstico, 30% a 60% dos pacientes com RCU têm proctite, 16% a 45% têm colite esquerda, e 14% a 35% têm colite extensa, em estudos populacionais. Naqueles com colite distal, 25% a 50% progridem para formas mais extensas da doença com o tempo.

Pacientes diagnosticados em idade jovem (p. ex.: 15 a 30 anos) e pacientes com colangite esclerosante primária (CEP) concomitante têm maior probabilidade de terem doença extensa na apresentação. Por sua vez, pacientes com início da doença após os 60 anos tendem a ter doença mais branda e menos extensa em comparação com pacientes mais jovens.

Os pacientes com RCU apresentam risco aumentado de câncer colorretal (CCR). O risco está associado a duração, extensão, severidade da doença e persistência da atividade inflamatória. Colonoscopia de rastreio é recomendada a partir de 8 anos do diagnóstico da doença em pacientes com pancolite e colite esquerda. Pacientes de alto risco (estenoses, displasia, colite extensa em atividade severa e associação a CEP) devem ser rastreados anualmente; enquanto em paciente com fatores de risco intermediário (pancolite em atividade leve/moderada, muitos pólipos inflamatórios ou história de CCR em parente de primeiro grau com 50 anos ou menos), a colonoscopia deve ser feita a cada 2 a 3 anos. Se a doença é limitada ao reto não é indicado programa regular de rastreio pela doença.

Apesar da redução ao longo das últimas décadas, o risco de colectomia ainda é substancial. Após 5 anos de doença, cerca de 11% ainda necessitam de colectomia. Esse percentual aumenta para cerca de 15% a 20% após 10 anos de doença. As principais indicações para colectomia são doença refratária ao tratamento medicamentoso e neoplasia colorretal. As modalidades de tratamento cirúrgico incluem colectomia ou proctocolectomia com ileostomia final de Brooke permanente e proctocolectomia restauradora com a construção de uma bolsa ileal (*pouch*) e anastomose ileoanal (cirurgia de escolha, em geral).

DIAGNÓSTICO

O diagnostico da RCU deve ser realizado pela associação de diversos fatores, desde manifestações clínicas sugestivas, associado a exames laboratoriais (sanguíneos e fecais), radiológicos, endoscópicos e histológicos característicos. O histórico de uso de medicamentos deve ser obtido, incluindo anti-inflamatórios não hormonais (podem mimetizar e reativar RCU) e uso de antibióticos (fator de risco para infecção por *Clostridioides difficile*). Os pacientes também devem ser avaliados quanto a fatores de risco, como histórico familiar de DII (doença inflamatória intestinal) ou tabagismo (apesar de estar implicado em risco de doença de Crohn e doença mais grave, apresenta efeito protetor para RCU).

Os exames complementares auxiliam não apenas no diagnostico, mas também na definição do prognóstico, monitorização terapêutica e na caracterização de possíveis complicações relacionadas a doença.

Exames laboratoriais

Durante a abordagem diagnóstica, todo paciente deve ser submetido a uma avaliação bioquímica com hemograma completo, marcadores inflamatórios, eletrólitos, enzimas hepáticas e amostra de fezes para análise microbiológica, incluindo *Clostridioides difficile*. Além disso, é importante atualizar o calendário vacinal dos pacientes, assim como considerar triagem para tuberculose latente, principalmente naqueles pacientes em que se planeje a utilização de terapia imunossupressora.

Entre os possíveis achados laboratoriais, destacam-se: anemia, principalmente por deficiência de ferro, leucocitose e trombocitose, elevação das provas de atividade inflamatória, como a velocidade de hemossedimentação (VHS) e a proteína C reativa (PCR), e elevação dos biomarcadores fecais de inflamação (calprotectina e lactoferrina).

A PCR é o biomarcador sanguíneo mais sensível à inflamação, entretanto é inespecífico, já que os níveis podem aumentar como resultado de uma variedade de insultos teciduais diferentes, bem como em pacientes tabagistas e obesos.

A medida da calprotectina fecal está significativamente correlacionada com a inflamação endoscópica e histológica e é útil no diagnóstico e acompanhamento de pacientes com DII, permitindo distinguir doença ativa de inativa, prever possíveis recaídas e, também, monitorar a resposta ao tratamento. Bressler e colaboradores sugeriram que o nível de CF abaixo de 50 a 100 mg/g provavelmente representa doença inativa, o nível de CF superior a 250 mg/g sugere inflamação e o nível de CF de 100 a 250 mg/g é indeterminado. Entretanto, a medida da CF não é específica para a DII, de modo que diversos fatores ou patologias

RETOCOLITE ULCERATIVA

podem alterar seus níveis, como: idade, sedentarismo, obesidade, medicações (p. ex.: inibidores da bomba de prótons, anti-inflamatórios não hormonais), pneumonia, pólipos colônicos, preparo para colonoscopia, divertículos colônicos, gastrenterites infecciosas, cirrose hepática, colite microscópica, neoplasia de cólon, sangramento digestivo.

Exames endoscópicos

A ileocolonoscopia é uma etapa essencial na confirmação do diagnóstico da RCU. Para um diagnóstico confiável, devem ser realizadas, no mínimo, duas biópsias das regiões inflamadas e, também, das regiões não inflamadas, de todos os segmentos do cólon (incluindo o reto). Dado o aumento do risco de perfuração intestinal, a ressigmoidoscopia flexível com biópsias deve ser considerada nos casos de colite aguda grave. Os exames endoscópicos também desempenham papel importante na vigilância pré e pós-operatória, determinando a resposta ao tratamento, monitorando o desenvolvimento de recorrência, displasia ou malignidade, definindo gravidade e prognóstico.

A distribuição endoscópica da RCU é difusa, ascendente e progride proximalmente de maneira contínua. O primeiro sinal de lesão tecidual na RCU é um aumento no fluxo sanguíneo da superfície da mucosa, resultando em eritema, edema e congestão vascular. O acometimento do reto é praticamente universal, exceto em casos raros, especialmente em pacientes pediátricos ou portadores de CEP concomitante.

Os principais achados endoscópicos na RCU são: perda do padrão vascular, presença de eritema, friabilidade, erosões, sangramento espontâneo e ulcerações. Embora a doença classicamente apresente-se de forma contínua, em alguns casos de acometimento distal ou colite esquerda, um eritema isolado periapendicular pode ser observado. A presença dessa alteração, apesar de ser focal e descontínua, ainda é consistente com o diagnóstico de RCU.

Atualmente, existem dois escores endoscópicos principais para avaliar a inflamação da mucosa na RCU, sendo amplamente utilizados em ensaios clínicos e podendo, também, serem aplicados à prática clínica. O subescore endoscópico da classificação de Mayo (MCS) e o índice de gravidade endoscópico da colite ulcerativa (UCEIS) são instrumentos avaliativos confiáveis da atividade da doença por colonoscopia.

Estudo anatomopatológico

Nenhuma característica histológica é específica da RCU. Dessa maneira, o estudo anatomopatológico é fundamental na exclusão de outras causas de inflamação intestinal (diagnósticos diferenciais serão discutidos no Capítulo Diarreia Crônica). As principais características histológicas da RCU são doença limitada a mucosa, plasmacitose basal, metaplasia das células de Paneth, depleção de mucina, atrofia e distorção da arquitetura das criptas, abscessos das criptas, infiltração da mucosa por linfócitos e granulócitos, erosões e ulcerações.

TRATAMENTO

Em se tratando de uma enfermidade de natureza crônica, com períodos variáveis de atividade e remissão, é fundamental que o médico informe ao paciente sobre o caráter crônico da RCU e a necessidade de acompanhamento periódico, forneça o devido suporte emocional e estimule a boa relação médico-paciente. Para a escolha apropriada da melhor abordagem terapêutica, é necessário considerar grau de atividade clínica e endoscópica da doença, extensão, eficácia da droga e seus potenciais efeitos colaterais, resposta prévia a algum tipo de tratamento, presença de manifestações extraintestinais ou complicações relacionadas com a doença.

A avaliação do prognóstico na fase inicial do curso da RCU é essencial para o desenvolvimento de um plano terapêutico adequado às possíveis necessidades e gravidade do paciente. A RCU é uma doença heterogênea, alguns pacientes apresentam curso leve, enquanto outros, doença grave e incapacitante desde o seu princípio. Desse modo, é de suma importância identificar aqueles pacientes que apresentem fatores preditivos de curso mais grave desde sua apresentação: pacientes jovens (< 40 anos), envolvimento pancolônico, atividade endoscópica intensa (ulcerações – Mayo 3), necessidade de hospitalização, hipoalbuminemia, proteína C reativa elevada.

O tratamento da DII evoluiu muito nos últimos anos. Historicamente, os pacientes eram tratados com base apenas nos sintomas. Hoje, entendemos que os sintomas não apresentam boa correlação com o grau de inflamação subjacente da mucosa intestinal. Além disso, os objetivos do tratamento anteriormente aceitos, como, por exemplo, a resposta sintomática e a remissão clínica somente, são insuficientes, já que não garantem que o processo inflamatório esteja devidamente controlado. Atualmente, os objetivos do tratamento é o controle sustentado da inflamação, por meio da cicatrização da mucosa e prevenção de lesões estruturais irreversíveis e complicações (ex., estenoses, fibrose, dismotilidade, displasia, neoplasia) que, por sua vez, levam à hospitalização e cirurgia.

Em abril de 2015, um grupo de especialistas internacionais em DII, estabelecido pela Organização Internacional para o Estudo das Doenças Inflamatórias Intestinais (IOIBD), elaboraram recomendações definidas por alvos terapêuticos, no intuito de facilitar a tomada de decisões na prática clínica diária (estratégia "treat-to-target"), orientando a necessidade do monitoramento regular e otimização ou mudança da terapia até o objetivo ser alcançado (STRIDE-I). De acordo com a estratégia "treat-to-target", os objetivos do tratamento vão além do simples controle dos sintomas, mas principalmente, deve-se buscar o controle sustentado da inflamação, por meio da cicatrização da mucosa.

Em 2021, o mesmo grupo publicou 13 recomendações atualizadas para o monitoramento e tratamento da DII, tanto em adultos quanto em pediatria (STRIDE-II). O STRIDE-II adicionou resposta e remissão clínica, bem como normalização da PCR, como alvos terapêuticos a serem atingidos a curto prazo. A redução da calprotectina fecal para uma faixa aceitável (entre 100 e 250 µg/g) foi também definido como objetivo de tratamento a médio prazo. A restauração da qualidade de vida e a ausência de incapacidade foram adicionadas à cicatrização endoscópica como metas a serem alcançadas a longo prazo. Nos pacientes pediátricos, a restauração do crescimento normal deve ser alvo terapêutico. Além disso, a remissão transmural na doença de Crohn e a histológica na RCU foram reconhecidas como medidas adjuvantes importantes, mas não foram endossadas como novos alvos formais de tratamento.

Existe uma proporção considerável de pacientes (até 40%) com persistência da atividade histológica, apesar de estarem em remissão clínica e endoscópica. Nesse contexto, alguns autores têm sugerido que a doença histológica ativa, mesmo em pacientes em remissão clínica e endoscópica, é um fator de risco para recidiva clínica. Além disso, um aumento do risco de neoplasia colorretal tem sido descrito em pacientes com atividade histológica. Embora a atividade histológica tenha sido associada a mau prognóstico, atualmente não há evidências suficientes para recomendar a cicatrização histológica como meta de tratamento.

O manejo terapêutico da RCU deve ser guiado pela localização da doença (ou seja, classificação de Montreal), atividade da doença (ou seja, leve, moderada ou grave) e pelos fatores prognósticos.

A avaliação do paciente durante as recaídas deve incluir a determinação da gravidade dos sintomas e potenciais desencadeantes, incluindo infecções, uso de anti-inflamatórios não esteroides (AINE) e cessação recente de tabagismo. A má aderência à terapia é comum em pacientes com RCU e está associada a risco aumentado de recaída.

O arsenal terapêutico atual da RCU (Quadro 19.3) está dividido entre as terapias convencionais (corticosteroides, imunossupressores orais e aminossalicilatos orais e tópicos), terapias biológicas (antifator de necrose tumoral, anti-integrinas, anti-interleucinas) e pequenas moléculas para uso oral (inibidores da Janus quinase) (Tabela 19.1). De maneira geral, para tratamento da doença leve a moderada, recomenda-se a terapia convencional. Se a terapia convencional falhar ou o paciente apresentar alguma contraindicação ou efeito colateral com essa terapia, ou naqueles que apresentem fatores relacionados com prognóstico mais grave, a terapia biológica ou pequenas moléculas estão indicadas.

PONTOS-CHAVE

- Fatores de mau prognóstico para RCU:
  - Idade jovem ao diagnóstico;
  - Colite extensa;
  - Associação coma CEP;
  - Úlceras profundas;
  - PCR e VHS elevados;
- Colonoscopia de rastreio é recomendada a partir de 8 anos do diagnóstico da doença em pacientes com pancolite e colite esquerda;
- O manejo terapêutico da RCU deve ser guiado pela localização da doença, atividade da doença e pelos fatores prognósticos;
- O STRIDE-II adicionou resposta e remissão clínica, bem como normalização da PCR, como alvos terapêuticos a serem atingidos a curto prazo. A redução da calprotectina fecal para uma faixa aceitável (entre 100 e 250 µg/g) foi definida como objetivo de tratamento a médio prazo.

RETOCOLITE ULCERATIVA

QUADRO 19.3 Medicamentos usados no tratamento da RCU.

Classe	Medicação/dose	Observações
Aminossalicilatos	Mesalazina supositório 500 a 1 g/dia Mesalazina enema: 1 a 3 g/dia Oral: Mesalazina ou sulfassalazina 2 a 4 g/dia	Atividade: 3 a 4 g/dia Remissão: 2 a 3 g/dia
Corticosteroides	Budesonida MMX: 9 mg/dia Prednisolona: 0,50 a 0,75 mg/kg (máx.: 60 mg/dia)	Não devem ser usados como tratamento de manutenção.
Imunossupressores **Tiopurinas**	Azatioprina 2 a 2,5 mg/kg/dia 6-mercaptopurina: 1 a 1,5 mg/kg/dia	
Anti-TNF	**Infliximabe** Indução: 5 mg/kg EV semanas 0, 2 e 6 Manutenção: 5 mg/kg 8 em 8 semanas **Adalimumabe** Indução: 160 mg SC semana 0; 80 mg semana 2 SC Manutenção: 40 mg SC 14/14 dias **Golimumabe** Indução: 200 mg SC semana 0; 100 mg semana 2 Manutenção: < 80 kg: 5 0mg 4/4 semanas > 80 kg: 100 mg 4/4 semanas	IFX: otimização ➜ 5 mg/kg 4/4 semanas ou 10 mg/kg 8/8 semanas ADA: otimização ➜ 40 mg 7/7 dias Goli: otimização ➜ < 80 kg: 100 mg 4/4 semanas
Anti-integrina	**Vedolizumabe** Indução: 300 mg EV semanas 0, 2 e 6 Manutenção: 300 mg EV 8/8 semanas	Otimização: 300 mg 4/4 semanas
Anti-interleucina IL12/23 **Ustequinumabe**	Indução: ≤ 55 kg: 260 mg >55 kg e ≤ 85 kg: 390 kg > 85 kg: 520 mg Manutenção: 90 mg SC 8/8 ou 12/12 semanas	Otimização: 90 mg SC 4/4 semanas (*off-label*)
Inibidor de Jak quinase	**Tofacitinibe** Indução: 10 mg VO 12/12 h, por 8 semanas Manutenção: 5 mg 12/12 h **Upadacitinibe** Indução: 45mg/dia VO por 8 semanas Manutenção: 15 ou 30 mg/dia VO	

Fonte: adaptado de Baima JP, *et al.*, 2023.

TABELA 19.1 Biológicos e pequenas moléculas disponíveis para RCU – Brasil (Fev/2024).

Medicamentos	Via	PCDT	Rol ANS
1- Infliximabe (Remicade®) (+ biossimilar)	IV	Sim	Sim
2- Adalimumabe (Humira®) (+ biossimilar)	SC	Não	Não
3- Golimumabe (Simponi®)	SC	Não	Sim
4- Vedolizumabe (Entyvio®)	IV	Sim	Sim
5- Ustequinumabe (Stelara®)	IV ➜ SC	Não	Não
6- Tofacitinibe (Xeljanz®)	Oral	Sim	Não
7- Upadacitinibe (Rinvoq®)	Oral	Não	Não

Capítulo 19

LEITURA SUGERIDA

1. Baima JP, Imbrizi M, Andrade AR, Chebli JMF, Chebli LA, Argollo MC et al. Second Brazilian Consensus on the Management of Ulcerative Colitis in Adults: a Consensus of the Brazilian Organization for Crohn's Disease and Colitis (GEDIIB). Arquivos de Gastroenterologia, 24 Mar 2023;59(suppl 1):20-50. doi.org/10.1590/s0004-2803.2022005s1-02. PMID: 36995888.

2. Raine T, Bonovas S, Burisch J, Kucharzik T, Adamina M, Annese V, Bachmann O. ECCO Guidelines on Therapeutics in Ulcerative Colitis: Medical Treatment. J Crohns Colitis. 2022 Jan 28;16(1):2-17. doi: 10.1093/ecco-jcc/jjab178. PMID: 34635919.

3. Spinelli A, Bonovas S, Burisch J, Kucharzik T, Adamina M, Annese V et al. ECCO Guidelines on Therapeutics in Ulcerative Colitis: Surgical Treatment. J Crohns Colitis. 2022 Feb 23;16(2):179-189. doi: 10.1093/ecco-jcc/jjab177. PMID: 34635910.

4. Rubin, David T; Ananthakrishnan, Ashwin N; Siegel, Corey A; Sauer, Bryan G. ACG Clinical Guideline: Ulcerative Colitis in Adults. The American Journal of Gastroenterology 114(3):p 384-413, March 2019. DOI: 10.14309/ajg.0000000000000152.

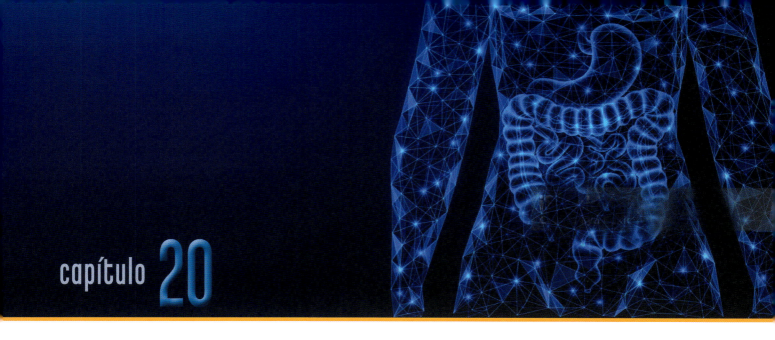

capítulo 20

Doença de Crohn

MARÍLIA GALVÃO CRUZ ▶ ADÉRSON OMAR MOURÃO CINTRA DAMIÃO

INTRODUÇÃO

A doença inflamatória intestinal (DII) caracteriza-se por inflamação crônica, de caráter recidivante, englobando, essencialmente, duas formas de apresentação: a retocolite ulcerativa (RCU) e a doença de Crohn (DC). A DC caracteriza-se por inflamação transmural do tubo digestivo, que pode acometer da boca ao ânus, de maneira descontínua. O comprometimento da mucosa leva à formação de úlceras, as quais tendem a ser profundas, serpiginosas e entremeadas por mucosa aparentemente íntegra, gerando aparência endoscópica de "pedra em calçamento", também conhecida como "paralelepípedo" ou "cobblestone" **(Figura 20.1)**.

A DC tem caráter crônico, caracterizado por períodos de atividade e remissão, e pode associar-se a grande morbidade, com impacto significativo na qualidade de vida do paciente, necessidade de hospitalizações e cirurgia. A maioria dos pacientes é diagnosticada, inicialmente, com fenótipo inflamatório, contudo, ao longo da evolução, pelo menos metade dos pacientes poderá desenvolver complicações como estenoses, abscessos e/ou fístulas.

A DC é o resultado da interação de fatores genéticos, ambientais, microbiota intestinal (disbiose) e imunorregulação da mucosa intestinal **(Quadro 20.1)**. A fisiopatologia da doença envolve o desequilíbrio tanto da barreira mecânica, como da resposta imune de mucosa do trato gastrintestinal (TGI). Há aumento da permeabilidade intestinal, o que permite o contato de patógenos com as células apresentadoras de antígeno, as quais, por sua vez, ativam linfócitos T (Th1 e Th17) para induzirem a produção de citocinas inflamatórias que amplificam e perpetuam a inflamação. A disbiose envolve bactérias, fungos e vírus, porém é marcada por redução de *Bacterioides* e *Firmicutes*, e aumento de *Gammaproteobacteria* e *Actinobacteria*.

Já foram identificados mais de 200 alelos associados à DII, dos quais 37 são específicos da DC. Um dos principais genes associados ao risco de desenvolvimento da DC é o *NOD2*, responsável pela produção da proteína NOD2/CARD15. Esse gene interfere no reconhecimento bacteriano e no processo de autofagia, que também compõem mecanismos fisiopatológicos da DC.

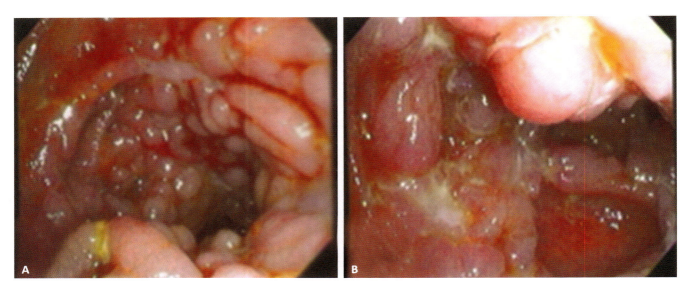

Figura 20.1 Imagens de enteroscopia anterógrada na DC acometendo o intestino delgado; aspecto clássico em pedras de paralelepídedo (cobblestone) **(A)** e úlceras profundas em jejuno **(B)**.

Fonte: Imagem do arquivo do Centro de Diagnóstico em Gastroenterologia do Hospital das Clínicas da Faculdade de Medicina da Universidade de São Paulo (HC-FMUSP), gentilmente cedida pelo Dr. Claudio Lyoiti Hashimoto.

QUADRO 20.1 Fatores de risco para doença de Crohn.		
Fator ambiental	**Desenvolvimento da DC**	**Curso da DC**
Tabagismo	↑↑↑	↑
Apendicectomia	↑	—
Dieta pobre em vitamina D	↑	↑
Contraceptivo oral	↑↑↑	—
Reposição hormonal pós-menopausa	—	—
Uso de antibióticos e AINE	↑	↑
Uso de estatinas	↓	—
Amamentação	↓	—
Depressão e estresse psicológico	↑	—
Dieta pobre em fibras	—	—
Dieta rica em gordura	—	—
Dieta pobre em proteínas	—	—

Doença de Crohn (DC); anti-inflamatório não esteroide (AINE).
Fonte: Adaptado de Roda G, et al., 2020.

EPIDEMIOLOGIA

A DII pode acometer indivíduos de ambos os sexos em qualquer faixa etária, porém, incide predominantemente entre 20 e 40 anos de idade, com forte impacto na qualidade de vida e na atividade social, laboratorial e econômica. A DII ocorre mais comumente em países industrializados, fato este que aponta a urbanização como fator de risco em potencial,

DOENÇA DE CROHN

assim como a "ocidentalização" do estilo de vida, a mudança de hábitos alimentares e o tabagismo. No entanto, nos últimos anos, vem-se notando aumento da incidência e prevalência da DII em países em desenvolvimento, incluindo o Brasil. De acordo com os últimos dados do Sistema Único de Saúde (SUS) do Brasil, com 212.026 pacientes com DII, a incidência de RCU e a de DC foram, respectivamente, em 2020, 6,89 e 2,68 casos por 100.000 habitantes por ano. A prevalência de RCU e a de DC foram, respectivamente, de 66,45 e de 43,6 por 100.000 habitantes.

QUADRO CLÍNICO E DIAGNÓSTICO

As manifestações clínicas da DC são heterogêneas pois dependem da localização, extensão, gravidade e comportamento da doença (inflamatório, estenosante e penetrante ou fistulizante). Como a predominância da localização é ileal, o quadro mais comum compreende dor abdominal em quadrante inferior direito associada à diarreia e perda ponderal. DC colônica pode manifestar-se ainda com sangramento nas fezes, como geralmente acontece na RCU. Outros sintomas frequentes são anorexia, fadiga e febre, porém, esta última, quando presente, deve alertar sobre a possibilidade de complicação infecciosa. É fundamental a avaliação minuciosa da região perianal já que cerca de um terço dos pacientes com DC apresenta doença perianal (p. ex.: fissura, fístula etc.).

Manifestações extraintestinais podem ocorrer em cerca de 30% a 40% dos indivíduos portadores de DC e podem relacionar-se ou não com a atividade da DII. As manifestações reumatológicas costumam ser as mais frequentes. A artropatia tipo 1 (p. ex.: articulações médias como joelhos, tornozelos etc.) associa-se à atividade inflamatória intestinal, enquanto a tipo 2 (p. ex.: pequenas articulações como as das mãos) e a axial (sacroiliíte e espondilite anquilosante) não têm associação. Também pode haver outros acometimentos, como oral (p. ex.: estomatite aftosa); ocular (p. ex.: uveíte, esclerite e episclerite); dermatológico (p. ex.: pioderma gangrenoso, psoríase e eritema nodoso); hepatobiliar (p. ex.: colangite esclerosante primária); vascular (p. ex.: tromboembolismo); doença do metabolismo ósseo, entre outros. Eritema nodoso e aftas orais relacionam-se com atividade intestinal. Já o pioderma gangrenoso e a uveíte não necessariamente se associam à atividade da DII. Essas complicações extraintestinais, eventualmente, podem preceder as manifestações digestivas, o que pode retardar o diagnóstico.

O diagnóstico da DC pode ser desafiador e não há características patognomônicas. Assim, este se fundamenta em um conjunto de dados que incluem manifestações clínicas, exames laboratoriais, de imagem (Figura 20.2), endoscópicos (Figura 20.1) e anatomopatológicos. Os exames complementares auxiliam no diagnóstico, estadiamento, prognóstico, monitorização da resposta ao tratamento e detecção de possíveis complicações da DC (Quadro 20.2). A biópsia é essencial para afastar outros diagnósticos diferenciais, como o linfoma intestinal, a tuberculose (TB) intestinal e a colite isquêmica. Um marcador histológico importante, porém não patognomômico, presente em menos de 40% das biópsias endoscópicas, é o granuloma epitelioide não caseoso.

A calprotectina é uma proteína presente no citosol dos neutrófilos e é liberada nas fezes em situações de inflamação da mucosa do TGI. A calprotectina fecal (CF) é um biomarcador com elevado valor preditivo negativo para acompanhamento de doença em remissão (em geral, < 250 µg/g de fezes). Sua elevação sugere atividade da doença e, nesses casos, exames endoscópicos e/ou de imagem podem confirmar a atividade da doença, orientando, assim, o tratamento. É importante salientar que valores normais de CF em paciente em investigação para DC têm alto valor preditivo negativo para exclusão desse diagnóstico.

TRATAMENTO

A estratégia terapêutica mais adotada na DC é a *treat-to-target*, que envolve o tratamento direcionado para alcançar metas predeterminadas, com a finalidade de obter controle sustentado da inflamação, melhora de qualidade de vida e prevenção de lesões estruturais irreversíveis, complicações, hospitalizações e necessidade de cirurgia. Objetiva-se, portanto, remissão profunda (clínica, laboratorial e endoscópica – cicatrização da mucosa). É relevante notar que cicatrização histológica não configura alvo terapêutico. A terapia deve ser iniciada preferencialmente na janela de oportunidade (em geral, nos primeiros dois anos de evolução pós-diagnóstico), momento que a doença ainda não promoveu complicações e lesões estruturais.

O tratamento deve ser individualizado, e envolve suspensão de fatores de risco para progressão da doença, como tabagismo e uso de anti-inflamatórios

Capítulo 19

161

MANUAL DE GASTROENTEROLOGIA E HEPATOLOGIA DO HCFMUSP

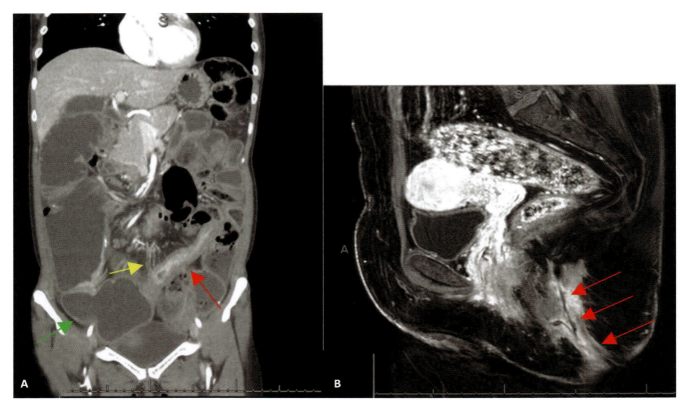

Figura 20.2. **(A)** Enterotomografia de paciente com DC em atividade demonstrada pelo ingurgitamento dos vasos (sinal do pente) e espessamento da mucosa (demonstrados na seta amarela). Observa-se, também, a presença de área de estenose em intestino delgado (seta vermelha) com dilatação a montante (seta verde). **(B)** Ressonância de pelve que demonstra fístula bifurcada com orifício de drenagem na região perianal (setas vermelhas).

Fonte: Imagens do arquivo do Departamento de Gastroenterologia do HC FMUSP.

QUADRO 20.2	Exames que auxiliam no diagnóstico da doença de Crohn.
Laboratoriais	Anemia ferropriva
	Leucocitose
	Trombocitose
	Elevação das provas de atividade inflamatória: VHS e PCR
	Aumento da calprotectina e da lactoferrina nas fezes
	ASCA positivo em 60% a 70% com DC (10% a 15% na RCU e 5% em paciente sem DII)
Endoscópico	Aspecto descontínuo (segmentar)
	Úlceras aftoides
	Úlceras serpiginosas, profundas, longitudinais
	Aspecto em "paralelepípedo", "pavimentoso" ou em "*cobblestone*"
	Cápsula endoscópica e enteroscopia alta ou baixa em casos selecionados de DC
US de abdome	Útil para avaliar complicações da DII e para orientar punções (p. ex.: abscessos).

(*continua*)

DOENÇA DE CROHN

QUADRO 20.2 (Cont.) Exames que auxiliam no diagnóstico da doença de Crohn.	
US Intestinal	Espessamento segmentar de alças > 3 mm.
	Capaz de detectar complicações: abscesso, fístula, estenose.
	Vantagem: não invasivo, sem radiação.
	Desvantagem: operador-dependente, difícil acesso. Reduz acurácia em doença proximal e de cólon. Interposição gasosa dificulta a realização do exame.
Êntero-TC*/ êntero-RM* (ver Figura 20.2)	Avalia a extensão, localização e grau de atividade de doença
	Espessamento segmentar das alças (espessura > 5 mm)
	Lesões extrínsecas e complicações
	Trajetos fistulosos, fístulas e abscessos
	Sinais de estenose: estreitamento luminal associado à dilatação a montante indica lesão estenosante
	Sinais de atividade: aumento da densidade da gordura mesentérica e o ingurgitamento dos vasos mesentéricos, conhecido como "sinal do pente".
Êntero-TC	**Vantagem:** pode direcionar procedimentos terapêuticos e fácil disponibilidade do método.
	Desvantagem: radiação ionizante; a maioria dos pacientes portadores de DII é jovem e, por vezes, necessita de repetidos exames ao longo da vida, o que pode acarretar dose cumulativa elevada de radiação.
Êntero-RM	**Vantagem:** sem radiação ionizante; seguro na gestação; pode apresentar um desempenho superior à TC na diferenciação entre o componente fibrótico cicatricial *vs.* atividade inflamatória atual na avaliação das estenoses da DC, o que pode orientar diferentes condutas terapêuticas (cirurgia *vs.* terapia clínica).
	Desvantagem: método de alto custo e indisponível em muitos centros.
Ressonância de pelve (ver Figura 20.2)	Trajetos fistulosos, fístulas e abscessos.
	Vantagem: superior à TC na diferenciação de trajetos fistulosos na pelve e na avaliação das complicações perianais da DC; sem radiação ionizante.
	Desvantagem: método de alto custo e indisponível em muitos centros.
Histologia	Amostra adquirida em biópsia endoscópica ou peça cirúrgica
	Inflamação focal crônica
	Irregularidade ou distorção de criptas
	Granuloma não caseoso (mais identificado em peças cirúrgicas do que em biópsias endoscópicas)
	Perda da arquitetura da vilosidade (intestino delgado)
	Ajuda na diferenciação de possíveis diagnósticos diferenciais, principalmente no caso de agentes infecciosos.

*O protocolo Êntero (quer seja enterotomografia, quer seja enterorressonância) consiste na administração de contraste neutro oral. O polietilenoglicol é o contraste neutro mais utilizado em nosso meio e permite a distensão adequada dos segmentos intestinais, pois a avaliação de alças colabadas pode confundir com estenoses ou espessamento; além disso, o contraste neutro aumenta a definição da camada mucosa que seria perdida com o uso de contrastes positivos como o bário.

Velocidade de hemossedimentação (VHS); proteína C reativa (PCR); anticorpo anti-*Saccharomyces cerevisiae* (ASCA); doença de Crohn (DC); retocolite ulcerativa (RCU); doença inflamatória intestinal (DII); ultrassonografia (US); tomografia computadorizada (TC); ressonância magnética (RM).

não hormonais, bem como terapia medicamentosa e/ou cirúrgica. Deve-se considerar ainda o fenótipo (Quadro 20.3) e o grau de atividade da doença, bem como a avaliação de fatores preditores de maior gravidade (Quadro 20.4). Com relação à gravidade, classifica-se a DC em leve, moderada e grave. A DC leve inclui pacientes ambulatoriais, capazes de tolerar alimentação via oral, sem forte impacto na atividade laboral, sem manifestações de desidratação, toxicidade, desconforto abdominal, massa dolorosa, obstru-

MANUAL DE GASTROENTEROLOGIA E HEPATOLOGIA DO HCFMUSP

QUADRO 20.3 Classificação de Montreal da doença de Crohn.

Idade do diagnóstico	
< 16 anos	A1
17 a 40 anos	A2
> 40 anos	A3
Localização da doença	
Ileal	L1
Colônica	L2
Ileocolônica	L3
Trato gastrintestinal alto isolado*	L4*
Comportamento da doença	
Inflamatório	B1
Estenosante	B2
Penetrante	B3
Doença perianal[†]	p[†]

Nota: a classificação de Montreal (atualização da classificação inicial de Viena) categoriza os pacientes de acordo com sua idade no diagnóstico, localização da doença e comportamento da doença, pois essas variáveis têm informações prognósticas importantes.

*L4 é um modificador que pode ser adicionado à classificação L1 a -L3 quando há presença de doença gastrintestinal alta concomitante.

[†]A doença perianal (p) também é um modificador da doença que pode ser adicionado à classificação B1 a B3 quando presente concomitantemente.

QUADRO 20.4 Fatores prognósticos de agressividade na doença de Crohn.

Fatores intrínsecos do paciente
- Diagnóstico em jovem (< 40 anos)
- Polimorfismo nos genes *NOD2, ATG16L1, MDR1* e *ABCB1*
- Tabagismo

Características da doença
- Extensão, localização e tempo de duração da doença
- Acometimento perianal
- Presença de componente estenosante
- DC do trato gastrintestinal superior (esôfago, estômago, duodeno e jejuno)
- Necessidade de corticosteroides no primeiro surto
- Ausência de cicatrização da mucosa após a indução da remissão clínica
- Aparência endoscópica (p. ex.: presença de úlceras profundas)
- Granulomas epitelioides

Marcadores laboratoriais
- Altas taxas de PCR
- ASCA, anticorpo antimembrana externa porina C, anticorpo anti-CBir1
- Calprotectina fecal elevada
- Hipoalbuminemia
- Anemia

Legendas: Doença de Crohn (DC); velocidade de hemossedimentação (VHS); proteína C reativa (PCR); anticorpo anti-*Saccharomyces cerevisiae* (ASCA).

ção ou perda maior que 10% do peso. A DC moderada é estabelecida nos que falharam em responder ao tratamento da DC leve ou naqueles com sintomas mais proeminentes de febre, diarreia, perda ponderal, dor abdominal, náuseas ou vômitos intermitentes (sem achados de obstrução intestinal), maior impacto na atividade laboral e sem anemia significativa. A DC grave, por sua vez, contempla os pacientes com DC moderada e sintomas persistentes a despeito da terapia instituída, ou indivíduos que se apresentam com febre, diarreia intensa, vômitos persistentes, evidências de obstrução intestinal, sinais de irritação peritoneal, caquexia ou abscesso.

Existem duas estratégias possíveis de tratamento: *step-up* e *top-down*. A *step-up* consiste no escalonamento progressivo de classes medicamentosas de menor poder anti-inflamatório para aquelas com maior poder anti-inflamatório. A estratégia *top-down*, por sua vez, prevê a introdução precoce de imunobiológico e, atualmente, é a mais utilizada nos pacientes com critérios de mau prognóstico **(Quadro 20.4)**.

O tratamento é dividido em duas fases: indução e manutenção. A terapia de indução tem como objetivo alcançar a remissão clínica entre 4 e 17 semanas, e a remissão profunda entre 13 e 24 semanas, a depender da medicação utilizada (recomendações STRIDE II). Após o controle da atividade inflamatória, inicia-se a fase de manutenção **(Quadro 20.5)**.

Para a DC leve a moderada, com perfil prognóstico de baixo risco, pode-se utilizar o *step-up*. Nessa estratégia, recomenda-se iniciar com a budesonida oral (dose de 9 mg/dia por 12 semanas, seguida de

DOENÇA DE CROHN

QUADRO 20.5 Posologia das medicações utilizadas no tratamento da doença de Crohn.

	Indução	Manutenção	Otimização
Corticosteroides			
• Prednisona[†]	0,5 a 0,75 mg/kg (máx. 60 mg/dia)	–	–
• Metilprednisona[ß]	48 mg/dia	–	–
• Budesonida oral	9 mg/dia	–	
5-Aminossalicilatos			
• Sulfassalazina	3 a 4 g/dia	Casos leves, responsivos, podem manter a medicação	–
Imunossupressores			
• Azatioprina	–	2,0 a 2,5 mg/kg/dia	–
• 6-Mercaptopurina	–	0,75 a 1,5 mg/kg/dia	–
• Metotrexato (SC/IM)		15 a 25 mg/semana	–
Imunobiológicos			
Anti-TNF			
• Infliximabe (IV)[∞]	5 mg/kg/dose (semanas 0, 2 e 6)	5 mg/kg/dose 8/8 semanas	10 mg/kg 8/8 semanas ou 5 mg/kg 4/4 semanas
• Adalimumabe (SC)	160 mg – 80 mg – 40 mg (semanas 0, 2 e 4)	40 mg 14/14 dias	40 mg 7/7 dias
• Certolizumabe (SC)	400 mg (semanas 0, 2 e 4)	400 mg 4/4 semanas	200 mg 2/2 semanas
Anti-integrina			
• Vedolizumabe (IV)[π]	300 mg (semanas 0, 2 e 6)	300 mg 8/8 semanas	300 mg cada 4 semanas
Antagonista IL12/IL23			
• Ustequinumabe*	6 mg/kg (dose única IV)	90 mg 8 a 12 semanas (SC)	90 mg 4 a 8 semanas (SC)

[†]Desmame da prednisona: 5 mg/semana no período de 8 a 12 semanas.

[ß]Desmame de metilprednisolona semanal: 32 mg > 24 mg > 20 mg> 16 mg > 12 mg.

[∞]Infliximabe: diluir em 250 mL de SF 0,9% e infundir a diluição em 2 horas.

[π]Vedolizumabe: diluir em 250 mL de SF 0,9% e infundir a diluição em 30 minutos.

*Ustequinumabe dose de indução: diluir em 250 mL de SF 0,9% e infundir em 1 hora. A manutenção é com medicação subcutânea.

Legendas: Subcutânea (SC); intramuscular (IM; intravenosa (IV).

desmame nos próximos meses) para casos de DC em íleo e/ou cólon ascendente. A sulfassalazina (3 a 4 g/dia; associar ácido fólico 2 a 5 mg/semana) pode ser utilizada na DC leve com envolvimento colônico, particularmente se houver doença articular associada. A mesalazina tem ação tópica sobre a mucosa intestinal, diminuindo a inflamação local, mas não penetra profundamente no tecido. Dessa forma, o benefício da mesalazina com relação ao placebo para induzir a remissão na DC é apenas modesto. Nos pacientes que não respondem ao tratamento inicial, os corticoste-

roides sistêmicos (p. ex.: prednisona 40 mg/dia até remissão clínica, seguida de desmame) são recomendados para induzir a remissão.

A corticoterapia promove controle dos sintomas na maioria dos pacientes, por isso é a medicação de primeira linha no tratamento da crise da DC, apesar de não promover a cicatrização da mucosa na maior parte dos casos. Assim, o corticoide deve ser utilizado apenas como ponte para terapia de manutenção eficaz e segura e jamais como droga de manutenção. A manutenção do corticoide implica sérios efeitos

Capítulo 20

colaterais como infecções, diabetes, hipertensão arterial, inibição de suprarrenal, alterações no sono e humor etc.

Os pacientes que alcançam remissão clínica com o uso de corticoides, a depender da gravidade e de seus fatores de risco, são candidatos à terapia de manutenção com imunossupressores (p. ex.: tiopurinas ou metotrexato), biológicos (p. ex.: infliximabe, adalimumabe, certolizumabe, vedolizumabe, ustequinumabe) ou com a combinação de biológico e imunossupressor. Os efeitos adversos das tiopurinas mais relatados são náusea, reação alérgica, pancreatite, hepatotoxicidade, mielossupressão, infecção e malignidades, em especial câncer de pele não melanoma (CPNM) e linfoma. Monitorização com hemograma e enzimas hepáticas é recomendável. Essa classe de medicação deve ser utilizada com cautela nos grupos de risco de desenvolver o linfoma: idosos e homens jovens sem contato prévio com vírus *Epstein-Barr* (EBV-IgG negativo). A exposição prolongada à droga também aumenta seus riscos. Para prevenção do CPNM, deve-se orientar o uso rotineiro de protetor solar e, preferencialmente, a avaliação anual com dermatologista.

O metotrexato foi validado para DC apenas na via parenteral (subcutâneo ou intramuscular). Deve ser evitado em pacientes com desejo de engravidar, dado o risco de teratogenicidade e de comprometimento da espermatogênese. Outros efeitos colaterais são estomatite, náusea, vômitos, hepatotoxicidade, toxicidade pulmonar e supressão medular. Ácido fólico, via oral, deve ser reposto na dose de, pelo menos, 5 mg/semana. O seguimento desses pacientes deve contemplar a dosagem seriada de enzimas hepáticas e hemograma.

Para os pacientes com DC moderada a grave ou perfil prognóstico de alto risco, prefere-se a estratégia *top-down*. Assim, nessas situações, deve ser introduzido tratamento intensivo com imunobiológico associado ou não a imunossupressor. Os agentes imunossupressores, quando combinados com os biológicos, especialmente o infliximabe, reduzem a formação de anticorpos contra os imunobiológicos.

Por limitação de estudos *head-to-head*, a escolha da terapia imunobiológica baseia-se em uma série de fatores, como experiência do médico, acesso às medicações, preferências do paciente, comorbidades, gravidade da doença, eficácia, posologia e segurança. Todos as classes de biológicos podem ser utilizadas como primeira linha. Vale ressaltar que pacientes já testados para algum imunobiológico têm menor eficácia na segunda droga biológica oferecida.

Os anticorpos monoclonais contra o fator de necrose tumoral-alfa (anti-TNFs) foram os primeiros imunobiológicos utilizados na DC. Os anti-TNFs são a primeira linha de tratamento para pacientes de alto risco, bem como aqueles com manifestações extraintestinais graves (uveíte, espondilite anquilosante, pioderma gangrenoso). Também nos casos de doença fistulizante e acometimento perianal, há preferência para o uso dos anti-TNFs, particularmente o infliximabe (IFX) e o adalimumabe (ADA).

Sabe-se que os anti-TNFs são comumente associados ao fenômeno de imunogenicidade, o que implica a possibilidade de perda de resposta ao tratamento ao longo do tempo, decorrente da formação de anticorpos antidroga. Por conta disso, recomenda-se que os candidatos à terapia com IFX utilizem associadamente um imunossupressor. Apesar de não haver comprovação do benefício da comboterapia com os outros anti-TNFs, em pacientes mais graves e com prognóstico mais desfavorável, vale considerar o uso da comboterapia.

O anti-TNF associa-se a risco maior de infecções oportunistas e melanoma. As contraindicações a seu uso são infecções ativas, abscessos abdominais ou perianais, TB ativa, alergia ou hipersensibilidade aos componentes da droga, esclerose múltipla, neurite ótica e insuficiência cardíaca grave.

Para paciente com doença moderada a grave ou falhados à terapia convencional, outra opção terapêutica é a anti-integrina (p. ex.: vedolizumabe). Por causa de sua seletividade de inibição da integrina $\alpha 4\beta 7$, é considerada uma medicação com melhor perfil de segurança. O início de ação é mais lento, quando comparado ao do anti-TNF.

Outro medicamento com bom perfil de segurança, mas com início de ação rápido, é o anticorpo anti-p40 (IL-12/23), o ustequinumabe. O estudo SEAVUE, único estudo *head-to-head* na DC, comparou o uso do ustequinumabe com o adalimumabe, demonstrando boa equivalência entre as drogas.

Não há estudos comparativos do uso de ustequinumabe e vedolizumabe em mono ou comboterapia. Dado o baixo potencial de imunogenicidade desses fármacos, prefere-se a utilização em monoterapia.

Discute-se, hoje, por quanto tempo a terapia combinada (biológico + imunossupressor oral) deve ser mantida, pelos riscos de infecção e neoplasia, em especial o linfoma. Embora não haja uma resposta definitiva sobre essa questão, pela falta de estudos controlados, boa parte dos autores concorda com a suspensão de uma das drogas após 1 a 2 anos de terapia combinada, desde que o paciente apresente remissão clínica, laboratorial e endoscópica, preferencialmente sem fatores de risco para doença incapacitante (Quadro 20.3). Nesses casos de suspensão de droga, é fundamental a monitorização rigorosa periódica (a cada 3 a 4 meses) com calprotectina fecal e proteína C reativa (PCR), além do controle clínico, com reintrodução da medicação no caso de recorrência.

O tratamento cirúrgico da DC, em geral, é reservado para os casos não responsivos ao tratamento clínico e para tratar as complicações da doença (p. ex.: obstrução intestinal, abscessos, neoplasia). Entretanto, o recente estudo LYRIC revelou que, em casos selecionados de DC ileal (até 20 cm de comprometimento), a conduta cirúrgica por via laparoscópica pode ser uma opção após falha da terapia convencional. No pós-operatório de ressecção ileocólica, pode-se considerar o uso do metronidazol (750 mg/dia divididos em 2 a 3 tomadas ao dia), para prevenir recorrência endoscópica da doença nos primeiros 6 a 12 meses após a cirurgia. Entre 6 e 12 meses após a ressecção ileocólica, a ileocolonoscopia deve ser realizada para avaliação da recorrência endoscópica da DC (escore de Rutgeerts), que costuma preceder a recorrência clínica. Confirmada a recorrência, o tratamento clínico deve ser instituído, com preferência para o anti-TNF. Para pacientes com alto risco de recorrência (p. ex.: tabagistas, doença fistulizante, cirurgias prévias), recomenda-se o retorno ou início da terapia imunobiológica (com ou sem imunossupressor) após 4 semanas do procedimento.

Antes do início do uso dos imunossupressores e imunobiológicos, deve ser rastreada a presença de infecções como HIV, hepatites B e C. Além disso, é mandatório o rastreio de TB ativa ou latente com radiografia de tórax e PPD (ou IGRA) antes do início do imunobiológico. Caso o PPD ≥ 5 mm ou IGRA positivo, deve-se iniciar o tratamento para TB latente com isoniazida (5 a 10 mg/kg com dose máxima diária de 300 mg – 180 a 270 doses), e o biológico pode ser iniciado após a 30ª dose. Esses pacientes devem atualizar o calendário vacinal (HPV, varicela, influenza, pneumococo, hepatite B), pois, após início do tratamento, vacinas que contenham microrganismos vivos ou atenuados estão contraindicadas. Os recém-nascidos de mães que receberam terapia biológica durante a gestação não devem receber vacina de vírus vivo nos primeiros 6 meses de vida (BCG e rotavírus).

O estudo PIANO mostrou que mulheres com doença ativa durante a gestação têm risco aumentado de parto prematuro, déficit de crescimento fetal e óbito fetal. Assim, a orientação é manter o controle adequado da inflamação. A maioria das medicações, excluindo o metotrexato (o qual deve ser interrompido, pelo menos, 3 meses antes da concepção), é considerada segura na gravidez e aleitamento. A via do parto deve ser de acordo com a indicação obstétrica. Ressalva para pacientes com doença perianal em que o parto cesáreo é preferível.

O acompanhamento dos pacientes com DC deve incluir não apenas a avaliação da atividade da doença, mas também possíveis complicações associadas a uso da medicação e manifestações extraintestinais. Para monitorização da atividade da doença, foram criados alguns escores. No caso da atividade clínica, o índice mais utilizado é o *Crohn's Disease Activity Index* (CDAI), que considera parâmetros clínicos (diarreia, dor abdominal, manifestações extraintestinais, perda ponderal) e laboratoriais (hemoglobina). A remissão clínica é estabelecida com valores < 150; atividade leve, 150 a 220; atividade moderada 220 a 450; e, por fim, aqueles com > 450 são considerados graves. A monitorização da atividade endoscópica avalia tamanho, profundidade e distribuição de úlceras pelos escores SES-CD (*Simple Endoscopic Score – Crohn's Disease*) ou CDEIS (*Crohn's Disease Endoscopic Index of Severity*). Para aqueles já submetidos à hemicolectomia direita, a vigilância de úlceras é pelo escore de Rutgeerts. É considerado remissão endoscópica o SES-CD ≤ 2 e Rutgeerts ≤ i1.

A monitorização do nível terapêutico da droga (TDM) tem sido alvo de vários estudos. Para aqueles pacientes com perda de resposta ao anti-TNF, o TDM é determinante na decisão terapêutica: otimização da droga ou mudança de mecanismo de ação. O TDM reativo, quando comparado ao escalonamento empírico da dose, é mais eficaz e tem melhor custo-efetividade. Por outro lado, o TDM proativo apresentou resultados controversos até o momento. No caso do vedolizumabe e do ustequinumabe, o uso do TDM ainda não está estabelecido.

A diretriz da ECCO (European Crohn's and Colitis Organisation) propõe iniciar o rastreio de displasia após 8 a 10 anos após o início dos sintomas para aqueles pacientes com DC e, pelo menos, 30% de comprometimento colônico. O método sugerido é a ileocolonoscopia com cromoscopia e biópsias guiadas, e o intervalo dependerá dos fatores de risco e achados à ileocolonoscopia (Fluxograma 20.1).

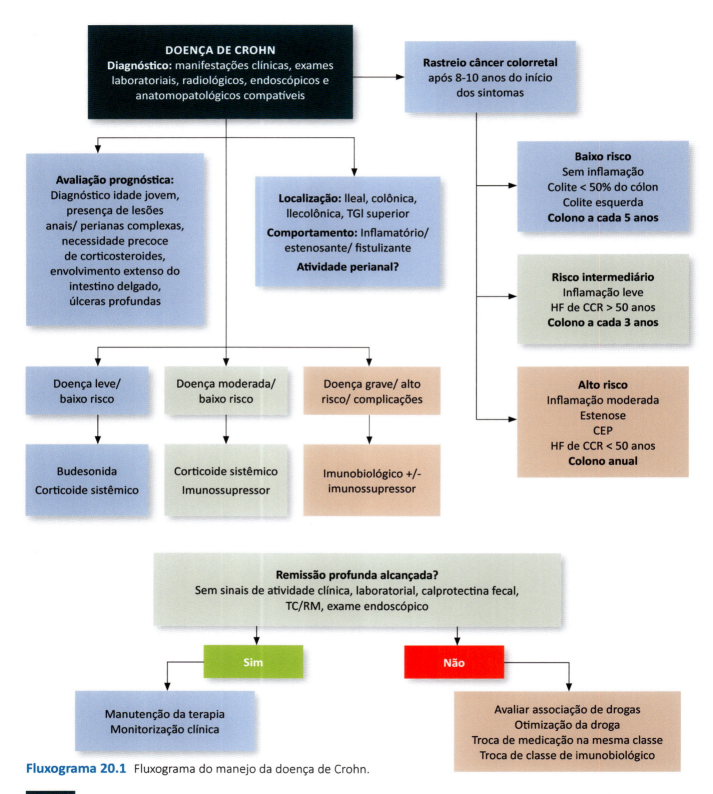

Fluxograma 20.1 Fluxograma do manejo da doença de Crohn.

PONTOS-CHAVE

- DC caracteriza-se por inflamação transmural do tubo digestivo, que pode acometer da boca ao ânus, de forma descontínua;
- As manifestações clínicas da DC são heterogêneas pois dependem de localização, extensão, gravidade e comportamento da doença (inflamatório, estenosante e penetrante ou fistulizante);
- O diagnóstico baseia-se no conjunto de dados que incluem manifestações clínicas, exames laboratoriais, de imagem, endoscópicos e anatomopatológicos;
- O tratamento deve ser iniciado ainda na janela de oportunidade e tem como objetivo o controle efetivo da atividade inflamatória com remissão, preferencialmente, profunda (clínica, laboratorial e endoscópica – cicatrização da mucosa);
- A estratégia *top-down* é a mais recomendada nos pacientes com critérios de mau prognóstico e prevê a introdução precoce de imunobiológico;
- A monitorização clínica, laboratorial (p. ex.: PCR, calprotectina fecal), por imagem seccional (p. ex.: ultrassom, enterografia por tomografia [TC] ou ressonância nuclear magnética [RNM], nos casos de DC de delgado), e endoscópica (p. ex.: ileocolonoscopia, retossigmoidoscopia) são essenciais no acompanhamento dos pacientes.

REFERÊNCIAS

1. Gionchetti P, Dignass A, Danese S, et al. 3rd European Evidence-based Consensus on the Diagnosis and Management of Crohn's Disease 2016: Part 2: Surgical Management and Special Situations. J Crohn's Colitis 2017; 11:135-149. DOI: 10.1093/ecco-jcc/jjw169.
2. Lichtenstein GR, Loftus EV, Isaacs KL, et al. ACG Clinical Guideline: Management of Crohn's Disease in Adults. Am J Gastroenterol 2018; 113:481–517. DOI:10.1038/ajg.2018.27.
3. Roda G, Ng SC, Kotze PG, et al. Crohn's Disease. Nature Reviews 2020; 6:22. DOI: 10.1038/s41572-020-0156-2.
4. Torres J, Bonovas S, Doherty G, et al. ECCO Guidelines on Therapeutics in Crohn's Disease: Medical Treatment. J Crohn's Colitis. 2020; 14: 4-22. DOI: 10.1093/ecco-jcc/jjz180.
5. Torres J, Mehandru S, Colombel JF, et al. Crohn's Disease. Lancet 2017; 389: 1741-55. DOI:10.1016/s0140-6736(16)31711-1.
6. Turner D, Ricciuto A, Lewis A, et al. STRIDE II: an update on the Selecting Therapeutic Targets in Inflammatory Bowel Disease (STRIDE) initiative of the International Organization for the Study of IBD (IOIBD): determining therapeutic goals for treat-to-target strategies in IBD. Gastroenterology 2021; 160: 1570-83.

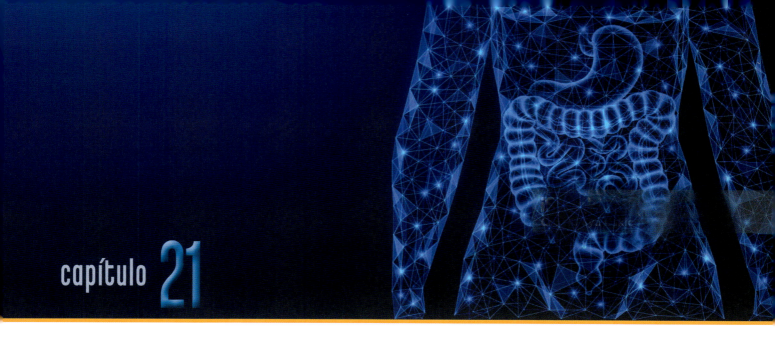

capítulo 21

Parasitoses Intestinais

AMANDA LIMA BRUNO ▶ CARLOS FELIPE BERNARDES SILVA

INTRODUÇÃO

É reconhecido que o ser humano alberga parasitas desde os primórdios da antiguidade, sendo estes encontrados e relatados em estudos arqueológicos. Estima-se que cerca de 300 helmintos e 70 protozoários têm ou tiveram a espécie humana como hospedeira, e foram adquiridos de ancestrais primatas e/ou animais.

Atualmente, os principais parasitas intestinais do ser humano se encontram descritos no **Quadro 21.1**, de acordo com sua classe:

EPIDEMIOLOGIA

A prevalência da parasitose intestinal é bem variada, a depender de múltiplos fatores, dentre estes a situação socioeconômica e a idade. Na população de baixa renda, geralmente as condições de saneamento básico são precárias, sem água encanada e/ou rede de esgoto; nos extremos de idade, crianças em idade escolar e idosos, os hábitos de higiene costumam ser inadequados, o que os tornam mais suscetíveis a transmissão e infecção por parasitas intestinais. Outro importante fator é a localização geográfica: alguns parasitas são mais comuns em determinadas áreas do território brasileiro, particularmente nas regiões Norte e Nordeste.

DIAGNÓSTICO

O quadro clínico da parasitose intestinal tende a ser inespecífico e polimorfo, podendo variar conforme o parasita e a carga parasitária. Podem ocorrer tanto manifestações gastrintestinais quanto sistêmicas. Vale ressaltar que a maioria dos pacientes evolui assintomática ou oligossintomática, enquanto mais raramente podem existir quadros graves. Os sintomas gastrintestinais mais comumente reportados são epigastralgia, dor abdominal e diarreia.

O diagnóstico da parasitose intestinal é eminentemente laboratorial, particularmente por meio do exame protoparasitológico de fezes (PPF), o qual apresenta diferentes métodos para pesquisa dos

MANUAL DE GASTROENTEROLOGIA E HEPATOLOGIA DO HCFMUSP

QUADRO 21.1 Principais parasitas intestinais do humanos descritos de acordo com sua classe.

Protozoários		• Giardia lamblia
		• Entamoeba histolytica
		• Isospora belli
		• *Cryptosporidium parvum*
Nematelmintos		• Ascaris lumbricoides
		• Strongyloides stercoralis
		• Ancylostoma duodenale
		• Necator americanos
		• Trichuris trichiura
		• Enterobius vermicularis
Platelmintos	Cestoides	• Taenia saginata
		• Taenia solium
		• Hymenolepis nana
	Trematoides	• Schistosoma mansoni

Nota: Parasitas com patogenicidade ausente, desprezível ou discutível – *Entamoeba coli, Entamoeba díspar, Blastocystis hominis, Iodamoeba butschlii, Chilomastix mesnili, Endolinax nana, Trichomonas hominis.*

diferentes parasitas. Para a investigação geral, pode ser solicitado o exame das fezes pelos métodos de sedimentação por centrifugação ou espontânea, os quais permitem a visualização de ovos, larvas e cistos, enquanto, para a detecção de alguns patógenos, faz-se necessária a solicitação de exames específicos **(Quadro 21.2)**.

Apesar de ser um exame simples e não invasivo, diversos fatores determinam que muitos profissionais não procedam à realização do exame PPF e, na suspeita clínica de parasitose, realizem o tratamento de forma empírica, que costuma ser de fácil acesso e amplo espectro. Dentre esses fatores, destacam-se: dificuldades inerentes à coleta e ao encaminhamento dos exames ao laboratório; preconceitos, por parte dos pacientes, com relação ao exame; e dificuldades na avaliação dos exames, considerando-se que a maioria dos processos costuma ser manual e não por ferramentas de automação. Por outro lado, há situações em que a realização dos exames de fezes é recomendada **(Quadro 21.3)**. Acredita-se que, em breve, ocorrerá a inserção de exames de biologia molecular em nossa prática clínica, com importante impacto tanto no diagnóstico quanto no tratamento das parasitoses intestinais.

TRATAMENTO

O tratamento da parasitose intestinal se inicia pela implementação ou manutenção de medidas de prevenção, educativas e de saneamento. Dessa maneira, é possível citar o preparo e a manipulação adequada dos alimentos, o tratamento e a conservação da água, o uso de calçados, a construção de vasos sanitários e fossas sépticas, o destino apropriado das fezes, programas educacionais de higiene e o amplo emprego de medicamentos antiparasitários.

Existem hoje no mercado diversos tipos de medicações para o tratamento das parasitoses intestinais **(Quadro 21.4)**. A escolha do antiparasitário deve ser individualizada, levando em consideração os efeitos colaterais, a adesão ao tratamento, a disponibilidade da medicação e seu custo. Nas situações em que o parasita é identificado, pode ser utilizado antiparasitário específico e direcionado ao caso. No entanto, conforme comentado, muitas vezes se realiza o tratamento empírico **(Figura 21.1)**. Nesta situação, o antiparasitário escolhido deve apresentar como características amplo espectro de ação, boa eficácia e tolerabilidade. A eficácia relatada desses medicamentos geralmente é superior a 90%, porém os dados são difíceis de comparação, em razão de heterogeneidade dos estudos e limitações metodológicas.

PARASITOSES INTESTINAIS

QUADRO 21.2 Vias de contaminação e métodos diagnósticos, de acordo com o parasita intestinal.

Parasitose	Parasita	Contaminação	Métodos de detecção
Giardíase	Giardia lamblia	Fecal-oral	Exame direto de fezes, ELISA (detecção de antígeno), aspirado ou biópsia duodenal (identificação de trofozoítos)
Amebíase	Entamoeba histolytica	Fecal-oral	Método de concentração e de Faust, exame direto a fresco
Criptosporidíase	*Cryptosporidium parvum*	Fecal-oral	Coloração de Ziehl-Neelsen
Isosporidíase	Isospora belli	Fecal-oral	Coloração de Ziehl-Neelsen
Ascaridíase	Ascaris lumbricoides	Fecal-oral	Métodos de HPJ ou Kato-Katz
Ancilostomíase	*Necator americanus* *Ancylostoma duodenale*	Cutânea	Métodos de Faust, Lutz ou Willis
Estrongiloidíase	Strongyloides stercoralis	Cutânea	Método de Baermann-Moraes ou Rugai modificado, aspirado duodenal
Tricuríase	Trichuris trichiura	Fecal-oral	Métodos de Faust, Lutz ou Kato-Katz
Enterobíase	*Enterobius vermicularis* *Oxiurus vermicularis*	Fecal-oral	**Método do *swab* anal ou fita gomada**
Teníase	*Taenia solium* *Taenia saginata*	Fecal-oral	Análise microscópica de material coletado região anal
Esquistossomose	Schistosoma mansoni	Cutânea	Método de Kato-Katz

Hoffman, Pons e Janer (HPJ).

QUADRO 21.3 Situações em que se recomenda a realização de exame protoparasitológico de fezes.

Pacientes que serão submetidos a corticoterapia ou imunossupressão

Portadores de imunodeficiências congênitas ou adquiridas

Período da infância, particularmente se baixas condições socioeconômicas

Rotineiramente em pacientes com queixas gastrenterológicas

História clínica ou epidemiológica de parasitose intestinal

MANUAL DE GASTROENTEROLOGIA E HEPATOLOGIA DO HCFMUSP

QUADRO 21.4 Antiparasitários disponíveis no mercado nacional e seu respectivo espectro de ação, posologia e possíveis efeitos colaterais.

Parasitas	Antiparasitários (posologia)	Efeitos colaterais
Ascaris lumbricoides *Ancylostoma duodenale* *Strongyloides stercoralis* *Trichuris trichiura* *Enterobius vermicularis* *Taenia sp* *Hymenolepis nana* *Giardia lamblia* *Entamoeba histolytica* *Isospora beli* *Cryptosporidium parvum*	Nitaxozanida (500 mg, 12/12 h, por 3 dias)	Cefaleia, dor abdominal, diarreia, náuseas e vômitos, urina esverdeada
Giardia lamblia	Albendazol (400 mg/dia, por 5 dias)	Dor abdominal, cefaleia, diarreia, náuseas, boca seca, vertigem, prurido
Ascaris lumbricoides *Ancylostoma duodenale* *Enterobius vermicularis*	Albendazol (400 mg, dose única)	
Strongyloides stercoralis *Taenia sp* *Trichuris trichiura*	Albendazol (400 mg/dia, por 3 dias)	
Ascaris lumbricoides *Ancylostoma duodenale* *Trichuris trichiura* *Enterobius vermicularis*	Mebendazol (100 mg, 12/12 h, por 3 dias)	Dor abdominal, náuseas, vômitos, diarreia, constipação, prurido, vertigem
Giardia lamblia	Metronidazol (250 mg, 12/12 h, por 5 dias)	Cefaleia, vertigem, náuseas, "sabor metálico"
Entamoeba histolytica	Metronidazol (500 mg, 8/8 h, por 5 dias)	
Giardia lamblia	Tinidazol (2 g, dose única)	Cefaleia, vertigem, náuseas, vômitos, diarreia, prurido
Entamoeba histolytica	Tinidazol (2 g/dia, por 2 dias)	
Giardia lamblia *Entamoeba histolytica*	Secnidazol (30 mg/kg/dia ou 2 g, dose única)	Náuseas, dor abdominal, anorexia, "sabor metálico"

Continua ▶

PARASITOSES INTESTINAIS

QUADRO 21.4 (Cont.) Antiparasitários disponíveis no mercado nacional e seu respectivo espectro de ação, posologia e possíveis efeitos colaterais.

Parasitas	Antiparasitários (posologia)	Efeitos colaterais
Strongyloides stercoralis	Tiabendazol (50 mg/kg/dia, por 2 dias)	Sonolência, cefaleia, náuseas, diarreia, tonturas, erupções cutâneas
Strongyloides stercoralis *Ascaris lumbricoides*	Ivermectina (200 µg/kg/dia, dose única ou por 2 dias)	Diarreia, anorexia, prurido
Taenia solium *Taenia saginata* *Hymenolepis nana*	Praziquantel (5 a 10 mg/kg, dose única)	Mal-estar, anorexia, vômitos, náuseas, cefaleia, dor abdominal, prurido, sonolência
Schistossoma mansoni	Praziquantel (50 mg/kg, dose única ou 20 mg/kg, 3×/dia)	Dor abdominal, náuseas, vômitos, diarreia, anorexia
Schistossoma mansoni	Oxaminiquine (15 mg/kg, dose única)	Náuseas, vômitos, sonolência, tontura, convulsões (raro)

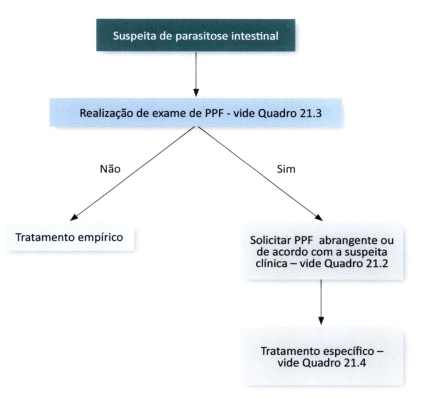

Figura 21.1 Fluxograma com sugestão de manejo e tratamento de parasitoses intestinais.
Protoparasitológico de fezes (PPF).

Capítulo 21

De maneira geral, após o término do tratamento, não é necessário fazer controle com novo PPF.

PONTOS-CHAVE

- A infecção por parasitas intestinais representa um problema de saúde pública no Brasil. Apesar das melhorias nas condições de saneamento básico, habitação e educação, o país ainda apresenta significativa incidência de parasitoses intestinais;

- Diversos parasitas podem causar doenças na espécie humana. No entanto, *Entamoeba coli, Entamoeba dispar, Blastocystis hominis, Iodamoeba butschlii, Chilomastix mesnili, Endolimax nana, Trichomonas hominis* são espécies com patogenicidade ausente ou discutível, e sua detecção em exames protoparasitológicos, na maioria das vezes, não tem repercussão clínica;

- Parasitoses intestinais costumam apresentar-se assintomáticas ou oligossintomáticas. O elevado grau de suspeição clínica é, portanto, fundamental para o diagnóstico;

- O diagnóstico é eminentemente laboratorial, por meio da realização do exame PPF;

- O tratamento empírico das parasitoses pode ser considerado em regiões de significativa incidência dessa patologia.

REFERÊNCIAS

1. Andrade EC, Leite ICG, Rodrigues VO, Cesca GO. Parasitoses intestinais: Uma Revisão sobre seus aspectos sociais, epidemiológicos, clínicos e terapêuticos. Rev. APS, Juiz de Fora, v. 13, n. 2, p. 231-240, abr./jun. 2010.
2. Bernardes-Silva CF, Zeitune JMR, Laudanna AA. Parasitoses Intestinais. In: AA Laudanna (ed), Bernardes-Silva CF (coed), Cleva R (coed). Gastroenterologia e Hepatologia. 1. ed. São Paulo: Editora Atheneu; 2010. p. 439-448.
3. Boletim epidemiológico – Doenças tropicais negligenciadas, Secretaria de Vigilância em Saúde, Ministério da Saúde, março 2021.
4. Chieffi PP, Gryschek RCB, Amato Neto V. Diagnóstico e tratamento de parasitoses intestinais. Rev Bras Clin Terap 2000; 26(5): 163-170
5. Cox FEG. History of human parasitology. Clin Microbiol Rev 2002; 15(4): 595-612.
6. Formulário Terapêutico Nacional Rename 2010, 2ª edição, Ministério da Saúde.
7. Melo MCB, Klem VGQ, Mota JAC, Penna JF. Parasitoses Intestinais. Rev Med Minas Gerais 2004; 14(1 supl 1): S3-S12.

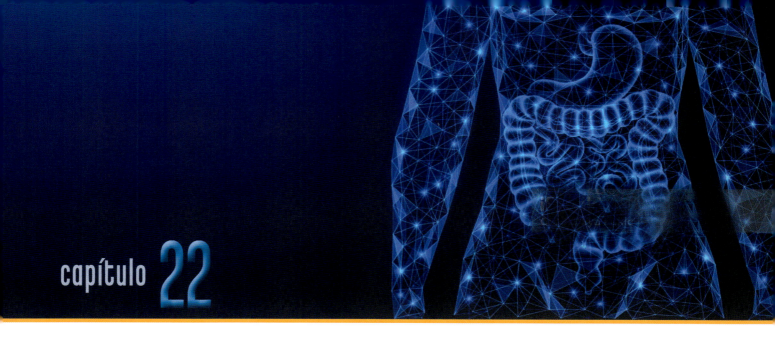

capítulo 22

Doença Diverticular dos Cólons

LUCAS NAVARRO SANCHES ▸ ALEXANDRE DE SOUSA CARLOS

INTRODUÇÃO

A doença diverticular dos cólons (DDC) é uma das afecções mais comuns do trato gastrintestinal. Os divertículos colônicos são protrusões saculares da mucosa do intestino grosso entre as fibras musculares da parede do órgão. Os fatores etiopatogênicos tradicionalmente associados à formação dos divertículos são envelhecimento e dieta pobre em fibras. Contudo, nas últimas décadas são crescentes os dados que relacionam formação e inflamação diverticular com fatores genéticos e associados ao estilo de vida, como obesidade, tabagismo e sedentarismo.

EPIDEMIOLOGIA

Dada a elevada prevalência da diverticulose colônica na população em geral, a probabilidade de o gastrenterologista se deparar com esses pacientes em sua rotina é elevada. Nos EUA, mais da metade da população acima dos 60 anos apresenta diverticulose, é uma tendência ao diagnóstico cada vez mais precoce tem sido observada.

Com relação à diverticulite, a incidência atual nos EUA gira em torno de 180 casos a cada 100 mil pessoas por ano, principalmente em mulheres acima dos 50 anos. Em indivíduos mais jovens, há predomínio no sexo masculino. No Ocidente, os divertículos são mais prevalentes no cólon esquerdo, ao passo que, no Oriente, a localização é predominantemente no cólon direito. Os óbitos decorrentes de diverticulite complicada têm aumentado nos últimos anos, porém a mortalidade da DDC, de maneira geral, é baixa.

QUADRO CLÍNICO E DIAGNÓSTICO

O espectro de apresentação da DDC é amplo, variando entre formas pouco sintomáticas até os quadros de diverticulite complicada **(Fluxograma 22.1** e **Figura 22.1)**. A seguir, são descritas as diferentes formas clínicas da DDC.

Diverticulose colônica

Definida como a presença de divertículos colônicos de forma assintomática. Com frequência, é um achado incidental de exames de tomografia compu-

MANUAL DE GASTROENTEROLOGIA E HEPATOLOGIA DO HCFMUSP

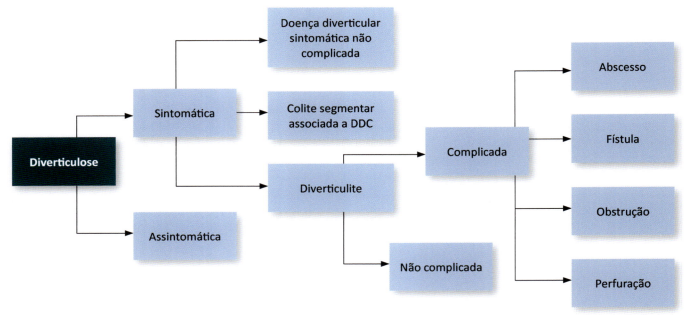

Fluxograma 22.1 Fases clínicas da doença diverticular dos cólons.

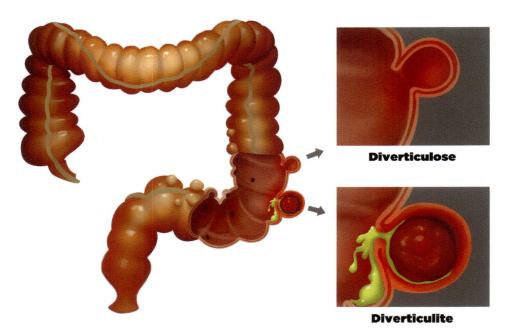

Figura 22.1 Diverticulose vs. diverticulite colônica.

tadorizada (TC) ou de colónnoscopia **(Figuras 22.2 a 22.4)**. Não há indicação de tratamento ou seguimento específico, porém é interessante orientar o paciente quanto a benignidade da condição e meios de prevenção de diverticulite.

Doença diverticular sintomática não complicada

DCC é definida pela presença de divertículos sintomáticos (dor), porém sem inflamação exuberante ou maiores complicações clínicas. Tal apresentação ocorre

DOENÇA DIVERTICULAR DOS CÓLONS

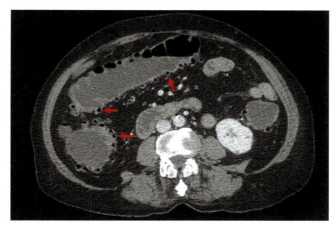

Figura 22.2 Diverticulose colônica em corte transversal de tomografia computadorizada.

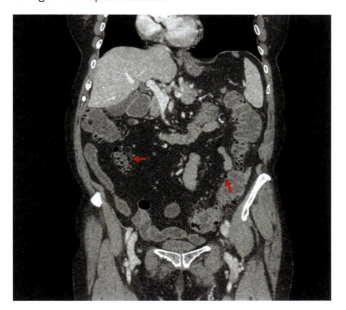

Figura 22.3 Diverticulose colônica em corte coronal de tomografia computadorizada.

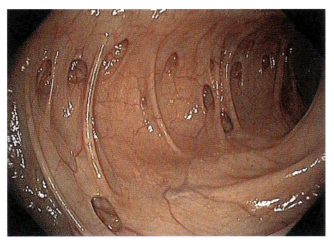

Figura 22.4 Óstios diverticulares em colón descendente.

em 5% a 25% dos indivíduos com divertículos colônicos. A DDC não complicada é caracterizada por episódios de dor abdominal, em cólica, mais frequentemente em fossa ilíaca esquerda, na ausência de sinais inflamatórios típicos de diverticulite ou colite segmentar. A dor costuma ser aliviada com a evacuação ou a eliminação de flatos e pode estar associada a diarreia ou constipação intermitentes. Neste momento, o leitor pode estar se perguntando: "Afinal, este paciente não teria o diagnóstico de síndrome do intestino irritável?" Esse é um questionamento relevante, e muitas vezes não é possível diferenciar as duas entidades. Atualmente, acredita-se que a DDC sintomática não complicada e a síndrome do intestino irritável (SII) compartilham mecanismos fisiopatológicos semelhantes (disbiose, hipersensibilidade visceral e dismotilidade colônica) e que podem coexistir. A principal diferença entre as duas é a presença de maior inflamação microscópica na DDC, o que tem motivado o estudo de alguns biomarcadores, como a calprotectina fecal, para a diferenciação entre ambas. A associação de DDC à síndrome do supercrescimento bacteriano de intestino delgado também tem sido frequentemente reportada.

Colite segmentar associada a doença diverticular

Caracteriza-se por uma inflamação inespecífica de um segmento do colón acometido por múltiplos divertículos. O quadro inicial mais comum é de hemorragia digestiva baixa, e alguns pacientes podem cursar com diarreia ou dor abdominal. Não é incomum que esse quadro seja confundido com doença inflamatória intestinal (DII), sobretudo doença de Crohn, diante dos achados endoscópicos de inflamação segmentar do colón. No entanto, a colite segmentar não cursa com diarreia crônica, como a DII, ou com complicações como fístulas, abscessos ou inflamação sistêmica exuberante. Mesmo sem tratamento específico, geralmente há remissão completa em poucos dias.

Diverticulite

A diverticulite é um dos principais diagnósticos diferenciais de abdome agudo inflamatório em indivíduos maiores de 50 anos. Esta afecção acomete menos de 5% dos pacientes com DDC e caracteriza-se por sinais e sintomas secundários à inflamação diverticular, como dor abdominal, mais frequente em fossa ilíaca esquerda, náuseas, vômitos, febre e taquicardia. Pode haver ainda complicações, como perfuração e obstrução intestinais, além da formação de abscessos pericólicos e fístulas.

Ao exame físico, há dor à palpação do abdome, com ou sem descompressão brusca, além de distensão abdominal. Exames laboratoriais demonstrando leucocitose e proteína C reativa (PCR) elevada corroboram o diagnóstico. No entanto, a TC é considerada o método de escolha para o diagnóstico da diverticulite aguda e suas potenciais complicações. O papel da procalcitonina e o da calprotectina fecal vêm sendo estudados na diverticulite; a primeira como preditivo para complicações, e a segunda para recorrência do quadro.

Há situações em que o paciente é submetido à colonoscopia por apresentar sintomas frustros e acabamos observando a presença do divertículo inflamado **(Figura 22.5)**. No entanto, salienta-se que exames endoscópicos não estão recomendados para diagnóstico de diverticulite.

Os fatores de risco mais implicados na inflamação diverticular são obesidade, tabagismo, sedentarismo e dieta pobre em fibras e rica em proteína animal. O consumo de grãos, nozes, pipoca e frutas com pequenas sementes não aumenta o risco de diverticulite, como pensado anteriormente. O uso de anti-inflamatórios não esteroides (AINEs), de opioides e de corticoides também é reconhecido como fator de risco. Diversos genes implicados no surgimento da DDC já foram identificados, com impacto na integridade do tecido conjuntivo, na contratilidade mural e em fatores imunológicos das células do cólon, aumentando o risco de diverticulite.

Diante da suspeita diagnóstica, sobretudo nos casos de inflamação sistêmica mais significativa, é fundamental a realização de exame de imagem, preferencialmente TC com contraste, para a diferenciação entre diverticulite complicada e não complicada. Ultrassonografia (USG) e ressonância magnética (RM) são alternativas na indisponibilidade da TC. A USG tem as vantagens de menor custo e de evitar exposição à radiação e ao contraste, porém apresenta menor sensibilidade e grande dependência da experiência do operador. Já a RM apresenta maior sensibilidade em relação à TC, porém menor especificidade, além de ainda apresentar custo elevado e não estar facilmente disponível na maioria dos prontos-atendimentos.

A classificação de Hinchey (e sua versão modificada) descrevem os estágios da diverticulite e suas complicações, de acordo com achados tomográficos **(Quadro 22.1** e **Figura 22.6)**. No entanto, tais classificações, apesar de didáticas, não apresentam boa acurácia prognóstica.

Com a constatação de que a persistência de alterações da mucosa após um episódio de diverticulite poderia ter um papel prognóstico no risco de recorrência, foi desenvolvida uma classificação endoscópica da doença diverticular, chamada *Diverticular Inflammation and Complication Assessment* (DICA). Nela, a doença é estratificada considerando-se 4 itens: a extensão da diverticulose, o número de divertículos em cada segmento colônico, a presença de inflamação e de complicações (rigidez, estenose, pus e sangramento). Cada item é composto por subitens

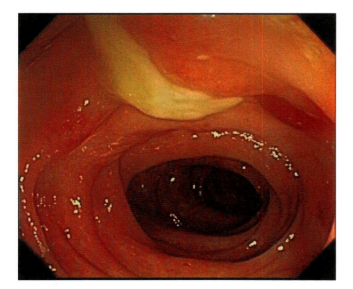

Figura 22.5 Óstio diverticular hiperemiado com drenagem de secreção purulenta.

QUADRO 22.1 Classificação de Hinchey modificada por Kaiser e colaboradores.
0: Diverticulite leve – não complicada
IA: Inflamação/flegmão pericólico confinado
IB: Abscesso pericólico confinado
II: Abscesso distante pélvico, peritoneal ou retroperitoneal
III: Peritonite generalizada
IV: Peritonite fecal generalizada

Fonte: Hinchey modificada (2005).

DOENÇA DIVERTICULAR DOS CÓLONS

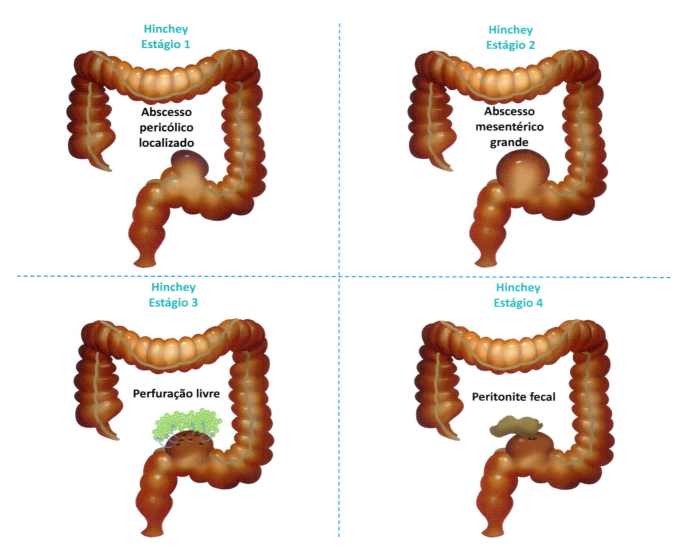

Figura 22.6 Classificação de Hinchey.

com uma pontuação numérica correspondente, e sua somatória divide a doença em DICA 1 (1 a 3 pontos), DICA 2 (4 a 7 pontos) e DICA 3 (> 7 pontos). Um estudo retrospectivo do ano de 2016 mostrou que a classificação foi eficaz em predizer o risco de ocorrência ou recorrência de diverticulite aguda e de necessidade de abordagem cirúrgica.

TRATAMENTO

A despeito da frequência da DDC na rotina ambulatorial e de emergência, ainda há pouco consenso em determinados pontos de seu manejo. Um dos tópicos mais discutidos é a abordagem preemptiva, utilizada para evitar o desenvolvimento de diverticulite em pacientes com diverticulose. Acreditava-se que o consumo de sementes poderia aumentar o risco de diverticulite. No entanto, estudos mais recentes provaram, de modo contundente, que não há esta associação e que a dieta rica em fibras, sobretudo quando maior de 25 g/dia, é um dos fatores mais importantes na prevenção da formação e inflamação diverticular. Por outro lado, o elevado consumo de carne vermelha (mais de seis porções por semana) mostrou-se fator de risco para a doença. A obesidade, particularmente de distribuição central, também aumenta o risco de diverticulite, assim como o sedentarismo e o tabagismo, este último associado inclusive a uma maior incidência das formas complicadas da doença. Pacientes em uso de estatinas e reposição de vitamina D parecem ter uma leve redução da incidência de diverticulite, enquanto o uso de AINEs e opioides parecem elevá-la.

Diante de um quadro suspeito de diverticulite, é fundamental a realização de uma TC de abdome com contraste para o diagnóstico e a pesquisa de complicações.

Na ausência de repercussões sistêmicas significativas ou complicações, recomenda-se o tratamento ambulatorial, com dieta líquida por 2 a 3 dias, analgesia e antibioticoterapia por 7 a 10 dias, usualmente ciprofloxacino e metronidazol. No entanto, o uso de antibióticos pode ser dispensado nesse grupo de pacientes, desde que eles possam ser monitorados adequadamente e não apresentem comorbidades graves. Para pacientes imunossuprimidos, sépticos ou com evidência de complicações na TC, o tratamento inicial envolve jejum, antibioticoterapia endovenosa (usualmente ceftriaxone ou ciprofloxacino associado a metronidazol ou clindamicina) e analgesia. Nos casos complicados com abscesso, mas clinicamente estáveis, é possível o tratamento exclusivamente clínico com antibioticoterapia endovenosa, ou mesmo por via oral, nas coleções < 3 a 4 cm e adjacentes ao processo inflamatório colônico. Quando o abscesso é mais volumoso ou distante do sítio inflamatório primário, a antibioticoterapia endovenosa é fundamental, sendo sugerida drenagem percutânea guiada por radiologia intervencionista.

Na presença de peritonite purulenta ou fecal, além da antibioticoterapia, a avaliação quanto à possibilidade de abordagem cirúrgica se faz urgente, com necessidade de lavagem da cavidade e ressecção do segmento acometido.

Uma grande preocupação é a frequente recorrência da diverticulite. Uma medicação comumente prescrita para prevenção de um novo episódio de diverticulite é a mesalazina. Já foi mostrado algum benefício da mesalazina nos quadros de diverticulite aguda não complicada, reduzindo o tempo de recuperação, e nos casos de doença sintomática não complicada, diminuindo sua sintomatologia. No entanto, estudos mais recentes falharam em reproduzir o mesmo resultado. Com isso, mais dados são necessários para comprovar seu real benefício nesses quadros. Probióticos e rifaximina também vêm sendo estudados, ainda sem evidência clara de benefício na DDC.

Após um quadro de diverticulite tratado clinicamente com sucesso, outro tema de debate é a realização de colectomia eletiva, como profilaxia secundária de novas crises. Atualmente, as principais sociedades consideram esta a conduta de eleição em pacientes com complicações oriundas da doença diverticular (fístula, obstrução e estenose).

Após 6 a 8 semanas da resolução do quadro de diverticulite, recomenda-se a realização de colonoscopia em pacientes sem exame recente ou naqueles com achados tomográficos suspeitos para neoplasia, como abscesso, espessamento da parede do cólon > 6 mm, obstrução e linfadenomegalia mesentérica ou retroperitoneal. Durante o processo inflamatório agudo, tanto o preparo quanto o procedimento podem ser extremamente deletérios ao paciente; por isso, a colonoscopia deve ser evitada.

O sangramento diverticular é, na maioria dos casos, autolimitado, porém com altas taxas de recorrência. Por ser de origem arterial, pode ser volumoso e, não raramente, cursar com repercussões hemodinâmicas. O tratamento endoscópico, com injeção de adrenalina e/ou uso de clipes metálicos, pode ser necessário em algumas situações, apesar de muitas vezes ser difícil a identificação do óstio diverticular implicado no sangramento, sobretudo após sua cessação **(Fluxograma 22.2)**.

DOENÇA DIVERTICULAR DOS CÓLONS

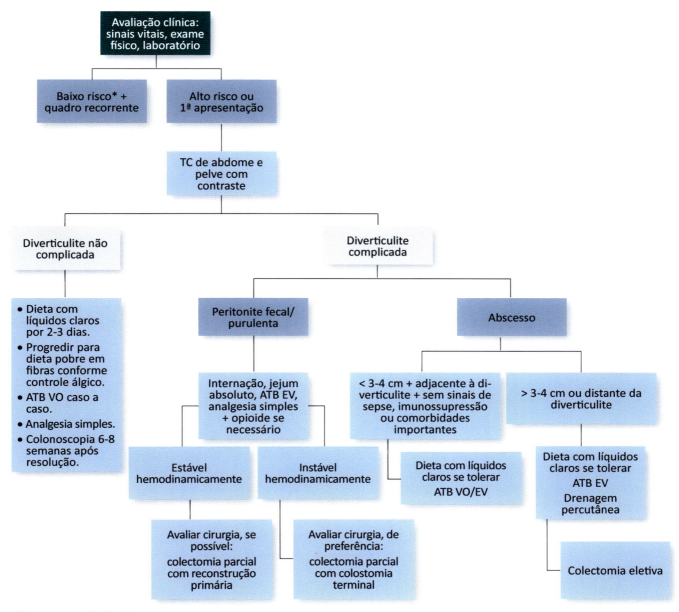

Fluxograma 22.2 Fluxograma.

*Paciente de baixo risco: Provas inflamatórias normais, sem sinais de sepse ou peritonite, imunocompetente e sem comorbidades importantes. Nestes casos, diante de um paciente com quadro recorrente de diverticulite não complicada, alguns autores sugerem que poderia se dispensar a realização de tomografia computadorizada.

Tomografia computadorizada (TC); Antibiótico via oral (ATB VO); antibiótico endovenoso (ATB EV).

PONTOS-CHAVE

- A doença diverticular dos cólons apresenta uma incidência global crescente em suas diversas formas de apresentação clínica;
- Diversos fatores de risco para a doença diverticular já foram identificados, tais como fatores genéticos, baixa ingesta de fibras, sedentarismo e tabagismo;
- A TC é necessária na maior parte dos casos de suspeita diagnóstica de inflamação diverticular (diverticulite), no intuito de afastar complicações;
- O tratamento da DDC varia de acordo com os sintomas e a presença de complicações. Mais estudos são necessários para embasar o uso rotineiro de terapia farmacológica específica para a doença diverticular;

- A abordagem cirúrgica pode ser necessária nos casos de diverticulite aguda complicada ou recorrente, levando em consideração as comorbidades e o perfil hemodinâmico do indivíduo.

REFERÊNCIAS

1. Francis NK, Sylla P, Abou-Khalil M, et al. EAES and SAGES 2018 consensus conference on acute diverticulitis management: evidence-based recommendations for clinical practice. Surg Endosc. 2019 Sep;33(9):2726-2741. doi: 10.1007/s00464-019-06882-z.

2. Peery AF, Shaukat A, Strate LL. AGA Clinical Practice Update on Medical Management of Colonic Diverticulitis: Expert Review. Gastroenterology. 2021 Feb;160(3):906-911.e1. doi: 10.1053/j.gastro.2020.09.059.

3. Rezapour M, Ali S, Stollman N. Diverticular Disease: An Update on Pathogenesis and Management. Gut Liver. 2018 Mar 15;12(2):125-132. doi: 10.5009/gnl16552. PMID: 28494576; PMCID: PMC5832336.

4. Strate LL, Morris AM. Epidemiology, Pathophysiology, and Treatment of Diverticulitis. Gastroenterology. 2019 Apr;156(5):1282-1298.e1. doi: 10.1053/j.gastro.2018.12.033.

5. Tursi A, Scarpignato C, Strate LL, et al. Colonic diverticular disease. Nat Rev Dis Primers. 2020 Mar 26;6(1):20. doi: 10.1038/s41572-020-0153-5. Erratum in: Nat Rev Dis Primers. 2020 Apr 29;6(1):35.

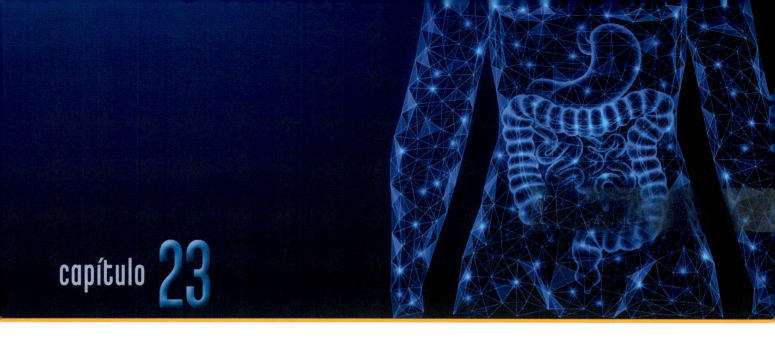

capítulo 23

Lesões Colorretais Pré-malignas

GISELA BANDEIRA DE MELO LINS DE ALBUQUERQUE ▶ ALEXANDRE DE SOUSA CARLOS

INTRODUÇÃO

O achado de lesões colorretais com potencial de malignização é o principal objetivo de uma colonoscopia de rastreio. A despeito das lesões polipoides como as principais precursoras do câncer colorretal (CCR), desde a década de 1980, as lesões planas do cólon recebem atenção por suas características pré-neoplásicas. Com implementação das técnicas de rastreio e maior disponibilidade de realização de exames endoscópicos, a incidência de pólipos malignos aumentou. A detecção de lesões precursoras colorretais proporciona possibilidade de ressecção endoscópica precoce com interrupção do processo de carcinogênese e prevenção da invasão de camadas mais profundas de neoplasias já instaladas.

EPIDEMIOLOGIA

De acordo com dados do Instituto Nacional de Câncer (INCA), o câncer colorretal é a segunda neoplasia maligna mais incidente no sexo masculino nas regiões Sudeste e Centro-Oeste, excluídos os casos de tumores de pele não melanoma. Para o sexo feminino, é o segundo mais comum nas regiões Sudeste e Sul. Desse modo, é muito importante a realização do rastreamento do CCR, a fim de evitar que 1 em cada 23 homens e 1 a cada 24 mulheres desenvolvam CCR.

CARCINOGÊNESE COLORRETAL

A sequência adenoma-carcinoma é a principal via de carcinogênese do câncer colorretal e engloba cerca de 70% dos casos (Figura 23.1). Entretanto, a via dos pólipos serrilhados e o câncer "de novo" recebem destaque pela melhoria na detecção de lesões por meio de aparelhos mais avançados e novas técnicas de cromoscopia.

DIAGNÓSTICO

Caracterizados como protrusões para dentro do lúmen intestinal, os pólipos são as principais formas

CÂNCER ESPORÁDICO DE CÓLON

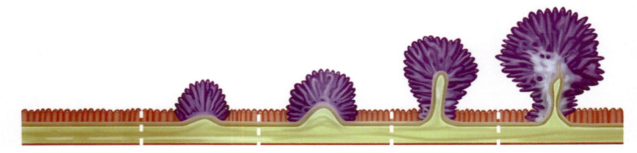

Figura 23.1 Desenho esquemático da via de carcinogênese do câncer colorretal esporádico.

de apresentação das lesões pré-malignas. A maior parte deles é assintomática, e apenas os maiores e friáveis podem provocar um sangramento gastrintestinal baixo.

É indispensável uma avaliação minuciosa das lesões visualizadas à colonoscopia. Alguns aspectos são cruciais para sua classificação e posterior conduta. Ao ser visualizada, uma lesão colorretal deve ter seu tamanho, morfologia, histologia, padrão de abertura de criptas e distribuição dos vasos sanguíneos determinados.

Quanto ao tamanho, são classificadas como:

- Diminutos: ≤5 mm de diâmetro;
- Pequenos: entre 6 e 9 mm;
- Grandes: ≥ 10 mm de diâmetro.

A morfologia dos pólipos é descrita conforme a classificação de Paris e pode apresentar-se como:

- Protrusas (pediculados – Ip (Figura 23.2), semi-pediculados – Isp – ou sésseis – Is);
- Planas:

    0-IIa: planoelevadas (Figura 23.3);

    0-IIb: planas (Figura 23.4);

    0-IIc: planodeprimidas com bordas levemente elevadas.

Pode haver ainda a presença de mais de uma morfologia em determinada lesão; caso em que recebe a classificação de IIa + IIc (Figura 23.5), IIc + IIa.

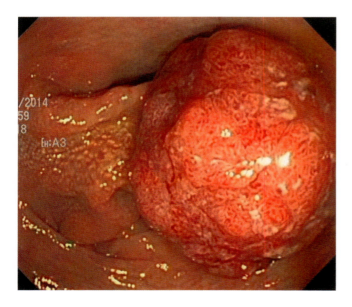

Figura 23.2 Pólipo pediculado em colo sigmoide – tipo Ip.

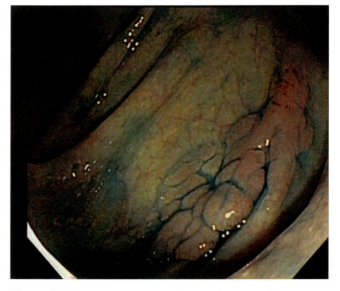

Figura 23.3 Lesão planoelevada corada com índigo carmin – tipo IIa.

LESÕES COLORRETAIS PRÉ-MALIGNAS

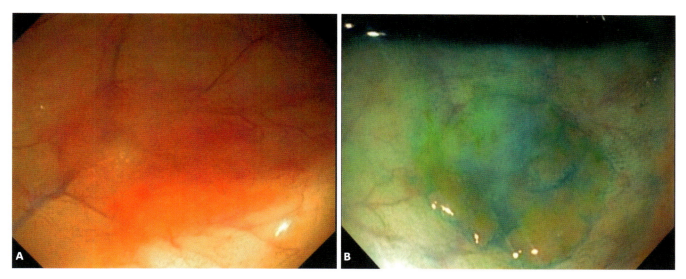

Figura 23.4 Discreta alteração de relevo e coloração da mucosa (A) realçada após cromoscopia com índigo carmin (B) – lesão tipo IIb.

As características pré-malignas de lesões colônicas podem ser vistas à macroscopia com auxílio de cromoscopia convencional ou eletrônica, assim como técnicas de magnificação de imagem e microscopia confocal. A despeito de todo o avanço em ferramentas para predição, a histologia continua imprescindível para o diagnóstico de lesões com potencial pré-neoplásico. As lesões pré-malignas de colo abrangem os adenomas e as lesões serrilhadas, ao passo que os pólipos hiperplásicos, inflamatórios e hamartomas têm risco muito pequeno de malignização. É importante lembrar que lesões de etiologia não epitelial também podem ser diagnosticadas em um exame de colonoscopia de rastreio.

Os adenomas do colo são formados por tecido glandular que, apesar da natureza benigna, apresentam risco de transformação maligna a longo prazo. Podem ser vilosos (> 75% de componente viloso), tubulares (< 25 % de componente viloso) ou tubulovilosos. A maioria dos adenomas do colo se apresenta com histologia tubular (> 80%).

A classificação de Kudo (Figura 23.5), criada em 1993, baseia-se na abertura das criptas e tem objetivo de predizer se uma lesão do colo se encontra em estágio inicial ou se já apresenta sinais de invasão.

Tipo de cripta		Morfologia	Histologia
Não neoplásico:			
Tipo I		Redonda	Normal
Tipo II		Estelar	Hiperplásico
Neoplásico:			
Tipo IIIs		Pequena	Displasia grave ou Ca intramucoso
Tipo IIIL		Tubular	Adenoma tubular
Tipo IV			Adenoma viloso
Tipo V			Ca invasivo

Figura 23.5 Classificação de Kudo.
Fonte: Adaptada de Kudo SE et al., 1996.

Capítulo 23

Classificação de Kudo

- **Tipo I (normal ou arredondado):** criptas regulares em tamanho e arranjo. Observado na mucosa normal;
- **Tipo II (estrelado):** abertura das criptas em forma de estrela e com arranjo uniforme. Observado em pólipos hiperplásicos (e lesões serrilhadas);
- **Tipo IIIS (tubular pequeno):** as criptas têm diâmetro menor de sua abertura e com arranjo compactado. Mais frequentemente observado em lesões deprimidas. A maioria destas lesões são adenomas tubulares com baixo grau de displasia;
- **Tipo IIIL (tubular grande):** exibe criptas cuja abertura luminal tem forma tubular e alongada com arranjo regular. Padrão de criptas mais frequentemente associado a lesões polipoides (protrusas) ou planoelevadas de histologia adenomatosa e com baixo grau de displasia;
- **Tipo IV (ramificado):** reflete presença de criptas tortuosas, exuberantes e ramificadas. A maioria compõe-se de adenomas com componente viloso;
- **Tipo V (desestruturado):** subdivide-se em dois grupos, Vi e Vn. Trata-se de padrão de criptas associado a carcinoma:
  - **Vi (i, do inglês *irregular*):** é mais frequentemente observado nos adenomas com displasia de alto grau e, também, nos carcinomas com mínima invasão da submucosa. Nota-se um padrão mais estruturado de criptas irregulares ou encobertas;
  - **Vn (n, do inglês *non-structural*):** em geral, carcinomas não precoces, em que a superfície da lesão está mais frequentemente rugosa e exibe ulcerações. Há apagamento das criptas.

Recentemente é dada importância à observação dos vasos capilares, que tiveram seus padrões categorizados por meio da classificação de JNET (Japan NBI Expert Team) em 2016. De acordo com a morfologia dos vasos e os padrões de superfície visualizados por magnificação, classificamos em tipos 1, 2A, 2B e 3. O principal uso da classificação de JNET é auxiliar na correlação com o padrão histológico dos pólipos do colo **(Figura 23.6)**.

As lesões planas > 10 mm que apresentam um crescimento lateral são denominadas *lateral spreading tumors* (LSTs*)*. A morfologia apresentada varia em: deprimida, plana, séssil ou pediculada. As LSTs são divididas em granulares (homogênea e nodular mista) e não granulares (planoelevada e pseudodeprimida) **(Figura 23.7)**.

Após a ressecção endoscópica da lesão colônica o próximo passo é determinar se a lesão apresenta, ou não, áreas de displasia que determinarão tratamento e seguimento posteriores. Para esse fim, a classificação de Vienna estratifica as lesões em 5 categorias.

Classificação de Vienna

- 1: negativo para neoplasia/displasia;
- 2: indefinido para neoplasia/displasia;
- 3: neoplasia intraepitelial de baixo grau;
- 4: neoplasia intraepitelial de alto grau;
- 5: neoplasia invasiva:
  - 5.1: carcinoma intramucoso (invasão da lâmina própria-M2 ou muscular da mucosa-M3);
  - 5.2: carcinoma submucoso.

SÍNDROMES POLIPOIDES

Algumas doenças apresentam risco aumentado de lesões pré-neoplásicas de colo pelo desenvolvimento de grande quantidade de pólipos ou de lesões pré-neoplásicas não polipoides. As mais conhecidas são as síndromes que predispõem ao surgimento de câncer colorretal hereditário:

- Associadas à polipose: PAF (polipose adenomatosa familiar), PAF atenuada, síndrome de Peutz-Jeghers, polipose juvenil, polipose serrilhada, polipose hamartomatosa, polipose mista;
- Não associadas à polipose: síndrome X e síndrome de Lynch.

TRATAMENTO

A maioria das lesões visualizadas durante um exame de colonoscopia de rastreio é passível de ressecção endoscópica, ao passo que a minoria delas é encontrada em estágio avançado, sem possibilidade de terapia curativa. As técnicas de ressecção são inúmeras e dependem do tamanho, morfologia, *status* do paciente, experiência do endoscopista, ambiente de realização do exame e disponibilidade de material.

As técnicas de polipectomias colônicas mais comuns são:

LESÕES COLORRETAIS PRÉ-MALIGNAS

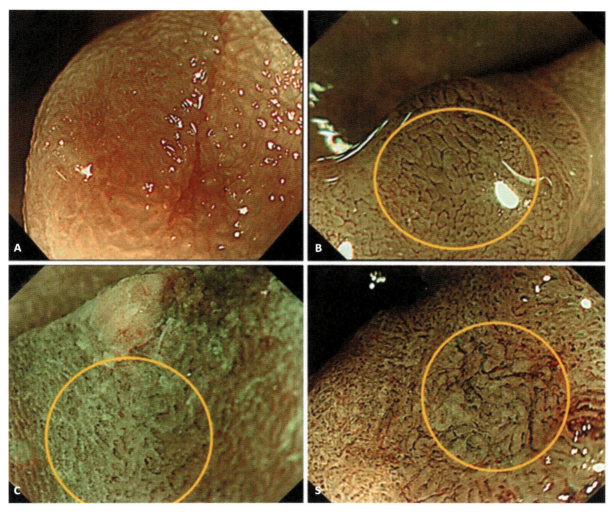

Figura 23.6 Classificação JNET: **(A)** tipo 1; **(B)** tipo 2A; **(C)** tipo 2B; e **(D)** tipo 3.

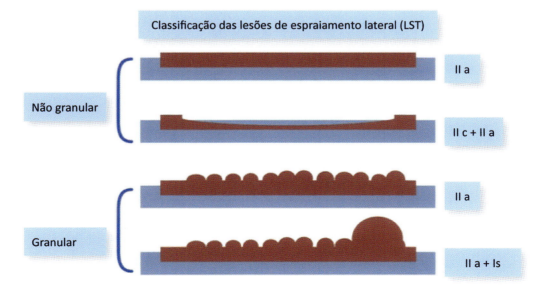

Figura 23.7 Classificação das lesões de crescimento lateral (LSTs).

Capítulo 23

189

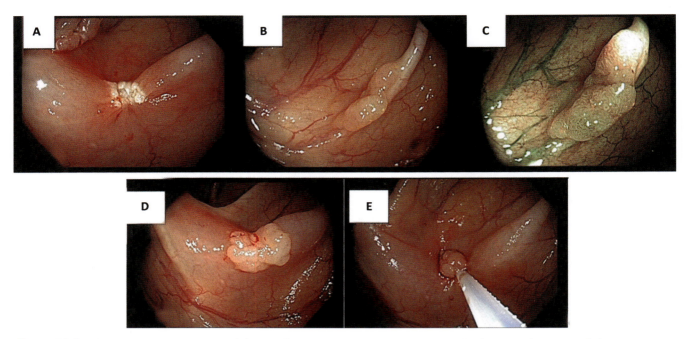

Figura 23.8 Técnica de mucosectomia. **(A)** Identificação de uma lesão planoelevada de cerca de 15 mm. **(B)** Cromoscopia eletrônica com NBI. **(C)** Elevação da lesão com injeção de salina na submucosa. **(D)** Ressecção com alça diatérmica. **(E)** Aspecto do leito cruento pós mucosectomia.

- Polipectomia com pinça de biópsia: indicada para lesões de até 4 mm;
- Polipectomia com alça a frio: indicada em lesões ≥ 5 mm e ≤ 10 mm;
- Polipectomia com alça diatérmica: lesões friáveis, subpediculadas ou pediculadas;
- Mucosectomia **(Figura 23.8)**: lesões ≥ 10 mm;
- Dissecção endoscópica da submucosa: lesões com alta suspeita de invasão limitada da submucosa, particularmente se as lesões forem > 20 mm;
- Materiais como *endoloop* e ligaduras elásticas podem auxiliar em determinadas lesões. Em caso de impossibilidade de ressecção por métodos endoscópicos, sugere-se avaliação de equipe cirúrgica para possível ressecção e, sempre que possível, tatuar a região próxima à lesão não ressecada.

SEGUIMENTO

Para pacientes submetidos ao exame de colonoscopia de alta qualidade, o seguimento colonoscópico pode se basear nas recomendações do fluxograma a seguir **(Fluxograma 23.1)**.

CONSIDERAÇÕES FINAIS

A colonoscopia é considerada um exame de prevenção primária de CCR, uma vez que, ao se retirar um pólipo adenomatoso ou serrilhado, evita-se a formação de um câncer colorretal naquele sítio. Com o avanço dos estudos e o advento de novas ferramentas, uma colonoscopia de boa qualidade pode detectar pólipos, estudá-lo minunciosamente e, se possível, já ressecá-lo. Cabe ao endoscopista, por meio de uma boa técnica e conhecimento, saber reconhecer as lesões e quais delas merecem uma maior atenção. Uma vez retiradas todas as lesões pré-neoplásicas, o seguimento deve obedecer às recomendações de suas respectivas sociedades.

LESÕES COLORRETAIS PRÉ-MALIGNAS

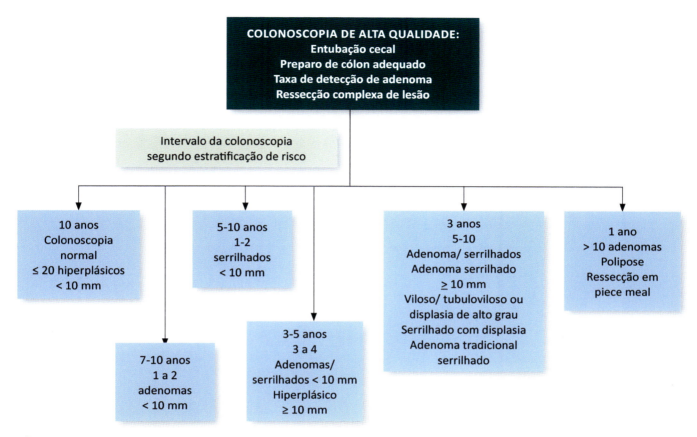

Fluxograma 23.1 Fluxograma para seguimento pós polipectomia de cólon.

PONTOS-CHAVE

- A importância da colonoscopia é a detecção de lesões pré-neoplásicas.
- Ao detectar uma lesão, esta deve ser caracterizada quanto a tamanho, morfologia, histologia, padrão de abertura das criptas e organização dos vasos capilares;
- Após a ressecção completa da lesão, paciente precisa fazer o seguimento baseado em recomendações específicas.

LEITURA SUGERIDA

1. Averbach M. Tratado Ilustrado de Endoscopia Digestiva. São Paulo: Revinter; 2017. 862 p.
2. Gupta S, Lieberman D, Anderson JC, Burke CA, Dominitz JA, et al. Recommendations for Follow-Up After Colonoscopy and Polypectomy: A Consensus Update by the US Multi-Society Task Force on Colorectal Cancer. Gastroenterology. 2020;158(4):1131-1153.e5.
3. Kidambi TD, Kohli DR, Samadder NJ, Singh A. Hereditary Polyposis Syndromes. Curr Treat Options Gastroenterol. 2019;17(4):650-665.
4. Kobayashi S, Yamada M, Takamaru H, Sakamoto T, Matsuda T, et al. Diagnostic yield of the Japan NBI Expert Team (JNET) classification for endoscopic diagnosis of superficial colorectal neoplasms in a large-scale clinical practice database. United Eur Gastroenterol J. 2019;7(7):914-923.
5. Kudo SE, Lambert R, Allen JI, Fujii H, Fujii T, et al. Nonpolypoid neoplastic lesions of the colorectal mucosa. Gastrointest Endosc. 2008;68(4 SUPPL.).
6. Kudo SE, Tamura S, Nakajima T, Yamano HO, Kusaka H, Watanabe H. Diagnosis of colorectal tumorous lesions by magnifying endoscopy. Gastrointest Endosc. 1996;44(1):8-14.
7. Kudo SE, Takemura O, Ohtsuka K. Flat and Depressed Types of Early Colorectal Cancers: From East to West. Gastrointest Endosc Clin N Am. 2008;18(3):581-593.
8. Sano Y, Tanaka S, Kudo SE, Saito S, Matsuda T, et al. Narrow-band imaging (NBI) magnifying endoscopic classification of colorectal tumors proposed by the Japan NBI expert team. Dig Endosc. 2016;28(5):526-533.
9. Shaukat A, Kaltenbach T, Dominitz JA, Robertson DJ, Anderson JC, et al. Endoscopic Recognition and Management Strategies for Malignant Colorectal Polyps: Recommendations of the US Multi-Society Task Force on Colorectal Cancer. Gastroenterology 2020;159(5):1916-1934.e2.
10. Stolte M. Vienna classification of gastrointestinal epithelial neoplasia. Japanese J Gastroenterol. 1999;96:A387-A389.
11. Teo NZ, Wijaya R, Ngu JCY. Management of malignant colonic polyps. J Gastrointest Oncol. 2020;11(3):469-474.

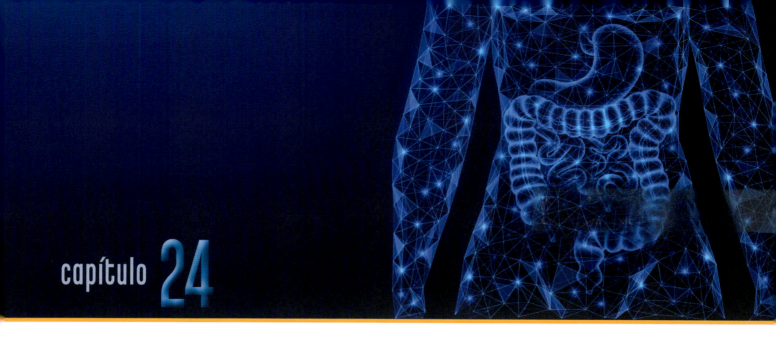

capítulo 24

Isquemia Intestinal

THAÍS CABRAL DE MELO VIANA ▶ MATHEUS FREITAS CARDOSO DE AZEVEDO

INTRODUÇÃO

A isquemia intestinal ou doença isquêmica intestinal engloba um grupo de enfermidades que podem acometer o intestino delgado (isquemia mesentérica) ou o intestino grosso (isquemia colônica ou colite isquêmica), ocorrendo de maneira aguda ou crônica. Resulta da redução do fluxo sanguíneo para o leito intestinal, associada à falha dos mecanismos compensatórios. Em última instância, a isquemia intestinal pode levar à necrose e perfuração do órgão, e pode culminar na falência de múltiplos sistemas e morte.

FISIOPATOLOGIA

O conhecimento da anatomia vascular do intestino é crucial para o entendimento da fisiopatologia da doença isquêmica. O suprimento arterial é fornecido pela artéria celíaca (AC), artéria mesentérica superior (AMS) e artéria mesentérica inferior (AMI). A artéria celíaca, através dos ramos gastroduodenal e pancreatoduodenal superior, é responsável pela irrigação do duodeno proximal. Todo o restante do intestino é suprido pela AMS e AMI:

- A AMS supre o todo o delgado (com exceção do duodeno proximal) e parte do intestino grosso até o colo transverso;
- A AMI irriga os cólons descendente e sigmoide e os dois terços superiores do reto.

A porção distal do reto, por sua vez, é irrigada por ramos da artéria ilíaca interna, apresentando, então, uma vascularização independente da artéria mesentérica inferior.

A AMS se comunica com a AMI através da artéria marginal de Drummond (que é composta pelas artérias cólicas direita, média e esquerda) e pelo arco de Riolan. A AMI se comunica com a circulação sistêmica por meio dos vasos retais superiores (hemorroidários), que se comunicam com a artéria retal média (ramo da ilíaca interna). Essa circulação colateral tem importância crucial pois protege o intestino em períodos transitórios de perfusão inadequada.

Apesar de diversos mecanismos protetores adaptativos do corpo humano contra a lesão isquêmica, existem três áreas no colo que recebem os ramos distais e finais das artérias, e, por serem áreas com menor circulação colateral, são mais propensas a isquemia. São elas:

- Flexura esplênica, ou ponto de Griffiith, que recebe os ramos finais das artérias cólica média e cólica esquerda;
- Transição retossigmoide, ou ponto de Sudeck, que recebe os ramos finais das artérias sigmóidea e retal superior;
- Região ileocecal, que recebe os ramos finais das artérias ileocólica e cólica direita.

Sabe-se que, a despeito de concentrar as áreas de maior propensão ao insulto isquêmico, a mucosa dos cólons é menos sensível à isquemia em relação à mucosa do delgado. E quando se analisa o delgado de maneira individualizada, o jejuno tem maior risco de isquemia em relação ao íleo; risco este justificado pelo menor número de arcadas arteriais.

No que tange à vascularização venosa, esta ocorre através das veias mesentéricas superior e inferior e acompanham a lógica da vascularização arterial. As veias mesentéricas superior e inferior drenam para a veia porta. O reto distal é drenado pelas veias retais média e inferior para a veia ilíaca interna.

Entre os mecanismos fisiológicos que protegem contra a isquemia, destaca-se o fato de que, apesar da densidade capilar aumentada, a extração de oxigênio (O_2) pelos intestinos é relativamente baixa. Desse modo, para que o fornecimento de O_2 esteja comprometido, é necessária uma redução de, pelo menos, 50% do fluxo sanguíneo ou, traduzindo para pressão mesentérica média, esta deve estar abaixo de 45 mmHg. Como o tônus vascular é regulado para contrabalancear períodos de hipoperfusão, o intestino é capaz de compensar uma redução de até 75% do fluxo sanguíneo por até 12 horas, período esse em que há o aumento da extração de oxigênio e vasodilatação da circulação colateral. Por outro lado, a completa obstrução do fluxo sanguíneo pode levar ao infarto intestinal em até 6 horas.

Conclui-se, então, que a doença intestinal isquêmica depende de vários fatores para se desenvolver, a saber: perfusão sistêmica, número e calibre dos vasos afetados e duração da lesão isquêmica. Ainda, a reperfusão intestinal pode contribuir para a lesão intestinal, pela ativação neutrofílica e liberação de radicais tóxicos e interleucinas.

ETIOLOGIA

A isquemia mesentérica aguda (IMA) corresponde a menos de 1 em cada 1.000 admissões hospitalares, entretanto se associa a elevada mortalidade, que pode alcançar até 90%. A embolia aguda é a causa mais comum de IMA, englobando até 50% de todos os casos e em sua maioria é associada à artéria mesentérica superior – dado seu diâmetro aumentado e origem da aorta com angulação aguda. Como o êmbolo geralmente tende a se alocar a alguns centímetros da origem da AMS é, dessa forma, mais distal à origem da artéria cólica média. A embolia geralmente ocorre no contexto de fibrilação atrial ou doenças cardíacas estruturais ou isquêmicas. Por outro lado, a trombose da AMS tende a acometer o colo proximal, dada sua associação à aterosclerose, que acomete as porções mais proximais dos vasos. Esta engloba até 30% dos casos, porém com maior mortalidade associada dado o maior acometimento intestinal. A trombose venosa mesentérica, por sua vez, engloba entre 1% e 15% dos casos de IMA e geralmente envolve a VMS. Tem relação com hipertensão portal, cirrose, malignidades ou outros estados de hipercoagulabilidade. A trombose venosa leva ao edema intestinal e ao aumento da resistência vascular, que culmina na isquemia. A isquemia mesentérica não oclusiva é o resultado da hipoperfusão esplâncnica e vasoconstricção.

Isquemia mesentérica crônica (IMC) é uma condição primariamente associada a aterosclerose, tende a se desenvolver ao longo do tempo e corresponde a menos de 1 caso em cada 100.000 admissões hospitalares. Dado o desenvolvimento de colaterais, geralmente é necessário que haja estenose significativa em dois dos três vasos mesentéricos (artéria celíaca, mesentérica superior e mesentérica inferior) para que se manifeste clinicamente. A isquemia mesentérica crônica associada ao envolvimento de um único vaso ocorre na síndrome do ligamento arqueado mediano, onde há compressão extrínseca da artéria celíaca pelo ligamento arqueado mediano e crura diafragmática. A IMC não oclusiva é encontrada em 13% a 16% dos casos, e não apresenta etiologia exata bem definida, podendo estar associada a mecanismos como vasoespasmo, microembolias, insuficiência cardíaca ou pulmonar, *shunting* e disfunção autonômica.

A isquemia colônica ou colite isquêmica corresponde ao tipo mais comum de isquemia intestinal e a segunda causa mais comum de sangramento gas-

ISQUEMIA INTESTINAL

trintestinal baixo, perdendo apenas para diverticulose. Em 95% dos casos, a colite isquêmica decorre de causa não oclusiva, geralmente uma redução súbita e transitória do fluxo sanguíneo ao colo, estando, então, mais associada ao comprometimento da irrigação arterial que da venosa. Dos casos, 15% podem desenvolver necrose com comprometimento sistêmico grave. Entretanto, a maioria é de isquemia não gangrenosa e se resolve sem sequelas. Dentre as sequelas menos graves, tem-se a ulceração crônica, que acomete 20% a 25% dos casos, e a estenose, que ocorre em 10% a 15%. Como nem sempre a isquemia dos colóns se associa a infamação da mucosa, o termo "isquemia colônica" é preferível sobre o termo "colite isquêmica". A isquemia não oclusiva se divide em dois tipos: tipo I, que não tem uma causa identificada, acomete a maioria dos indivíduos e pode corresponder a doença dos pequenos vasos; e tipo II, quando há associação causal à hipotensão sistêmica. Enquanto a isquemia não oclusiva tende a acometer as áreas de maior fragilidade vascular comentadas anteriormente, a isquemia oclusiva, que ocorre por vasculite ou ateromatose, acomete segmentos curtos dos colóns. No geral, há maior envolvimento do colo esquerdo e somente 10% dos casos acometem o colo direito.

FATORES DE RISCO

A maioria dos casos de isquemia do delgado ocorre pelo comprometimento arterial agudo. A isquemia mesentérica aguda apresenta incidência crescente nos últimos tempos, o que parece ter relação com o maior reconhecimento da doença, mas também com a maior sobrevida de pacientes criticamente enfer-

mos. Por outro lado, em pacientes mais jovens, a isquemia mesentérica está mais associada à trombose venosa.

De modo geral, a doença isquêmica intestinal é mais prevalente em idosos com doença ateromatosa. Os fatores de risco principais incluem: diabetes, hipertensão arterial sistêmica, doença arterial periférica, doença arterial coronariana, doença renal crônica dialítica, desidratação, anemia falciforme, doenças reumáticas autoimunes, abuso de substâncias como cocaína ou anfetamina, trombofilias, pós-operatório de cirurgia vascular ou abdominal, uso de derivados estrogênicos, laxativos, vasopressina, anti-hipertensivos, sumatriptano, agonistas serotoninérgicos, tocilizumabe, psicotrópicos e anti-inflamatórios não esteroides (AINEs). Neoplasias, radioterapia e causas mais raras como amiloidose intestinal também são fatores de risco bem descritos.

Em pacientes jovens (< 65 anos) com isquemia colônica, hipertensão e uso de laxativos/enema foram os fatores de risco mais comumente associados. Uso de cocaína e vasculites também são causas descritas. O **Quadro 24.1** resume os principais fatores de risco da isquemia colônica.

MANIFESTAÇÕES CLÍNICAS

A doença isquêmica intestinal, sobretudo a isquemia mesentérica aguda, configura uma condição potencialmente ameaçadora à vida e necessita ser prontamente identificada e tratada.

A história pessoal e familiar deve ser cuidadosamente revisada, podendo corroborar, junto com as manifestações clínicas, para maior suspeição diagnós-

QUADRO 24.1 Fatores de risco para isquemia colônica.	
Idade > 65 anos	Medicações (digoxina, diurético, AINE, bloqueadores do canal de cálcio, laxativos, anti-hipertensivos)
Sexo feminino	Cirurgia vascular
Hipertensão	Tromboembolismo vascular
Hiperlipidemia	Estados de hipercoagulabilidade
Diabetes	Fibrilação atrial
Doença arterial coronariana	Tabagismo
DOPC	
Constipação	

Legendas: Doença pulmonar obstrutiva crônica (DPOC); anti-inflamatório não esteroide (AINE).

Capítulo 24

tica. Pacientes com isquemia mesentérica de origem embólica, por exemplo, já apresentaram, em um terço dos casos, história de embolia prévia. Já os pacientes com trombose mesentérica aguda possuem história familiar ou pessoal de trombose venosa profunda em metade dos casos.

A isquemia mesentérica aguda, em geral, por evento embólico, apresenta-se como uma dor abdominal súbita, acompanhada de náuseas e vômitos. Precocemente, os achados no exame físico são frustros e desproporcionais à dor. O abdome se encontra flácido e com ruídos hidroaéreos aumentados. Após 12 horas aproximadamente, quando há infarto da parede intestinal, o abdome se torna rígido, com ruídos diminuídos ou abolidos, e o paciente cursa com diarreia sanguinolenta, febre e choque hemodinâmico.

É importante notar que, a depender do vaso (se venoso ou arterial), bem como do fator obstrutivo (embolia ou trombose), as manifestações clínicas podem ser diferentes. Por exemplo, pacientes com doença arterial periférica que desenvolvam evento trombótico na AMS podem apresentar sintomas menos exuberantes, como piora de uma dor pós prandial prévia, pois possuem aterosclerose associada e circulação colateral desenvolvida. Entretanto, podem ter apresentação indistinguível da embolia mesentérica. Pacientes com trombose venosa mesentérica são mais propensos a apresentar início mais insidioso dos sintomas e na maioria dos casos trata-se de pacientes com trombofilia ou coagulopatia que desenvolvem dor abdominal (84%), diarreia (42%), náuseas e vômitos (33%) e sangramento gastrintestinal (10%). A isquemia mesentérica não oclusiva ocorre em indivíduos com história de hipotensão e que cursem com dor abdominal difusa. No caso dos pacientes intubados em unidades de terapia intensiva (UTIs), a suspeição pode ser mais tardia, quando surge o quadro de distensão abdominal e sangramento.

A isquemia mesentérica crônica é tipicamente conhecida como angina intestinal ou angina abdominal. Sob condições fisiológicas normais, existe uma resposta hiperêmica intestinal no período pós-prandial, que não ocorre de maneira adequada naqueles indivíduos com estenose ou oclusão aterosclerótica. Por conseguinte, há o comprometimento na demanda de oxigênio, levando ao quadro de dor abdominal pós-prandial, sitofobia (medo de comer) e perda ponderal. A dor é geralmente epigástrica e ocorre 1 a 2 horas após a alimentação. No exame físico, pode-se notar a presença de sopro abdominal.

A isquemia colônica, por sua vez, tende a ser um quadro mais benigno (não gangrenoso e não fulminante) e autolimitado, cursando com dor abdominal súbita em cólica no quadrante inferior esquerdo, associada à urgência evacuatória. A dor é seguida de hematoquezia no período de 24 horas. Raramente há a necessidade de transfusão sanguínea, e a dor e o sangramento se resolvem em alguns dias. A persistência dos sintomas indica o surgimento de complicações como ulceração crônica ou estenose. Peritonite difusa, rigidez abdominal, hipotensão e choque indicam o surgimento de colite gangrenosa ou pancolite fulminante.

DIAGNÓSTICO

A avaliação laboratorial geralmente é inespecífica, e valores normais não são capazes de excluir a isquemia intestinal, bem como não justificam o atraso da avaliação radiológica. De modo geral, os pacientes tendem a cursar com acidose metabólica, hemoconcentração (evidenciada pelo aumento do hematócrito) e leucocitose, com predominância de células imaturas. Elevações de desidrogenase lática, lactato e amilase também podem ser vistas. A máxima de que qualquer paciente com dor abdominal e células brancas imaturas no leucograma possui isquemia intestinal, até que se prove o contrário, é importante para evitar a perda diagnóstica.

O diagnóstico definitivo da doença isquêmica intestinal requer sempre investigação adicional, além da laboratorial. Em caso de pacientes com peritonite ou sinais óbvios de perfuração intestinal, a conclusão diagnóstica será invariavelmente feita na sala operatória. A tomografia computadorizada (TC) de abdome e ângio-TC de abdome geralmente fecham o diagnóstico daqueles pacientes sem urgência cirúrgica. Colonoscopia ou retossigmoidoscopia são os principais exames diagnósticos no caso de isquemia colônica.

A TC de abdome com contraste é capaz não apenas de diagnosticar de com rapidez a isquemia mesentérica, com sensibilidade de 89% e especificidade de 99%, como também ajuda na detecção da etiologia da isquemia aguda. A diminuição do realce da parede intestinal, por exemplo, aponta para possível oclusão arterial, enquanto o espessamento da parede sugere trombose venosa mesentérica. O achado da AMS patente com diversos estreitamentos de seus ramos (sinal da salsicha em cadeia) aponta para possível etiologia não oclusiva. Quando a isquemia é seguida de reperfusão, como ocorre na maioria dos casos da colite isquêmica, nota-se também o espessamento da parede intestinal. Em pacientes com infarto transmural, há maior frequência de achado de pneumatose intestinal e gás no sistema porto-mesentérico. Recomenda-se que a tomografia seja realizada nas primeiras horas da admissão hospitalar.

A colonoscopia ou retossigmoidoscopia com biópsias, por sua vez, faz parte do diagnóstico da colite isquêmica e deve ser realizada em até 48 horas da suspeição diagnóstica, excluídas as complicações cirúrgicas como peritonite e perfuração. Esta deve ser realizada com insuflação mínima, de preferência com CO_2, e interrompida quando visualizada a porção mais distal da área isquêmica. Os **Quadros 24.2** e **24.3** resumem os achados endoscópicos e histológicos, respectivamente. É importante notar que os achados não são específicos, podendo fazer diagnóstico diferencial com infecções, colite por drogas e doença inflamatória intestinal. A distribuição segmentar, que geralmente poupa o reto, bem como o acometimento transmural, pode levar muitas vezes à confusão diagnóstica com a doença de Crohn. No entanto, a ulceração linear isolada localizada na borda antimesentérica do colo (*single stripe signal*) é altamente específica para isquemia. As biópsias e o contexto clínico do paciente são fundamentais para o diagnóstico.

Ultrassonografia de abdome com Doppler, radiografia e ressonância nuclear magnética (RNM) desempenham papel menos significativo na abordagem diagnóstica da doença isquêmica intestinal. A radiografia tem baixa sensibilidade diagnóstica, mas pode evidenciar gás livre na cavidade em casos de perfuração. A ultrassonografia de abdome com Doppler pode evidenciar oclusão arterial ou venosa proximais, entretanto tem limitação em casos de distensão gasosa e é um exame operador-dependente, mais específico que sensível. A RNM, apesar de ótima sensibilidade e especificidade, é um exame mais demorado, com maior custo; por isso, deve substituir a TC apenas em caso de alergia ou contraindicação ao uso de contraste e disponibilidade no serviço.

O fluxograma a seguir **(Figura 24.1)** resume as principais abordagens diagnósticas.

QUADRO 24.2 Possíveis achados endoscópicos na colite isquêmica.	
Pontos de hemorragia subepitelial	Pseudomembranas
Nodulações de coloração violácea	Exsudado fibrinoso na mucosa
Edema e palidez da mucosa	Ulcerações, geralmente na porção antimesentérica
Petéquias e eritema segmentar	Pseudopólipos, lesões tumor-like
Friabilidade da mucosa	Coloração escurecida e gangrena

QUADRO 24.3 Possíveis achados histológicos na colite isquêmica. As *ghost cells* são raramente encontradas, entretanto são patognomônicas de isquemia.

- Lesão focal de cripta, distorção e ausência de criptas
- Infarto da mucosa, com perda das gândulas mas preservação do contorno celular (*ghost cells*)
- Infiltrado neutrofílico na lâmina própria na fase precoce
- Infiltrado de macrófagos com hemossiderina, linfócitos e plasmócitos nas fases mais tardias nódulos hemorrágicos submucosos
- Trombo intravascular

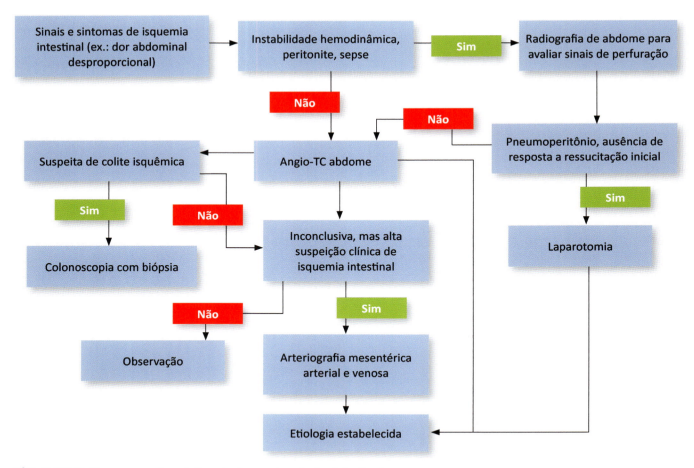

Figura 24.1 Fluxograma diagnóstico da doença isquêmica intestinal.

TRATAMENTO

Isquemia mesentérica aguda

Manejo inicial

O manejo inicial inclui ressuscitação volêmica, suporte hemodinâmico, correção dos distúrbios hidroeletrolíticos, analgesia e uso de antibióticos de largo espectro. Para descompressão abdominal recomenda-se instalar sonda nasogástrica aberta. Na suspeita de isquemia mesentérica aguda, deve-se oferecer oxigênio suplementar e expansão volêmica, na tentativa de restaurar a perfusão adequada.

Em caso de ressuscitação volêmica não efetiva e necessidade de vasopressores, recomenda-se evitar o uso de catecolaminas. Dobutamina, dopamina ou milrinone são opções que causam menos vasoconstrição esplâncnica, por isso, são preferíveis.

A anticoagulação é essencial na maioria dos casos. Na trombose venosa mesentérica sem sinas de necrose intestinal, pode ser o único tratamento necessário além da abordagem dos fatores predisponentes. As medidas gerais também podem ser curativas em casos de isquemia não oclusiva. Neste último caso, também pode-se lançar mão de vasodilatadores arteriais como papaverina ou prostaglandinas por 48 horas.

Tratamento cirúrgico

Peritonite, rigidez abdominal e choque refratário são indicações de laparotomia, pois são sinônimos de infarto intestinal ou perfuração.

O reestabelecimento do fluxo sanguíneo em caso de isquemia obstrutiva com viabilidade intestinal pode ser feito no intraoperatório: em casos de embolia, procede-se à embolectomia por secção transversal do vaso; em caso de trombose, procede-se à revascularização por tromboendarterectomia ou *by-pass*. Em cerca de 24 a 48 horas, pode ser necessária uma laparotomia ou laparoscopia *second-look*, para avaliar a viabilidade intestinal.

ISQUEMIA INTESTINAL

Tratamento endovascular

O tratamento endovascular é uma opção menos invasiva e traumática em casos de embolia ou trombose mesentérica arterial. Está associada, em alguns estudos, a menor tempo de permanência em UTI, menor necessidade de laparotomia, menor extensão da ressecção intestinal e menor mortalidade. O tratamento endovascular é uma excelente opção para pacientes que não possuam sinais laboratoriais, clínicos e radiológicos de infarto intestinal, sobretudo naqueles com múltiplas comorbidades. As opções disponíveis são: embolectomia ou trombectomia percutânea, trombólise farmacológica intra-arterial e angioplastia percutânea com ou sem *stent*.

Após o tratamento endovascular, é necessária a angiografia para revisão, considerando-se que a necrose intestinal pode ocorrer mesmo após a reperfusão. A técnica híbrida – endovascular e cirúrgica – também é uma opção amplamente usada no tratamento da isquemia mesentérica aguda, prevenindo a necrose do intestino isquêmico e diminuindo a ocorrência da síndrome do intestino curto.

Vasodilatadores

A infusão intra-arterial de vasodilatadores por arteriografia mesentérica pode ser uma opção nos casos de isquemia não oclusiva, na ausência de evidência de infarto intestinal. Os mais usados são a papaverina e a prostaglandina E1.

Isquemia mesentérica crônica

Pacientes com isquemia mesentérica crônica devem ser submetidos à revascularização eletiva, que pode ser cirúrgica ou endovascular. A angioplastia percutânea por balão, com ou sem colocação de *stent*, é uma opção menos invasiva, com menor morbimortalidade e maior taxa de sucesso em pacientes de alto risco, sendo a primeira escolha na maioria dos casos. A revascularização cirúrgica aberta, por sua vez, por sua menor taxa de recorrência de estenose, deve ser considerada em pacientes com menor risco cirúrgico e melhores condições clínicas.

Colite isquêmica

A abordagem da colite isquêmica depende da gravidade e esta é definida de acordo com alguns fatores de risco resumidos no **Quadro 24.4**. Na doença leve, não há fatores de gravidade; moderada, até três fatores de risco; grave, mais que três fatores de risco ou sinais de perfuração.

De modo geral, pacientes com doença leve ou moderada respondem bem às medidas conservadoras, com melhora sintomática em 1 a 2 dias. Recomenda-se repouso intestinal, infusão intravenosa de fluidos e sonda nasogástrica aberta em caso de íleo paralítico. Pacientes com doença grave, por sua vez, devem ser vigiados de perto, pela maior chance de complicações cirúrgicas imediatas, bem como cronificação, como o caso de ulceração crônica e estenose.

A indicação da terapia antimicrobiana na colopatia isquêmica se baseia na teoria de que bactérias podem se ligar aos receptores *toll-like* e estimular ainda mais a resposta inflamatória do insulto isquêmico. Ainda, os antibióticos seriam capazes de diminuir os neoantígenos formados pelos insultos isquêmico e de reperfusão, reduzir a translocação bacteriana e a con-

---

QUADRO 24.4 Fatores de risco para colite isquêmica grave.

- Lesão focal de cripta, distorção e ausência de criptas;
- Infarto da mucosa, com perda das gândulas mas preservação do contorno celular (*ghost cells*);
- Infiltrado neutrofílico na lâmina própria na fase precoce;
- Infiltrado de macrófagos com hemossiderina, linfócitos e plasmócitos nas fases mais tardias nódulos hemorrágicos submucosos;
- Trombo intravascular.

Legendas: frequência cardíaca (FC); *blood urea nitrogen* (BUN); desidrogenase lática (DHL); pressão arterial sistêmica (PAS); hemoglobina (Hb).

Fonte: Adaptado de: Brandt *et al*. ACG 2015.

MANUAL DE GASTROENTEROLOGIA E HEPATOLOGIA DO HCFMUSP

sequente resposta inflamatória sistêmica. Apesar das evidências fracas na literatura, o benefício do uso de antibióticos pode ser justificado nas doenças moderada e grave. Recomenda-se cefalosporina de terceira geração ou fluorquinolona associada a agente antianaeróbico ou aminoglicosídeo.

O uso de corticosteroides é descrito como fator de risco para isquemia. Entretanto, em casos de colite grave, a associação de corticosteroides sistêmicos a antibioticoterapia parece ter alguma função na resposta inflamatória sistêmica.

O fluxograma a seguir **(Figura 24.2)** resume as abordagens diagnósticas da isquemia mesentérica.

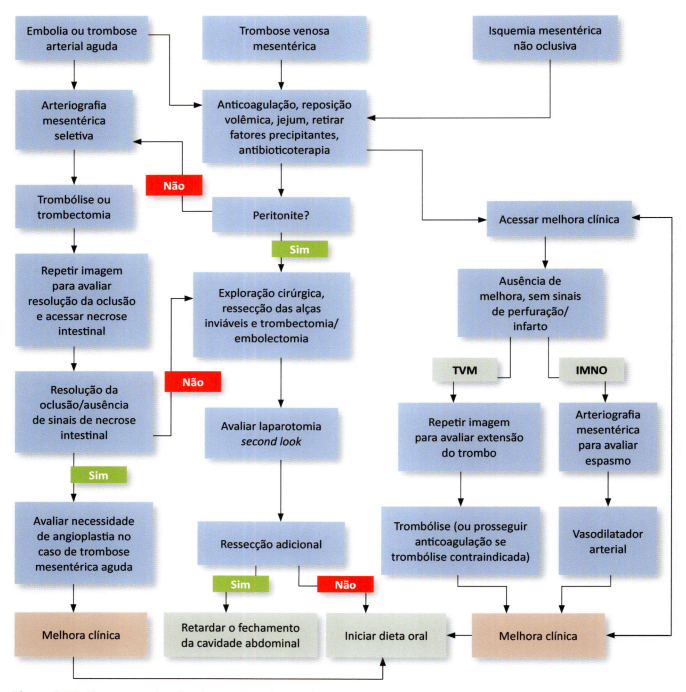

Figura 24.2 Fluxograma das abordagens diagnósticas da isquemia mesentérica.

Legendas: Trombose venosa mesentérica (TVM); isquemia mesentérica não oclusiva (IMNO).

PONTOS-CHAVE

- A isquemia intestinal é uma condição rara, porém grave e potencialmente fatal;
- Há uma desproporção entre a clínica e os achados no exame físico, por isso, a isquemia intestinal deve ser sempre investigada em pacientes com fatores de risco que cursem com dor abdominal aguda;
- Pacientes com sinais de toxemia devem ser avaliados para complicações como necrose e perfuração, e ser encaminhados para avaliação cirúrgica urgente;
- A isquemia colônica tende a ser uma condição benigna e autolimitada, excluídas urgências cirúrgicas, deve ser solicitada colonoscopia para elucidação diagnóstica.

LEITURA SUGERIDA

1. Ahmed M. Ischemic bowel Disease in 2021. World Journal of Gastroenterol. 2021;27(29): 4746-4762.
2. Brandt LJ, Feuerstadt P, Longstreth GF, Boley SJ, American College of Gastroenterology. ACG clinical guideline: epidemiology, risk factors, patterns of presentation, diagnosis, and management of colon ischemia (CI). Am J Gastroenterol. 2015.
3. Clair DG, et al. Mesenteric Ischemia. The New England Journal of Medicine. 2016.
4. Iacobellis F. Large Bowel Ischemia/Infaction: How to Recognize it and Make Differential Diagnosis? A review. Diagnostics. 2021.
5. Prakash VS. Acute Ischemic Disorders of the Small Bowel. Current Gastroenterology Reports. 2019;21:27.
6. Xu YS, et al. Diagnostic methods and drug therapies in patients with ischemic colitis. International Journal of Colorectal Disease. 2021.
7. Zhang Z. Endovascular Treatment for Acute Thromboembolic Occlusion of the Superior Mesenteric Artery and the Outcome Comparison between Endovascular and Open Surgical Treatments: A Retrospective Study. Biomed Res Int. 2017.

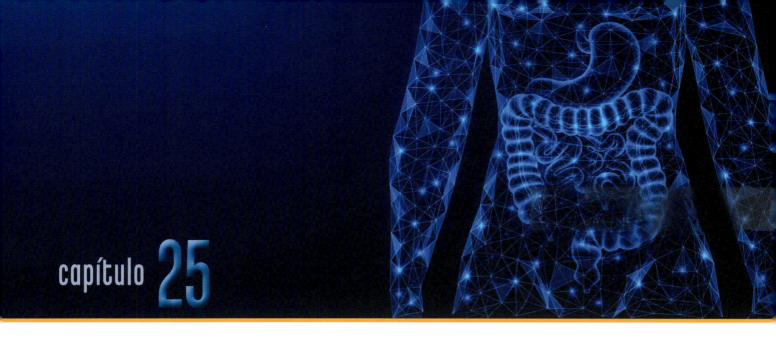

capítulo 25

Pancreatite Aguda

MAIRA ANDRADE NACIMBEM MARZINOTTO ▶ DULCE REIS GUARITA

INTRODUÇÃO

A pancreatite aguda (PA) é uma inflamação da glândula pancreática, que se inicia de modo súbito e se desenvolve em poucas horas, sendo, usualmente, autolimitada e restrita ao órgão; tais casos são denominados PAs leves e correspondem a cerca de 80% das afecções.

Quando há envolvimento de outros órgãos ou presença de complicações locais (necrose pancreática ou peripancreática), a doença é classificada como grave; pode, ainda, ser denominada pancreatite moderadamente grave, caso a disfunção de outros órgãos reverta em até 48 horas (Quadro 25.1).

Quadro 25.1 Classificação da pancreatite aguda.
Classificação da pancreatite aguda – Consenso de Atlanta modificado – 2012
Pancreatite aguda leve: não há complicações ou comprometimento de órgãos a distância
Pancreatite aguda moderadamente grave: pode haver complicações, e a disfunção de órgãos a distância é revertida em 48 h
Pancreatite aguda grave: pode haver complicações e há disfunção de órgãos à distância por mais de 48 h

Fonte: Banks P, et al., 2013.

A incidência de PAs tem aumentado (EUA com 5 a 30 casos/100.000 habitantes/ano e Reino Unido com 15 a 42 casos/100.000 habitantes/ano), sendo a mortalidade de cerca de 5%.

FATORES ETIOLÓGICOS

As principais causas de PA são a colelitíase e o abuso de álcool, que ocorrem em 60% a 70% dos casos. Outras causas também relacionadas com PAs incluem o uso de alguns medicamentos, as infecções virais (caxumba, coxsackie, citomegalovírus, HIV, febre amarela, covid-19 etc.), a hipertrigliceridemia, a hipercalcemia, os procedimentos endoscópicos como a colangiopancreatografia retrógrada endoscópica (CPRE), as causas genéticas e as pancreatites autoimunes.

Para alguns autores, o álcool se associa, na maior parte das vezes, aos quadros de comprometimento pancreático crônico e não às PAs.

O fator causal para uma PA deve ser sempre procurado e, se possível, removido, com o intuito de impedir novos episódios da doença.

QUADRO CLÍNICO

O quadro clínico inicial da PA é de dor em abdome superior (que pode se irradiar para os hipocôndrios e para o dorso – a chamada dor "em faixa"), associada a náuseas e vômitos.

Os quadros leves (cerca de 80%) são autolimitados e geralmente se resolvem em 48 a 72 horas. Já os quadros mais graves podem cursar com sinais e sintomas da síndrome da resposta inflamatória sistêmica (taquicardia, hipotensão, taquipneia e hipertermia) e apresentar os sinais de Cullen (equimose periumbilical – indicativo de sangramento intraperitoneal) e de Grey-Turner (equimoses nos flancos – indicativos de sangramento retroperitoneal).

DIAGNÓSTICO

O diagnóstico da PA se baseia nos critérios de Atlanta modificados, sendo necessários dois dentre três destes, para que se suspeite da afecção **(Quadro 25.2)**.

Quadro 25.2 Diagnóstico de pancreatite aguda.
Diagnóstico de pancreatite aguda– Critérios de Atlanta modificados.
Dor em abdome superior
Elevação sérica (3× o LSN) das enzimas amilase e/ou lipase
Exame de imagem (TC ou RM de abdome) compatível com PA.

Legendas: Limite superior da normalidade (LSN);: tomografia computadorizada (TC); ressonância magnética (RM); pancreatite aguda (PA).

Fonte: Banks P *et al.*, 2013.

O diagnóstico pode ser estabelecido sem a necessidade de realização do exame de imagem na chegada do paciente. Exceções a essa regra são os casos de dúvida diagnóstica, quando outros critérios não estão preenchidos, casos de piora clínica e de necessidade de avaliação de complicações locais, como a presença de necrose pancreática. Mesmo nesta última situação, a acurácia do exame aumentará se este for realizado 72 a 96 horas após a admissão.

Após estabelecer o diagnóstico de PA, é necessário avaliar a gravidade do quadro, inclusive para determinar se o paciente deverá ser encaminhado para uma unidade de terapia intensiva (UTI).

Há diversos escores clínicos e radiológicos, validados para determinação da gravidade da PA. Dentre os escores clínicos, temos, por exemplo, o de Ranson, o BISAP, o de Glasgow e o APACHE II. A diferença entre estes está no número de variáveis analisadas e no fato de que alguns, como os de Ranson e Glasgow, necessitarem de 48 horas para ser completados. O escore APACHE II tem maior complexidade e não é específico para quadros de PA, e o BISAP, apesar de poder ser realizado à beira do leito e analisar apenas cinco variáveis (é de fácil execução), não consegue predizer o risco de evolução para falência orgânica persistente.

Os escores tomográficos parecem ter melhor acurácia para predizer mortalidade, falência orgânica persistente, necessidade de intervenção em tecido necrótico e infecção de necrose.

TERAPÊUTICA

O tratamento da PA deve ser de suporte e com base nos três pilares a seguir.

1. **Hidratação**

   A hidratação na fase inicial da PA é possivelmente a conduta de maior impacto prognóstico na evolução do paciente. É eficaz para evitar a hipovolemia e a desidratação, bem como para impedir a hipoperfusão tecidual de órgãos a distância e do próprio pâncreas.

   A recomendação da maior parte dos consensos é de infusão de Ringer Lactato como cristaloide de escolha.

   A melhor maneira de hidratar sem sobrecarga de volume (que pode levar a quadros congestivos pulmonares e a aumento da pressão intra-abdominal) é a hidratação guiada por metas; estas incluem comumente a queda de frequência cardíaca, o aumento de pressão arterial, a avaliação de pressão venosa central e a avaliação de débito urinário.

Em geral, a infusão recomendada de solução de cristaloide é de 5 a 10 mL/kg/hora, com o objetivo de alcançar metas de FC < 120 bpm, PAM > 65 mmHg e débito urinário superior a 0,5 a 1 mL/kg/h.

2. **Analgesia**

    A dor na PA deve ser tratada preferencialmente com analgésicos simples, anti-inflamatórios (especialmente inibidores da ciclooxigenase-2) e analgésicos opioides.

    Os opioides ainda são frequentemente utilizados nesse contexto. Nos estudos realizados, não houve diferença na frequência de eventos adversos graves ou na ocorrência de complicações pancreáticas com os opioides; além disso, estes também diminuem a necessidade concomitante de outros analgésicos.

3. **Suporte nutricional**

    Por se tratar de um estado hipercatabólico, as necessidades nutricionais na PA estão aumentadas. O antigo dogma de manutenção de jejum para um "descanso pancreático" foi desmentido por inúmeros trabalhos, capazes de comprovar que a alimentação precoce (nas primeiras 24 horas do diagnóstico) diminui o risco de intervenções no tecido necrótico, infecção da necrose pancreática e incidência de disfunção múltipla de órgãos.

    A introdução de dieta via oral deve ser tentada nas primeiras 24 horas do quadro, e, como não foi demonstrada diferença dos sintomas com as diversas consistências de dieta, pode-se iniciar diretamente com uma dieta sólida. Caso o paciente não tolere a dieta (por persistência da dor, distensão abdominal, íleo metabólico ou vômitos), pode-se aguardar 48 a 72 horas para passagem de sonda nasoentérica.

    A dieta parenteral deve ser exceção, reservada somente para pacientes que não tolerem o regime enteral. Em revisão sistemática da base de dados Cochrane, em 2010, a análise de *trials* randomizados e controlados, que compararam nutrição enteral com nutrição parenteral, evidenciou significante redução de mortalidade geral, da disfunção de múltiplos órgãos, de intervenções cirúrgicas e de infecções sistêmicas naqueles pacientes que receberam nutrição enteral.

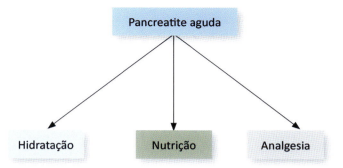

Figura 25.1 Manejo inicial.

PONTOS POLÊMICOS

Finalmente, há ainda pontos polêmicos (ver a seguir) relacionados com a PA, embora novas evidências sejam claras sobre as condutas que devem ser tomadas.

1. **Colangiopancreatografia retrógrada endoscópica no contexto da PA**

    A única indicação de CPRE de urgência na PA é a concomitância com obstrução biliar, causando colangite aguda. Nas pancreatites biliares, sem obstruções agudas de colédoco ou colangite, existe a possibilidade de realização de colangiopancreatorressonância ou de ultrassonografia endoscópica para melhor avaliação bileopancreática.

2. **Antibióticos profiláticos**

    A profilaxia antibiótica é contraindicada para pacientes com PA, mesmo que apresentem áreas sugestivas de necrose pancreática. A administração de antibióticos deve ser reservada para infecção em outros sítios, concomitantemente com o quadro de PA, ou quando há evidência clínica, laboratorial ou radiológica de infecção do tecido necrótico (que ocorre, no mínimo, 7 a 10 dias após o diagnóstico). Antes deste período, é extremamente improvável que haja infecção dessa região.

3. **Momento da colecistectomia na PA biliar**

    Em pacientes com PA leve, a colecistectomia deverá ser realizada preferencialmente antes da alta hospitalar. Já nos casos que evoluem com PA grave e com complicações locais, como coleções fluidas ou necrose pancreática, é recomendado aguardar, no mínimo, 6 semanas para a realização da cirurgia, com o intuito de melhorar o quadro inflamatório **(Figura 25.1)**.

PONTOS-CHAVE

- Pancreatite aguda tem como principais causas a litíase biliar, abuso de álcool, hipertrigliceridemia e uso de medicamentos.
- O diagnóstico é dado se o paciente apresentar 2 dos 3 critérios de Atlanta modificados.
- A gravidade deverá ser estabelecida na admissão do paciente de acordo com escores clínicos de gravidade.
- O tratamento é apenas de suporte, com atenção à hidratação, analgesia e nutrição
- A etiologia deverá sempre ser pesquisada e removida, para evitar novos episódios

LEITURA SUGERIDA

1. Aggarwal A, Manrai M, Kochhar R. Fluid resuscitation in acute pancreatitis. World J Gastroenterol. 2014;20(48):18092-18103.
2. Alberti P, Pando E, Mata R, Vidal L, Roson N, Mast R, et al. Evaluation of the modified computed tomography severity index (MCTSI) and computed tomography severity index (CTSI) in predicting severity and clinical outcomes in acute pancreatitis. J Dig Dis. 2021;22(1):41-48.
3. Al-Omran M, AlBalawi ZH, Tashkandi MF A-AL. Enteral versus parenteral nutrition for acute pancreatitis. Cochrane Database Syst Rev. 2010;(1):1-46.
4. Banks PA, Bollen TL, Dervenis C, Gooszen HG, Johnson CD, Sarr MG, et al. Classification of acute pancreatitis - 2012: Revision of the Atlanta classification and definitions by international consensus. Gut. 2013;62(1):102-111.
5. Crockett SD, Wani S, Gardner TB, Falck-Ytter Y, and Barkun AN; on behalf of American Gastroenterological Association Institute Clinical Guidelines Committee. American Gastroenterological Association Institute Guideline on Initial Management of Acute Pancreatitis.Gastroenterology 2018; 154:1096-1101.
6. Goodchild G, Chouhan M, Johnson GJ. Practical guide to the management of acute pancreatitis. Frontline Gastroenterology 2019;10:292-299. doi:10.1136/flgastro-2018-101 102.
7. Kuo DC, Rider AC, Estrada P, Kim D, Pillow MT. Acute pancreatitis: What's the score? J Emerg Med [Internet]. 2015;48(6):762-770. Disponível em: http://dx.doi.org/10.1016/j.jemermed.2015.02.018.
8. Lee PJ, Papachristou GI. Management of Severe Acute Pancreatitis. Curr Treat Options Gastroenterol. 2020;18(4):670-681.
9. Tenner S, Baillie J, Dewitt J, Vege SS. American college of gastroenterology guideline: Management of acute pancreatitis. Am J Gastroenterol [Internet]. 2013;108(9):1400-1415. Disponível em: http://dx.doi.org/10.1038/ajg.2013.218.
10. Van DIjk SM, Hallensleben NDL, Van Santvoort HC, Fockens P, Van Goor H, Bruno MJ, et al. Acute pancreatitis: Recent advances through randomised trials. Gut. 2017;66(11):2024-2032.

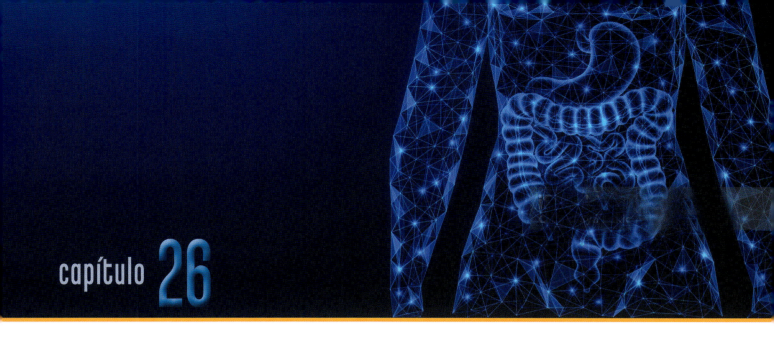

capítulo 26

Pancreatite Crônica

CAMILA CUNHA GONZAGA LIMA ▶ ANA CRISTINA DE SÁ TEIXEIRA

INTRODUÇÃO

As pancreatites crônicas (PCs) são uma síndrome fibroinflamatória da glândula pancreática que ocorre em indivíduos suscetíveis ao desenvolvimento de uma resposta patológica persistente à injúria pancreática. Tal agressão resulta em inflamação e fibrose, com consequente destruição progressiva e irreversível do parênquima do pâncreas, levando ao comprometimento de suas funções exócrinas e endócrinas. É considerada uma síndrome complexa, de causa multifatorial, em que fatores de risco interagem entre si e predispõem o indivíduo a desenvolvê-la **(Quadro 26.1)**.

Quadro 26.1 Fatores de risco e etiológicos da pancreatite crônica definidos pela classificação de TIGAR-O.	
Tóxico-metabólico	Álcool
	Tabaco
	Hipercalcemia (hiperparatireoidismo)
	Hipertrigliceridemia
	Doença renal crônica
	Medicamentos (p. ex.: iECA, tiazídicos, didanosina, lamivudina, valproato, fenofibrato, estatinas, azatioprina, estrogênios, esteroides)
	Toxinas (p. ex.: dicloridrato de dibutilestanho – DBTC)
Idiopático	
Genético	Mutações nos genes *PRSS1*, *CFTR*, *SPINK1*

Continua ▶

MANUAL DE GASTROENTEROLOGIA E HEPATOLOGIA DO HCFMUSP

Quadro 26.1 (Cont.) Fatores de risco e etiológicos da pancreatite crônica definidos pela classificação de TIGAR-O.	
Autoimune	Pancreatite crônica autoimune isolada
	Síndrome autoimune (pancreatite crônica associada a outras doenças como a síndrome de Sjögren, colangite biliar primária e doença inflamatória intestinal)
Recorrente (pancreatite aguda severa e recorrente)	Pós-necrótica (pancreatite aguda severa)
	Pancreatite aguda recorrente
	Doença vascular (incluindo isquemia)
	Pós-irradiação
Obstrutiva	Pâncreas *divisum*
	Distúrbios do esfíncter de Oddi
	Obstrução do ducto pancreático (p. ex.: adenocarcinoma, IPMN, outros tumores)
	Cicatrizes pós-traumáticas do ducto pancreático

Legendas: Inibidor da enzima conversora de angiotensina (iECA); neoplasia mucinosa papilar intraductal (IPMN).

Fonte: Adaptado de Whitcomb, 2001.

Entre os fatores de risco, destaca-se o consumo abusivo do álcool, que embora seja o mais prevalente, apenas cerca de 3% a 5% dos etilistas crônicos desenvolverão a PC. Esse fato sugere a participação de outros fatores modificadores em sua gênese, como a presença de polimorfismos no gene *CLDN2*, localizado no cromossomo X, que, quando em homozigose, amplifica o risco de desenvolvimento da PC em etilistas. Por outro lado, o tabagismo, além de ser um fator de risco independente para sua ocorrência, também acelera a progressão da fibrose e o aparecimento mais precoce do diabetes pancreatogênico.

A pancreatite hereditária, causada por mutações do gene *PRSS1* (*Cationic Trypsinogen Gene*) e a fibrose cística, que resulta de mutações do gene *CFTR* (*Cystic Fibrosis Transmembrane Regulator*), são as doenças genéticas (mendelianas) mais comuns do pâncreas exócrino.

EPIDEMIOLOGIA

Estima-se a incidência anual de PC em torno de 5 a 14 casos/100.000 indivíduos, com prevalência de cerca de 30 a 50 casos/100.000 habitantes nos EUA. Predomina na raça negra e em adultos do sexo masculino, em uma proporção de 5:1, sendo mais frequente entre a 4ª e a 5ª décadas de vida.

Além disso, recente revisão sistemática constatou que, após o primeiro episódio de pancreatite aguda (PA), 21% dos pacientes evoluíram para episódios recorrentes de PA e, desses, 36% desenvolveram PC, sendo que essa evolução foi mais comum em homens com pancreatite crônica alcoólica.

QUADRO CLÍNICO

Em razão da grande reserva funcional da glândula pancreática e dos diferentes graus de comprometimento de sua função, as PCs podem exibir quadro clínico bastante heterogêneo, fato que dificulta seu diagnóstico, sobretudo em fases precoces, em que os sintomas podem estar ausentes ou serem inespecíficos, sendo imperativo o elevado grau de suspeição diagnóstica e o auxílio de exames complementares. Já nas fases mais avançadas, o diagnóstico se baseia principalmente nas alterações morfológicas do órgão, caracterizadas nos exames de imagem por atrofia do parênquima e alterações ductais, e na presença de graus variáveis de insuficiência pancreática exócrina e endócrina, traduzidas clinicamente por dor abdominal, desnutrição, esteatorreia e diabetes.

Dor abdominal

A dor abdominal, um dos sintomas mais prevalentes das PCs, está presente em cerca de 80% a 90% dos casos. Constitui a principal indicação de tratamento cirúrgico das PCs e está associada ao prejuízo da qualidade de vida, aumento do absenteísmo no trabalho e necessidade de internações hospitalares. Classicamente localizada no andar superior do abdome, a dor nas PCs caracteriza-se por episódios recorrentes de epigastralgia, irradiada para hipocôndrios e dorso, "em faixa", precipitada por ingesta alcoólica e/ou refeições copiosas, com duração entre 7 e 10 dias e que melhora com analgésicos comuns. Menos frequentemente pode assumir caráter contínuo, com duração de 1 a 2 meses. Embora sua fisiopatologia ainda não esteja bem estabelecida, sua gênese está relacionada com a isquemia do parênquima da glândula, resultando em inflamação e estímulos nociceptivos e neuropáticos, tanto na medula espinhal como no córtex cerebral.

Insuficiência exócrina pancreática

A insuficiência exócrina do pâncreas (IEP) consiste na produção e/ou secreção insuficiente das enzimas pancreáticas, causando prejuízo na digestão e absorção de nutrientes.

Nas fases iniciais, os sintomas são inespecíficos, com flatulência, desconforto abdominal, emagrecimento, deficiência de micronutrientes e vitaminas lipossolúveis. A deficiência de vitamina B_{12} pode estar presente em cerca de 40% dos pacientes com PC, pois é a enzima pancreática que quebra a ligação do fator intrínseco com essa vitamina no íleo terminal, permitindo sua absorção. Nos estágios mais avançados, quando a produção da lipase pancreática é menor que 10% do normal, há o desenvolvimento do quadro clássico, com esteatorreia, dor abdominal e desnutrição.

Insuficiência pancreática endócrina

O diabetes pancreatogênico (tipo 3c) acomete cerca de 80% dos pacientes ao longo da vida. A IEP e a obesidade são fatores de risco independentes para seu desenvolvimento. Outros fatores incluem tempo prolongado de doença, presença de calcificações e atrofia pancreática, sexo masculino, raça negra, sobrepeso, tabagismo, cirurgia pancreática prévia, adiposidade visceral e história familiar de diabetes melito (DM).

Do ponto de vista fisiopatológico, resulta primariamente da deficiência da insulina decorrente da destruição das ilhotas de Langerhans, secundária a inflamação e fibrose progressivas do órgão. Assim,

quando há destruição de cerca de 65% da massa de células β, há redução da secreção da insulina e de outras incretinas. Como consequência, há perda da regulação da secreção do glucagon pelas células alfa, podendo acarretar episódios de hipoglicemia. Mais precocemente, todavia, antes do desenvolvimento do diabetes, a deficiência do polipeptídeo pancreático leva à resistência periférica à insulina.

DIAGNÓSTICO

O diagnóstico das PCs é fundamentado na história clínica do paciente e em exames complementares compatíveis com a afecção (Figura 26.1).

Exames laboratoriais

A dosagem da amilase e da lipase pancreáticas, ao contrário do que ocorre na PA, não tem especificidade no diagnóstico da PC. Vale ressaltar que, durante os episódios de exacerbação da dor, os níveis séricos dessas enzimas podem estar elevados. No entanto, quando há comprometimento extenso do parênquima pancreático por fibrose, níveis normais ou discretamente elevados podem ser observados.

Por outro lado, os exames para avaliar o estado nutricional – dosagem de vitaminas lipossolúveis (A, D, E e K), ferro, ferritina, saturação da transferrina, pré-albumina, magnésio, cálcio, zinco, folato e vitamina B_{12} – são essenciais para a adequada avaliação do paciente.

Avaliação da função pancreática

A avaliação da função exócrina da glândula pancreática é realizada por meio dos testes diretos (invasivos) e indiretos (não invasivos).

O teste direto tem a finalidade de avaliar o volume e as concentrações de bicarbonato e enzimas pancreáticas presentes no suco pancreático, e, embora seja considerado o padrão-ouro para avaliação da função pancreática, não é amplamente utilizado, por ser invasivo, de alto custo e por exigir tempo prolongado de exame. A obtenção do suco duodenal ou pancreático pode ser realizada, respectivamente, por meio da tubagem duodenal ou do cateterismo transpapilar após a administração intravenosa de hormônios secretagogos – secretina e colecistoquinina (ou ceruleína).

Os testes indiretos compreendem o balanço de gordura fecal, o teste respiratório e a dosagem da elastase pancreática nas fezes.

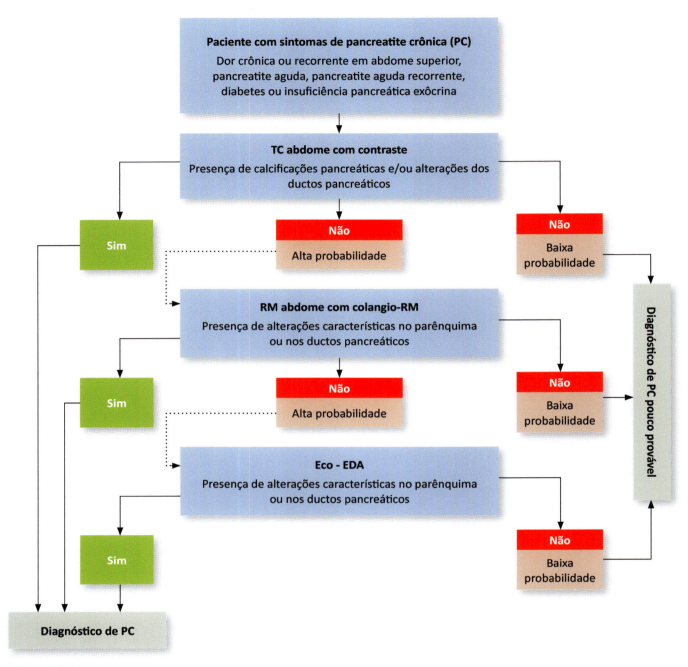

Figura 26.1 Fluxograma diagnóstico de pancreatite crônica.

a) **Dosagem de gordura fecal em 72 horas**
A pesquisa quantitativa da gordura fecal, realizada após dieta padronizada com 100 g de gorduras por 5 dias e coleta das fezes durante as últimas 72 horas do exame, além de documentar a gravidade da esteatorreia, é útil também para avaliar a resposta terapêutica à suplementação das enzimas pancreáticas. Entretanto, a necessidade de uma dieta padronizada, rica em gorduras, e da suspensão da terapia de reposição enzimática dificulta a aderência e a tolerância do paciente ao exame. Resultado superior a 7 g/dia de gordura fecal é considerado anormal, enquanto a excreção maior que 15 g/dia caracteriza um quadro severo de má absorção. Resultados

PANCREATITE CRÔNICA

falso-positivos podem ser observados na presença de supercrescimento bacteriano de intestino delgado (SBID), síndrome do intestino curto, doença celíaca e doença de Crohn.

b) **Teste respiratório com triglicerídeos marcados com** [13]**C**

É considerado um teste alternativo à dosagem de gordura fecal em 72 horas, podendo também ser utilizado na avaliação da resposta terapêutica à reposição de enzimas pancreáticas. O teste consiste na ingestão do substrato marcado (triglicérides), o qual é hidrolisado por enzimas pancreáticas, sendo o produto da metabolização (CO_2) liberado para a corrente sanguínea e, posteriormente, para o ar expirado, quando é coletado e dosado pelo espectrômetro. O teste tem as vantagens de ser seguro e ter boa acurácia, porém é demorado (cerca de 6 horas) e pouco acessível.

c) **Dosagem da elastase fecal**

A elastase é uma enzima produzida pelas células acinares pancreáticas que permanece estável durante o trânsito no trato gastrintestinal, sendo eliminada praticamente intacta nas fezes. Assim, a dosagem de sua concentração nas fezes pode refletir indiretamente a função exócrina do órgão. Entretanto, sua sensibilidade no diagnóstico da PC em estágio precoce é limitada. Valores abaixo de 200 µg/g de fezes são indicativos de IEP. Resultados falso-positivos podem ocorrer em pacientes com diarreia, sendo recomendada a realização de novo exame após melhora do quadro.

Exames de imagem

Os métodos de imagem desempenham um papel fundamental na identificação das alterações morfológicas do pâncreas, sendo os exames não invasivos os mais indicados. O raio X de abdome e o ultrassom abdominal são os exames com menor acurácia quando comparados com a tomografia computadorizada (TC) de abdome com contraste, a ressonância magnética (RM) e o ultrassom endoscópico (USE). A sensibilidade e a especificidade desses métodos variam significativamente **(Quadro 26.2)**.

a) **Tomografia computadorizada com contraste**

A TC de abdome é considerada o exame de escolha na investigação inicial dos pacientes com suspeita de PC. Os achados incluem dilatação do ducto pancreático, cálculos intraductais, atrofia do parênquima, calcificações e lesões císticas. Apesar da baixa especificidade e sensibilidade na detecção dos estágios iniciais da doença, a TC possibilita a exclusão de diagnósticos diferenciais de dor abdominal e auxilia na identificação de complicações decorrentes da PC, tais como pseudocisto, pseudoaneurisma arterial e trombose da veia esplênica.

b) **Ressonância magnética e colangiopancreatografia por ressonância**

A ressonância magnética e a colangiopancreatografia por ressonância (CPRM) fornecem, de maneira não invasiva, imagens mais detalhadas do ducto pancreático, embora a sensibilidade na identificação de calcificações parenquimatosas e pequenos cálculos intraductais seja inferior à da TC. Pacientes com

Quadro 26.2 Acurácia dos métodos de imagem para diagnóstico de pancreatite crônica.		
Método de imagem	**Sensibilidade**	**Especificidade**
USG	67%	98%
TC	75%	91%
RM	78%	96%
Eco-EDA	81%	90%
CPRE	82%	94%

Legendas: ultrassonografia (USG); tomografia computadorizada (TC); ressonância magnética (RM); ultrassonografia endoscópico ou ecoendoscopia (Eco-EDA); colangiopancreatografia retrógada endoscópica (CPRE).

Capítulo 26

alta suspeita diagnóstica e TC normal devem prosseguir a investigação com a realização de RM com CPRM. Uma das desvantagens dos métodos convencionais de RM e CPRM é a baixa sensibilidade na identificação de pequenas estenoses ou contornos irregulares que ocorrem na ausência de dilatação do ducto principal. Assim, com o intuito de promover a identificação de alterações discretas nos ductos pancreáticos principal e secundários, bem como estimar semiquantitativamente a insuficiência pancreática exócrina, alguns centros têm utilizado a injeção endovenosa de secretina combinada com CPRM. Esse método tem alto valor preditivo negativo (98%) e apresenta acurácia semelhante ao da colangiopancreatografia retrógrada endoscópica (CPRE). No entanto, sua disponibilidade na maioria dos serviços especializados em pâncreas, está limitada ao âmbito da pesquisa. As principais desvantagens desse método são o alto custo, o aumento no tempo de exame e a necessidade de profissional qualificado para sua interpretação.

c) **Ultrassom endoscópico**

É a modalidade de exame mais sensível no diagnóstico de estágios iniciais da PC e deve ser realizado quando a TC ou RM foram inconclusivas e, ainda assim, há alta suspeita diagnóstica. Além de permitir a obtenção de amostras diagnósticas, o ultrassom endoscópico (USE) também é utilizado em intervenções terapêuticas. Dentre os fatores limitantes na sua realização, citam-se a grande variação interobservador, a falta de padronização nos critérios diagnósticos, o alto custo e o caráter invasivo do exame.

d) **Colangiopancreatografia retrógrada endoscópica**

É o exame de imagem mais sensível, porém é invasivo e pode evoluir com complicações, como pancreatite aguda, sangramento, perfuração de alças e colangite. A CPRE, portanto, fica reservada aos casos em que há necessidade de intervenção terapêutica, como remoção de cálculos intraductais, dilatação de estenoses ou colocação de próteses.

COMPLICAÇÕES

As complicações da PC podem surgir em qualquer estágio de sua evolução, sendo mais comuns nas fases iniciais. Os pseudocistos, coleções organizadas ricas em enzimas pancreáticas e envoltas por tecido fibrótico, são a complicação mais comum. Podem ser únicos ou múltiplos, localizados no interior da glândula pancreática ou na cavidade abdominal e, em cerca de 70% dos casos, têm resolução espontânea. Contudo, eventualmente podem ser sede de complicações, como infecção, hemorragia, rotura ou formação de fístulas, situações que merecem intervenção endoscópica e/ou cirúrgica para seu tratamento.

A icterícia obstrutiva, geralmente fugaz, tem evolução benigna e é decorrente da compressão do colédoco terminal pelo aumento da cabeça pancreática secundária a edema, nódulos e/ou cistos cefálicos.

A doença osteometabólica se caracteriza por osteopenia ou osteoporose, geralmente associada à deficiência de vitamina D, secundária à IEP. Sua prevalência é em torno de 65%, sendo mais frequente em pacientes com PC de etiologia alcoólica e tabagistas.

O risco de desenvolvimento de câncer de pâncreas (CPa) nas PCs é cerca de 16 vezes maior que na população geral, persistindo elevado por cerca de 10 anos após o diagnóstico. A vigilância da doença é feita por meio de exames de imagem periódicos e dosagens dos marcadores tumorais (CA 19-9 e CEA), anualmente. Todavia, a inflamação e as alterações ductais do parênquima pancreático dificultam, sobremaneira, o diagnóstico precoce do CPa, retardando o início do tratamento e impactando negativamente a sobrevida e a qualidade de vida. Assim, faz-se necessário o desenvolvimento de novos recursos diagnósticos, como identificação de biomarcadores, para esse fim.

As demais complicações, menos comuns, compreendem as complicações vasculares e os derrames cavitários.

TRATAMENTO

O manejo da PC consiste no tratamento clínico, endoscópico, e/ou cirúrgico, sendo que os pilares para seu sucesso incluem o controle adequado da dor, a recuperação/manutenção do estado nutricional, a melhora da qualidade de vida e o tratamento das complicações. Recomenda-se seguimento multidisciplinar para que melhores resultados sejam obtidos.

Tratamento clínico

a) **Plano nutricional**

O plano nutricional na PC se baseia na adequação da dieta e tem como objetivo a preservação da massa magra ou sua recuperação nos pacientes com sarcopenia e/ou desnutridos, eliminação do excesso de massa gorda nos obesos/sobrepeso, e manutenção das funções metabólicas dependentes dos lipídeos. Preconiza-se uma dieta hiperproteica e normolipídica, com aporte calórico individualizado (hipocalórica naqueles com obesidade/sobrepeso e hipercalórica nos pacientes com baixo peso). Suplementação oral e terapia de nutrição enteral ou parenteral podem ser necessárias em pacientes que não alcancem as metas calóricas e proteicas com a dieta recomendada.

b) **Dor**

Entre as medidas gerais para o controle da dor, a abstinência alcoólica e a cessação do tabagismo são essenciais, uma vez que a exposição a esses fatores favorece a recorrência do quadro. Recomenda-se analgesia escalonada, começando por analgésicos comuns associados ou não a anti-inflamatórios não esteroides (AINEs), com progressão para opioides fracos (tramadol ou codeína) e, posteriormente, para opioides fortes (morfina, oxicodona ou fentanil), se não houver resposta clínica satisfatória. Os analgésicos de ação central, tais como os antidepressivos (amitriptilina) e os anticonvulsivantes (gabapentina e pregabalina), têm se mostrado efetivos no controle da dor crônica de origem visceral e neuropática.

A terapia intervencionista (cirúrgica e/ou endoscópica) é reservada para pacientes com dor recorrente não responsiva à terapia farmacológica ou para aqueles que apresentam alterações consideráveis na morfologia pancreática. Entre os tratamentos endoscópicos disponíveis, destacam-se a dilatação de estenoses com colocação de *stents*, a litotripsia extracorpórea para remoção de cálculos intraductais e o bloqueio do plexo celíaco guiado por ecoendoscopia.

A terapia de reposição de enzimas pancreáticas, embora não contribua diretamente no alívio da dor, deve ser implementada como uma medida de recuperação e/ou manutenção do estado nutricional, associada à reposição dos micronutrientes deficientes.

c) **Insuficiência exócrina pancreática**

Uma vez identificada a IEP, a terapia de reposição enzimática (TRE) deve ser implementada o mais precocemente possível, com o intuito de melhorar o *status* nutricional do paciente. Recomenda-se uma dose inicial de lipase entre 40.000 UI e 50.000 UI durante as refeições principais e a metade da dose nas intermediárias, sendo o ajuste da dose realizado conforme o controle de sintomas – ganho de peso, número de evacuações e características das fezes naqueles com esteatorreia. É fundamental que o paciente seja instruído quanto à maneira correta de ingestão das enzimas pancreáticas: ingerir as cápsulas intactas e durante ou imediatamente após a refeição. Para pacientes que façam uso de sondas enterais ou de gastrostomia ou ainda naqueles com dificuldade de ingerir cápsulas, estas podem ser abertas e seu conteúdo diluído em líquidos com pH < 5,5, como suco de abacaxi, laranja ou maçã para evitar a liberação precoce das enzimas.

Em pacientes com resposta inadequada à TRE, deve ser associado um inibidor da bomba de prótons (IBP) com a finalidade de neutralizar o pH duodenal e evitar a inativação da enzima. Naqueles que, mesmo ajustando a dose e em uso de IBP, persistem sintomáticos, torna-se imperativo afastar outras doenças associadas, como o supercrescimento bacteriano, doença celíaca e enteroparasitoses.

O sucesso da TRE também é dependente de outros fatores, como o tempo de esvaziamento gástrico, tempo de contato do bolo alimentar com as enzimas pancreáticas, sobretudo naqueles com cirurgias do trato digestivo alto (bariátricas, gastrectomias parciais, duodenopancreatectomias), teor lipídico da dieta, forma de armazenamento das enzimas pancreáticas e modo e tempo de administração.

d) **Insuficiência endócrina**

O manejo da insuficiência endócrina decorrente da PC (diabetes pancreatogênico) segue as mesmas recomendações gerais do DM tipo

2, com o diferencial de que o risco de hipoglicemia é maior nos pacientes com PC em decorrência da perda concomitante de hormônios contrarreguladores (glucagon e polipeptídeo pancreático).

Uma vez que o mecanismo primário de hiperglicemia está relacionado com deficiência de insulina, a insulinoterapia é a terapia de escolha na maioria dos pacientes, exceto quando a hiperglicemia é branda (hemoglobina glicada < 8%), e, nesses casos, os hipoglicemiantes orais, como a metformina, são considerados uma opção terapêutica.

e) **Doença osteometabólica**

O tratamento da doença osteometabólica consiste na reposição de vitamina D, carbonato de cálcio ou bifosfonatos associados à prática de atividade física e reposição de enzimas pancreáticas naqueles com IEP. A prevenção e a monitorização incluem dosagens periódicas da vitamina D e realização de densitometria e/ou DEXA anualmente.

Tratamento endoscópico

O tratamento endoscópico na PC fica reservado ao manejo das complicações – crises recorrentes de dor, colestase, pseudocistos e derrames cavitários – e incluem, na maioria dos casos, alcoolização do plexo celíaco, esfincterectomia biliar e/ou pancreática, com ou sem colocação de endopróteses, e drenagem de pseudocistos.

Tratamento cirúrgico

O tratamento cirúrgico está indicado principalmente nos pacientes com dor intratável não responsiva às medidas clínicas de cessação do tabagismo e etilismo e ao tratamento medicamentoso, e quando há falha e/ou impossibilidade de tratamento endoscópico de outras complicações, tais como pseudocistos complicados, necrose infectada, abscessos, fístulas pancreáticas, hemorragia digestiva não controlada e icterícia persistente. As intervenções cirúrgicas subdividem-se em derivações e ressecções, com preferência para as primeiras, em que a preservação do parênquima pancreático é mais factível.

PONTOS-CHAVE

- A PC é uma síndrome complexa de caráter progressivo e irreversível, tornando essencial a cessação dos fatores de risco como tabagismo e etilismo;
- A dor abdominal é o sintoma mais prevalente nas PCs, exercendo impacto negativo considerável na qualidade de vida desses pacientes;
- É fundamental a abordagem multidisciplinar de pacientes com PCs;
- No seguimento dos pacientes com PCs, é importante atentar para o risco aumentado de desenvolvimento de câncer pancreático;
- Mais estudos são necessários para identificar biomarcadores capazes de auxiliar no diagnóstico precoce das PCs e na identificação daqueles com maior risco de desenvolver câncer pancreático.

LEITURA SUGERIDA

1. Gardner TB, Adler DG, Forsmark CE, Sauer BG, Taylor JR, Whitcomb DC. ACG Clinical Guideline: Chronic Pancreatitis. Am J Gastroenterol. 2020;115(3):322-339.
2. Kleeff J, Whitcomb DC, Shimosegawa T, et al. Chronic pancreatitis. Nat Rev Dis Primers. 2017; 3:17060.
3. Phillips ME, Hopper AD, Leeds JS, et al. Consensus for the management of pancreatic exocrine insufficiency: UK practical guidelines. . BMJ Open Gastroenterol. 2021;8(1):e000643.
4. Singh VK, Yadav D, Garg PK. Diagnosis and Management of Chronic Pancreatitis: A Review. JAMA. 2019;322(24):2422-2434.
5. Whitcomb DC, Frulloni L, Garg P, et al. Chronic pancreatitis: An international draft consensus proposal for a new mechanistic definition. Pancreatology. 2016;16(2):218-224.
6. Whitcomb DC, Shimosegawa T, Chari ST, et al. International consensus statements on early chronic Pancreatitis. Recommendations from the working group for the international consensus guidelines for chronic pancreatitis in collaboration with The International Association of Pancreatology, American Pancreatic Association, Japan Pancreas Society, PancreasFest Working Group and European Pancreatic Club. Pancreatology. 2018;18(5):516-527.
7. Whitcomb DC; North American Pancreatitis Study Group. Pancreatitis: TIGAR-O Version 2 Risk/Etiology Checklist With Topic Reviews, Updates, and Use Primers. Clin Transl Gastroenterol. 2019 Jun;10(6):e00027.

LINKS ÚTEIS

1. https://www.europeanpancreaticclub.org;
2. https://www.american-pancreatic-association.org/?v=1d20b5ff1ee9;
3. https://internationalpancreatology.org/.

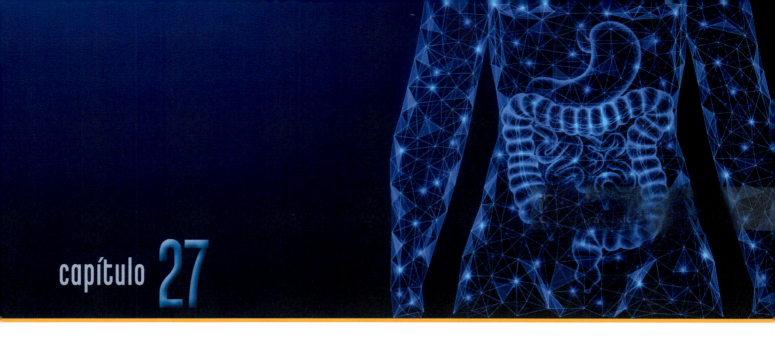

capítulo 27

Pancreatite Autoimune

MARIANA DE LIRA FONTE ▶ MAIRA ANDRADE NACIMBEM MARZINOTTO

INTRODUÇÃO

A pancreatite autoimune (PAI) é uma entidade rara, de natureza fibroinflamatória, que tem como característica marcante a resposta expressiva aos corticoesteroides. Estudos recentes classificam a PAI em dois subtipos, de acordo com características histológicas e fenótipo clínico: a pancreatite esclerosante linfoplasmocitária (LPSP) ou tipo I, manifestação pancreática da doença sistêmica por imunoglobulina G4 (IgG4); e a tipo II, denominada pancreatite idiopática ductocêntrica (IDCP) ou pancreatite com lesão granulocítica.

EPIDEMIOLOGIA

A PAI corresponde a 5% a 6% das pancreatites crônicas, e, apesar dos dados epidemiológicos escassos, estima-se uma prevalência de 1/100.000 na população em geral. Há algumas diferenças quanto aos subtipos da PAI, o tipo I é mais prevalente na Ásia e afeta indivíduos entre a 6ª e a 7ª décadas de vida, preferencialmente homens, em uma proporção de 3:1, enquanto o tipo II acomete pacientes mais jovens, geralmente entre a 3ª e a 4ª décadas, sem preferência por sexo, sendo responsável por 20% a 40% de todos os casos de PAI nos EUA.

FISIOPATOLOGIA

Os mecanismos fisiopatológicos da PAI ainda não são totalmente compreendidos. Como na maioria das condições imunomediadas, acredita-se que a doença se desenvolve em indivíduos geneticamente suscetíveis, após exposição a fatores ambientais. Em 2002, estudos realizados em populações japonesas propuseram que os sorotipos HLA DRB1*0405 e DQB1*0401 poderiam aumentar a suscetibilidade à PAI tipo I, porém isso não foi validado em outras populações. Um dado interessante é que cerca de 40% dos pacientes com PAI tipo I possuem anticorpos antinucleares (ANA), o que reforça a hipótese de que a autoimunidade seria o estímulo inicial para esta condição. Outros autoanticorpos também são encontrados nesta população, como os contra a anidrase carbônica II, lactoferrina e tripsinogênios PRSS1 e PRSS2. Algo que também chama a atenção é que todos os autoanticorpos identificados são contra enzimas, e isso pode explicar por que os ácinos pancreáticos são acometidos de modo mais intenso que ductos. Com relação à PAI tipo II, pouco se sabe sobre sua patogênese. Dada a raridade dessa condição, seriam necessários estudos multicêntricos para melhor compreensão.

APRESENTAÇÃO CLÍNICA

Na maioria dos casos, a PAI tipo I se apresenta na forma de icterícia indolor (60% a 75%). Outras manifestações iniciais incluem insuficiência pancreática, que pode se manifestar na forma de esteatorreia e hiperglicemia nova ou agravada, estenoses ductais, massa pancreática ou aumento focal ou difuso do pâncreas, demonstrado em exame de imagem, e, mais raramente, pancreatite aguda. É importante salientar que, apesar da inflamação intensa, a PAI tipo I é relativamente indolor, portanto, quando há dor mais intensa, que necessite do uso de opioides, um diagnóstico alternativo deve ser investigado.

Como a PAI tipo I faz parte do espectro da doença relacionada com a IgG4 (DRIgG4), os pacientes podem apresentar sintomas inicialmente decorrentes do envolvimento extrapancreático. Isso se manifesta mais comumente na forma de colangite associada à IgG4, observada em até 80% dos pacientes com PAI tipo I. Outras manifestações incluem o pseudotumor orbital, sialoadenite, fibrose intersticial e nódulos pulmonares, fibrose mediastinal ou retroperitoneal e nefrite tubulointersticial. Curiosamente, o envolvimento intra-abdominal não é muito comum em pacientes com DRIgG4 acima do diafragma (p. ex.: naqueles com pseudotumor orbital).

Já os pacientes com PAI tipo II se apresentam principalmente com pancreatite aguda recorrente, que afeta quase 50% dessa população. Semelhantemente ao tipo I, outros podem iniciar o quadro com icterícia obstrutiva indolor, massa pancreática focal e estenoses ductais. Menos comumente, a PAI tipo II se manifesta por dor abdominal e anormalidades de imagem, sem evidência bioquímica de pancreatite. Embora não haja envolvimento de outro órgão associado, aproximadamente 15% dos indivíduos têm doença inflamatória intestinal (DII) concomitante, que é predominantemente a retocolite ulcerativa.

EXAMES LABORATORIAIS

Pacientes com PAI tipo I apresentam usualmente um padrão colestático de elevação das enzimas hepáticas. Além disso, são encontrados níveis elevados de IgG4 em cerca de dois terços dos casos, sendo este um dos critérios diagnósticos da doença. Contudo, deve-se ressaltar que cerca de 10% dos pacientes com câncer de pâncreas podem ter valores elevados de IgG4 sérica, e 1% tem elevação maior que duas vezes o limite superior da normalidade (LSN). Vale lembrar ainda que os indivíduos com PAI tipo II geralmente não apresentam níveis elevados de IgG4 e não há marcadores sorológicos descritos para esta doença.

EXAMES DE IMAGEM

As características radiográficas são semelhantes em ambos os subtipos da PAI. A aparência tomográfica clássica, observada em 30% a 50% dos casos, é o aumento difuso do pâncreas, com perda do contorno lobulado normal, o chamado "pâncreas em forma de salsicha" **(Figura 27.1)**. As alterações morfológicas são acompanhadas por um hiporrealce na fase arterial, com realce crescente na fase tardia do contraste. Um achado altamente específico para a PAI na tomografia computadorizada (TC) é a cápsula hipoatenuante,

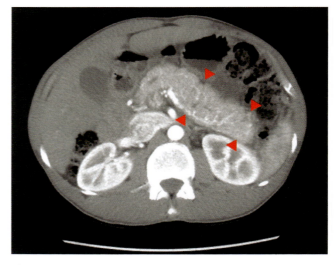

Figura 27.1 Tomografia computadorizada de abdome evidenciando aumento difuso do pâncreas, o chamado "pâncreas em forma de salsicha", com realce tardio ao meio de contraste.

Fonte: Acervo pessoal das autoras.

PANCREATITE AUTOIMUNE

que corresponde ao infiltrado inflamatório e fibrose dos tecidos moles ao redor da glândula, contudo, este padrão é visto em apenas 30% a 40% dos casos. Outro achado menos característico é o aumento focal ou multifocal da glândula. Em contraste, a presença de massa de baixa densidade, dilatação do ducto pancreático principal e atrofia distal não são geralmente observados na PAI e devem levar a uma avaliação completa para malignidade.

Na ressonância nuclear magnética (RNM), são vistas anormalidades de perfusão correspondentes, incluindo hipointensidade do parênquima em imagens ponderadas em T1, leve hiperintensidade em imagens ponderadas em T2 e realce tardio no exame contrastado. As alterações encontradas na colangiopancreatografia retrógrada endoscópica (CPRE) são estenoses longas (ocupando mais de um terço do ducto pancreático) ou multifocais, sem dilatação a montante.

HISTOLOGIA

As características histopatológicas da PAI tipo I são infiltrado linfoplasmocitário denso envolvendo predominantemente lóbulos, fibrose em espiral (ou estoriforme) e flebite obliterativa. A infiltração com células plasmáticas positivas para IgG4 é um marcador útil, porém não é patognomônico para PAI, podendo ser observada em 10% dos pacientes com pancreatite crônica alcoólica e 12% dos pacientes com adenocarcinoma de pâncreas. Na PAI tipo II, o achado característico é um intenso infiltrado granulocítico, que acomete tan-

to os ductos quanto os ácinos pancreáticos, sendo a inflamação periductal mais proeminente. Os plasmócitos positivos para IgG4 são, se presentes, em pequeno número. Flebite obliterativa também não é um achado frequente. Em comum com o tipo I, há inflamação periductal e fibrose estoriforme (Quadro 27.1).

DIAGNÓSTICO

Em 2011, a Associação Internacional de Pancreatologia, pelo Consenso Internacional de Pancreatite Autoimune, propôs critérios diagnósticos unificados para esta patologia, por meio da combinação de uma ou mais das cinco características principais da PAI: (1) alteração radiológica compatível em um dos métodos a seguir: (a) parênquima pancreático (TC ou RNM) e (b) ducto pancreático (CPRE ou colangiopancreatografia por ressonância magnética); (2) sorologia (IgG4, IgG e ANA); (3) envolvimento de outros órgãos; (4) histopatologia; e (5) resposta à terapia com esteroides. Tais critérios podem ser facilmente lembrados através do mnemônico HISORT (histologia; imagem; sorologia; outros órgãos; resposta à terapia).

Uma informação importante é que o diagnóstico definitivo da PAI tipo I pode ser dado sem a histologia; no entanto, para a PAI tipo II, o critério histológico é obrigatório. A seguir, são apresentados diferentes algoritmos diagnósticos para a PAI tipo I e tipo II (Fluxogramas 27.1 e 27.2, respectivamente), com base no consenso citado (Quadro 27.2 e 27.3).

QUADRO 27.1 Características dos subtipos da pancreatite autoimune.

	Tipo I	Tipo II
Sinônimo	Pancreatite esclerosante linfoplasmocitária	Pancreatite idiopática ducto-cêntrica
Faixa etária	6ª a 7ª décadas	3ª a 4ª décadas
Homem:mulher	3:1	1:1
Elevação da IgG4 sérica	Aproximadamente 80% dos casos	Aproximadamente 25% dos casos
Histologia pancreática	Fibrose estoriforme, flebite obliterativa, infiltração plasmocitária IgG4 + (> 10 células/CGA)	Infiltrado granulocítico no epitélio ductal (com ou sem infiltrado acinar)
Envolvimento de outros órgãos	DRIgG4 (colangite esclerosante, fibrose retroperitoneal, sialoadenite etc.)	DII em, aproximadamente, 15% dos pacientes (usualmente retocolite ulcertaiva)
Resposta ao corticoide	Elevada (90%)/recorrência em, aproximadamente, 60%	Elevada (90%)/recorrência < 10%

Legenda: Campo de grande aumento (CGA).

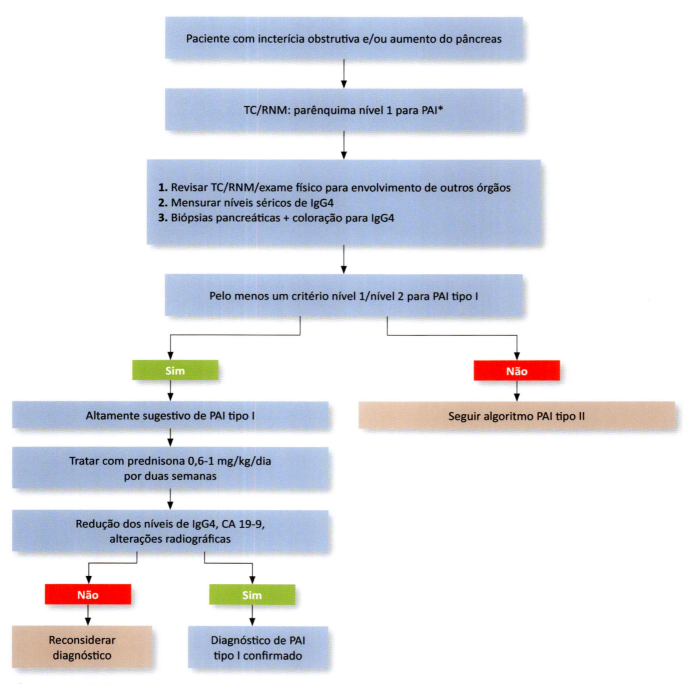

Fluxograma 27.1 Algoritmo diagnóstico para PAI tipo I.

* Para pacientes com achados nível 2 ou indeterminados na TC/RNM é OBRIGATÓRIA uma investigação negativa para câncer antes de prosseguir para as próximas etapas

TRATAMENTO E PROGNÓSTICO

Existem questionamentos sobre quais casos de PAI tipo I se beneficiariam de terapia, já que alguns (10% a 25%) melhoram espontaneamente. As diretrizes japonesas recomendam o tratamento nos indivíduos com sintomas como icterícia obstrutiva, dor abdominal ou envolvimento sintomático de outros órgãos. O Consenso Internacional da DRIgG4 também recomenda tratamento para lesões subclínicas que levam a sequelas graves e irreversíveis na árvore biliar, rim, aorta, mediastino, retroperitônio e outros órgãos.

PANCREATITE AUTOIMUNE

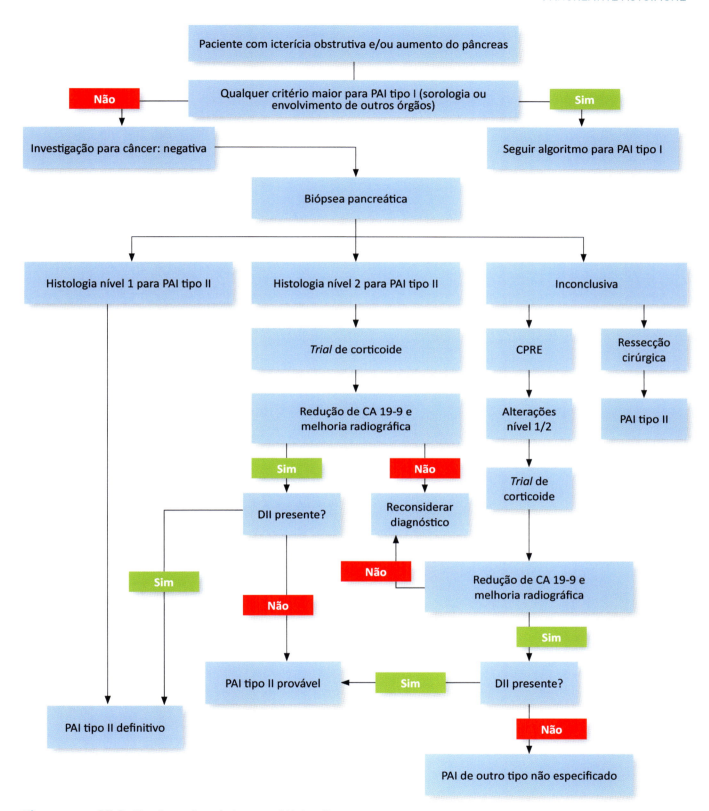

Fluxograma 27.2 Algoritmo diagnóstico para PAI tipo II

MANUAL DE GASTROENTEROLOGIA E HEPATOLOGIA DO HCFMUSP

QUADRO 27.2 Critérios diagnósticos nível 1 e nível 2 para PAI tipo I.

Critério	Nível 1	Nível 2
Imagem		
Parênquima	Aumento difuso com realce tardio (às vezes associado à cápsula hipoatenuante)	Aumento segmentar/focal com realce tardio
Ductos	Estenoses longas (> 1/3 do ducto pancreático) ou multifocais, sem dilatação a montante	Estenose segmentar/focal, sem dilatação a montante
Sorologia	IgG4 > 2× LSN	IgG4 1-2× LSN
Envolvimento de outros órgãos Histologia	(a) ou (b): a) Quaisquer três dos seguintes: (1) Infiltrado linfoplasmocitário intenso com fibrose e sem infiltrado granulocítico (2) Fibrose estoriforme (3) Flebite obliterativa (4) Células IgG4 + abundantes (> 10 células/CGA)	(a) ou (b): a) Ambos os seguintes: (1) Infiltrado linfoplasmocitário intenso sem infiltrado granulocítico (2) Células IgG4 + abundantes (> 10 células/CGA)
Imagem	b) Pelo menos um dos seguintes: (1) Segmentar/múltiplas estenoses do ducto biliar proximal ou proximal e distal (2) Fibrose retroperitoneal	b) Pelo menos, um dos seguintes: (1) Aumento simétrico das glândulas salivares/lacrimais (2) Envolvimento renal descrito em associação com PAI
Histologia pancreática	Pelo menos, três dos seguintes: (1) Infiltrado linfoplasmocitário periductal sem infiltração granulocítica (2) Fibrose estoriforme (3) Flebite obliterativa (4) Células IgG4 + abundantes (> 10 células/CGA)	Quaisquer dois dos seguintes: (1) Infiltrado linfoplasmocitário periductal sem infiltração granulocítica (2) Fibrose estoriforme (3) Flebite obliterativa (4) Células IgG4 + abundantes (> 10 células/CGA)
Resposta ao corticoide	Rápida (≤ 2 semanas) resolução radiológica ou melhora acentuada em manifestações clínicas pancreáticas/extrapancreáticas	

A terapia de indução é feita na maioria dos casos com prednisona, na dose inicial de 0,6-1 mg/Kg/dia por 2-4 semanas, seguida de redução gradual de 5-10 mg a cada 1-2 semanas, até a dose de 20 mg/dia, quando deve-se reduzir 5 mg a cada duas semanas. Outro esquema inicial proposto é o de 40 mg/dia de prednisona por quatro semanas, seguido de redução de 5 mg/semana até a suspensão. Em geral, a corticoterapia dura cerca de doze semanas. Quando há falha na indução com glicocorticoide ou a toxicidade por esta medicação representa um alto risco para os pacientes, o rituximabe pode ser usado como agente único. A dosagem proposta inclui duas infusões separadas de 1.000 mg, com 15 dias de intervalo ou, alternativamente, 375 mg/m^2 de superfície corpórea, uma vez por semana, durante quatro semanas.

A fase de manutenção é recomendada em indivíduos com maior risco de recidiva, como os com PAI tipo I que apresentam aumento difuso do pâncreas, remissão radiológica retardada, níveis de IgG4 sérico > 4x LSN ou persistentemente altos, envolvimento de outros órgãos (> 2) ou com acometimento biliar

PANCREATITE AUTOIMUNE

QUADRO 27.3 Critérios diagnósticos níveis 1 e 2 para PAI tipo II.		
Critério	**Nível 1**	**Nível 2**
Imagem Parênquima	Aumento difuso com realce tardio (às vezes associado à cápsula hipoatenuante)	Aumento segmentar/focal com realce tardio
Ductos	Estenoses longas (> 1/3 do ducto pancreático) ou multifocais, sem dilatação a montante	Estenose segmentar/focal, sem dilatação a montante
Envolvimento de outros órgãos		DII diagnosticada
Histologia pancreática	Ambos os seguintes: (1) Infiltrado granulocítico do epitélio ductal com ou sem infiltrado granulocítico acinar (2) Células IgG4 + raras ou ausentes (0 a 10 células/CGA)	Ambos os seguintes: (1) Infiltrado acinar granulocítico e linfoplasmocitário (2) Células IgG4 + raras ou ausentes (0 a 10 células/CGA)
Resposta ao corticoide	Rápida (≤ 2 semanas) resolução radiológica ou melhora clínica acentuada	

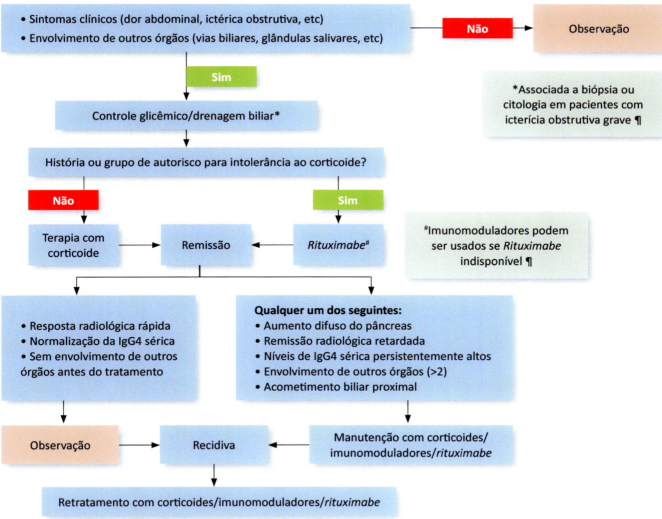

Fluxograma 27.3 Algoritmo terapêutico para PAI.

Capítulo 27

proximal. Por outro lado, os pacientes com PAI tipo I com baixa atividade da doença antes do tratamento e aqueles com o tipo II não costumam necessitar de terapia de manutenção. Quando indicada, esta pode ser feita com prednisona em baixas doses (2,5 a 7,5 mg/dia), rituximabe ou agentes imunomoduladores como a azatioprina (2 mg/kg/dia) e o micofenolato (750 mg 2x/dia). Apesar da melhora expressiva observada após o tratamento inicial com esteroides, os pacientes com PAI tipo I têm uma alta probabilidade de recidivas, que podem ser observadas em até 60% destes. Já na PAI tipo II, a taxa de recidiva é baixa (< 10%) e, quando ocorre, responde muito bem a um novo ciclo de corticoide. Nos casos de recidiva, embora não haja um padrão-ouro para tratamento, os esteroides e agentes poupadores, como imunomoduladores ou rituximabe, são eficazes. A **Fluxograma 27.3** resume algumas das orientações propostas no Consenso Internacional para o Tratamento da Pancreatite Autoimune.

Existem dados conflitantes sobre se há aumento do risco de malignidade pancreática relacionado à PAI, embora, no geral, não pareça ser o caso. Por outro lado, em um subgrupo de pacientes, uma alta incidência de cânceres extrapancreáticos foi relatada no primeiro ano do diagnóstico, sugerindo que nesses pacientes a PAI possa ser um fenômeno paraneoplásico.

PONTOS-CHAVE

- A PAI é uma entidade rara, de natureza fibroinflamatória. Existem dois subtipos reconhecidos atualmente: o tipo I, manifestação pancreática da DRIgG4; e o tipo II.
- A maioria dos casos de PAI tipo I se apresenta na forma de icterícia indolor, enquanto os pacientes com PAI tipo II costumam iniciar o quadro com pancreatite aguda recorrente;
- O diagnóstico requer uma combinação de uma ou mais das cinco características principais da doença: 1. alteração radiológica compatível; 2. sorologia; 3. envolvimento de outros órgãos; 4. histopatologia; 5. resposta à terapia com esteroides;
- O tratamento é feito geralmente com corticoides orais, porém em casos refratários ou com contraindicações aos esteroides, o rituximabe se mostra como uma opção.

LEITURA SUGERIDA

1. Hart PA, Zen Y, Chari, ST. Recent Advances in Autoimmune Pancreatitis. Gastroenterology 2015; 149: 39-51. https://doi.org/10.1053/j.gastro.2015.03.010.
2. Madhani K, Farrell JJ. Autoimmune Pancreatitis: An Update on Diagnosis and Management. Gastroenterology Clinics of North America 2016; 45: 29-43. https://doi.org/10.1016/j.gtc.2015.10.005.
3. Madhani K, Farrell JJ. Management of Autoimmune Pancreatitis. Gastrointestinal Endoscopy Clinics of North America 2018; 28: 493-519. https://doi.org/10.1016/j.giec.2018.05.002.
4. Nagpal SJS, Sharma A, Chari ST. Autoimmune Pancreatitis. American Journal of Gastroenterology 2018; 113: 1301. https://doi: 10.1038/s41395-018-0146-0.
5. Okazaki K, Chari ST, Frulloni L, et al. International consensus for the treatment of autoimmune pancreatitis. Pancreatology 2017; 17: 1-6. https://doi.org/10.1016/j.pan.2016.12.003.
6. Sandrasegaran K, Menias CH. Imaging in Autoimmune Pancreatitis and Immunoglobulin G4–Related Disease of the Abdomen. Gastroenterology Clinics of North America 2018; 47: 603-619. https://doi.org/10.1016/j.gtc.2018.04.007.
7. Shimosegawa T, Chari ST, Frulloni L, et al. International Consensus Diagnostic Criteria for Autoimmune Pancreatitis. Pancreas 2011; 40: 352-358. https://doi: 10.1097/MPA.0b013e3182142fd2.
8. Uchida K, Okazaki K, Clinical and pathophysiological aspects of type 1 autoimmune pancreatitis. Journal of Gastroenterology 2018; 53: 475–483. https://doi.org/10.1007/s00535-018-1440-8.

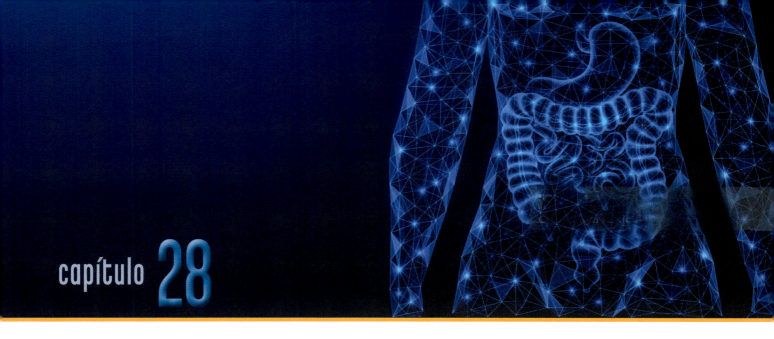

capítulo 28

Cistos Pancreáticos

AMANDA MANDARINO ALVES ▶ MAIRA ANDRADE NACIMBEM MARZINOTTO

INTRODUÇÃO

Os cistos pancreáticos são lesões bem definidas com conteúdo líquido em seu interior e podem se localizar em qualquer parte do pâncreas. Apresentam etiologia diversa, como inflamatória, pós-traumática e até mesmo de origem desconhecida.

Essas lesões constituem um grupo bastante heterogêneo, principalmente no que se diz respeito ao comportamento e risco de malignidade. Apesar de a maioria delas ser lesões pequenas e benignas, algumas podem ter rápido crescimento, levando a complicações, como compressões de órgãos adjacentes, enquanto outras podem apresentar potencial maligno e evolução para adenocarcinoma ductal invasivo, sendo este um dos principais motivos de preocupação com relação a diferenciação e seguimento dos cistos pancreáticos. Infelizmente, nem sempre as lesões potencialmente malignas são bem distinguíveis das lesões benignas com base apenas nas características clínicas e morfológicas, sendo necessários outros tipos de avaliações e/ou vigilância adicionais.

EPIDEMIOLOGIA

Os cistos pancreáticos são lesões comuns, presentes em torno de 2,5% a 13,5% da população, aumentando sua incidência com a idade. Em geral, os cistos são detectados incidentalmente em exames de imagem abdominal como tomografia computadorizada (TC) e/ou ressonância magnética (RM) realizadas para outro fim. Assim, dada a maior disponibilidade de exames de imagem, associada ao envelhecimento populacional, o diagnóstico dessas lesões vem aumentando. Uma revisão recente realizada em pacientes acima de 70 anos, submetidos à RM de abdome, sem indicação pancreática inicial, encontrou uma incidência de 40% de cistos pancreáticos incidentais. Pacientes com cistos pancreáticos possuem risco maior de desenvolver neoplasias malignas pancreáticas com relação à população em geral, com um risco relativo de 22,5, principalmente quando os cistos se comunicam com os ductos pancreáticos, como as neoplasias mucinosas papilares intraductais.

APRESENTAÇÃO CLÍNICA

A maior parte dos pacientes portadores de cistos pancreáticos, em torno de 70%, são assintomáticos, sendo essas lesões descobertas incidentalmente por exames de imagem. Quando sintomáticos, em geral são diagnosticados em uma fase mais tardia, manifestando-se com dor abdominal (69%), perda de peso (38%), icterícia (18%), saciedade precoce (4%), além de esteatorreia e/ou massa abdominal palpável e até mesmo pancreatite aguda (36%). A presença de sintomas, assim como a duração deles, são fatores de riscos independentes para malignidade, principalmente quando as lesões pancreáticas acometem os ductos principais ou secundários. Geralmente pacientes sintomáticos são beneficiados de uma abordagem cirúrgica.

CLASSIFICAÇÃO

As lesões císticas pancreáticas podem ser classificadas didaticamente, conforme seus potenciais de malignidade, em três grupos:

1. Cistos benignos: pseudocistos, cistos simples (ambas não neoplásicas) e neoplasias císticas serosas (SCN);
2. Cistos com potencial maligno: neoplasias císticas mucinosas (MCNs) e neoplasias mucinosas papilares intraductais (IPMNs);
3. Cistos malignos: adenocarcinomas pancreáticos com degeneração cística, tumores pancreáticos neuroendócrinos císticos e neoplasia pseudopapilar sólido-cística (tumor de Frantz).

Neste capítulo, serão abordadas as lesões císticas benignas e de potencial maligno.

DIAGNÓSTICO

Conforme já comentado anteriormente, os cistos pancreáticos englobam um conjunto de lesões com comportamento bastante heterogêneo, e muitas vezes a correta classificação do cisto pode ser desafiante. A caracterização e a diferenciação entre as lesões císticas são, porém, de extrema importância para adequado tratamento, seguimento e prognóstico. Por meio de informações como: características clínicas, achados de imagem, ecoendoscópicos, citológicos e da análise do conteúdo líquido em seu interior, visa-se distinguir lesões císticas neoplásicas de não neoplásicas, e lesões serosas de mucinosas, já que têm diferentes potenciais de malignização. Além disso, anamnese detalhada pode ajudar a identificar os principais fatores de risco (história familiar e pessoal de doenças pancreáticas – incluindo câncer pancreático, pancreatite e diabetes de início recente –, consumo de álcool e tabagismo), critérios clínicos de mau prognóstico e possíveis sintomas associados.

Imagem

Exames de imagem constituem o pilar diagnóstico das lesões císticas pancreáticas. A partir da avaliação morfológica é que se dá a primeira etapa de diferenciação das lesões. Os exames de imagem permitem também a identificação de fatores de mau prognóstico, principalmente relacionados com os cistos mucinosos, como tamanho da lesão > 3 cm, crescimento > 3 mm/ano, presença de nódulo mural, lesão com componente sólido e diâmetro do ducto principal > 5 mm.

A RM ou a ressonância magnética com colangio-pancreatografia (MRCP) são consideradas os exames de escolha tanto para diagnóstico quanto para seguimento das lesões císticas pancreáticas, por serem métodos não invasivos, livres de radiação, e por proporcionarem melhor avaliação morfológica e com boa acurácia com relação à presença de comunicação dos cistos com os ductos pancreáticos, com sensibilidade em torno de 96%, contrapondo 80% pela tomografia computadorizada (TC). Por outro lado, trata-se de um exame caro e pouco disponível em alguns centros.

A TC com protocolo pancreático e a ultrassonografia endoscópico (USE) são excelentes alternativas para pacientes com contraindicação à RM, ambos com acurácia similar à RM para detecção desses cistos. A TC apresenta maior sensibilidade para detecção de microcalcificações em relação à RM, porém, dado o risco de acúmulo de radiação, é um exame que pode ser utilizado na investigação inicial, devendo ser ponderado como seguimento. A USE por ser um exame invasivo também deve ser evitado para seguimento, porém pode ser indicado em caso de cistos indeterminados, já que possibilita a análise do líquido do cisto por meio de uma aspiração por agulha fina (PAAF), além de ter acurácia maior que os demais exames (RNM/TC) para identificação de nódulos murais. As características radiológicas específicas de cada lesão serão descritas no tópico reservado a cada uma delas.

Laboratoriais

- Sorológicos: até o momento não há testes sorológicos específicos para diagnosticar, diferenciar ou avaliar a malignidade de lesões císticas pancreáticas. Sabe-se que, em lesões císticas com potencial maligno, como as IPMNs e cistoadenomas mucinosos, a dosagem de antígeno carboidrato 19-9 (CA19-9) pode ser considerada quando há preocupação em relação à possibilidade de transformação maligna, e que, em lesões com pancreatite concomitante, os níveis de amilase e lipase podem estar aumentados.
- Análise do líquido cístico: a PAAF deve ser considerada em cistos em que haja dúvida diagnóstica e cujo resultado possa alterar o manejo. Deve preferencialmente ser realizada via USE e possibilita a avaliação macroscópica (viscosidade do líquido), citológica, bioquímica (principalmente com dosagem de amilase), de marcadores tumorais e marcadores moleculares.

A viscosidade do líquido é uma medição indireta, de baixo custo, porém subjetiva, avaliada do sinal do barbante, em que se coloca uma amostra do líquido aspirado entre os dedos polegar e indicador e afasta-os medindo o comprimento formado antes da ruptura. Os cistos mucinosos apresentam sinal do barbante ≥ 1 cm com duração ≥ a 1 s, com especificidade de 95%.

A citologia, apesar de sua baixa sensibilidade, pode identificar células ricas em glicogênio, características das lesões serosas, ou em mucinas, características de MCN e IPMN; pode ser detectada também a presença de células displásicas ou neoplásicas.

A dosagem de amilase no líquido cístico é um indicativo indireto de comunicação da lesão com o ducto pancreático. Valores 5× maiores que o limite superior da normalidade sérico são indicativos de que a lesão se comunica com o ducto pancreático.

A dosagem do antígeno carcinoembrionário (CEA) acima de 192 ng/mL no líquido cístico apresenta especificidade > 95% para identificação de cistos mucinosos. No entanto, tal marcador tumoral não apresenta acurácia para identificar lesões com alto grau de displasia ou câncer pancreático. Outros marcadores como CA 72-4, CA 125, CA 19-9, CA 15-3 podem ser dosados, mas têm acurácia inferior ao CEA e, em geral, não são utilizados na prática.

Em relação a marcadores moleculares, como KRAS, GNAS, VHL, CTNNB1, os dados ainda são promissores, mas ainda limitados (Figura 28.1).

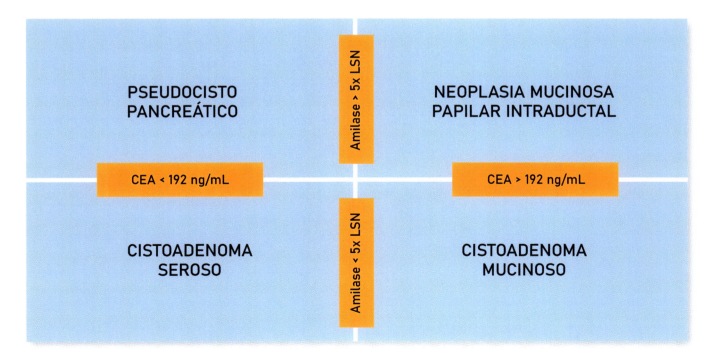

Figura 28.1 Quadro esquemático para diferenciação das lesões pancreáticas de acordo com dosagem de antígeno carcinoembrionário e amilase no líquido cístico.

LESÕES CÍSTICAS PRINCIPAIS

Pseudocistos

Os pseudocistos são lesões benignas, mais frequentes no sexo masculino, que ocorrem, em sua maioria, em pacientes com história prévia de pancreatite, trauma ou com fator de risco para pancreatite crônica e, chegam a representar até 30% das lesões císticas pancreáticas. São lesões sem parede epitelial, uniloculadas, não septadas e que podem ou não se comunicar com os ductos pancreáticos, apresentando, assim, em seu interior, conteúdo rico em amilase e outras enzimas pancreáticas. Por não apresentarem potencial maligno, o seguimento em pacientes assintomáticos não é necessário, visto que tendem a regredir espontaneamente. Vale, porém, lembrar que outros tipos de cistos podem apresentar pancreatite concomitante, assim, em caso de dúvida diagnóstica, é possível prosseguir a investigação com o emprego de USE e PAAF, em que a análise do líquido revelará amilase elevada e CEA baixo.

Cistoadenoma seroso

O cistoadenoma seroso (SCN) ocorre com mais frequência, até 75%, em mulheres na 5ª década de vida e tem risco de malignização extremamente baixo; de 0,1%. Essa lesão é de crescimento lento, mas pode apresentar complicações, como obstrução biliar ou duodenal, sintomas gástricos e massa palpável. Pode acometer qualquer região do pâncreas e raramente são > 2 cm. A imagem típica, porém, presente em menos de 30% dos casos, é de uma lesão poli/microcística, septada em aspecto de favo de mel, com uma cicatriz central calcificada. Não são incomuns lesões oligo/macrocísticas, o que dificulta a diferenciação com as lesões mucinosas, sendo muitas vezes necessária avaliação complementar com USE e PAAF. A análise do líquido apresenta baixa viscosidade, citologia com epitélio de aspecto cuboide, com células ricas em glicogênio, dosagem de CEA dentro da normalidade e, por, em geral, não apresentar comunicação com os ductos pancreáticos, a amilase encontra-se baixa. A ressecção cirúrgica exclusivamente baseada no tamanho da lesão é questionável e deve ser considerada para as lesões que causem complicações, como compressão de órgãos adjacentes, ou em que haja dúvida diagnóstica. O seguimento pode se basear de acordo com a apresentação de sintomas após o primeiro ano do diagnóstico, e, em caso de ressecção cirúrgica e ausência de câncer invasivo, o seguimento não se faz necessário.

Cistoadenoma mucinoso

O cistoadenoma mucinoso (MCN) representa de 10% a 25% das neoplasias císticas pancreáticas e acomete quase que exclusivamente a população feminina (mais de 95% dos casos), entre 40 e 60 anos. Localiza-se mais comumente no corpo e cauda do pâncreas e geralmente não se comunica com os ductos pancreáticos, como ocorrem com as IPMNs. É uma lesão macrocítica/uniloculada, mas raramente pode apresentar-se multiloculada ou microcística com septos finos. Suas paredes são geralmente finas e bem definidas em relação ao parênquima pancreático **(Figura 28.2)**. A análise do líquido revela um conteúdo viscoso, citologia com epitélio colunar cercado por estroma ovariano, rico em mucina, CEA > 192 ng/mL e amilase baixa por não se comunicar com os ductos pancreáticos. O risco de malignidade varia de 10% a 17% e são indicativos de malignidade achados como:

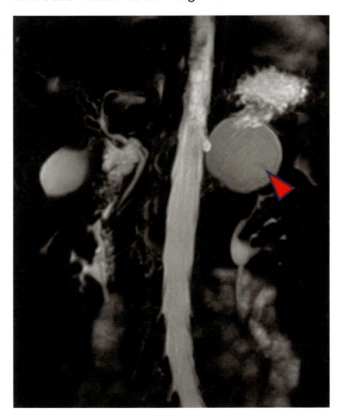

Figura 28.2 Ressonância magnética apresentando cistoadenoma mucinoso.

Fonte: Acervo pessoal das autoras.

nodularidade mural, calcificação ou irregularidade na parede (aspecto em casca de ovo), obstrução ductal e dilatação do ducto de Wirsung.

O tratamento geralmente é cirúrgico para as lesões ≥ 4 cm, sintomáticas ou com indicativos de malignidade, optando-se por uma abordagem cirúrgica oncológica nos casos de displasia de alto grau, realizando pancreatectomia distal com ressecção linfonodal e esplenectomia nas lesões de corpo ou cauda ou duodenopancreatectomia com preservação do piloro se lesão na cabeça do pâncreas. Entre 3 e 4 cm, deve-se avaliar outros fatores como idade, comorbidades e risco cirúrgico optando-se, sempre que possível, pela ressecção cirúrgica; esta pode ser uma cirurgia mais conservadora com preservação do baço ou até mesmo de enucleação. Lesões < 3 cm têm baixa taxa de malignidade e muitas vezes são de difícil diferenciação com outros cistos, devem ser acompanhadas por exame de imagem a cada 6 meses no primeiro ano e anualmente após. Procedimentos ablativos através de USE com etanol e paclitaxel vem sendo estudados em pacientes sem *performance* cirúrgica.

Neoplasia mucinosa papilar intraductal

As IPMNs são as neoplasias císticas mais comuns do pâncreas, chegando a representar até 50% dessas lesões. Acometem homens e mulheres proporcionalmente, entre a 6ª e a 7ª décadas de vida, e podem se localizar em qualquer região; porém com maior prevalência na cabeça pancreática. Essas lesões são produtoras de mucina e envolvem os ductos pancreáticos, dividindo-se em três tipos que variam tanto na morfologia quanto na agressividade: (i) IPMN de ductos secundários; (ii) IPMN de ducto principal; ou (Iii) mistas acometendo ambos (Foto 2). Dada a produção de mucina nos ductos pancreáticos, sintomas de pancreatite obstrutiva podem ser observados nas lesões de ducto principal.

As IPMNs de ducto principal são menos frequentes e subdividem-se em dois grupos: segmentar, quando apenas parte do ducto principal encontra-se dilatado, ou difuso, quando todo ducto se apresenta dilatado. É considerada dilatação quando o ducto apresenta um calibre > 5 mm, sendo a colangiorressonância o exame de escolha para essa avaliação. Ao exame endoscópico pode ser observada em 25% dos casos a papila em boca de peixe, em que se nota extrusão de muco pela papila. Essas lesões apresentam um risco elevado de malignidade, sendo reportado de 38-68% com displasia de alto grau ou câncer pancreático. O tratamento das lesões que acometem o ducto principal é cirúrgico para pacientes com *performance* para tal. As dilatações entre 5-9 mm são consideradas preocupantes, e dilatações maiores ou iguais a 10 mm são consideradas sinal de alarme, com indicação absoluta para cirurgia, sendo possíveis abordagens a duodenopancreatectomia com margem livre (congelação) ou pancreatectomia total se presença de nódulo mural ou alto risco de malignidade. As lesões mistas carregam o mesmo risco de transformação maligna que as de ducto principal, assim, devem ser manejadas do mesmo modo.

As Inunde ductos secundários são as lesões mais comumente encontradas e, em até 40% dos casos, são múltiplas. A maioria dessas lesões não progredirão para câncer pancreático devido ao seu menor potencial de malignização em relação às que acometem o ducto principal. A MRCP é o exame de escolha para diagnóstico e avaliação adequada da lesão e de sua comunicação com os ductos pancreáticos. Comumente se apresentam macrocísticas, algumas vezes lobuladas, podendo ser septados ou não e que obrigatoriamente se comunicam com os ductos pancreáticos secundários. Em caso de dúvida diagnóstica pode-se realizar análise do fluido a partir do USE e PAAF, em que se observa elevada viscosidade, característica de lesões mucinosas, amilase elevada uma vez que a lesão se comunica com os ductos pancreáticos, e o CEA geralmente aumentado, permitindo uma acurácia de 79% (Figura 28.3).

A lesão poderá ser seguida ou o paciente encaminhado para tratamento cirúrgico. A presença

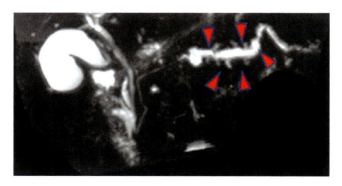

Figura 28.3 ColangioRNM apresentando IPMN misto, com dilatações dos dutos secundários e do ducto principal

Fonte: Acervo do autor.

de icterícia, citologia positiva para displasia de alto grau ou câncer, presença de nódulo mural maior ou igual a 5mm ou massa sólida são indicações absolutas para cirurgia. Enquanto são indicações relativas: crescimento maior ou igual a 3 mm/ano, CA 19-9 sérico elevado, cisto maior ou igual a 40 mm, sintomas recentes de diabetes mellitus ou pancreatite aguda, nódulo mural menor do que 5 mm.

O seguimento das IPMNs de ductos secundários é variável, sendo recomendável nova imagem em 2 anos para lesões menores que 1cm; anual para lesões entre 1-2 cm e entre 6-12 meses para lesões entre 2-3 cm (Quadro 28.1). O aparecimento de estigmas de alto risco ou alteração súbita no diâmetro poderá antecipar o controle de imagem. Lesões com tamanho > 3 cm deverão ser referenciadas para grupos multidisciplinares para acompanhamento a cada 6 meses com exame de imagem. A imagem pode ser intercalada, entre MRCP e USE, conforme a disponibilidade. O acompanhamento das lesões mucinosas poderá ser encerrado apenas em pacientes que não sejam candidatos a procedimento cirúrgico.

QUADRO 28.1 Intervalo de seguimento proposto para IPMNs de ducto secundário, conforme tamanho da lesão.

Tamanho	Seguimento
< 1 cm	2 anos
1-2 cm	1 ano
2-3 cm	6-12 meses
> 3 cm	6 meses

◉ PONTOS-CHAVE

- Os cistos pancreáticos são geralmente detectados incidentalmente em exames de imagem e apresentam comportamento e risco de malignidade variáveis. São classificados em cistos benignos, cistos com potencial maligno e cistos malignos (Fluxograma 28.1);

- O exame de escolha para avaliação e diferenciação dos cistos é a RM com colangiopancreatografia, porém nem sempre as lesões são bem distinguíveis, podendo ser necessária a complementação da análise do líquido por meio da PAAF e avaliação de aspectos citológicos, marcadores tumorais e moleculares;

- O CEA é o principal marcador tumoral a ser avaliado no líquido cístico, tendo acima de 192 ng/mL uma especificidade > 95% para identificação de cistos mucinosos;

- Os pseudocistos, por não apresentarem potencial maligno, não requerem seguimento em pacientes assintomáticos e tendem a regredir espontaneamente;

- O cistoadenoma seroso tem risco de malignização extremamente baixo. A ressecção cirúrgica deve ser considerada para lesões que estejam causando complicações;

- O cistoadenoma mucinoso possui indicativos de malignidade quando identificados: nodularidade mural, calcificação ou irregularidade na parede (aspecto em casca de ovo), obstrução ductal e dilatação do Wirsung. O tratamento geralmente é cirúrgico para lesões > 3 cm. As < 3 cm devem ser acompanhadas por exame de imagem a cada 6 meses no primeiro ano e anualmente após.

- As IPMNs de ducto principal ou mistos apresentam risco de malignidade elevado. Dilatações entre 5 e 9 mm são preocupantes, e ≥ 10mm são sinais de alarme, com indicação absoluta para cirurgia;

- As IPMNs de ductos secundários em sua grande maioria não progredirão para câncer pancreático. A presença de icterícia, citologia positiva para displasia de alto grau ou câncer, presença de nódulo mural maior ou igual a 5mm ou massa sólida são indicações absolutas para cirurgia.

- O seguimento das IPMNs de ductos secundários varia de acordo com o tamanho da lesão. As lesões > 3 cm deverão ser referenciadas para grupos multidisciplinares para acompanhamento semestral.

CISTOS PANCREÁTICOS

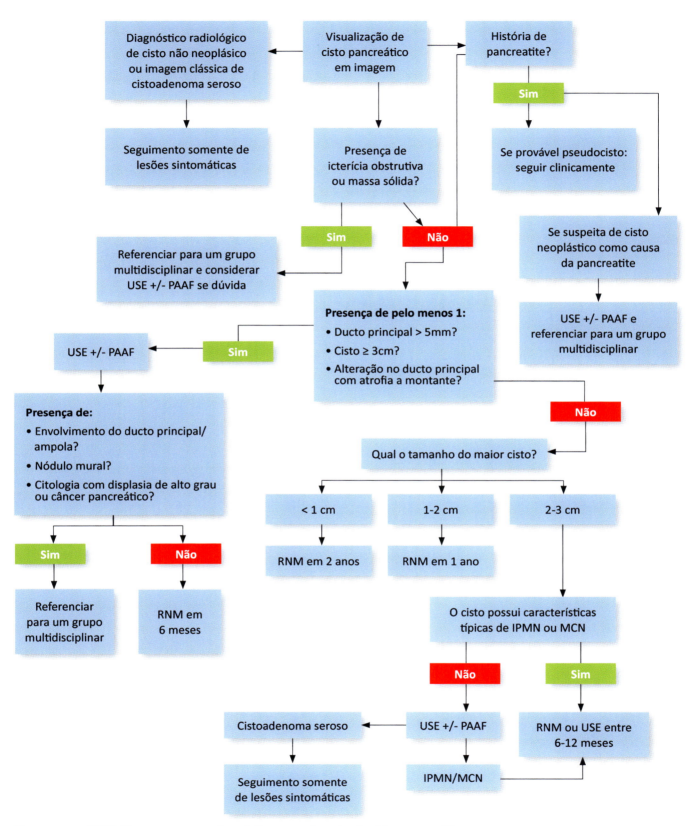

Fluxograma 28.1 Fluxograma para diagnóstico e seguimento de cistos pancreáticos.
Fonte: Adaptada de eatic Cysts, American: April 2018.

LEITURA SUGERIDA

1. Ayoub F, Davis AM, Chapman CG. Pancreatic Cysts — An Overview and Summary of Society Guidelines, 2021. *JAMA*. 2021;325(4):391–392. doi:10.1001/jama.2020.18678.
2. Brugge WR. Diagnosis and management of cystic lesions of the pancreas. J Gastrointest Oncol. 2015;6(4):375-388.
3. Clinical Guideline: Diagnosis and Management of Pancreatic Cysts, American Journal of Gastroenterology. April 2018;113(4):464-479.
4. European evidence-based guidelines on pancreatic cystic neoplasms. Gut. 2018; 67:789-804.
5. Global Guideline: Pancreatic Cystic Lesions. World Gastroenterology Organisation, 2019.
6. van Huijgevoort, N., Del Chiaro, M., Wolfgang, C. L., van Hooft, J. E., & Besselink, M. G. (2019). Diagnosis and management of pancreatic cystic neoplasms: current evidence and guidelines. Nature reviews. Gastroenterology & hepatology, 2019;16(11):676–689.

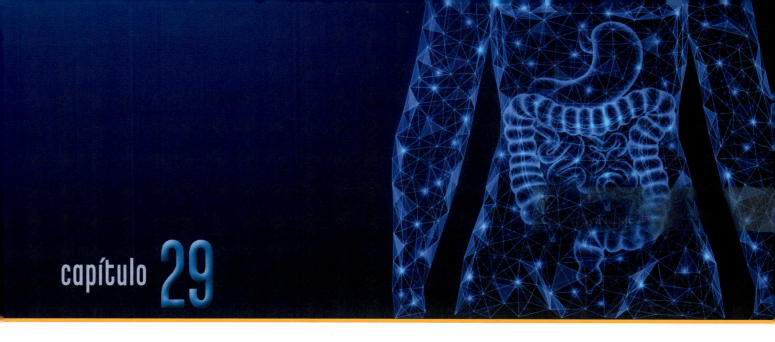

capítulo 29

Investigação de Enzimas Hepáticas Alteradas

MICHELLE HARRIZ BRAGA ▸ RUBENS VICENTE DE LUCA NETO

INTRODUÇÃO

A interpretação e a investigação de alterações das enzimas hepáticas são desafios comuns na prática diária, não apenas na gastroenterologia e hepatologia, mas também nas diversas outras especialidades. A avaliação desses exames tem grande relevância clínica, por permitir, de maneira não invasiva, o rastreio inicial das hepatopatias, avaliação da gravidade e resposta ao tratamento.

Os principais exames que ilustram dano hepático são as aminotransferases, a fosfatase alcalina (FA) e a bilirrubina. Por outro lado, os marcadores mais importantes de função hepática são a albumina, o tempo de protrombina, geralmente ilustrado pela razão internacional normatizada (INR) e, também, a bilirrubina. Evita-se englobar todos esses exames, de modo genérico, no termo função hepática, já que as aminotransferases e a FA não são exames acurados para essa avaliação.

RACIOCÍNIO ETIOLÓGICO

Durante a investigação, a análise do padrão de alterações é mais importante que a interpretação isolada do resultado de um único exame. O padrão hepatocelular é caracterizado por elevação desproporcional das aminotransaminases em comparação com a FA. No padrão colestático, essa desproporcionalidade se inverte. Há, ainda, um padrão misto. Em todos eles, as bilirrubinas podem estar elevadas, não sendo, portanto, um bom parâmetro para essa diferenciação. Elevações isoladas de gama-glutamil-transferase (GGT) ou de bilirrubinas também são achados possíveis. O Quadro 29.1 mostra as principais causas de alterações de enzimas hepáticas

PADRÃO HEPATOCELULAR

As aminotransferases são marcadores sensíveis de dano aos hepatócitos. A alanina aminotransferase (ALT), por ser encontrada primariamente no fígado, é a aminotransferase com maior especificidade para o diagnóstico de hepatopatias, sendo os valores normais entre 29 e 33 UI/L, para homens, e entre 19 e 25 UI/L, para mulheres. Em contrapartida, a aspartato aminotransferase (AST) é menos específica, por ser encontrada em outros

MANUAL DE GASTROENTEROLOGIA E HEPATOLOGIA DO HCFMUSP

Quadro 29. 1. Etiologias hepatobiliares frequentes de alterações nos testes hepáticos.		
Causas de elevação de aminotransferases	**Causas de elevação de fosfatase alcalina**	**Causas de elevação de bilirrubina**
Doença hepática alcoólica	Coledocolitíase	Coledocolitíase
Cirrose hepática	Obstrução biliar maligna	Obstrução biliar maligna e benigna
Hepatite isquêmica	Estenose de ducto biliar	Cirrose hepática
Hepatopatia congestiva	Ductopenia	Hepatites virais
Síndrome Budd-Chiari	Colangite biliar primária	Hepatite alcoólica aguda
Doença hepática metabólica	Colangites esclerosantes	Hepatite isquêmica
Hepatites virais	Hepatites virais	Colangite biliar primária
Medicamentos	Medicamentos	Colangites esclerosantes
Hepatite autoimune	Doenças infiltrativas	Doenças infiltrativas
Doença de Wilson	Carcinoma Hepatocelular	Síndrome de Gilbert
Hemocromatose	Cirrose hepática	Síndrome Crigler-Najjar

tecidos, sobretudo, musculatura esquelética e cardíaca. Seus valores de referência estão entre 10 e 40 UI/L, para homens, e entre 9 e 32 UI/L, para mulheres.

A maioria das doenças hepáticas, agudas ou crônicas, cursará, em algum momento de sua evolução, com algum grau de elevação das aminotransferases. Dessa forma, elevações até 8° o limite superior da normalidade (LSN) podem ser inespecíficas.

Para elevações leves das transaminases (2 a 5× o LSN), as principais hipóteses etiológicas são o álcool, drogas, vírus (A, B e C), doença hepática associada à disfunção metabólica (MAFLD) e hemocromatose hereditária. Para elevações moderadas (5 a 15 vezes o LSN) ou leves, mas persistentes por 3 a 6 meses, entram no diagnóstico diferencial hepatite autoimune (HAI), deficiência de alfa-1 antitripsina, doença celíaca, tireoidopatias e miopatias (estas se predomínio de AST). A doença de Wilson e a hepatite aguda alcóolica apresentam elevações moderadas, que geralmente não atingem valores superiores a 300 a 400 UI/L.

Elevação expressiva (acima de 15× o LSN) sugere uma condição aguda, sendo as mais relevantes, drogas, vírus (A, B, C, D, E, herpes, varicela, citomegalovírus e Epstein-Barr), isquemia hepática, HAI, síndrome HELLP, síndrome de Budd-Chiari e rabdomiólise (esta se predomínio de AST). Nesse cenário, deve-se ter atenção especial à função hepática e à possibilidade de evolução para insuficiência hepática aguda.

Além da magnitude da elevação das aminotransferases, a predominância entre elas é uma informação útil no raciocínio diagnóstico. A maioria das hepatopatias cursa com predomínio da ALT, enquanto a AST se sobressai na etiologia alcoólica, na cirrose hepática de qualquer etiologia e na doença de Wilson. Uma razão AST/ALT acima de 2 sugere fortemente abuso de álcool.

A biópsia hepática está indicada nos casos em que a avaliação não invasiva foi inconclusiva, com persistência ou piora das alterações. Por outro lado, estudos sugerem que, em pacientes assintomáticos, sem evidência clínica, laboratorial ou radiológica de hepatopatia crônica, com aminotransferases abaixo de cinco vezes o LSN e exclusão das principais etiologias citadas, a biópsia, em geral, não altera a condução do caso, sendo possível a adoção de conduta conservadora e reavaliação semestral das enzimas hepáticas.

PADRÃO COLESTÁTICO

A fosfatase alcalina é um marcador sensível de colestase por obstrução das vias biliares intra ou extra-hepáticas, sendo uma enzima encontrada, predominantemente, no fígado e nas vias biliares. Dos sítios extra-hepáticos, o mais relevante são os ossos, elevando-se em situações com alta atividade osteoblástica como, infância, adolescência, fraturas, hiperparatireodismo, tumores e outras doenças ósseas. Além disso, há produção placentária, especialmente no 3º trimestre, bem como intestinal, em portadores de tipos sanguíneos O e B após refeições gordurosas. Os valores normais situam-se entre 45 e 115 UI/L, para homens, e entre 30 e 100 UI/L, para mulheres. O termo colestase crônica é empregado para a persistência de elevações de FA acima de 1,5 a 2× o LSN por um período superior a 6 meses.

Diante de um quadro de colestase, deve-se, inicialmente, confirmar a origem hepatobiliar da FA, sugerida pela elevação concomitante de GGT.

A elevação isolada de FA, por sua vez, indica a necessidade de investigação de doenças ósseas. Se disponível, o fracionamento da FA em seus subtipos hepático, ósseo e intestinal pode ser realizado.

Posteriormente, a ultrassonografia de abdome superior está indicada para avaliação do parênquima hepático e das vias biliares. Se estas estiverem dilatadas, há colestase extra-hepática, caso contrário, a colestase será intra-hepática.

As principais causas de colestase extra-hepática são: colecodocolitíase, neoplasias (periampulares, de vesícula biliar, colangiocarcinoma e metástases para linfonodos peri-hilares), estenoses benignas (congênitas, colangite esclerosante primária (CEP), pancreatite crônica, procedimentos cirúrgicos prévios e colangite associada à IgG4) e infecções (HIV, CMV, HTLV, ascaridíase e candidíase). Apesar de ser um método sensível para identificar dilatação de vias biliares, a ultrassonografia tem limitação para o estudo da porção distal do colédoco pela frequente interposição de alças intestinais. Complementa-se, portanto, a investigação com a realização de outros métodos como, colangiopancreatografia por ressonância magnética (CPRM), TC, RM, ecoendoscopia e colangiopancreatografia retrógrada endoscópica.

São inúmeras as causas de colestase intra-hepática. As mais importantes são: drogas, hepatites virais, colangite biliar primária (CBP), CEP, colestases hereditárias, colestase intra-hepática da gravidez, colangiopatia do paciente crítico, rejeição no transplante e doenças infiltrativas, como metástase, abscesso, tuberculose, linfoma, sarcoidose e amiloidose.

Na investigação da colestase intra-hepática, deve-se, inicialmente, suspender as drogas suspeitas e solicitar sorologias para hepatites virais, antimitocôndria e avaliação dos padrões de antinúcleo específicos para o diagnóstico de CBP, quando o AMA for negativo. Nos casos inconclusivos, realiza-se CPRM e, por fim, a biópsia hepática. Os testes genéticos para diagnóstico das colestases intra-hepáticas hereditárias ainda são caros e poucos disponíveis na prática clínica.

No contexto atual, é importante lembrar-se da colangiopatia pela covid-19, condição recentemente descrita e encontrada, essencialmente, nas formas graves da doença. Os pacientes podem cursar com colestase grave e prolongada, perda de função hepática e alterações colangiográficas semelhantes às vistas na colangite esclerosante primária (CEP).

ELEVAÇÃO ISOLADA DE GGT

Apesar de frequentemente alterada em diversas doenças hepatobiliares, a GGT tem baixa especificidade. Com frequência, eleva-se de forma isolada em etilistas e com o uso de medicamentos, sobretudo, fenitoína e barbitúricos. Além disso, pode alterar-se em condições sistêmicas como, diabetes mellitus, doença renal crônica, doença pulmonar obstrutiva crônica e doenças pancreáticas. Os valores normais estão entre 8 e 61 UI/L, para homens, e entre 5 e 36 UI/L, para mulheres.

ELEVAÇÃO ISOLADA DE BILIRRUBINAS

O primeiro passo na investigação da elevação isolada de bilirrubina é a determinação do predomínio entre bilirrubina indireta (BI) ou direta (BD). O valor normal para bilirrubina total é até 1 mg/dL, para BI, 0,6 mg/dL, e para BD, 0,4 mg/dL.

As principais causas de hiperbilirrubinemia indireta são: hemólise, medicações e a Síndrome de Gilbert. Mais raramente, pode ser decorrente uma doença genética conhecida como Crigler-Najjar.

Deve-se, inicialmente, excluir hemólise através da avaliação de reticulócitos e desidrogenase láctica, que estarão aumentados, e haptaglobina, que estará reduzida. Em pacientes com elevações de BI abaixo de 4, sem evidência de hemólise e demais exames hepáticos normais, o diagnóstico presuntivo de Síndrome de Gilbert pode ser estabelecido. Frequentemente, nessa condição, os episódios de icterícia surgem durante períodos de estresse e/ou jejum prolongado.

Elevações isoladas de BD são incomuns. As principais causas são doenças hereditárias conhecidas como síndrome de Rottor e Dubin-Johnson, que costumam manifestar-se com icterícia assintomática a partir da segunda década de vida. Dada sua evolução benigna, não são recomendados testes diagnósticos específicos.

PONTOS-CHAVE

- Alterações de enzimas hepáticas são extremamente comuns na prática clínica;
- O diagnóstico etiológico é amplo e inclui um número extenso de doenças hepáticas e extra-hepáticas, de gravidades variáveis;
- É fundamental que, diante desses achados, o médico assistente, independentemente de sua especialidade, saiba interpretar os resultados e utilizar os exames complementares de maneira correta e criteriosa, para não ocorrer atrasos diagnósticos nem excesso de investigação quando esta não for recomendada.

LEITURA SUGERIDA

1. Das A, Post AB. Should liver biopsy be done in asymptomatic patients with chronically elevated transaminases: A cost-utility analysis (abstract). Gastroenterology 1998; 114:A9.
2. Kwo PY, Cohen SM, Lim JK. ACG Clinical Guideline: Evaluation of Abnormal Liver Chemistries. Am J Gastroenterol 2017; 112:18.
3. Limdi JK, Hyde GM. Evaluation of abnormal liver function tests. Postgrad Med J. 2003 Jun;79(932):307-12. doi: 10.1136/pmj.79.932.307.
4. Newsome PN, Cramb R, Davison SM, et al. Guidelines on the management of abnormal liver blood tests. Gut 2018; 67:6.
5. Pratt DS, Kaplan MM. Evaluation of abnormal liver-enzyme results in asymptomatic patients. N Engl J Med 2000; 342:1266.
6. Schreiner AD, Moran WP, Zhang J, Kirkland EB, Heincelman ME, Schumann Iii SO, Mauldin PD, Rockey DC. Evaluation of liver test abnormalities in a patient-centered medical home: do liver test patterns matter? J Investig Med. 2018 Dec;66(8):1118-1123. doi: 10.1136/jim-2018-000788. Epub 2018 Jun 25.

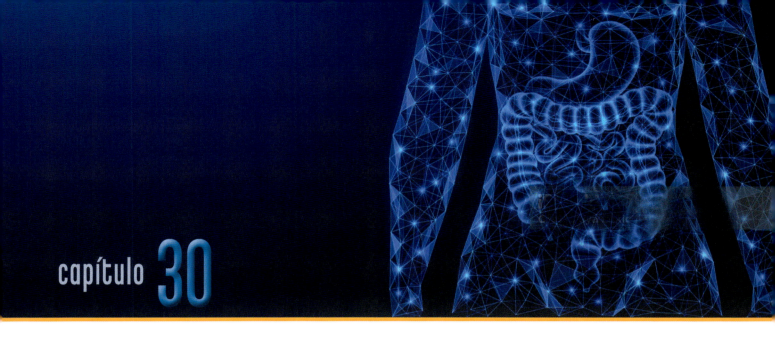

capítulo 30

Hepatite B

MATHEUS SPADETO AIRES ▶ BRUNA DAMÁSIO MOUTINHO

INTRODUÇÃO

A hepatite B é causada por um vírus DNA da família *Hepadnaviridae*. Atualmente, são descritos 10 genótipos (A a J) desse vírus. A infecção ocorre por meio de relação sexual, por via vertical ou pelo contato com sangue contaminado. A idade em que a infecção acontece tem importante papel no risco de cronificação, o qual é inferior a 5% em adultos e superior a 95% no período perinatal.

EPIDEMIOLOGIA

Essa infecção tem prevalência variável em diferentes países, com a maioria dos casos nos países orientais, e o Brasil é considerado de baixa prevalência. Ainda assim, a prevalência variável no país é variável, com maiores incidência e prevalência em algumas populações, especialmente na região norte.

Nos últimos anos tem havido uma redução da incidência na população mais jovem, provavelmente associada à vacinação, que teve início na década de 1990.

HISTÓRIA NATURAL

A história natural da infecção pelo vírus da hepatite B (VHB) é classificada em cinco fases distintas. Apesar de a presença dessas ser fases bem descrita, diversos pacientes não se enquadram inicialmente nenhuma delas, apresentando características indeterminadas.

Houve uma mudança recente na nomenclatura dessas fases, que são agora descritas principalmente com base na positividade ao antígeno E (HBeAg) e na elevação da alanina aminotransferase (ALT). As fases são descritas a seguir e também representadas na Tabela 30.1.

235

TABELA 30.1 Fases da história natural da infecção crônica pelo vírus da hepatite B.

	HBeAg positivo		HBeAg negativo	
	Infecção crônica	Hepatite crônica	Infecção crônica	Hepatite crônica
Nomenclatura antiga	Imunotolerância	Imunorreativa	Portador inativo	Reativação
VHB-DNA	> 10^7 UI/mL	10^4 a 10^7 UI/mL	< 2.000 UI/mL	> 2.000 UI/mL
ALT	Normal	Elevada	Normal	Elevada
Doença hepática	Ausente ou mínima	Moderada a grave	Ausente	Moderada a grave

ALT: alanina aminotransferase; VHB: vírus da hepatite B.

Fonte: adaptada de EASL 2017 Clinical Practice Guidelines on the management of hepatitis B virus infection.

Infecção crônica HBeAg reagente

Previamente denominada fase de imunotolerância, é caracterizada por alta carga viral, ALT persistentemente dentro dos limites da normalidade e positividade ao HBeAg. Essa fase é mais prolongada em indivíduos que adquirem a infecção no período perinatal e apresenta baixa taxa de soroconversão.

Hepatite crônica HBeAg reagente

Previamente denominada fase de imunorreatividade, é caracterizada por alta carga viral, com ALT elevada e positividade do HBeAg. Nessa fase há dano hepático moderado a grave e maior taxa de soroconversão do HBeAg.

Infecção crônica HBeAg não reagente

Previamente denominada fase de portador inativo, no qual há carga viral baixa (usualmente menor que 20.000 UI/mL) ou indetectável e enzimas hepáticas dentro dos valores da normalidade, com positividade para o anticorpo anti-HBe.

Hepatite crônica HBeAg não reagente

Previamente denominada fase de reativação, há positividade para o anti-HBe, com HBeAg negativo e enzimas hepáticas elevadas. Usualmente os indivíduos são infectados pelo vírus com mutação na região pré-core, o que afeta a expressão do HBeAg sem apresentar prejuízo à replicação viral.

HBsAg não reagente

Há negativação do antígeno S do vírus da hepatite B (HBsAg), com positividade variável para o anti-HBs.

Frequentemente a carga viral é indetectável. Há risco de reativação em caso de imunossupressão.

RASTREIO

Em virtude do caráter transmissível da hepatite B, associado às potenciais complicações e à presença de testes seguros, de baixo custo e amplamente disponíveis, o rastreio da doença é indicado visando não somente o tratamento, mas também a prevenção da transmissão e a disponibilização da vacinação para indivíduos susceptíveis.

Gestantes, pacientes imunossuprimidos ou em programação de terapia imunossupressora, doadores de sangue ou órgãos e indivíduos de grupo de risco, como contactantes domiciliares ou sexuais de portadores de infecção crônica pelo VHB, usuários de drogas ilícitas, profissionais do sexo, indivíduos privados de liberdade, em programa de diálise e trabalhadores da área da saúde, também devem ser rastreados. No caso do público geral, recomenda-se *screening* com HBsAg e anti-HBs. Em indivíduos imunossuprimidos ou em programação de imunossupressão, porém, deve-se solicitar também anti-HBc total e, no caso de este ser isoladamente positivo, proceder com carga viral para avaliação para infecção oculta pelo VHB.

DIAGNÓSTICO

O HBsAg é identificado nos indivíduos cerca de 2 a 10 semanas após o contato inicial. Em episódios autolimitados de hepatite aguda, ele desaparece em cerca de quatro a seis meses; contudo, na infecção crônica, há persistência deste antígeno, de modo que essa infecção é definida pela detecção do HBsAg por pe-

HEPATITE B

ríodo igual ou superior a seis meses. A quantificação desse antígeno tem valor prognóstico e terapêutico, principalmente em pacientes HBeAg negativos, embora esse método ainda seja indisponível no Brasil. Nos casos em que há negativação do HBsAg, pode haver a detecção do anti-HBs, que usualmente persiste por toda a vida e confere imunidade duradoura.

O primeiro anticorpo detectável após o contato inicial é aquele contra o antígeno C do vírus (anti-HBc), detectável principalmente sob a forma de imunoglobulina M (IgM) nos primeiros meses após o contato, o que auxilia no diagnóstico da hepatite aguda. O anti-HBc pode significar infecção aguda, crônica ou pregressa pelo vírus. A identificação desse antígeno isolado pode ter diferentes significados, destacando-se:

- Resultado falso-positivo;
- Período de janela imunológica entre a negativação do HBsAg e a positivação do anti-HBs;
- Infecção pregressa, frequente em indivíduos oriundos de áreas endêmicas, quando a carga viral é indetectável;
- Infecção oculta pelo vírus B, no qual há carga viral baixa, porém persistente.

Em casos de anti-HBc isolado em imunocompetentes, orienta-se a realização de dosagem de ALT para complementar a avaliação diagnóstica. Caso a ALT esteja alterada, indica-se a realização de dosagem da carga viral (HBV-DNA) para avaliar infecção oculta e, se esta estiver presente, deve-se verificar a presença de indicações para o tratamento, conforme descrito adiante.

Se a ALT estiver dentro dos padrões da normalidade, pode-se realizar uma dose de vacina contra o vírus, com nova dosagem do anti-HBs após um a dois meses – se positivo, manter apenas seguimento; se negativo, indica-se realização de HBV-DNA para avaliação de infecção oculta, conforme apresentado na **Fluxograma 30.1**. Em pacientes imunossuprimidos, deve-se proceder a realização de HBV-DNA naqueles com anti-HBc isolado.

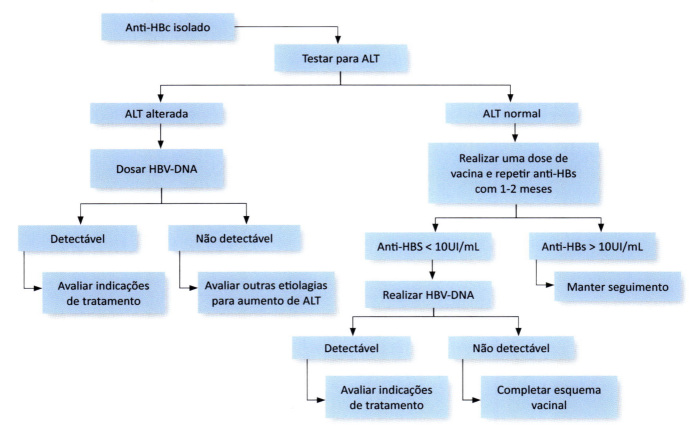

Fluxograma 30.1 Investigação de indivíduos imunocompetentes com anti-HBc isolado.
Fonte: adaptada de Ministério da Saúde, 2022.[1]
ALT: alanina aminotransferase; HBV-DNA.

MANUAL DE GASTROENTEROLOGIA E HEPATOLOGIA DO HCFMUSP

O HBeAg também é importante na avaliação dos pacientes, já que a sua positividade está associada a com maior replicação viral e maior infectividade. A positividade desse antígeno sugere maior risco de cronificação da infecção. A soroconversão com negativação do antígeno e positividade do anti-HBe, por sua vez, está associada a menores cargas virais. Entretanto, como descrito anteriormente, quando essa positividade está associada à elevação de ALT, possivelmente trata-se de vírus com mutação na região pré-core, o que não impede a replicação viral e associa-se a piores prognósticos. A Tabela 30.2 resume a interpretação dos marcadores.

A carga viral (HBV-DNA) deve ser avaliada e tem papel no diagnóstico, na indicação e na monitoração do tratamento. Cargas virais mais elevadas estão associadas a maior risco de carcinoma hepatocelular (CHC). A genotipagem, por sua vez, embora possa auxiliar no prognóstico e na resposta ao interferon, não é obrigatória na avaliação do paciente.

Além dos marcadores virais já descritos; o estadiamento da doença hepática é essencial, podendo ser realizado através da biópsia hepática, capaz de avaliar inflamação e fibrose hepática, ou por métodos não invasivos, como elastografia hepática e escores sorológicos (p. ex., FIB-4). A realização de ultrassom de abdome para avaliação do aspecto morfológico do fígado e de sinais de hipertensão portal também é essencial, bem como a realização de outras sorologias para os vírus da hepatite C e do HIV.

VACINAÇÃO

A principal forma de prevenção contra o vírus da hepatite B é a vacinação, indicada e disponibilizada para toda a população no Brasil pelo Sistema Único de Saúde (SUS). O esquema padrão de vacina recomendado no país para crianças com até 7 anos incompletos é composto por quatro doses, sendo uma dose ao nascer (vacina monovalente, preferencialmente em até 12 horas do nascimento) e outras com 2, 4 e 6 meses de idade (vacina pentavalente), respectivamente. A partir dos 7 anos, são recomendadas três doses, com intervalo de 30 dias entre a primeira e a segunda dose, e de seis meses entre a segunda e a terceira dose (zero, um e seis meses). A dose recomendada é de 20 µg em cada dose.

No caso de pessoas vivendo com HIV, imunossuprimidos, pessoas com doença renal crônica (DRC) em estágio final, transplantados de órgãos sólidos e com cirrose hepática, a dose recomendada é o dobro daquela usualmente recomendada (40 µg), com administração de quatro doses, com zero, um, dois e seis meses.

A indicação para avaliação de resposta vacinal a partir da dosagem do anti-HBs é reservada às pessoas pertencentes aos grupos de risco já citados anteriormente. Essa dosagem deve ser realizada preferencialmente de um a dois meses e até seis meses após a última dose. Se for feita no período correto e apresentar anti-HBs inferior a 10 UI/mL, indica-se a realização de novo esquema vacinal. Caso a dosagem seja realizada mais de seis meses após a última dose, o indicado é administrar nova dose (booster) e fazer o teste após um a dois meses; se persistir com níveis baixos, indica-se completar o esquema vacinal. Se não houver soroconversão com dois esquemas vacinais completos, os indivíduos são considerados não respondedores à vacinação e devem ser orientados quanto aos cuidados para evitar a infecção. Pessoas imunocompetentes não respondedoras à vacina tam-

TABELA 30.2 Interpretação dos marcadores sorológicos para o vírus da Hepatite B.						
Situação	HBsAg	Anti-HBc total	Anti-HBc IgM	HBeAg	Anti-HBe	Anti-HBs
Suscetível	–	–	–	–	–	–
Hepatite B aguda	+	+	+	+/-	+/-	–
Hepatite B crônica	+	+	–	+/-	+/-	–
Hepatite B curada	–	+	–	–	–	+*
Imunização por vacina	–	–	–	–	–	+

* Em alguns casos de infecção pregressa, pode haver queda dos títulos do anti-HBs.

Fonte: adaptada Ministério da Saúde; 2022.[1]

bém devem ser testadas para HBsAg e anti-HBc, visando excluir infecção oculta pelo VHB.

TRATAMENTO

No Brasil, o tratamento é orientado pelo Protocolo Clínico de Diretrizes Terapêuticas para Hepatite B do Ministério da Saúde. Usualmente, o tratamento é indicado para indivíduos com hepatite crônica HBeAg reagente ou não reagente (fases 2 e 4, de imunorreatividade e reativação viral, respectivamente), e não indicado para indivíduos com infecção crônica. Entretanto, há diversos pacientes que não se encaixam nessas categorias. Além disso, algumas situações específicas, como cirrose hepática, presença de manifestações extra-hepáticas e antecedente familiar de CHC, indicam o tratamento independentemente da fase na qual o paciente se encontra. As indicações de tratamento para hepatite B são:

- Doença imunoativa: ALT superior a 1,5 vezes o limite superior da normalidade (LSN) associado a HBV-DNA > 2.000 UI/mL;
- Cirrose hepática;
- Indivíduos HBeAg reagente com idade superior a 30 anos;
- História familiar de CHC;
- Coinfecção com HIV, HCV ou HDV;
- Manifestações extra-hepáticas
- Hepatite aguda grave: índice normalizado internacional (INR) superior a 1,5 ou curso prolongado com icterícia por mais de quatro semanas
- Biópsia hepática superior ou igual F2 e/ou superior ou igual A2 pela classificação de METAVIR;
- Elastografia hepática com rigidez hepática maior que 9k Pa ou maior que 12 kPa (caso ALT normal ou entre 1 e 5 vezes o LSN, respectivamente);
- Gestantes HBsAg positivas com alta carga viral ou HBeAg reagente.

A principal indicação de tratamento é para a doença imunoativa, caracterizada pela presença de HBV-DNA acima de 2.000 UI/mL associada à elevação de ALT acima de 1,5 vezes o limite superior da normalidade. Ressalta-se que os valores de referência de ALT são variáveis segundo os próprios *guidelines* de diferentes associações. A presença de doença hepática crônica, que pode ser definida por diversos métodos, também justifica o início do tratamento.

Com relação à elastografia hepática, é definido um *cut-off* de 9,0 kPa, caso ALT normal, ou de 12 kPa, se ALT entre uma e cinco vezes o limite superior da normalidade. Quanto à biópsia hepática, indica-se o tratamento em caso de atividade maior ou igual a 2 e/ou fibrose maior ou igual a 2, segundo a classificação de METAVIR.

Tratamentos disponíveis

Atualmente estão disponíveis dois tratamento para o vírus da hepatite B: o uso dos análogos de nucleotídeos e o uso de alfapeginterferona. O primeiro grupo é constituído atualmente por fumarato de tenofovir desoproxila (TDF), tenofovir alafenamida (TAF) e entecavir (ETV). Essas medicações são administradas por via oral e apresentam boa tolerabilidade, segurança e eficácia para o tratamento, porém baixa taxa de negativação do HBsAg, sendo utilizada, na maioria dos casos, por tempo indefinido.

Já o interferon peguilado é administrado por via subcutânea e tem múltiplas contraindicações e efeitos colaterais, com menor tolerância, o que limita seu uso, porém apresenta melhores resultados quanto à negativação do HBsAg e tem tempo de tratamento pré-estabelecido, com uso máximo de 48 semanas em pacientes não coinfectados pelo vírus da hepatite D.

Análogos de nucleotídeos

O TDF é o tratamento usualmente indicado, na dose diária de 300 mg, exceto em caso de contraindicações. É a única medicação aprovada para uso em gestantes e lactantes e tem alta eficácia com boa barreira genética, sem casos de vírus comprovadamente resistentes ao fármaco descritos até o momento. Seus principais efeitos colaterais são a nefrotoxicidade e a redução da massa óssea.

O ETV é usualmente indicado na dose de 0,5 mg/dia, com uso restrito aos pacientes sem resistência prévia à lamivudina. Torna-se a principal medicação em pacientes com doença renal ou óssea que contraindique o uso do TDF. Além disso, é a medicação indicada na cirrose hepática descompensada (Child B e C), casos nos quais a dose preconizada é de 1 mg.

O TAF é um pró-fármaco do TDF, utilizado na dose de 25 mg/dia, com melhor perfil de segurança, o que o torna uma opção para uso naqueles pacientes com contraindicação à medicação. Pelo SUS, atualmente é liberado para pacientes com contraindicação ao uso do TDF e exposição prévia à lamivudina.

Alfapeginterferona

Para pacientes não coinfectados pelo HDV, essa medicação está indicada àqueles HBeAg reagentes e sem contraindicações. É administrada na dose de 180 µg, por via subcutânea, 1 vez/semana. Esse tratamento é feito, inicialmente, por 24 semanas, com nova dosagem da carga viral; se houver queda inferior a dois logaritmos, indica-se suspensão do tratamento. Caso ocorra queda igual ou superior a esse valor, o tratamento é prolongado até 48 semanas.

As contraindicações absolutas para o uso dessa medicação são gestação, hepatite aguda, hepatite autoimune, cirrose hepática descompensada ou histórico de intolerância ou alergia à medicação. Contraindicações relativas são cirrose hepática com sinais de hipertensão portal, cardiopatia grave, pneumopatia grave, distúrbios psiquiátricos ou tireoidianos não controlados, diabete melito com histórico de crise hiperglicêmica, neoplasia recente, alterações hematológicas, entre outras.

SEGUIMENTO

Idealmente, todos os pacientes HBsAg positivos devem ser seguidos quanto ao risco de CHC, porém a realização semestral de exames de imagem em todos os pacientes pode não ser custo-efetiva. O rastreio usual é o ultrassom de abdome semestral, com ou sem dosagem de alfafetoproteína. As indicações nas quais o rastreio se torna mandatório são presença de cirrose, idade (acima de 40 anos para homens e de 50 anos para mulheres), história familiar de CHC em familiar de primeiro grau, coinfecção com HIV/HCV, associação com MAFLD (Metabolic dysfunction-associated fatty liver disease) ou a descendência asiática ou africana.

Seguimento dos pacientes em tratamento

Os indivíduos em tratamento são monitorados quanto às respostas bioquímica, com dosagem de função hepática e ALT; virológica, com dosagem de HBV-DNA semestralmente, no primeiro ano de tratamento, e anualmente nos anos subsequentes; e sorológica, com dosagem de HBsAg e, naqueles reagentes, HBeAg. O desfecho fundamental no tratamento é a supressão viral, com queda da carga viral de pelo menos dois logaritmos em seis meses. A conduta em pacientes com viremia baixa persistente ainda não está bem estabelecida, especialmente em não cirróticos.

O desfecho ideal é a perda do HBsAg, denominada cura funcional, embora o DNA viral persista integrado ao genoma dos hepatócitos. A negativação do HBeAg em indivíduos reagentes também é um bom parâmetro para o tratamento.

A interrupção do tratamento pode ser considerada apenas em indivíduos sem cirrose, e é realizada idealmente nos pacientes com negativação do HBsAg em pelo menos duas dosagens laboratoriais com um intervalo de um ano. Em casos selecionados, pode ser realizada a suspensão também em indivíduos HBeAg reagentes nos quais esse marcador se tornar negativo.

Seguimento de pacientes sem indicação de tratamento

Pacientes HBeAg reagentes sem indicação de tratamento devem ser seguidos idealmente com ALT a cada três meses, HBV-DNA a cada 6 a 12 meses e com métodos para avaliação de fibrose hepática a cada 12 meses. Aqueles HBeAg não reagentes, porém com carga viral superior a 2.000 UI/mL, devem ser seguidos da mesma forma por pelo menos três anos. Já aqueles HBeAg não reagentes com carga viral inferior a 2.000 UI/mL podem ser seguidos com dosagens de ALT a cada 6 a 12 meses e com carga viral e métodos para avaliação de fibrose a cada dois ou três anos.

PROFILAXIA DE REATIVAÇÃO VIRAL

Deve ser realizado um rastreio sorológico antes do início de terapias imunossupressoras, com dosagem de anti-HBc, anti-HBs e HBsAg, tendo em vista a avaliação do risco de reativação viral ou da presença de indicações de tratamento para a infecção crônica, como descrito anteriormente. Esse risco depende principalmente da sorologia do paciente e das medicações utilizadas, sendo classificado em alto (superior a 10%), moderado (entre 1% e 10%) ou baixo risco (inferior a 1%). A Tabela 30.3 descreve os pacientes de acordo com seu risco, a depender das medicações utilizadas e do perfil sorológico.

De modo geral, pacientes HBsAg reagentes de alto ou moderado risco recebem profilaxia. Quanto àqueles com anti-HBc positivo e HBsAg negativo, indica-se profilaxia se o risco for alto. Outros fatores, como aderência ao tratamento e acesso aos sistemas de saúde, também devem ser considerados na decisão sobre a terapia a ser utilizada. Caso a escolha seja a profilaxia, indica-se o uso dos análogos de nucleotídeos, iniciados

HEPATITE B

TABELA 30.3 Risco de reativação do vírus da hepatite B de acordo com perfil sorológico e imunossupressores utilizados.

Tipo de imunossupressor	Medicações	HBsAg positivo, Anti-HBc positivo	HBsAg negativo, Anti-HBc positivo
Depletores de linfócitos B	Rituximabe, ofatumumabe	Alto	Alto
Derivados da antraciclina	Dororrubicina	Alto	Moderado
Corticosteroides em dose moderada (10 a 20 mg) ou alta (> 20mg) por pelo menos 1 semana		Alto	Moderado
Inibidores de TNF-α	Adalimumabe, infliximabe, etanercepte	Moderado	Moderado
Inibidores de citocinas e integrinas	Vedolizumabe, ustequinumabe, natalizumabe	Moderado	Moderado
Inibidores da tirosina-quinase	Imatinibe, nilotinibe	Moderado	Moderado
Corticosteroides em dose baixa (< 10 mg)		Baixo	Baixo
Imunossupressores convencionais	Azatioprina, 6-mercaptopurina, metotrexato	Baixo	Baixo

TNF- α: fator de necrose tumoral alfa.

Ferraz *et al.*, 2020.[2]

preferencialmente de duas a quatro semanas antes do começo do tratamento imunossupressor, ou pelo menos concomitantemente a este, e utilizados por 6 a 12 meses após o seu término na maioria das terapias, ou por até 18 meses em caso de terapia depletora de linfócitos B (anti-CD20) ou B e T (anti-CD52).

Outra alternativa, caso não seja optado pela profilaxia, é a adoção da monitoração, com terapia preemptiva em caso de sinais de reativação viral. Essa terapia é realizada com dosagem trimestral de ALT, HBV-DNA e HBsAg (para HBsAg não reagentes), pelo mesmo período descrito anteriormente. Se forem preenchidos os critérios para reativação viral (p. ex., positivação do HBsAg ou ocorrência de viremia), deve ser iniciada terapia preemptiva.

PONTOS-CHAVE

- A hepatite B crônica é definida pela persistência do HBsAg por período igual ou superior a seis meses;
- Habitualmente, indica-se tratamento para pacientes nas fases de hepatite B crônica HBeAg reagente ou não reagente;

- A principal indicação de tratamento da infecção pelo VHB é a presença de ALT superior a 1,5 vez o LSN associado a HBV-DNA superior a 2.000 UI/mL;
- O tratamento pode ser realizado com análogos de nucleostídeos ou com interferon peguilhado;
- Pode-se considerar a interrupção de tratamento em pacientes com soroconversão do HBsAg ou, em casos selecionados, do HBeAg;
- Deve-se realizar seguimento com US abdome semestral para rastreio de CHC em casos específicos;
- Indivíduos em programação de imunossupressão devem ser avaliados quanto ao risco de reativação do VHB e à necessidade de profilaxia.

LEITURA SUGERIDA

1. Brasil. Ministério da Saúde. Protocolo Clínico e Diretrizes Terapêuticas de Hepatite B e coinfecções. Brasília: Ministério da Saúde; 2022.
2. Ferraz ML, Strauss E, Perez RM, Schiavon L, Kioko Ono S, Pessoa Guimarães M, et al. Brazilian Society of Hepatology and Brazilian Society of Infectious Diseases guidelines for the diagnosis and treatment of hepatitis B. Braz J Infect Dis. 2020;24(5).
3. European Association for the Study of the Liver. EASL 2017 Clinical Practice Guidelines on the management of hepatitis B virus infection. J Hepatol. 2017;67(2).

4. Moretto F, Catherine FX, Esteve C, Blot M, Piroth L. Isolated anti-HBc: significance and management. J Clin Med. 2020;9(1).

5. Terrault NA, Lok ASF, McMahon BJ, Chang KM, Hwang JP, Jonas MM, et al. Update on prevention, diagnosis, and treatment of chronic hepatitis B: AASLD 2018 Hepatitis B Guidance. Hepatology. 2018;67(4).

6. World Health Organization. Global hepatitis report. Geneva: WHO; 2017.

7. Yuen MF, Chen DS, Dusheiko GM, Janssen HLA, Lau DTY, Locarnini SA, et al. Hepatitis B virus infection. Nat Rev Dis Primers. 2018;4:18035.

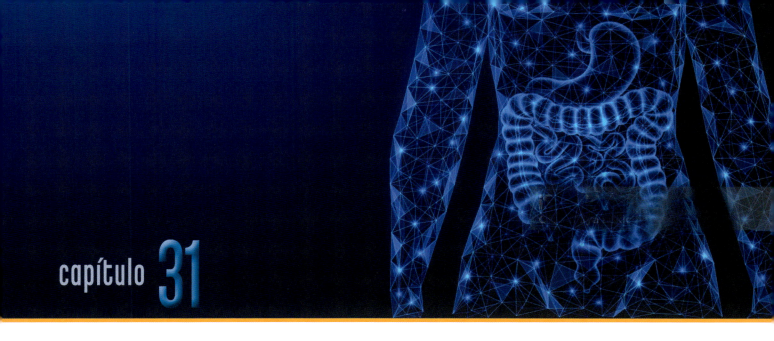

capítulo 31

Hepatite C

MARIO GUIMARÃES PESSOA ▶ MATHEUS FERREIRA DE CARVALHO

INTRODUÇÃO

A hepatite C é uma das principais causas de doença hepática crônica no mundo, e a busca pela compreensão de sua fisiopatologia e seu tratamento tem crescido nos últimos anos. No Brasil, trata-se de condição de notificação compulsória. No mundo, a Organização Mundial da Saúde (OMS), em 2016, propôs uma estratégia para eliminar a hepatite C como um problema de saúde pública até 2030 e desenvolveu um plano de ação nesse sentido.[1]

O vírus da hepatite C (VHC) é do tipo fita simples de ácido ribonucleico (RNA) de polaridade positiva. Pertence ao gênero *Hepacivius* e à família *Flaviviridae*, e seu genoma tem cerca de 9.500 nucleotídeos com uma única região aberta para leitura, que traduz uma poliproteína de aproximadamente 3.000 aminoácidos. Quando clivada por enzimas do hospedeiro, essa poliproteína dá origem a pelo menos 10 polipeptídeos. Dessa forma, a organização genômica do VHC demonstra que ele possui regiões não codificantes, proteínas estruturais e não estruturais, além de uma região hipervariável (HVR1) no gene que codifica o envelope (E2).

O vírus apresenta uma elevada diversidade genética, o que resultou na sua classificação em pelo menos sete genótipos (1 a 7) e em vários subtipos (por volta de 67). O vírus circula, ainda, sob forma de quasispécies, que correspondem a genomas do VHC semelhantes, diferindo entre si por nucleotídeos, encontrados em um único indivíduo infectado. Essas características conferem ao VHC peculiaridades especiais que são responsáveis pela dificuldade no desenvolvimento de vacinas.[2]

EPIDEMIOLOGIA

No mundo, a estimativa é de que existam 71 milhões de pessoas infectadas cronicamente pelo VHC, configurando-se como uma das principais causas de doença hepática crônica. Sua incidência quase quadruplicou nos últimos anos, principalmente pelo aumento do uso de drogas endovenosas, como opioides.[3]

No Brasil, estima-se que cerca de 0,7% da população tenha o anti-VHC reagente, o que indica contato prévio ou infecção atual. Assim como no restante do mundo, o genótipo 1 é o mais prevalente, sendo responsável por quase 50% dos casos, seguido pelo genótipo 3 (30%). Há também variações epidemiológicas relacionadas às regiões do país.[4]

FISIOPATOLOGIA

A estrutura do VHC é composta por glicoproteínas do envelope, que contêm o *core* viral e o RNA. Após entrar na célula, o RNA viral é traduzido em uma poliproteína. Essa estrutura é clivada antes e após a translação por proteases em 10 proteínas virais, incluindo proteínas não estruturais.

A síntese do novo RNA viral ocorre em um complexo de replicação que consiste de NS3, NS4, NS4B, NS5A e NS5B. Após adentrar em hospedeiro suscetível, o VHC invade, infecta e replica em vários tecidos, bem como em linfócitos periféricos B e T, além de em cerca de 10% dos hepatócitos, por trofismo.[5]

Pode haver lesão citopática direta causada pelo VHC. Contudo, o mecanismo mais comum de lesão ocorre pela resposta imune do hospedeiro.

O genótipo 1 é mais citopático e também o mais relacionado à infecção crônica pelo vírus. O risco de cirrose é mais comum nos genótipos 1b em relação aos genótipos 2 e 3.

Os linfócitos citotóxicos exercem papel essencial na resposta imune do hospedeiro ao VHC, bem como na lesão hepática. As células T citotóxicas (CTL) podem lesar diretamente os hepatócitos por apoptose. Contudo, a resposta imune é geralmente menos intensa, sendo rara a hepatite fulminante.

Na resposta imune inata, ocorre ativação de citocinas, como o interferon (IFN) alfa-1 e beta-1, que aumentam as proteínas responsáveis por expressar genes que inibem a replicação viral para combater a infecção e participam de diversos tipos celulares, como células *natural killer* (NK), células de Kupffer e células dendríticas.

Em relação à resposta humoral, trata-se de uma reação fraca e ocorre expressão da região hipervariável NS1/E2 na superfície do vírus, o que estimula células B a produzirem anticorpos (por volta de 7 a 31 semanas após infecção) responsáveis pelo combate humoral ao VHC e por várias manifestações extra-hepáticas.

A resposta imune celular ao VHC é essencial na eliminação viral, sendo mais intensa na infecção aguda. Os linfócitos T CD8 + agem de duas formas para eliminar o vírus: indução de apoptose do hepatócito e produção do IFN-gama. Na resposta celular, a produção de Th1 ou Th2 se relaciona à progressão da hepatite C crônica.

Alguns fatores do hospedeiro também influenciam na persistência da infecção pelo VHC. Algumas classes de MHC II (complexo principal de histocompatibilidade), como DR5, estão relacionados a menor incidência de cirrose. Fatores extrínsecos, como etilismo, tabagismo, coinfecção com hepatite B e HIV também se relacionam com a progressão da doença.[5]

QUADRO CLÍNICO

A maioria dos pacientes (70% a 80%) não apresenta qualquer sintoma da doença, sendo o diagnóstico realizado apenas com auxílio dos exames complementares laboratoriais. Quando presentes, costumam ser inespecíficos e gerais, como mal-estar, cansaço e perda de apetite. São raros os pacientes que evoluem com insuficiência hepática aguda ou fulminante, e a eliminação viral espontânea ocorre em até 45% dos casos, mais comumente em pessoas jovens, mulheres e naqueles pacientes que evoluem com icterícia.

Algumas manifestações extra-hepáticas também podem estar presentes. No espectro de transtornos linfoproliferativos, na crioglobulinemia mista, cerca de 90% dos pacientes estão infectados pelo vírus da hepatite C. O tratamento do VHC pode resultar na resolução da doença, sendo necessária plasmaférese em raros casos.[6] No linfoma não Hodgkin de células B, 15% dos pacientes apresentam hepatite C, sendo muito mais frequente do que na população geral[7]; contudo, o papel do tratamento antiviral é questionado na história natural da neoplasia.

A gamopatia monoclonal também é descrita, mas com associação menos robusta com o VHC. Em relação às manifestações cutâneas, observa-se forte associação com porfiria cutânea tardia, estando o VHC presente em até 50% desses pacientes[8] e sendo frequente a melhora do quadro com o tratamento com antivirais de ação direta.

No líquen plano, condição relacionada a uma variedade de doenças hepáticas, observam-se anticorpos anti-VHC em até 40% dos casos.[9] O eritema necrolítico acral e a vasculite leucocitoclástica também devem ser lembrados nesse grupo. Diversos distúrbios autoimunes podem estar presentes com a hepatite C, incluindo síndrome de Sjögren (doença

HEPATITE C

mais relacionada), artrite reumatoide, lúpus eritematoso sistêmico, poliarterite nodosa e síndrome antifosfolípide.[10] Além disso, manifestações renais por deposição de imunocomplexos contendo anti-VHC e RNA do VHC devem ser lembradas, sendo mais frequente a glomerulonefrite membranoproliferativa.[11]

DIAGNÓSTICO

A maior dificuldade na eliminação da hepatite C ocorre porque grande parte dos pacientes não recebe o diagnóstico precoce. Em razão do maior risco de exposição ao VHC, alguns grupos de pacientes, como pessoas vivendo com o vírus da imunodeficiência humana (HIV), pessoas com múltiplos parceiros sexuais ou com múltiplas infecções sexualmente transmissíveis, devem ser testadas pelo menos anualmente. Esses testes podem ser realizados individualmente ou em campanhas.

Alguns outros grupos também devem ser testados pelo menos uma vez na vida, incluindo pessoas com mais de 40 anos, profissionais de saúde ou de outras áreas com exposição de risco, usuários de drogas endovenosas ou álcool, pessoas privadas de liberdade e pessoas com histórico de hemotransfusão ou contato sexual com parceiro com VHC. Nesse grupo também se incluem pacientes com doenças crônicas, como diabetes e doença renal.[4,1]

Após a infecção pelo vírus, observa-se a presença do VHC-RNA em cerca de 14 dias, com elevação progressiva dos seus níveis e pico coincidindo com o início dos sintomas. Um teste com limite de detecção inferior ou igual a 15 UI/mL é recomendado, apesar de a grande maioria dos pacientes apresentarem mais de 1.000 UI/mL. Além do diagnóstico, o VHC-RNA também deve ser realizado após 12 a 24 semanas da resposta virológica sustentada (cura). Já os anticorpos anti-VHC se elevam cerca de 30 a 60 dias após a exposição viral e podem permanecer positivos por muitos anos. O período de incubação (tempo da exposição ao início dos sintomas) dura cerca de 4 a 12 semanas.[12]

A presença do anti-VHC reagente indica contato prévio com o vírus, porém não confirma infecção ativa, haja vista a possibilidade de infecção resolvida. Esse teste é feito por meio de sorologia clássica (ensaio imunoenzimático – Elisa) ou teste rápido. Deve-se, por esse motivo, solicitar um teste de detecção direta do vírus, sendo os testes moleculares (ou de ácidos nucleicos) usados para detectar o VHC-RNA

por método de proteína C-reativa e confirmar a replicação viral. Portanto, o melhor critério diagnóstico para a infecção aguda pelo VHC é a presença do VHC-RNA, mesmo com o anti-VHC negativo (janela soronegativa).

Quanto ao diagnóstico de hepatite C crônica, este se dá por anti-VHC reagente e confirmação com VHC-RNA detectável por mais de seis meses (Fluxograma 31.1).[12]

Nos casos de anti-VHC não reagente, caso se mantenha a suspeita da infecção, pode-se repetir o teste em 30 dias. Em pacientes imunodeprimidos e dialíticos, por exemplo, os anticorpos não são produzidos normalmente, podendo manter o anti-VHC negativo ao longo da infecção.[4]

No momento do diagnóstico, todos os pacientes devem ser testados para infecções por outros agentes, como o vírus da hepatite B (antígeno de superfície da hepatite B, anticorpos anti-HBc e anti-HBs), HIV e hepatite A. Os pacientes suscetíveis devem ser vacinados para hepatite A e B. Além disso, deve-se desencorajar o consumo de álcool.[1]

Outra etapa importante é realizar o estadiamento da doença hepática, o que pode ser feito por métodos invasivos ou não invasivos. Entre os não invasivos, os mais indicados são o índice de relação aspartato aminotransferase sobre plaquetas (APRI) e o Fibrosis-4 (FIB-4), que têm boa especificidade para fibrose F3 ou F4 de Metavir (fibrose avançada), apesar de baixa sensibilidade. Portanto, em pacientes classificados como de baixa probabilidade de fibrose avançada por esses métodos, deve-se considerar a biópsia hepática ou a elastografia. Esse estadiamento é importante para a indicação do esquema terapêutico a ser utilizado e principalmente para planejar o acompanhamento dos pacientes após a cura da infecção pelo vírus C.[4]

TRATAMENTO

O conhecimento do genoma do vírus C proporcionou tratamentos mais efetivos e toleráveis nos últimos anos. Os antivirais de ação direta (DAA) agem em locais específicos do ciclo de vida do VHC, mais especificamente em proteínas não estruturais do vírus, causando interrupção de sua replicação.[1]

Os inibidores da protease NS3/4A agem no processo pós-translacional e na replicação do VHC e marcam o início do desenvolvimento dos DAA, porém seus primeiros representantes já foram substituídos

Capítulo 31

245

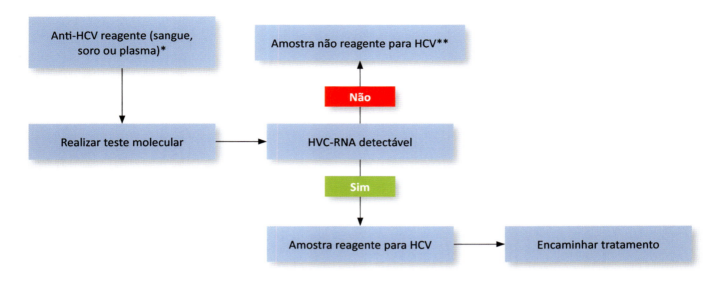

Fluxograma 31.1 Diagnóstico da hepatite C.
Fonte: adaptada de Ministério da Saúde; 2017.[4]

por drogas com menos interações medicamentosas, menos efeitos adversos e melhor posologia. Entre os fármacos em uso, destacam-se o glecaprevir, o grazoprevir e o voxilaprevir.

Os inibidores NS5A agem tanto na replicação quanto na formação do capsídeo do vírus. Os mais utilizados são o velpatasvir, o ledipasvir e o daclatasvir. Os inibidores da polimerase nucleosídeos (NS5B-NPI), por sua vez, agem principalmente na formação do RNA viral, atuando contra todos os genótipos, e têm elevada barreira à resistência. O único representante dessa classe é o sofosbuvir.

Já os inibidores da polimerase não nucleosídeos (NS5B-NNPI) têm baixa barreira à resistência, são mais específicos para o genótipo 1 e têm pior perfil de toxicidade, sendo reservados para esquemas conjuntos. Seu representante é o dasabuvir, atualmente já em desuso.[13]

Outra medicação utilizada é a ribavirina, administrada em combinação com os DAA em pacientes mais difíceis de tratar e cujo mecanismo de ação não é esclarecido. O interferon não é mais utilizado no tratamento da hepatite C.

A infecção pelo VHC sofre clareamento espontâneo em 20% a 50% dos pacientes não tratados, sendo a grande maioria nos primeiros seis meses. Contudo, dosagem de VHC-RNA negativa não deve ser critério de ausência de infecção ativa, em virtude da possibilidade de supressão transitória da viremia em pacientes em hemodiálise, por exemplo.[1]

Apesar dessa característica marcante da resposta do hospedeiro, todos os pacientes recém-diagnosticados devem ser tratados, sendo os regimes com DAA efetivos em mais de 95% dos casos. Inicialmente, devem ser observadas as contraindicações ao uso dos medicamentos, sendo o paciente orientado a evitar a automedicação. Alguns agentes indutores CYP/P-gp, como carbamazepina, fenitoína e fenobarbital, são contraindicados em todos os regimes, pelo risco de redução na concentração dos DAA. Regimes com inibidores de protease NS3/4A, como grazoprevir, glecaprevir ou voxilaprevir, são contraindicados em pacientes com cirrose descompensada (Child-Pugh B ou C) ou com episódios prévios de descompensação. Esses pacientes apresentam níveis mais elevados de inibidor da protease, com risco de toxicidade medicamentosa. Gestantes não devem receber quaisquer dos esquemas, e pacientes coinfectados com HIV requerem ajustes posológicos ou troca na terapia antirretroviral.[12]

HEPATITE C

Os DAA também apresentam efeitos adversos que devem ser observados durante o tratamento. A ribavirina é um dos medicamentos mais relacionados a esses eventos, podendo causar anemia hemolítica.[4]

O tratamento, segundo recomendação do Ministério da Saúde, deverá ser suspenso nas seguintes situações: presença de eventos adversos graves, contraindicação aos medicamentos, elevação de transaminases acima de 10 vezes o limite superior da normalidade, sepse ou descompensação hepática.[4]

De modo geral, o principal objetivo da terapia é a cura da infecção, que se resume na resposta virológica sustentada (RVS), definida por VHC-RNA indetectável após 12 semanas (RVS12) depois de completar o tratamento. Nesse caso, idealmente, utiliza-se método molecular de alta sensibilidade, inferior ou igual a 15 IU/mL. A RVS geralmente se relaciona à normalização das enzimas hepáticas e à melhora ou regressão da inflamação e da fibrose hepática, além de reduzir o risco de evolução para carcinoma hepatocelular (CHC).

As doses e os esquemas de tratamento em pacientes maiores de 18 anos não submetidos a tratamentos prévios com DAA podem ser vistos nas **Tabelas 31.1** e **31.2**. Em pacientes com disfunção renal e depuração de creatinina menor que 30, os esquemas são diferentes e devem seguir as recomendações do Ministério da Saúde, conforme o Protocolo Clínico e Diretrizes Terapêuticas para Hepatite C e Coinfecções.

Nos pacientes que têm diagnóstico de hepatite B com indicação de tratamento, este deve ser iniciado antes ou juntamente com o tratamento da hepatite C. Por fim, todos os pacientes devem ser orientados sobre as formas de transmissão da infecção, e a orientação quanto à ausência de imunidade ao vírus é também essencial, a fim de reduzir o risco de novas infecções, visto que o anticorpo anti-VHC não é um anticorpo neutralizante.[12]

Em relação à avaliação antes do início das medicações, é importante realizar hemograma, dosagem de creatinina e perfil hepático. Se o paciente estiver em uso de ribavirina, deve-se solicitar hemograma nas semanas 4, 8 e 12. Demais exames complementares devem ser guiados pelas comorbidades.[4]

Em pacientes com cirrose Child-Pugh B e C, inicia-se ribavirina na dose de 500 mg ao dia, podendo ser aumentada até 11 mg/kg/dia. Também é indicada para pacientes com menor chance de resposta virológica, como não respondedores aos esquemas com interferon, genótipo 3, sexo masculino e idade superior a 40 anos.

Quando coadministrada com atazanavir/ritonavir ou atazanavir/cobicistate, a dose do daclatasvir é reduzida de 60 mg para 30 mg/dia. Já quando administrada com efavirenz, etravirina ou nevirapina, a dose é elevada para 90 mg/dia.

Para ledipasvir/sofosbuvir, o tempo de tratamento poderá ser reduzido para oito semanas em pacientes virgens de tratamento, com carga viral inferior oi igual a 6 milhões UI/mL, não afrodescendentes e/ou não coinfectados pelo HIV.

TABELA 31.1 Posologia dos medicamentos para hepatite C.	
Medicamento	**Posologia**
Daclatasvir 60 mg	1 comprimido 1 x/dia
Daclatasvir 30 mg	1 comprimido 1 x/dia
Sofosbuvir 400 mg	1 comprimido 1 x/dia
Glecaprevir 100 mg/pibrentasvir 40 mg	3 comprimidos 1 x/dia
Velpatasvir 100 mg/sofosbuvir 400 mg	1 comprimido 1 x/dia
Ledipasvir 90 mg/sofosbuvir 400 mg	1 comprimido 1 x/dia
Elbasvir 50 mg/grazoprevir 100 mg	1 comprimido 1 x/dia
Ribavirina 250 mg	11 mg/kg/dia ou 1 g (< 75 kg) e 1,25 g (> 75 kg) via oral (adultos) e 15 mg/kg/dia (crianças)

Fonte: adaptada de Ministério da Saúde; 2017.[4]

MANUAL DE GASTROENTEROLOGIA E HEPATOLOGIA DO HCFMUSP

TABELA 31.2 Tratamento da hepatite C aguda e crônica para pacientes com idade maior ou igual a 18 anos, não submetidos a tratamentos prévios com DAA.			
	Pacientes iniciais sem cirrose	Pacientes iniciais com cirrose Child A	Pacientes iniciais com cirrose Child B e C
Genótipo 1a			
Sofosbuvir + daclatasvir ± ribavirina	12 semanas	12 semanas	24 semanas
Elbasvir/grazoprevir	16 semanas	16 semanas	—
Ledispavir/sofosbuvir ± ribavirina	12 semanas	12 semanas	24 semanas
Glecaprevir/pibrentasvir	8 semanas	12 semanas	—
Sofosbuvir / velpatasvir ± ribavirina	12 semanas	12 semanas	24 semanas
Genótipo 1b			
Sofosbuvir + daclatasvir ± ribavirina	12 semanas	12 semanas	24 semanas
Elbasvir/grazoprevir	12 semanas	12 semanas	—
Ledispavir/sofosbuvir ± ribavirina	12 semanas	12 semanas	24 semanas
Glecaprevir/pibrentasvir	8 semanas	12 semanas	—
Sofosbuvir/velpatasvir ± ribavirina	12 semanas	12 semanas	24 semanas
Genótipo 2			
Sofosbuvir + daclatasvir ± ribavirina	12 semanas	12 semanas	24 semanas
Glecaprevir/pibrentasvir	8 semanas	12 semanas	—
Sofosbuvir/velpatasvir ± ribavirina	12 semanas	12 semanas	24 semanas
Genótipo 3			
Sofosbuvir + daclatasvir ± ribavirina	12 semanas	24 semanas	24 semanas
Glecaprevir/pibrentasvir	8 semanas	12 semanas	—
Sofosbuvir/velpatasvir ± ribavirina	12 semanas	12 semanas	24 semanas
Genótipo 4			
Sofosbuvir + daclatasvir ± ribavirina	12 semanas	12 semanas	24 semanas
Glecaprevir/pibrentasvir	8 semanas	12 semanas	—
Sofosbuvir/velpatasvir ± ribavirina	12 semanas	12 semanas	24 semanas
Elbasvir / grazoprevir	12 semanas	12 semanas	—
Genótipos 5 e 6			
Sofosbuvir + daclatasvir ± ribavirina	12 semanas	12 semanas	24 semanas
Glecaprevir/pibrentasvir	8 semanas	12 semanas	—
Sofosbuvir/velpatasvir ± ribavirina	12 semanas	12 semanas	24 semanas

Fonte: adaptada de Ministério da Saúde; 2017.[4]

HEPATITE C

Pacientes com genótipos 1, 2, 4, 5 e 6 e com cirrose Child-B ou Child-C, sem contraindicações e tolerantes à ribavirina, poderão ter o tempo de tratamento diminuído para 12 semanas, desde que seja associada ribavirina ao NS5A.[4]

LEITURA SUGERIDA

1. Bhattacharya D, Aronsohn A, Price J, Lo Re V; AASLD-IDSA HCV Guidance Panel. Hepatitis C Guidance 2023 Update: AASLD-IDSA Recommendations for Testing, Managing, and Treating Hepatitis C Virus Infection. Clin Infect Dis. 2023 May 25:ciad319. doi: 10.1093/cid/ciad319. Epub ahead of print. PMID: 37229695.
2. Major ME, Feinstone SM. The molecular virology of hepatitis C. Hepatology. 1997;25(6):1527-38.
3. Organização Mundial da Saúde. Estimativas da OMS da prevalência e incidência da infecção pelo vírus da hepatite C por região da OMS, 2015. Geneva: OMS; 2017.
4. Brasil. Ministério da Saúde. Protocolo Clínico e Diretrizes Terapêuticas para Hepatite C e Coinfecções. Disponível em: http://antigo.aids.gov.br/pt-br/pub/2017/protocolo-clinico-e-diretrizes-terapeuticas-para-hepatite-c-e-coinfeccoes. Acesso em 02/12/2023.
5. Vizo ATR. Pathogenesis of hepatitis C: HCV consensus 2007. Braz J Infect Dis. 2007;11(Suppl 1).
6. Lunel F, Musset L, Cacoub P, Frangeul L, Cresta P, Perrin M, et al. Cryoglobulinemia in chronic liver diseases: role of hepatitis C virus and liver damage. Gastroenterology. 1994;106(5):1291-300.
7. Gisbert JP, García-Buey L, Pajares JM, Moreno-Otero R. Prevalence of hepatitis C virus infection in B-cell non-Hodgkin's lymphoma: systematic review and meta-analysis. Gastroenterology. 2003;125(6):1723-32.
8. Gisbert JP, García-Buey L, Pajares JM, Moreno-Otero R. Prevalence of hepatitis C virus infection in porphyria cutanea tarda: systematic review and meta-analysis, J Hepatol. 2003;39(4):620-27.
9. Gumber SC, Chopra S. Hepatitis C: a multifaceted disease. Review of extrahepatic manifestations. Ann Intern Med. 1995;123(8):615-20.
10. Ramos-Casals M, Muñoz S, Medina F, Jara LJ, Rosas J, Calvo-Alen J, et al. Systemic autoimmune diseases in patients with hepatitis C virus infection: characterization of 1020 cases (The HISPAMEC Registry). J Rheumatol. 2009;36(7):1442-8.
11. McGuire BM, Julian BA, Bynon Jr JS, Cook WJ, King SJ, Curtis JJ, et al. Brief communication: glomerulonephritis in patients with hepatitis C cirrhosis undergoing liver transplantation. Ann Intern Med. 2006;144(10):735-41.
12. European Association for the Study of the Liver. EASL recommendations on treatment of hepatitis C: Final update of the series. J Hepatol. 2020;73:1170-218.
13. Pockros PJ. New direct-acting antivirals in the development for hepatitis C virus infection. Therap Adv Gastroenterol. 2010;3(3):191-202.

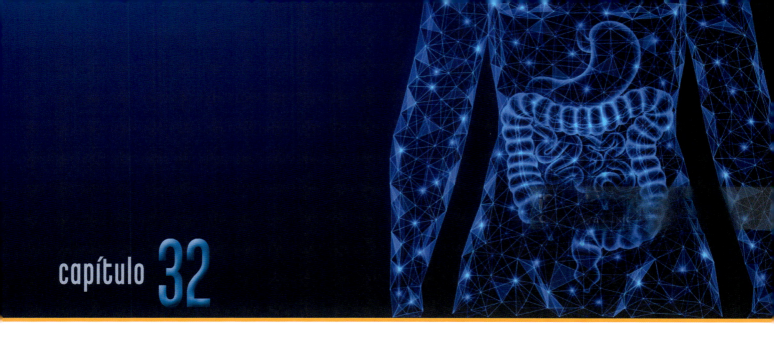

capítulo 32

Hepatite Autoimune

BIANCA POCOPETZ FACAS ▶ DÉBORA RAQUEL BENEDITA TERRABUIO

INTRODUÇÃO

A hepatite autoimune (HAI) é uma doença necroinflamatória crônica do fígado, imunomediada, cujos fatores desencadeantes ainda não estão completamente esclarecidos. Atinge indivíduos geneticamente predispostos, com ocorrência universal e nítido predomínio no sexo feminino, particularmente em jovens. É caracterizada por hipergamaglobulinemia, reatividade de autoanticorpos, associação com doenças autoimunes extra-hepáticas, histologia hepática com atividade inflamatória significativa e boa resposta ao tratamento imunossupressor.

A apresentação clínica varia substancialmente, desde quadros assintomáticos, detectados por alteração de transaminases em exames de rotina, até cirrose hepática descompensada e mesmo insuficiência hepática aguda grave. Em cerca de 50% dos casos, tem início insidioso, com adinamia e astenia, alterações laboratoriais, achados de imagem e/ou exame físico sugestivos de hepatopatia crônica, por vezes com cirrose hepática bem estabelecida. Metade dos pacientes relata episódio prévio de icterícia ou está ictérica.

A segunda forma mais comum de apresentação da doença mimetiza uma hepatite viral ou tóxico-medicamentosa, com icterícia, colúria, acolia, náuseas e desconforto em hipocôndrio direito. Elevações assintomáticas de enzimas hepáticas durante seguimento clínico de doenças autoimunes extra-hepáticas ou comorbidades são pouco comuns, correspondendo a 8% da casuística de 268 pacientes com HAI no Hospital das Clínicas da Faculdade de Medicina da Universidade de São Paulo (HC-FMUSP). A forma de apresentação fulminante é pouco frequente, em 3% a 5%, sendo mais comum na HAI tipo 2.

O diagnóstico deve ser considerado em todos os pacientes com inflamação aguda ou crônica do fígado, incluindo aqueles com insuficiência hepática aguda grave e disfunção do enxerto após transplante de fígado. Quando não tratada, a doença evolui rapidamente para cirrose hepática, com insuficiência hepática e óbito.

EPIDEMIOLOGIA

Há poucos estudos sobre a incidência e a prevalência da HAI, mas esta é considerada uma doença relativamente rara. A incidência de HAI tipo 1 é estimada em 1,5 a 3 casos a cada 100.000 indivíduos por ano, enquanto a HAI tipo 2 afeta 0,23 crianças a cada 100.000 por ano. A maioria (75% a 80%) dos indivíduos com HAI é do sexo feminino. A incidência de HAI tipo 1 varia de acordo com a idade, mostrando dois picos de incidência: um na infância e adolescência e outro por volta dos 40 anos de idade.

A HAI tipo 2 afeta quase exclusivamente crianças e adolescentes. No Brasil, apesar de haver poucos estudos publicados, é responsável por cerca de 5% a 10% das doenças hepáticas crônicas dos grandes centros e por cerca de 6% dos transplantes hepáticos realizados no HC-FMUSP. Estudos mais recentes evidenciaram um aumento de quase 50% na sua incidência nas últimas décadas.

PATOGÊNESE E FATORES DE RISCO

Fatores de risco, como idade, sexo feminino e condições ambientais (infecções virais, alterações da microbiota, exposição a xenobióticos), podem desencadear a perda de imunotolerância a autoantígenos hepáticos estruturalmente semelhantes (mimetismo molecular), gerando autorreatividade das células T (Linfócitos T) CD4 e CD8 em indivíduos geneticamente predispostos. Como consequência, há resposta imune aberrante e descontrolada, com necrose de hepatócitos, inflamação e desenvolvimento de fibrose hepática.

DIAGNÓSTICO

Não existem marcadores patognomônicos da HAI, de modo que o diagnóstico é realizado pela combinação de alterações histológicas (hepatite de interface com infiltrado predominantemente linfoplasmocitário e presença de rosetas de hepatócitos), clínicas e laboratoriais (elevação dos níveis de aspartato aminotransferase e alanina aminotransferase), hipergamaglobulinemia às custas de aumento de imunoglobulina G (IgG) na presença de reatividade para autoanticorpos.

No diagnóstico diferencial, deve-se descartar outras doenças hepáticas crônicas, particularmente aquelas que cursam com elevação predominante de transaminases e que acometem pacientes jovens, como hepatites virais, doença de Wilson, deficiência de alfa-1 antitripsina. Além disso, deve-se descartar também acometimento hepático de doenças autoimunes extra-hepáticas, como lúpus eritematoso sistêmico, doença celíaca e lesão hepática induzida por drogas e ervas.

Para uniformizar o diagnóstico e possibilitar a realização de estudos internacionais, o Grupo Internacional de Hepatite Autoimune (GIHAI) criou, em 1993, e revisou, em 1999, os critérios diagnósticos da doença (Tabela 32.1). Nesse escore são contemplados os principais aspectos clínicos, laboratoriais e histológicos da doença. O paciente apresenta diagnóstico definitivo quando obtém pontuação superior a 15 no período pré-tratamento e mais que 17 no período pós-tratamento.

A HAI apresenta dois subtipos bem estabelecidos, conforme o padrão de reatividade dos autoanticorpos hepáticos. A HAI tipo 1 é caracterizada pela positividade do antimúsculo liso (AML) e/ou anticorpo antinúcleo (ANA). Na HAI tipo 2, observa-se positividade para o antimicrossoma de fígado e rim tipo 1 (AAMFR-1 ou anti-LKM1), associada ou não à presença de anticitosol hepático tipo 1 (anti-LC1). A técnica mais recomendada para sua pesquisa é a imunofluorescência indireta, sendo que os títulos de autoanticorpos não têm correlação com a gravidade da doença e podem flutuar ao longo de sua evolução.

Para o diagnóstico da HAI, são valorizados títulos iguais ou superiores a 1:80; títulos abaixo de 1:40 são valorizados apenas na faixa etária pediátrica. Por outro lado, pacientes que mantêm títulos acima de 1:80 do AML e acima de 1:40 do antiactina durante tratamento imunossupressor, na maioria das vezes, não apresentam remissão da atividade da doença.

Em relação ao ANA, pode estar presente na população geral, em outras doenças reumatológicas e até mesmo em outras doenças hepáticas crônicas, como a doença hepática gordurosa não alcoólica do fígado. Os padrões associados à HAI são o homogêneo e o pontilhado fino. Padrões como *nuclear dots* e nucleolar não devem ser valorizados, ainda que o GIHAI não defina quais deveriam ser pontuados no escore para o diagnóstico da doença.

HEPATITE AUTOIMUNE

TABELA 32.1 Escore para diagnóstico de HAI de acordo com o GIHAI.	
Parâmetros	**Escore**
Sexo feminino	+ 2
Fosfatase alcalina: AST/ALT (número de vezes acima do normal)	
< 1,5	+ 2
1,5 a 3,0	0
> 3,0	- 2
Globulinas, gamaglobulinas ou IgG (número de vezes acima do normal)	
> 2,0	+ 3
1,5 a 2,0	+ 2
1,0 a 1,5	+ 1
< 1,0	0
Autoanticorpos (títulos por imunofluorescência em cortes de ratos) Adultos com ANA, AML, anti-LKM1	
> 1:80	+ 3
1:80	+ 2
1:40	+ 1
< 1:40	0
Antimitocôndria	- 4
Marcadores virais	
Anti-VHA IgM, AgHBs ou anti-HBc IgM positivo	- 3
Anti-VHC ou RNA do VHA positivo	- 3
Anti-VHA IgM, AgHBs, anti-HBc IgM ou anti-VHC negativos	+ 3
História de uso recente de drogas hepatotóxicas*	
Positiva	- 4
Negativa	+ 1
Consumo alcoólico	
< 25 g/dia	+ 2
> 60 g/dia	- 2
Outra doença autoimune no paciente ou em familiar de primeiro grau	+ 2
Histologia	
Hepatite de interface	+ 3
Rosetas	+ 1
Infiltrado inflamatório acentuado e predominantemente de plasmócitos	+ 1
Nenhuma das alterações acima	- 5
Alterações biliares sugestivas de CEP e CBP	- 3
Outra alteração sugestiva de outra etiologia	- 3

(*continua*)

Capítulo 32

MANUAL DE GASTROENTEROLOGIA E HEPATOLOGIA DO HCFMUSP

TABELA 32.1 (Cont.) Escore para diagnóstico de HAI de acordo com o GIHAI.	
Parâmetros	**Escore**
Autoanticorpos auxiliares em pacientes com ANA, AML, anti-LKM1	
Antiantígeno hepático solúvel, anticitosol hepático tipo 1, antifígado e pâncreas, antiproteína específica hepática, antirreceptor de asialoglicoproteína, antiantígeno de membrana plasmática de hepatócito humano ou antifração glicoesfingolipídea da membrana plasmática de hepatócito; positivo/negativo	+ 2/0
HLA-DR3 ou DR4 em caso de negatividade para os autoanticorpos (pode ser adaptado a variações geográficas)	+ 1
Resposta terapêutica	
Completa	+ 2
Recidiva durante ou depois da retirada do tratamento após resposta completa inicial	+ 3
Diagnóstico definitivo	
Antes do tratamento: > 15	
Após o tratamento: > 17	
Diagnóstico provável	
Antes do tratamento: 10-15	
Após o tratamento: 12-17	

* Drogas que mimetizam hepatite autoimune, inclusive com reatividade de autoanticorpos, como metildopa, macrodantina/nitrofurantoína, atorvastatina, propiltiouracil.

AST: aspartato aminotransferase; ALT: alanina aminotransferase; ANA: anticorpo antinúcleo; AML: antimúsculo liso; VHA: vírus da hepatite A; IgM: imunoglobulina M; VHC: vírus da hepatite C; ácido ribonucleico; CEP: colangite esclerosante primária; CBP: colangite biliar primária; HLA: antígeno leucocitário humano.

Fonte: Adaptada de International Autoimmune Hepatitis Group, 1999.

Um terceiro tipo de HAI, definido pela presença do anticorpo antiantígeno hepático solúvel fígado/pâncreas (anti-SLA/LP, do inglês *soluble* liver *antigen liver/pancreas*), tem sido sugerido, mas não foi aceito pelo GIHAI, já que o anticorpo pode ser encontrado na HAI tipo 1 e, em menor frequência, na HAI tipo 2. Até 20% dos casos de HAI são negativos para os anticorpos AML, ANA e anti-microssomal fígado-rim-1 (AAMFR-1) na presença de alterações características de HAI, configurando a HAI soronegativa.

Na suspeita de HAI soronegativa, deve-se investigar a presença de anti-SLA/LP, presente em 7% a 22% dos pacientes com HAI. Esse anticorpo apresenta especificidade de 99% para o diagnóstico de HAI. Em casuística do grupo de HAI do HCFMUSP, em estudo com 231 pacientes, o anti-SLA/LP foi encontrado em 23%, estando associação a marcadores de HAI tipo 1 em 22,6% e em 12,9% das HAI tipo 2. Sua grande importância foi nos casos sem os marcadores clássicos, em que foi encontrado em 37,9%, possibilitando o diagnóstico definitivo da doença **(Figura 32.1)**.

O anti-SLA/LP parece estar relacionado a uma doença mais grave e mais recidivante (após a suspensão da imunossupressão), e muitos autores recomendam o tratamento imunossupressor por toda a vida nesse subgrupo. As características clínicas desses três tipos de HAI são apresentadas na **Tabela 32.2**.

TRATAMENTO

O tratamento de primeira linha tem como objetivos melhorar os sintomas, controlar a inflamação hepática, alcançar remissão bioquímica e histológica, prevenir progressão da doença e promover regressão da fibrose hepática. A finalidade do tratamento é a normalização das transaminases e dos níveis de IgG.

Todos os indivíduos diagnosticados com HAI são candidatos ao tratamento, exceto aqueles com doença inativa evidenciada pela ausência de sintomas, exames laboratoriais e histopatológicos. A opção por não tratar deve ser tomada em conjunto com o paciente; nesses casos, deve-se manter monitoração com exames laboratoriais periodicamente **(Figura 32.2)**.

254

HEPATITE AUTOIMUNE

TABELA 32.2 Classificação da HAI,

Subtipo	Características	Comportamento
HAI-1	90% dos casos de HAI Positividade para ANA e/ou AML ou Anti- SLA/LP Início em qualquer idade Associação com HLA DR3, DR4, DR13 Gravidade clínica e histológica variável	Geralmente tem excelente resposta ao tratamento, mas com taxas de recidiva variáveis após a suspensão, necessitando de terapia de manutenção por longo prazo
HAI-2	Até 10% dos casos de HAI Positividade para anti-LKM1 e/ou anti-LC1 e raramente anti-LKM3 Início geralmente na infância e em adultos jovens Associação com HLA DR3 E DR7 Gravidade clínica e histológica comumente aguda e avançada	Boa resposta ao tratamento, mas com recidiva frequente após a suspensão, comumente necessitando de terapia de manutenção de longo prazo

HAI: hepatite autoimune; ANA: anticorpo antinúcleo; AML: antimúsculo liso; HLA: antígeno leucocitário humano.
Fonte: EASL; 2015.

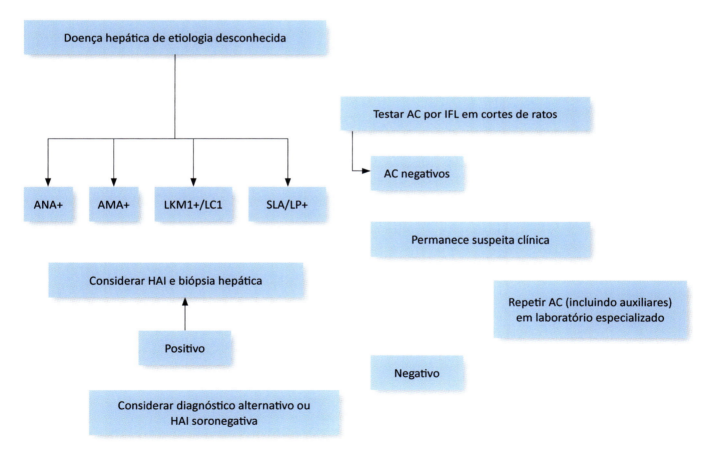

Figura 32.1 Algoritmo diagnóstico de HAI.
Fonte: adaptada de EASL; 2015.

Capítulo 32   255

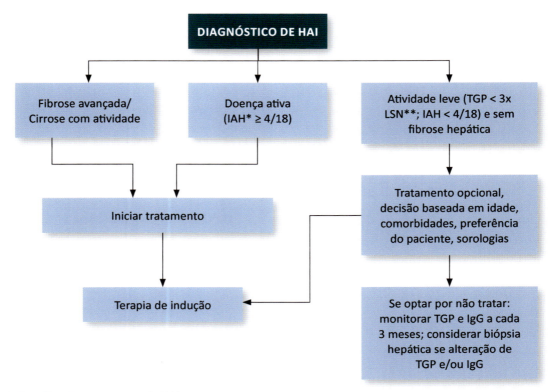

Figura 32.2 Indicações de tratamento da HAI.

HAI: hepatite autoimune; IAH: índice de atividade histológica; TGP: transaminase glutâmico pirúvica; LSN: limite superior da normalidade: IgG: imunoglobulina G.
Fonte: adaptada de EASL, 2015.

A doença grave sem tratamento apresenta mortalidade próxima de 40% em 6 meses. Por outro lado, estudos já demonstraram que o tratamento com azatioprina (AZA) e prednisona (PD) resultou em melhora bioquímica de 90% dos pacientes no primeiro ano, com reversão de fibrose em 53% a 57% dos casos e remissão sustentada da doença em 19% a 40% em um período de 3 anos. Entretanto, mesmo com a boa resposta ao tratamento imunossupressor, esses pacientes ainda apresentam mortalidade maior que a esperada para a população geral, possivelmente porque a resposta ao tratamento observada nos estudos iniciais não seja a mesma daquela observada na prática clínica diária. Quando se analisam os estudos de vida real, observa-se que a resposta é menor. No Reino Unido, por exemplo, apenas 41% dos pacientes tiveram remissão bioquímica e 12% progrediram para cirrose hepática. Na Itália, resultados semelhantes foram encontrados, com apenas 26% de remissão bioquímica. Em nosso serviço, apenas 36% dos pacientes atingiram remissão bioquímica e histológica em um período médio de 6 anos.

O tratamento inicial inclui o uso de PD, associada ou não à AZA. De acordo com as diretrizes americanas e europeias, o tratamento pode ser realizado com PD em monoterapia na dose de 40 a 60 mg/dia em adultos ou, em menor dose, 20 a 40 mg/dia em combinação com a AZA. A dose de AZA em adultos varia de acordo com a diretriz: nos EUA, é de 50 a 150 mg/dia; na Europa, é de 1 a 2 mg/kg/dia.

As diretrizes da European Association for the Study of the Liver (EASL) recomendam o início do tratamento com PD em monoterapia com 60 mg/dia, associando-se AZA após 2 semanas, em uma tentativa de minimizar efeitos colaterais e diminuir as taxas de suspensão da AZA. Entretanto, alguns estudos recentes não evidenciaram benefício dessa opção terapêutica. As diretrizes internacionais também recomendam a avaliação do *status* da tiopurina metiltransferase (TPMT) para excluir a rara possibilidade de hepatite induzida por AZA, porém esse exame não é disponível rotineiramente em nosso meio.

O tratamento de HAI com PD em monoterapia é apropriado para pacientes nos quais se espera que a

HEPATITE AUTOIMUNE

duração do tratamento seja inferior 6 meses p. ex., na suspeita de HAI-*like* induzida por drogas ou quando há contraindicação à AZA, como intolerância conhecida ou ausência da TPMT (Figura 32.3). Deve-se monitorar possíveis efeitos colaterais da AZA, como leucopenia e trombocitopenia, que justificam a diminuição da dose ou até suspensão da droga. A AZA deve ser descontinuada se não houver recuperação das citopenias em 1 a 2 semanas.

A rotina do departamento de Gastroenterologia do HC-FMUSP é de iniciar o tratamento com PD na dose de 30 mg/dia e AZA na dose de 50 mg/dia, já que o tratamento combinado se associa à menor incidência de efeitos colaterais, particularmente em pacientes cirróticos (25% na monoterapia com PD *versus* 8% no tratamento combinado). A redução mensal da dose da PD é feita com aumentos graduais da AZA até a menor dose necessária de ambos, visando à normalização bioquímica (PD 5 a 15 mg + AZA 50mg/dia até 2mg/kg/dia). Após a normalização bioquímica por um período de 2 anos, realiza-se biópsia hepática para documentar a presença de remissão histológica.

Embora as diretrizes internacionais não recomendem rotineiramente a realização de controle histológico de tratamento (a não ser em casos em que se avalie a possibilidade de suspensão da imunossupressão), em nossa casuística, cerca de 40% dos pacientes com remissão bioquímica (normalização das enzimas hepáticas e/ou níveis de IgG) não apresentam remissão histológica da doença, com aumento do risco de progressão de fibrose e de recidiva em caso de suspensão do tratamento. Valores de transaminases abaixo de metade do valor de referência da normalidade com níveis de IgG abaixo de 1.200 mg/dL apresentam alto valor preditivo para identificação de remissão e sucesso na suspensão da imunossupressão.

Após remissão bioquímica e histológica da doença, pode-se optar por suspensão da corticoterapia e manutenção do tratamento com AZA em monoterapia na dose de 2 mg/kg/dia, sendo esta a preferência das diretrizes internacionais. Outras opções incluem AZA e PD nas menores doses que mantenham remissão ou tentativa de suspensão da imunossupressão. Neste último caso, a chance de recidiva da doença, definida por aumento de enzimas hepáticas maior ou igual a três vezes o valor normal, com elevação dos níveis de IgG, é de 80%. A recidiva é menos frequente quanto maior o tempo de tratamento/normaliza-

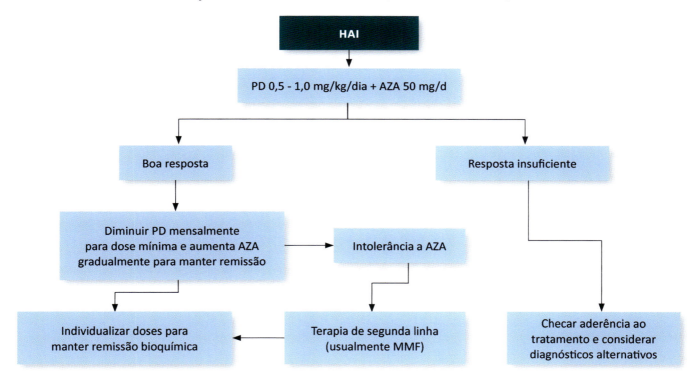

Figura 32.3 Algoritmo de tratamento da HAI.
HAI: hepatite autoimune; AZA: azatioprina; PD: prednisona; MMF: micofenolato.
Fonte: Adaptada de EASL; 2015.

ção bioquímica, na ausência de sinais bioquímicos (transaminases e IgG) e histológicos (índice de atividade histológica menor ou igual a 3) de atividade de doença e na ausência de reatividade para o anticorpo anti-SLA/LP. Caso opte-se pela suspensão da imunossupressão, o paciente deve ser monitorado rigorosamente para detecção precoce da recidiva, antes do desenvolvimento de insuficiência hepática ou de alterações laboratoriais mais significativas.

Outras opções de tratamento

A despeito do uso de AZA com PD, cerca de 9% dos pacientes pioram da doença hepática e 13% não atingem remissão completa, sendo necessária a suspensão da AZA por efeitos colaterais em até 10% e da PD em até 13% dos casos.

No cenário de intolerância à AZA, seja por efeito colateral gastrintestinal, seja por elevação de enzimas hepáticas ou citopenias, o micofenolato (MMF) é a droga de escolha. Para os casos de não resposta, não há definição clara na literatura sobre a melhor opção terapêutica, já que a maioria dos estudos inclui séries de casos, sem comparação com o tratamento habitual. Além disso, no Brasil, o Sistema Único de Saúde (SUS) não autoriza sua prescrição rotineiramente. Nessas situações, deve-se dosar os metabólitos da AZA, e este exame também pouco disponível no país, para auxiliar na identificação de pacientes não aderentes e com desvio de metabolismo para o metabólito hepatotóxico daqueles verdadeiramente não respondedores.

As terapias de segunda linha são utilizadas para manejo de falha ao tratamento, resposta incompleta e intolerância às drogas de primeira linha, que incluem MMF, inibidores da calcineurina (tacrolimus e ciclosporina), 6-mercaptopurina, ciclofosfamida, metotrexato e imunobiológicos como o rituximabe e infliximabe.

REFERÊNCIAS

1. Arndtz K, Hirschfield GM. The pathogenesis of autoimmnune liver disease. Dig Dis. 2016; 34(4): 327-33.
2. Couto CA, Terrabuio DRB, Cançado ELR, Porta G, Levy C, Silva AEB, et al. Update of the Brazilian Society of Hepatology recommendations for diagnosis and management of autoimmune diseases of the liver. Arq Gastroenterol. 2019;56(2):232-41.
3. European Association for the Study of the Liver. EASL Clinical Practice Guidelines: Autoimmune hepatites. J Hepatol 2015;63:971-1004.
4. Hartl J, Ehlken H, Weiler-Normann C, Sebode M, Kreuels B, Pannicke N, et al. Patient selection based on treatment duration and liver biochemistry increases success rates after treatment withdrawal in autoimmune hepatitis. J Hepatol. 2015;62(3):642-6.
5. Mack CL, Adams D, Assis DN, Kerkar N, Manns MP, Mayo MJ, et al. Diagnosis and management of autoimmune hepatitis in adults and children: 2019 Practice Guidance and Guidelines from the American Association for the Study of Liver Disease. Hepatology. 2020;72(2):671-722.
6. Mieli-Vergani G, Vergani D, Czaja AJ, Manns MP, Krawitt EL, Vierling JM, et al. Autoimmune hepatites. Nat Rev Dis Primers. 2018 Apr 12;4:18017.
7. Terrabuio D, Porta G, Cançado ELR. Particularities of autoimmune hepatitis in Latin America. Clin Liver Dis (Hoboken). 2020;16(3):101-7.

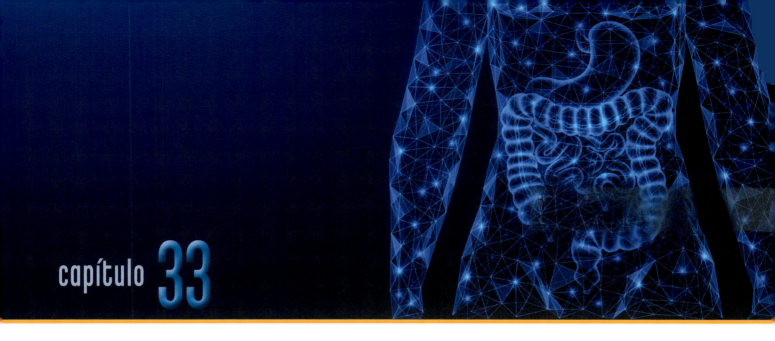

capítulo 33

Doença Colestática

ANA JULIA ANDRADE CARDOSO ▶ LAURA VILAR GUEDES

INTRODUÇÃO

O termo colestase refere-se à lentificação do fluxo biliar por obstrução da árvore biliar (microscópica ou macroscópica) ou disfunção do hepatócito na produção da bile. A alteração laboratorial chave para o diagnóstico dessa condição é a elevação sérica da fosfatase alcalina (FA). No entanto, como essa enzima está presente em outros tecidos do corpo, principalmente nos ossos, a gama-glutamil-transferase (GGT) é utilizada na orientação da origem hepática da alteração.

O critério bioquímico mais aceito para diagnóstico de colestase é:

$$FA > 1,5 \times LSN$$
$$+ GGT > 3 \times LSN$$

Em que:
LSN: limite superior da normalidade.

É importante ressaltar que a FA pode estar elevada sem colestase, como na presença de doença óssea, na gestação e em crianças e adolescentes. Nesses casos, deve-se considerar dosar, em situações excepcionais, suas isoenzimas.

A GGT também está presente em outros tecidos (rins, pâncreas, baço, coração, cérebro) e pode se alterar em praticamente qualquer doença hepática. Portanto, a alteração isolada de GGT não configura colestase, podendo estar relacionada a uma patologia (p. ex., consumo crônico de álcool, diversos medicamentos, síndrome metabólica) ou mesmo se apresentar na ausência de outras doenças.

Há doenças genéticas que causam colestase crônica com GGT normal, principalmente colestase intra-hepática familiar progressiva (PFIC, do inglês *progressive familial intrahepatic cholestasis*) 1 e 2, porém são raras e habitualmente diagnosticadas na infância. A colestase na gestação também pode cursar com GGT normal.

A colestase marcante frequentemente está associada a aumento secundário de transaminases por inflamação portal, e afecções hepatocelulares (com alterações predominantes de transaminases) também podem causar colestase por disfunção do hepatócito. Assim, considera-se alteração predominantemente colestática quando o aumento de FA é maior que o de transaminases, tendo como referência o LSN das enzimas, e não os valores absolutos.

Este capítulo se restringe às alterações predominantemente colestáticas de diagnóstico na idade adulta.

CLASSIFICAÇÃO E CAUSAS

Tendo em vista a grande variedade de doenças que podem resultar em colestase, para fins práticos, ela deve ser investigada inicialmente por ultrassom (US) e eventualmente complementada por outro exame de imagem, para ser classificada em:

- **Colestase extra-hepática (CEH):** quando há dilatação das vias biliares macroscópicas (intra e extra-hepáticas) visível nos exames de imagem (Figura 33.1);
- **Colestase intra-hepática (CIH):** quando não há dilatação biliar macroscópica, sendo causada por mau funcionamento hepatocitário ou acometimento das vias biliares microscópicas.

Menos comumente, uma dilatação biliar intra-hepática isolada pode ser visualizada na investigação de uma colestase; por exemplo, por tumor/cisto com efeito de massa, litíase intra-hepática no quadro de síndrome LPAC (*low-phospholipid-associated cholelithiasis syndrome*) ou dilatações císticas na doença de Caroli. Essas patologias não entram nessa classificação, por serem anatomicamente das vias biliares intra-hepáticas, porém macroscópicas, de diagnóstico por exame de imagem, assim como as CEH.

Além da classificação em intra e extra-hepática, uma colestase é considerada crônica se durar mais de 6 meses. Ainda que esse dado não esteja sempre disponível (ausência de exames anteriores para comparação), no contexto de urgência, as causas de colestase aguda devem ser as primeiras hipóteses a se evocar. Tendo como base esses parâmetros, as principais causas de colestase se tornam mais claras (Tabela 33.1).

DIAGNÓSTICO

A abordagem diagnóstica da colestase envolve, obrigatoriamente, alguns dados da anamnese e do exame físico, o perfil hepático e um US de vias biliares (Tabelas 33.2 a 33.4).

Após o diagnóstico, traça-se, então, um algoritmo de investigação etiológica (Figura 33.2), que mostra de forma clara outros exames que, embora não essenciais no momento do diagnóstico, são úteis na investigação da etiologia da colestase (Tabela 33.5).

TRATAMENTO

A abordagem terapêutica da colestase como sintoma de uma doença sistêmica difere daquela decorrente uma patologia primariamente colestática (Tabelas 33.6 e 33.7), sendo essencial, quando possível, o tratamento da doença de base para a compensação da colestase. Em contraste, o tratamento

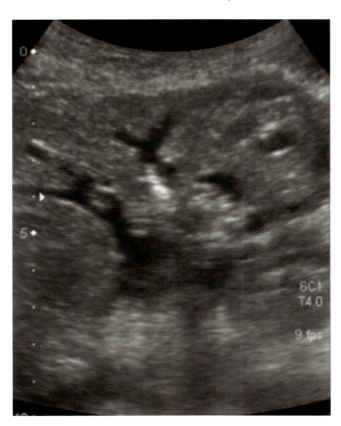

Figura 33.1 US mostrando dilatação de vias biliares intra e extra-hepáticas por coledocolitíase obstrutiva.

DOENÇA COLESTÁTICA

TABELA 33.1 Principais causas de colestase conforme sua classificação.

	Aguda	Crônica (> 6 meses)
Colestase extra-hepática	Coledocolitíase	Colangite esclerosante primária
	Neoplasia (cabeça de pâncreas, colangiocarcinoma, ampuloma)	Colangites esclerosantes secundárias, compressão biliar por cisto/massa/linfonodos, pancreatite crônica/biliopatia portal, isquemia, estenose biliar pós-cirúrgica, colangiopatia infecciosa do HIV+
	Pseudocisco pancreático, massa tumoral benigna	Colangite associada à IgG4
	Parasitas (principalmente áscaris)	
	Sepse, choque hemodinâmico, isquemia	Colangite biliar primária
Colestase intra-hepática	Colestase medicamentosa	Colangite esclerosante primária de pequenos dutos
	Hepatite infecciosa colestática (VHA, raramente VHB, CMV, EBV, sífilis)	Hepatopatia congestiva (ICC)
	Colestase da gravidez	Colestase prolongada induzida por drogas/anabolizantes
	Colestase por nutrição parenteral total	Doenças infiltrativas (neoplasias, colestase paraneoplásica, sarcoidose)
		Raras condições genéticas (*PFIC, BRIC*, Alagille, dutopenia idiopática)

HIV: vírus da imunodeficiência humana; IgG4: imunoglobulina 4; VHA: vírus da hepatite A; VHB: vírus da hepatite B; CMV: citomegalorírus; EBV: vírus Epstein-Barr; ICC: insuficiência cardíaca congestiva.

Fonte: Acervo do autor.

TABELA 33.2 Sinais e sintomas a serem explorados na abordagem inicial da colestase.

Questionar	Considerar
Contexto clínico (sepse, choque hemodinâmico, NPT)	Colestase secundária ao contexto
Sinais e sintomas de cirrose/hipertensão portal	Cirrose (causa ou consequência de colestase crônica)
Icterícia, dor e febre	Colangite bacteriana aguda (complicação de uma obstrução biliar)
Icterícia obstrutiva (icterícia rapidamente progressiva, colúria e acolia fecal, dor em hipocôndrio direito)	Colangite extra-hepática
Perda de peso, dor epigástrica	Neoplasia
Doença inflamatória intestinal (sintomas/antecedentes)	Colangite esclerosante primária
Astenia e prurido crônicos, hiperpigmentação cutânea, xantelasmas, manifestações autoimunes (síndrome de Sjögren, de Raynaud, de CREST)	Colangite biliar primária
Prurido no 3º trimestre de gestação	Colestase da gravidez

NPT: nutrição parenteral.

Fonte: Acervo do autor.

Capítulo 33

MANUAL DE GASTROENTEROLOGIA E HEPATOLOGIA DO HCFMUSP

TABELA 33.3 Antecedentes a serem questionados na abordagem inicial de uma colestase.

Questionar	Considerar
Medicações, drogas, álcool, chás, suplementos alimentares, anabolizantes (últimos 3 meses)	Hepatotoxicidade (para cada componente do produto, pesquisar risco)
Insuficiência cardíaca congestiva descompensada	Hepatopatia congestiva
Cirurgia de via biliar/colecistectomia	Colangite esclerosante secundária
Neoplasia	Metástase, tromboses, efeito da quimioterapia
Antecedente pessoal ou familiar: prurido na gestação ou com uso de contraceptivos, colecistectomia antes dos 49 anos	Síndrome LPAC
Outros: HIV, anemia falciforme	Causas de colestase específicas do contexto: HIV (CMV, *criptosporidium, isospora*) Anemia falciforme (risco para litíase, crises de falcização hepática com colestase possível)

HIV: vírus da imunodeficiência humana; CMV: citomegalorírus.

Fonte: Acervo do autor.

TABELA 33.4 Exames complementares indispensáveis na abordagem inicial de uma colestase.

Solicitar	Interpretar
Perfil hepático completo (AST, ALT, GGT, bilirrubinas, TP/RNI, albumina)	Padrão hepatocelular ou colestático
	Hiperbilirrubinemia (conjugada ou mista) possível, porém não obrigatória)
	Sinais de insuficiência hepática aguda
Se contexto de urgência/febre: hemograma PCR, sorologias virais	Possível colangite bacteriana associada
	Hepatite aguda viral colestática
Ultrassom	Nódulo/lesão hepática com dilatação focal de vias biliares
	Presença ou não de dilatação das vias biliares

AST: aspartato aminotransferase; ALT: alanina aminotransferase; GGT: gama-glutamil-transferase; TP/RNI: tempo de protrombina/razão normalizada internacional; PCR: proteína C-reativa.

Fonte: Acervo do autor.

específico da colestase é indicado nos casos de doença hepática colestática primária (CBP, CEP, colestases da gestação e as hereditárias) e eventualmente utilizado na colestase medicamentosa prolongada e em outras biliopatias (porém sem indicação bem estabelecida na literatura). Na indicação de tratamento específico, é aconselhável o acompanhamento em conjunto com o especialista.

O arsenal medicamentoso é dominado pelo ácido ursodesoxicólico (AUDC) (Tabela 33.8). Na colangite biliar primária (CBP), como segunda linha e em associação ao AUDC, o ácido obeticólico está disponível em alguns países, mas não no Brasil. O bezafibrato

(400 mg/dia) tem sido experimentado como segunda/terceira linha para CBP e para o prurido das colestases crônicas em geral, com bons resultados. Essa droga está disponível no Brasil, porém sem autorização para colestase e não é disponibilizada pelo Sistema Único de Saúde (SUS).

Do ponto de vista dos sintomas, o prurido na colestase é potencialmente incapacitante e deve ser levado em consideração. Quando há obstrução, a drenagem biliar é suficiente para sua resolução. Nas patologias primariamente colestáticas, o uso de medicações sintomáticas pode ser necessário. É importante ressaltar que o AUDC alivia o prurido na colestase

DOENÇA COLESTÁTICA

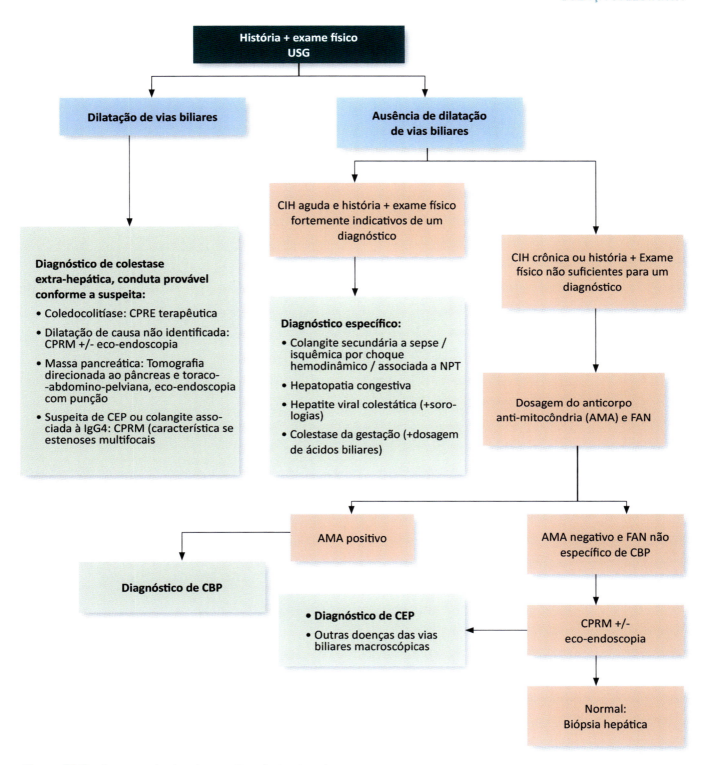

Figura 33.2 Algoritmo da abordagem diagnóstica da colestase.
Fonte: Adaptada de EASL, 2009.[1]

MANUAL DE GASTROENTEROLOGIA E HEPATOLOGIA DO HCFMUSP

TABELA 33.5 Exames complementares secundários na investigação de uma colestase.

	Situação específica	Solicitar	Interpretar
Investigação etiológica da CEH	CEH sem causa ou US com estenoses/dilatações ou Contexto de DII	CPRM Pesquisa de estenoses	Diagnóstico diferencial: CEP Colangite associada à IgG4 Colangite esclerosante secundária (a estenoses, isquemia, colangiopatia pós-COVID) Colangiocarcinoma Biliopatia portal
	CEH distal sem causa após CPRM ou Necessidade de punção de lesão	Ecoendoscopia	Colangiocarcinoma distal, ampulomas Diagnóstico diferencial de massa pancreática (benigna/maligna), pancreatite crônica compressiva
	Imagem sugere doença por IgG4 ou CEP suspeito (pancreatite associada, homem idoso)	Dosagem de IgG4 sérica (> 135 mg/dL)	Específica, porém de baixa sensibilidade – se normal, sugerir biópsia hepática ou punção por endosocopia da massa/infiltração pancreática
Investigação etiológica da CIH	CIH aguda + sintomas de infecção viral	Sorologias virais (VHA, VHB, CMV, EBV, HIV)	Hepatite aguda viral colestática
			Contexto de imunodepressão por HIV (CMV)
	CIH crônica	AMA + FAN	AMA fecha diagnóstico de CBP neste contexto Se AMA negativo: FAN "múltiplos pontos nucleares" ou "envelope nuclear" sugerem presença de anticorcopos anti-Sp-100 e anti-Gp-210, respectivamente (pouco disponíveis no Brasil; alta especificidade)
		AMA e FAN não diagnósticos: biópsia	CEP de pequenos dutos, CBP, AMA negativo, colestase medicamentosa (diagnóstico de exclusão), doenças infiltrativas, outros
	Prurido na gestação (2º ao 3º trimestre) Sem dilatação de vias biliares	Dosagem sérica de ácidos biliares	Colestase da gestação: relativamente rara, porém potencialmente fatal para o feto
			Fosfatase alcalina não interpretável neste contexto; possível GGT normal
Pesquisa de complicações	CEH ou CIH crônica	Elastografia hepática, plaquetas TP/RNI, fator V, vitamina D, DMO se associação de fatores de risco Perfil lipídico	Pesquisa de sinais de cirrose/hipertensão portal
			TP baixo por falta de fatores dep. de vitamina K (contrastando com fator V normal)
			Deficiência de vitamina D com/sem osteopenia/osteoporose
			Hiperlipidemia associada à colestase crônica (se isolada, não há risco cardiovascular aumentado)

CEH: colangite extra-hepática; US: ultrassom; DII: doença inflamatória intestinal; CPRM: colangiopancreatografia por ressonância magnética; CEP: colangite esclerosante primária; IgG4: imunoglobulina G4; CEH: colangite extra-hepática; VHA: vírus da hepatite A; VHB: vírus da hepatite B; CMV: citomegalovírus; EBV: vírus Epstein-Barr; HIV: vírus da imunodeficiência humana; AMA: anticorpos antimitocôndria; FAN: fator antinúcleo; CBP: colangite biliar primária; GGT: gama-glutamil-transferase; TP/RNI: tempo de protrombina/razão normalizada internacional; DMO: densidade mineral óssea.

Fonte: Acervo do autor.

264

DOENÇA COLESTÁTICA

TABELA 33.6 Abordagem terapêutica das colestases secundárias a patologias sistêmicas ou extra-hepáticas.

Patologia de base	Foco do tratamento
Colestase em doenças sistêmicas	Tratamento da causa: sepse, infecções (inclusive COVID-19), choque hemodinâmico, hepatopatia congestiva (ICC), amiloidose, sarcoidose, linfoma
	A colangiopatia do doente crítico/pós-COVID pode aparecer até 3 meses após a fase aguda da doença. Há estenoses/espessamentos da árvore biliar, sem benefício de tratamento específico
	Colestase associada à IgG4: Prednisolona oral (dose inicial de 0,5-0,6 mg/kg/dia) por 3 meses Corticoterapia prolongada +/– azatioprina em casos refratários
Obstrução de via biliar por doença extrínseca	Tratamento da doença de base (tumor/pseudocisto/causa de linfonodomegalia)
	Discussão multidisciplinar – possibilidade de drenagem de via biliar (endoscopista, radiologista, cirurgião e, eventualmente, oncologista)
	Na biliopatia portal, se não houver trombofilia, não há indicação de anticoagulação Investigar predisposição a trombose somente na ausência de cirrose como causa
Colestase induzida por drogas	A suspensão da droga é suficiente na maioria das vezes
	Eventualmente, se colestase prolongada, pode ser necessário tratar o prurido **(Tabela 33.9)**
	AUDC utilizado em casos selecionados na prática (pouco estabelecido na literatura)

ICC: insuficiência cardíaca congestiva; IgG4: imunoglobulina G4; AUDC: ácido ursodesoxicólico.

Fonte: Acervo do autor.

TABELA 33.7 Principais informações sobre o AUDC.

Características	Ácido biliar natural na bile humana em baixa concentração (1%), hidrofílico (em contraste com os ácidos biliares hidrfóbicos tóxicos de concentração séria elevada no caso de colestase)
Mecanismos de ação conhecidos	Aumento de AUDC na bile → redução proporcional dos ácidos biliares endógenos → redução da reabsorção (por competição) e concentração sérica
	Aumento da secreção biliar (propriedade colerética) e da proporção de bicarbonato na bile, importante para proteger o colangiócito
	De forma mais complexa, regulador e redutor da inflamação, apoptose e fibrose hepática
Efeitos adversos a saber	Diarreia como efeito colateral mais frequente (necessitando reduzir a posologia)
	Hepatotoxicidade em doses muito altas
Disponibilidade no Brasil	Comercializado no Brasil; registro da Anvisa para colestase crônica. No SUS (medicamento de alto custo), apenas para CBP

AUDC: ácido ursodesoxicólico; Anvisa: Agência Nacional de Vigilância Sanitária; SUS: Sistema Único de Saúde; CBP: colangite biliar primária.

Fonte: Acervo do autor.

Capítulo 33

265

MANUAL DE GASTROENTEROLOGIA E HEPATOLOGIA DO HCFMUSP

TABELA 33.8 Abordagem terapêutica específica das patologias primariamente colestáticas.

Patologia de base	Foco do tratamento
CBP	AUCD: 13 a 15 mg/kd/dia (*ad eternum*)
	Tratamento do prurido (Tabela 33.9) Possibilidade de transplante por situação se prurido refratário
	Rastreio de sintomas de doenças associadas (síndrome Sicca, Crest, esclerodermia, doença celíaca) e TSH
CEP	AUDC: 17 a 23 mg/kg/dia (pouca evidência de benefício, melhora laboratorial)
	Rastreio de DII por colonoscopia no diagnóstico (se presente, risco de câncer de cólon = rastreio anual)
	Risco de colangiocarcinome: US anual (rastreio) e se houver agravamento da colestase Colecistectomia se houver pólipo de vesícula biliar Estenoses dominantes (< 1 mm se intra ou < 1,5 mm se extra-hepática) devem ser investigadas para neoplasia e tratadas (CPRE terapêutica)
	Risco de colangites bacterianas – consultar precocemente se febre (se graves e de repetição, possibilidade de transplante por situação especial)
Colestase da gestação	O Capítulo 38 – Fígado e Gravidez deste livro será dedicado a esta patologia
Síndrome LPAC (colestase hereditária)	AUDC 10 mg/kg (melhora dos sintomas, porém sem respaldo na literatura) Risco de cálculos intra-hepáticos com colangie/pancreatite aguda mesmo após colecistectomia

Fonte: Acervo do autor.

da gestação, porém não é considerado tratamento do sintoma no contexto de outras patologias. As recomendações internacionais e da Sociedade Brasileira de Hepatologia para o tratamento do prurido são raramente aplicáveis no Brasil, devido às limitações de disponibilidade **(Tabela 33.9)**.

Na abordagem de uma colestase de causa crônica, suas complicações devem ser rastreadas e tratadas (deficiências vitamínicas, osteoporose, cirrose; **Tabela 33.10**). A hipercolesterolemia é uma complicação da colestase, mas isoladamente não está associada a risco cardiovascular, devendo ser tratada somente se houver outra indicação.

TABELA 33.9 Recomendações internacionais e da Sociedade Brasileira de Hepatologia para manejo medicamentoso do prurido colestático.

	Medicação	Informações	Disponibilidade no Brasil
1ª linha	Colestiramina	Quelador de ácido biliar (inibe a reabsorção) Necessárias 4 h entre o AUDC e a colestirasmina Efeito colateral mais comum: constipação intestinal	Comercializado no Brasil: sim Liberação da Anvisa para este uso: sim Disponível no SUS: não
2ª linha	Rifampicina	Habitualmente utilizado como antibiótico contra a tuberculose, porém capaz de induzir enzimas que sintetizam a bile	Comercializado no Brasil: sim Liberação da Anvisa para este uso: não Disponível no SUS: sim

Continua ▶

DOENÇA COLESTÁTICA

TABELA 33.9 (Cont.) Recomendações internacionais e da Sociedade Brasileira de Hepatologia para manejo medicamentoso do prurido colestático.

	Medicação	Informações	Disponibilidade no Brasil
3ª linha	Antagonista opioide (naltrexona)	Inibir a sensação de prurido ligada à via opioide	Comercializado no Brasil: sim Liberação da Anvisa para este uso: não Disponível no SUS: não
4ª linha	Setralina	Inibir a sensação de prurido ligada à via opioide	Comercializado no Brasil: sim Liberação da Anvisa para este uso: não Disponível no SUS: não

AUDC: ácido ursodesoxicólico; US: ultrassom; Anvisa: Agência Nacional de Vigilância Sanitária; SUS: Sistema Único de Saúde.
Fonte: Acervo do autor.

TABELA 33.10 Abordagem terapêutica das complicações da colestase.

Risco	Foco no manejo
Cirrose	Rastreio: elastografia (sugere-se anualmente)
	Tratamento: por especialista, rastreio e tratamento de suas complicações. Atenção às indicações por siatuação especial (CBP e CEP)
Osteopenia/osteoporose	Prevenção: cálcio (1 a 1,5 g/dia); vitamina D (400 a 800 UI/dia), se colestase crônica
	Rastreio: dosagem de vitamina D e, se fatores de risco adicionais (tabagismo, álcool, menopausa, histórico familiar, corticosteroides), DMO (repetir a cada 1 a 2 anos)
	Tratamento: bifosfonados (se osteopenia e colestase, discutir indicação)
Hiperlipidemia	Não há aumento do risco cardiovascular, se isolada. Se houver outros fatores de risco envolvidos com necessidade de tratamento, há segurança no uso de estatinas

CBP: colestase biliar primária; CEP: colangite esclerosante primária; DMO: densidade mineral óssea.
Fonte: Acervo do autor.

PONTOS-CHAVE

- A dilatação de vias biliares nos exames de imagem permite diferenciar a colestase intra da extra-hepática. Para isso, o US é o exame de primeira linha;
- O AMA é obrigatório na investigação de CIH crônica. A biópsia hepática deve ser considerada em pacientes com CIH crônica e autoanticorpos negativos;
- A colestase é comumente secundária a doenças sistêmicas e nem sempre requer tratamento específico. Quando decorrente de doença primariamente colestática ou em casos selecionados, o AUDC é a droga de primeira escolha;
- O tratamento do prurido segue uma escala bem estabelecida em literatura, porém com limitações no Brasil;
- As complicações da colestase crônica devem ser rastreadas e tratadas.

LEITURA SUGERIDA

1. Bittencourt PL, Couto CA. Manual de condutas em doenças colestáticas e autoimunes do fígado. São Paulo: DOC Content; 2019.
2. Coperchot C. Mécanismes d'action de l'acide ursodésoxycholique. Paris: Association Française pour l'Étude du Foie; 2015.
3. Couto CA, Terrabuio DRB, Cançado ELR, Porta G, Levy C, Silva AEB, et al. Update of the Brazilian Society of Hepatology recommendations for diagnosis and management of autoimmune diseases of the liver. Arq Gastroenterol. 2019;56(2):232-41.
4. European Association for the Study of the Liver. EASL Clinical Practice Guidelines: management of cholestatic liver diseases. J Hepatol. 2009;51:237-67.
5. European Association for the Study of the Liver. EASL Clinical Practice Guidelines: the diagnosis and management of patients with primary biliary cholangitis. J Hepat. 2017;67(1):145-72.

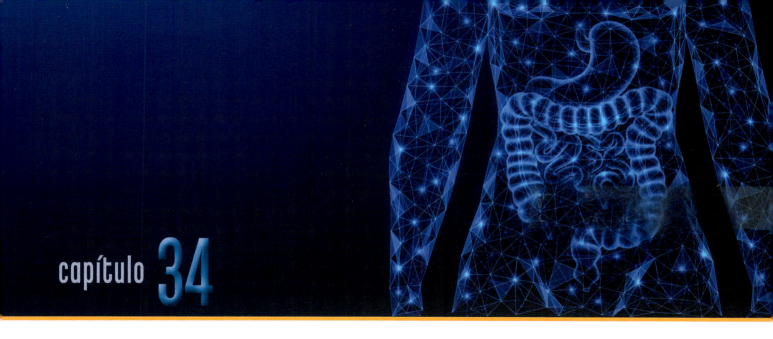

capítulo 34

Doença de Wilson

MARIANA CALDEIRA MONTE ▶ MARTA MITIKO DEGUTI

INTRODUÇÃO

A doença de Wilson (DW) é um distúrbio raro, de herança autossômica recessiva, ligado a mutações no gene *ATP7B*. A proteína homônima codificada é um transportador de cobre no interior do hepatócito.

O cobre é um oligoelemento essencial ao organismo. Atua como agente oxidante em diversas reações metabólicas, incorpora-se em enzimas como superóxido dismutase, proteínas do citocromo e apoceruloplasmina. Além disso, desempenha papel como cofator para metabolismo celular, formação de células sanguíneas e síntese de neurotransmissores. A ingestão diária é de aproximadamente 2 a 5 mg, o que excede a necessidade metabólica orgânica. Assim, a maior parte necessita ser excretada pela bile.

Entretanto, na DW, a proteína ATP7B defeituosa não promove excreção biliar do cobre excedente, que passa a se acumular em tecidos como fígado, córneas e sistema nervoso central, na região dos gânglios da base. Além disso, ela não transporta o cobre que ativaria a apoceruloplasmina (forma instável) em holoceruloplasmina (forma estável e responsável pela maior parte do transporte de cobre).

Até o presente momento, mais de 800 mutações já foram descritas no gene *ATP7B*, que se localiza na posição 14.3 no braço longo do cromossomo 13. Os portadores de DW podem apresentar uma única mutação em homozigose ou duas mutações distintas em cada um dos alelos, isto é, na forma de heterozigose composta. Cerca de 98% dos pacientes têm ao menos uma mutação detectada, em pelo menos um dos alelos. Também é bem demonstrado que não existe correlação linear entre fenótipo e genótipo. No Brasil, as mutações p.A1135Qfs e p.L708P são as mais frequentes, embora existam variações regionais. Já nas populações europeias e asiáticas, as mutações H1069Q e R778L são as mais comuns, respectivamente.

EPIDEMIOLOGIA

A prevalência global da DW é estimada entre 1:10.000 e 1:30.000 indivíduos, segundo dados da Organização Mundial da Saúde (OMS). Esses números são compatíveis com o que se acredita que ocorra na população brasileira, com uma frequência esperada (incidência populacional) de 0.000041 ou 41×10^{-6}.

A doença acomete qualquer faixa etária e está presente em todo o mundo, devendo ser lembrada no diagnóstico diferencial das hepatopatias. O rastreamento em familiares de primeiro grau a partir do primeiro caso detectado é obrigatório.

A maioria dos indivíduos com DW são diagnosticados entre 5 e 35 anos de idade, destacando-se duas principais formas de apresentação clínica: hepática, desde alterações isoladas em enzimas hepáticas e insuficiência hepática grave até cirrose descompensada; e neurológica, com disfunção do sistema extrapiramidal e envolvimento bulbar, podendo-se observar concomitantemente alterações psiquiátricas. Outras possíveis manifestações são alterações hematológicas, oculares e renais. A Tabela 34.1 sintetiza esses padrões.

A insuficiência hepática aguda é predominante em mulheres jovens e manifesta-se com icterícia, hemólise, colinesterase baixa, aminotransferases levemente aumentadas e fosfatase alcalina em níveis dentro da referência ou discretamente alterados. Caracteristicamente, a relação de níveis séricos da fosfatase alcalina e bilirrubinas é menor que 4,0, e a relação de aspartato aminotransferase (AST) e alanina aminotransferase (ALT) é superior a 2,2. Frequentemente, o quadro grave manifesta-se em associação com anemia hemolítica Coombs-negativa e insuficiência renal aguda.

TABELA 34.1 Manifestações clínicas na doença de Wilson.

Forma hepática

- Elevação persistente das aminotransferases
- Esteatose hepática
- Hepatite crônica
- Cirrose
- Hepatite aguda
- Insuficiência hepática aguda

Continua ▶

TABELA 34.1 (Cont.) Manifestações clínicas na doença de Wilson.

Forma neurológica (distúrbios de linha extrapiramidal)

Mais frequentes:
- Disartria
- Alterações da marcha
- *Risus sardonicus*
- Distonia
- Rigidez
- Tremores
- Disfagia

Raras:
- Coreia
- Atetose

Psiquiátricas

- Depressão
- Irritabilidade
- Ansiedade
- Hiperatividade
- Impulsividade
- Desinibição sexual
- Psicose
- Atraso no desenvolvimento escolar

Renais

- Acidose tubular renal
- Hematúria
- Proteinúria
- Nefrolitíase
- Insuficiência renal aguda

Ocular

- Anéis de Kayser-Fleischer
- Catarata em girassol (muito rara)

Hematológica

- Anemia hemolítica
- Coagulopatia
- Trombocitopenia

Outras manifestações

- Lunulae ceruleae
- Doença cardíaca
- Pancreatite aguda
- Artropatia
- Amenorreia, infertilidade ou abortamento
- Hipoparatireoidismo

DOENÇA DE WILSON

O prognóstico de sobrevida depende da gravidade da doença hepática e neurológica e da adesão ao tratamento medicamentoso. Nos pacientes com insuficiência hepática aguda, um índice prognóstico foi desenvolvido, e posteriormente, modificado por Dhawan et al.[1] (Tabela 34.2). Pontuação superior ou igual a 11 na apresentação mostrou-se útil na identificação de pacientes que têm alto risco de mortalidade sem transplante hepático.

O envolvimento neurológico costuma surgir após as manifestações hepáticas e acomete preferencialmente os jovens do sexo masculino com idade em torno de 19 anos de idade. As manifestações psiquiátricas costumam ocorrer em associação com o quadro neurológico, mas em aproximadamente um terço dos pacientes antecedem os distúrbios extrapiramidais.

DIAGNÓSTICO

O diagnóstico da DW é estabelecido pela combinação de sinais e sintomas clínicos e alguns testes complementares. Os principais exames são dosagem de ceruloplasmina sérica, excreção urinária de cobre de 24 horas (sem e com estímulo de D-penicilamina), cálculo do cobre livre sérico e a pesquisa de anéis de Kayser-Fleischer com lâmpada de fenda. Podem contribuir para o diagnóstico, quando necessário, biópsia hepática, quantificação de cobre no tecido hepático, pesquisa de mutações no gene ATP7B e ressonância magnética de encéfalo.

Os exames laboratoriais complementares para o diagnóstico da DW e os principais aspectos a serem considerados na interpretação dos resultados estão listados na Tabela 34.3.

Ceruloplasmina

A ceruloplasmina, proteína de 132 kDa sintetizada no fígado, é responsável pelo transporte da maior parte do cobre. A mutação do ATP7B, com consequente inativação na formação de holoceruloplasmina (6 átomos de cobre/molécula), resulta em níveis séricos de ceruloplasmina (< 20 mg/dL) e cobre total caracteristicamente diminuídos. No entanto, os níveis de cobre sérico livre são elevados.

A ceruloplasmina também se comporta como prova de fase ativa, e pode se elevar em condições de gestação ou uso de estrógenos. Também pode estar reduzida em situações de má absorção entérica, como aceruloplasminemia. Contudo, a dosagem isolada de ceruloplasminemia não é suficiente para diagnosticar ou excluir DW.

Cobre sérico

Apesar de ser uma doença caracterizada pelo excesso de cobre no organismo, a dosagem do cobre sérico total encontra-se reduzida, refletindo a diminuição da ceruloplasmina plasmática. Em condições como lesões hepáticas graves e insuficiência hepática aguda devido à DW, o cobre sérico pode estar normal ou elevado devido à liberação súbita de cobre sérico livre (cobre não ligado à ceruloplasmina) originado do tecido hepático lesado. Pacientes com DW têm níveis de cobre livre entre 10 e 20 µg/dL, e indivíduos sintomáticos apresentam níveis superiores a 20 µg/dL.

A determinação do cobre sérico livre é estimada pela fórmula:

TABELA 34.2 Índice prognóstico na DW, modificado por Dhawan et al.				
Pontuação	1	2	3	4
Bilirrubina total (mg/dL)	5,9 a 8,8	8,9 a 11,7	11,8 a 17,5	> 17,5
AST (U/L)	100 a 150	151 a 300	301 a 400	> 400
RNI	1,3 a 1,6	1,7 a 1,9	2,0 a 2,4	> 2,4
Leucócitos ($10^{9/L}$)	6,8 a 8,3	8,4 a 10,3	10,4 a 15,3	> 15,3
Albumina (g/dL)	3,4 a 4,4	2,5 a 3,3	2,1 a 2,4	< 2,1

AST: aspartato aminotransferase; RNI: razão normalizada internacional do tempo de protrombina.

Fonte: Dhawan et al., 2005.

MANUAL DE GASTROENTEROLOGIA E HEPATOLOGIA DO HCFMUSP

TABELA 34.3 Principais alterações clínicas e de testes laboratoriais utilizados para o diagnóstico da DW.

Ceruloplasmina < 20 mg/dL (< 0,2 g/L)

Falso-negativo: inflamação hepática, estrógenos, gestação, infecção, crianças, sobre-estimativa no ensaio imunológico

Falso positivo: crianças, aceruloplasminemia, heterozigotos do gene *ATP7B* (20%), doença de Menkes (defeito *ATP7A*), hepatopatia avançada, doença celíaca, má absorção, desnutrição, nefropatia perdedora de proteínas, administração excessiva de zinco

Anéis de Kayser-Fleischer

Presente em 95% dos indivíduos com sintomas neurológicos e ausente em até 50% dos doentes com DW hepática

Falso-positivo: doença colestática crônica

Cobre hepático > 250 µg/g (> 4 µmol/g) de peso seco

Limitações: distribuição heterogênea do cobre no tecido hepático; requer biópsia hepática que nem sempre é possível no paciente grave; o método não é facilmente disponível na prática clínica

Falso-negativo: fibrose

Falso-positivo: doença colestática

Cuprúria/24 h > 100 µg (> 1,6 µmol)

> 1.600 µg (> 25 µmol) após administração de 500 mg de DPA no início e depois de 12 horas durante a coleta de urina de 24 h

Crianças: > 40 µg (> 0,64 µmol)

Falso-negativo: coleta incorreta, criança sem doença hepática

Falso-positivo: contaminação, necrose hepatocelular, colestase, hepatite autoimune, heterozigotos saudáveis

Cobre sérico livre > 25 µg/dL (> 3,9 µmol/L)

Falso-negativo: sobre-estimativa da dosagem de ceruloplasmina no ensaio imunológico

Falso-positivo: colestase, insuficiência hepática aguda, intoxicação por cobre

Sequenciamento do gene *ATP7B*

Teste de referência para o diagnóstico

Vantagens: confirmação diagnóstica e rastreio de familiares

Desvantagens: pouco disponível na rotina; a não detecção de mutações não descarta o diagnóstico; dúvidas quanto à penetrância do gene em indivíduos assintomáticos e sem alterações laboratoriais

DPA: D-penicilamina.

Fonte: Acervo do autor.

> Cobre livre (µg/dL) = cobre total (µg/dL) −
> [3,15 × ceruloplasmina (mg/dL)] com
> ceruloplasminemia dosada por nefelometria

Dosagem de cobre na urina de 24 horas

A quantidade de cobre excretado na urina de 24 horas, em indivíduos sem insuficiência renal, reflete a quantidade de cobre sérico não ligado à ceruloplasmina, sendo uma ferramenta útil no diagnóstico e na monitorização do tratamento. Em adultos sinto-

máticos não tratados, cuprúria basal superior a 1,6 µmol/24 h (100 µg/24h) é indicativa de DW.

Biópsia hepática e quantificação de cobre hepático

Uma biópsia hepática pode ser necessária se os sinais clínicos e os testes não invasivos não permitirem um diagnóstico final ou se houver suspeita de outra doença hepática ou diagnóstico adicional. O estudo anatomopatológico pode evidenciar esteatose macro ou microvesicular, achados de hepatite autoimune e fibrose, com evolução para cirrose em adolescentes. As colorações específicas, como rodanina e orceína, detectam os depósitos de cobre lisossômico, o que ocorre durante uma fase intermediária de evolução da doença. Portanto, o resultado negativo não descarta a possibilidade de DW. Quando reagente, pode subestimar a concentração hepática de cobre, porque está sujeita a erros de amostragem. Também não é achado patognomônico, pois ocorre em outras condições, como na colestase crônica.

A quantificação de cobre no tecido hepático não está facilmente disponível na rotina da prática clínica em nosso país. Entretanto, é de grande importância, pois possibilita o diagnóstico definitivo quando se quantifica cobre hepático superior a 4 µmol/g (250 µg/g) de peso seco. Níveis intermediários, de 50 a 250 µg/g, são compatíveis; já níveis inferiores a 50 µg/g excluem o diagnóstico.

Manifestações oculares, neurológicas e exames de imagem do encéfalo

O anel de Kayser-Fleischer, visto ao exame com lâmpada de fenda, ocorre em mais de 90% dos pacientes com envolvimento neurológico, mas apenas na metade dos casos com doença hepática. Deve-se realizar o exame neurológico em todo paciente com DW, ainda que a forma de apresentação predominante seja hepática. A ressonância magnética de encéfalo pode revelar hipersinal na sequência T2 em gânglios da base, *tectum*, bulbo espinhal, tálamo e tronco. É interessante observar que esses achados podem anteceder a instalação de manifestações clínicas neurológicas.

O sinal da "face do panda gigante" é um achado incomum, mas praticamente patognomônico da DW.

Teste para o gene ATP7B

O sequenciamento do gene *ATP7B* permite confirmar o diagnóstico precocemente e de maneira não invasiva, auxiliando na decisão quanto ao início do tratamento em pacientes com hepatopatia crônica idiopática. Além disso, define o diagnóstico em casos de insuficiência hepática aguda grave e permite o rastreio em familiares de portadores de DW. Entretanto, é importante lembrar que portadores de mutações no gene *ATP7B* não necessariamente desenvolverão DW ao longo da vida.

Para o diagnóstico da DW foi proposto um sistema de pontuação baseado nos testes disponíveis (**Tabela 34.4**). O algoritmo diagnóstico baseado nessa pontuação é apresentado na **Figura 34.1**.

Tabela 34.4 Sistema de pontuação para diagnóstico da doença de Wilson (Leipzig, 2001).	
Sinais e sintomas típicos	
AKF:	
Presente	2
Ausente	0
Sintomas neurológicos:	
Grave	2
Moderado	1
Ausente	0
Ceruloplasmina sérica	
> 0,2 g/L (normal)	0
0,1 a 0,2 g/L	1
< 0,1 g/L	2
Anemia hemolítica/Coombs negativo	
Presente	1
Ausente	0
Outros testes	
Cobre hepático (na ausência de colestase)	
> 5 × LSN (> 4 µmol/g)	2
< 5 × LSN (0,8 a 4 µmol/g)	1
Normal (< 0,8 µmol/g)	−1
Grânulos rodanina-positivos	1
Cobre urinário (na ausência de hepatite aguda)	
Normal	0
1 a 2 × LSR	1
> 2 × LSR	2
Normal, mas > 5 × LSR após DPA	2
Pesquisa de mutações	
Presente em ambos os alelos	4
Presente em 1 alelo	1
Ausente	0
Pontuação total	
≥ 4: diagnóstico estabelecido	
3: diagnóstico possível, necessidade de mais testes	
≤ 2: diagnóstico muito improvável	

AKF: anel de Kayser-Fleischer; LSR: limite superior da referência; DPA: D-penicilamina.

Fonte: EASL, 2012.[2]

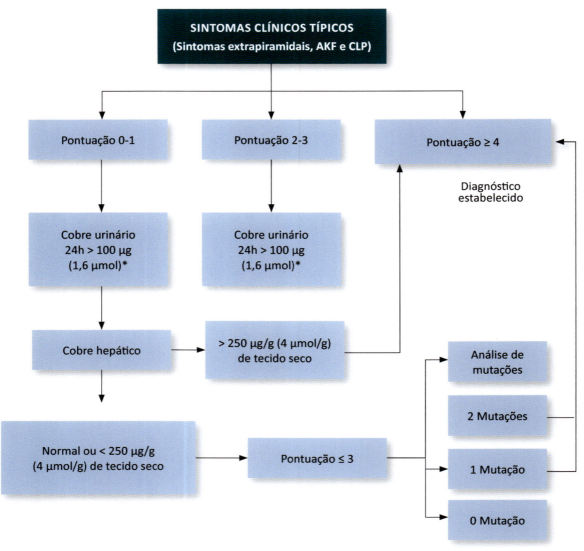

Figura 34.1 Algoritmo de diagnóstico para doença de Wilson baseado na Pontuação de Leipzig.
* Em crianças, o limite pode ser diminuído para 0,64 µmol.
AKF: anel de Kayser-Fleischer; CLP: ceruloplasmina.
Fonte: adaptada de EASL; 2012.[2]

TRATAMENTO

Uma vez estabelecido o diagnóstico, o tratamento deve ser contínuo por toda a vida e necessita ser monitorado em termos de eficácia (incluindo adesão ao tratamento) e efeitos colaterais. As terapias farmacológicas disponíveis no Brasil até o momento são baseadas no uso de quelantes que induzem a excreção renal do cobre (DPA, trientina) ou em estímulo das metalotioneínas endógenas (sais de zinco, DPA) e redução da absorção intestinal de cobre (sais de zinco). O tetratiomolibdato de amônio, medicação ainda não disponível comercialmente, atua formando complexos com cobre, por reduzir a absorção intestinal, assim como a captação celular. O transplante hepático aumenta a sobrevida dos pacientes com quadros de insuficiência hepática aguda ou cirrose descompensada.

A **Tabela 33.5** resume as principais medicações utilizadas no tratamento da DW, suas características, seus eventos adversos e sua monitorização terapêutica. O **Fluxograma 34.1** resume a abordagem terapêutica para pacientes com DW.

DOENÇA DE WILSON

Tabela 34.5 Medicações utilizadas no tratamento da DW.

Droga e mecanismo de ação	Dose e orientações	Monitorização terapêutica	Eventos adversos
DPA*, quelante Induz cuprúria Estimula metalotioneínas endógenas Excreção renal	Inicial: 250-500 mg/dia. Acréscimo de 250 mg a cada 4-7 dias, até 1.000 a 1.500 mg/dia divididos em 2 a 4 doses Manutenção (após 4-6 meses): 750 a 1.000 mg/dia, divididos em 2 doses Crianças: 20 mg/kg/dia Gestação: reduzir 25%-50% da dose de DPA no 1º trimestre	Inicial: cobre em urina de 24 h > 1.000 µg (16 µmol) Manutenção: cobre em urina de 24h entre 200 e 500 µg (3-8 µmol) Não aderência: Cobre em urina de 24 h < 200 µg durante tratamento Cobre em urina de 24 h > 100 µg (> 1,6 µmol) Cobre livre > 15 µg/L após 2 dias de suspensão da DPA	20% a 30% durante o tratamento Precoces Deterioração neurológica paradoxal Febre, *rash* cutâneo, linfadenopatia Leucopenia, plaquetopenia Proteinúria Tardias Nefrotoxicidade, hepatotoxicidade Alterações dermatológicas (pênfigo, líquen plano, estomatite aftosa, elastose perfurante serpiginosa) Outras: síndrome lúpus-*like*, retinite serosa, miastenia *gravis*, polimiosite Neutropenia, anemia sideroblástica e hemossiderose podem indicar depleção excessiva de cobre
Trientina, quelante Induz cuprúria Intolerantes à DPA	Inicial: 750-1.500 mg/dia dividido em 2-3 doses Manutenção: 750 a 1.000 mg/dia Crianças: idem DPA	Inicial: cobre em urina de 24 h > 500 µg Manutenção: Cobre em urina de 24 h: 200 a 500 µg Cobre livre < 10 µg/dL	Deterioração neurológica menos frequente
Sais de zinco*** (sulfato, acetato) Estimula metalotioneínas endógenas Inibe absorção intestinal do cobre	Manutenção: 150 mg de zinco elementar/dia divididos em 3 doses Crianças < 50 kg: 75 mg de zinco elementar/dia divididos em 3 doses	Cobre em urina de 24 h < 75 µg Cobre livre < 10 µg/dL Monitorar nível sérico de zinco	Irritação gástrica (sulfato) Elevação de amilase e/ou lipase Deterioração neurológica (pouco comum)
Tetratiomolibdato de amônio Inibe a absorção intestinal do cobre e aumenta sua excreção biliar	Medicação em estudo		Mielossupressão Hepatotoxicidade Não está associado a deterioração neurológica

DPA: D-penicilamina

* Suplementação de piridoxina na dose de 25 a 50 mg/dia. Administrar 1 h antes ou 2 h após as refeições. Evitar suplementos com ferro.

** Administrar 1 h antes ou 2 a 3 h após as refeições. Evitar suplementos com ferro. Manter em temperatura entre 2 e 8°C. Monitorar perfil do ferro.

*** Administrar 1 h antes das refeições.

Fonte: Acervo do autor.

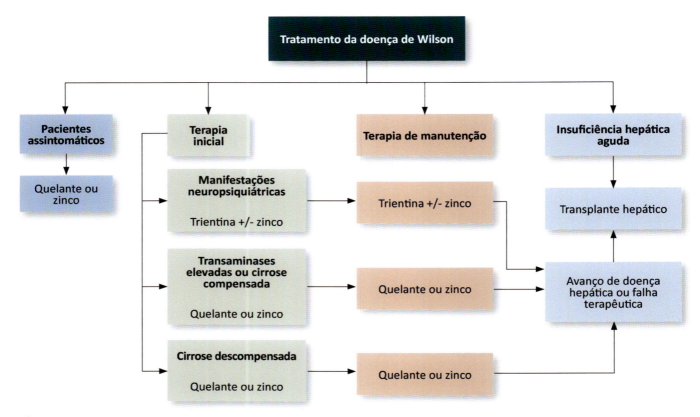

Fluxograma 34.1 Abordagem terapêutica para DW.

LEITURA SUGERIDA

1. Dhawan A, Taylor RM, Cheeseman P, De Silva P, Katsiyiannakis L, Mieli-Vergani G. Wilson's disease in children: 37-year experience and revised. King's score for liver transplantation. Liver Transplant. 2005;11(4):441-8.
2. European Association for Study of Liver. EASL Clinical Practice Guidelines: Wilson's disease. J Hepatol. 2012;56:671-85.
3. Lucena-Valera A, Perez-Palacios D, Muñoz-Hernandez R, Romero-Gómez M, Ampuero J. Wilson's disease: Revisiting an old friend. World J Hepatol. 2021 Jun 27;13(6):634-649. doi: 10.4254/wjh.v13.i6.634. PMID: 34239699; PMCID: PMC8239488.

REFERÊNCIAS

1. Bem RS, Muzzillo DA, Deguti MM, Barbosa ER, Werneck IC, Teive HA. Wilson's disease in southern Brazil: a 40-year follow-up study. Clinical Sciences. Clinics. 2011;66 (3):411-6.
2. Brasil. Ministério da Saúde. Protocolo clínico e diretrizes terapêuticas da Doença de Wilson. Portaria conjunta nº 09, de 27 de março de 2018. Brasília: Ministério da Saúde; 2018.
3. Członkowska A, Litwin T, Dusek P, Ferenci P, Lutsenko S, Medici V, et al. Wilson disease. Nat Rev Dis Primers. 2018; 4(1):21.
4. Machado A, Chien HF, Deguti MM, Cançado EL, Azevedo, RS, Scaff M, et al. Neurological manifestations in Wilson's disease: report of 119 cases. Mov Disord. 2006;21:2192-6.
5. Oliveira DR, Henriques MC, Santos LC. Terapia nutricional na doença de Wilson. Rev Bras Nutr Clin. 2012;27(2):132-40.
6. Roberts EA, Schilsky ML. American Association for Study of Liver Diseases (AASLD). Diagnosis and treatment of Wilson disease: an update. Hepatology. 2008;47(6):2089-111.

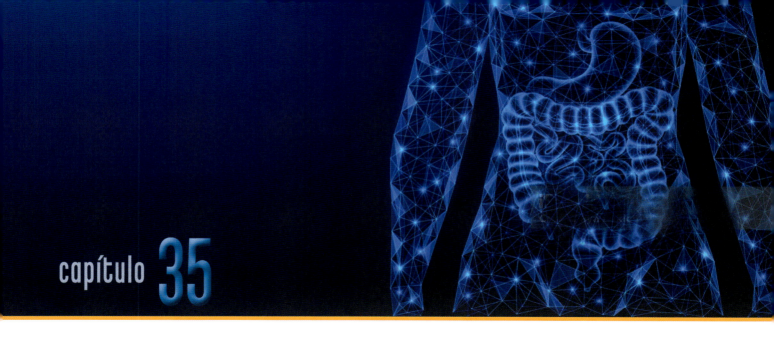

capítulo 35

Doença Hepática Gordurosa Metabólica

RENATO GAMA RIBEIRO LEITE ALTIKES ▶ CLAUDIA PINTO MARQUES SOUZA DE OLIVEIRA

INTRODUÇÃO

A doença hepática gordurosa não alcoólica (DHGNA) é definida pela presença de esteatose em mais de 5% dos hepatócitos, na ausência de causas secundárias de acúmulo de gordura hepática (Tabela 35.1). Na maioria dos pacientes, a DHGNA está associada a componentes da síndrome metabólica (SM), como sobrepeso/obesidade, resistência insulínica/diabete melito tipo 2 (DM2) e dislipidemia.[1] Portanto, recentemente, foi sugerida uma mudança na nomenclatura para doença hepática gordurosa metabólica (MALFD, do inglês *metabolic dysfunction-associated fatty liver disease*), com o objetivo de dar maior relevância para a disfunção metabólica subjacente desses pacientes.[2]

A DHGNA engloba dois espectros patológicos, diferenciados apenas pela histologia e com prognósticos distintos: a esteatose simples e a esteato-hepatite não alcoólica (EHNA). A EHNA é caracterizada, além da esteatose, pela presença de balonização e inflamação lobular, e pode evoluir para fibrose avançada, cirrose e carcinoma hepatocelular (CHC).[3]

O desenvolvimento de DHGNA, EHNA e sua progressão depende de uma interação complexa entre fatores ambientais, genéticos e epigenéticos. Sua fisiopatologia não é bem esclarecida, porém diversas patologias, além da síndrome metabólica, são fatores de risco conhecidos (Tabela 35.2).

TABELA 35.1 Causas de esteatose secundária.[1]

- Consumo excessivo de álcool
- Medicações (tamoxifeno, amiodarona, ácido valproico, metotrexato, glicocorticoides, terapia antirretroviral)
- Hepatite C crônica (especialmente o genótipo 3)
- Lipodistrofia
- Doença de Wilson
- Doença celíaca
- Hipobetalipoproteinemia
- Deficiência de lipase ácida lisossomal
- Desnutrição/nutrição parenteral

MANUAL DE GASTROENTEROLOGIA E HEPATOLOGIA DO HCFMUSP

TABELA 35.2 Outros fatores de risco para DHGNA/MAFLD.[1]

- Hipotireoidismo
- Apneia obstrutiva do sono
- Hipopituitarismo
- Hipogonadismo
- Ressecção pancreatoduodenal
- Psoríase
- Síndrome dos ovários policísticos

A principal teoria para sua fisiopatologia confere à resistência insulínica papel central (teoria dos múltiplos *hits*), levando à lipogênese hepática de novo e à subsequente redução da lipólise no tecido adiposo, com consequente afluxo hepático de ácidos graxos, o que, associado a outros estímulos, como estresse oxidativo, ativação de citocinas inflamatórias, estresse do retículo endotelial e disfunção mitocondrial, favorece o desenvolvimento de inflamação e fibrose.[4] Além disso, diversos modificadores genéticos já foram identificados. A associação mais bem caracterizada é o polimorfismo do gene *PNPLA3*, que determina maior susceptibilidade à DHGNA e maior gravidade histológica.[3]

EPIDEMIOLOGIA

Nas últimas décadas, a DHGNA passou de uma hepatopatia obscura para a principal causa de doença hepática crônica no mundo. Apresenta prevalência ascendente, acompanhando o aumento global da obesidade e do DM. Nos últimos anos, tem sido a etiologia com maior crescimento como causa de CHC nos EUA, e espera-se que se torne a principal indicação de transplante em um futuro próximo.[1] Sua prevalência mundial estimada em adultos é de 25%[4], sendo que em alguns grupos de risco é ainda maior, podendo variar de 35% em mulheres com síndrome do ovário policístico a 66% em pacientes diabéticos, e até 95% naqueles com obesidade mórbida.[1]

Dos pacientes com DHGNA, 25% a 30% apresentam sua forma progressiva (a EHNA) e destes, cerca de 20% evoluem para cirrose. Sabe-se que o principal fator prognóstico para o risco de evolução para cirrose, CHC, mortalidade hepática e mortalidade geral é o grau de fibrose.[5] Apesar disso, a principal causa de mortalidade nos pacientes com DHGNA são as doenças cardiovasculares, independentemente das outras comorbidades metabólicas.[1]

DIAGNÓSTICO

Classicamente, a DHGNA é diagnosticada pela presença de esteatose na ausência de causas secundárias (Tabela 35.1), como o consumo significativo de álcool (igual ou superior a 30 g para o sexo masculino e 20 g para o sexo feminino). Recentemente, porém foi definida uma mudança da nomenclatura de DHGNA para esteatose hepática metabólica, do inglês

Metabolic associated steatotic liver disease (MASLD). O diagnóstico de MASLD, portanto, é baseado na presença de esteatose diagnosticada por biópsia, biomarcadores séricos ou por exames de imagem e, pelo menos 1 de 5 critérios:

1. sobrepeso ou obesidade (IMC maior que 25 k/m^2 ou circunferência da cintura maior que 94 cm em homens e 80 cm em mulheres);
2. presença de pré-diabetes ou diabetes;
3. hipertensão arterial (PA ≥ 130 x 85 mmHg);
4. hipertrigliceridemia (≥ 150 mg/dL);
5. HDL menor ou igual a 40 mg/dl em homens ou 50 mg/dL em mulheres.[2]

Na maioria das vezes, a DHGNA/MASLD é assintomática. Em raros casos pode estar associada a queixas inespecíficas, como desconforto abdominal, principalmente no hipocôndrio direito, e fadiga. Por isso, seu diagnóstico é realizado em um de três cenários clínicos: após achado incidental de alterações de enzimas hepáticas, em achado incidental de esteatose em exames de imagem feitos por outros motivos ou em rastreio de pacientes de alto risco. Atualmente não existe consenso para realização de rastreio para DHGNA na população geral, mas este pode ser sugerido para pacientes de maior risco, como maiores de 50 anos, obesos com índice de massa corporal (IMC) maior que 30 e/ou pela presença de um ou mais componentes da SM.[4]

Apesar de o aumento de enzimas hepáticas — alanina aminotransferase (ALT) e aspartato aminotransferase (AST) — ser a alteração laboratorial mais

DOENÇA HEPÁTICA GORDUROSA METABÓLICA

comum para desencadear uma investigação para DHGNA, cerca de 80% dos pacientes apresentam enzimas normais. Quando alteradas, o aumento é geralmente entre duas a cinco vezes o limite superior da normalidade (níveis maiores que 300 UI/L são raros).[6]

O aumento de enzimas hepáticas sinaliza uma maior probabilidade de EHNA, porém é importante ressaltar que as enzimas normais não excluem a presença de inflamação, balonização ou fibrose nos pacientes com DHGNA.[6]

Outro marcador laboratorial de lesão hepática é o aumento de ferritina. O aumento de mais de 1,5 vez o limite superior de normalidade está associado ao o diagnóstico de EHNA e à presença de fibrose avançada; entretanto, caso ocorra aumento da saturação de transferrina, deve-se excluir o diagnóstico de hemocromatose hereditária.[1,6]

A esteatose hepática pode ser diagnosticada de forma não invasiva por métodos de imagem, como ultrassom (US), tomografia computadorizada (TC) e ressonância magnética (RM), ou por métodos sorológicos, como o índice de gordura hepática (FLI, do inglês *fatty liver index*) e o SteatoTest®, ambos pouco utilizados na prática clínica, sendo usualmente reservados para estudos de prevalência.[6] O método inicial mais utilizado para o diagnóstico de esteatose é o US, por sua grande disponibilidade, seu baixo custo e sua boa acurácia.[4]

A TC apresenta uma acurácia semelhante à do US para o diagnóstico de esteatose. Já a RM com espectroscopia e a RM com quantificação de gordura por densidade de prótons (PDFF, do inglês *proton density fat fraction*) têm maior sensibilidade, identificando a presença de esteatose acima de 5% e maior acurácia na sua quantificação. No entanto esses métodos são menos acessíveis e de maior custo.[3,4]

Outro método não invasivo capaz de diagnosticar a esteatose é o parâmetro de atenuação controlada (CAP, do inglês *controlled attenuation parameter*), que é um método baseado em US e associado à elastografia hepática transitória (Fibroscan®, Echosens, França). O CAP apresenta excelente acurácia para detecção de esteatose, porém menor na diferenciação entre os diferentes graus.[4]

ESTRATIFICAÇÃO DE RISCO

O grau de fibrose hepática é o principal fator correlacionado com desenvolvimento de complicações da cirrose, necessidade de transplante hepático e mortalidade geral.[5] Portanto, a avaliação do risco de fibrose avançada (F3 e F4) é fundamental para estabelecer o prognóstico dos pacientes com DHGNA.

Diversos fatores clínicos estão associados a maior risco de fibrose avançada, entre eles idade maior que 50 anos, sexo masculino, etilismo, obesidade mórbida, presença de SM (quanto mais fatores, maior o risco), elevação de aminotransferases e de ferritina.[1]

Apesar de a biópsia hepática ser considerada o padrão-ouro na avaliação do grau de fibrose, está sujeita a erro amostral, variabilidade inter-observador e, por ser um exame invasivo, complicações como dor, sangramento e até óbito.[4] Portanto, foram desenvolvidos testes não invasivos (Tabela 35.3) para avaliação da fibrose hepática, que podem ser divididos em escores clínicos, baseados em parâmetros clínicos e laboratoriais, e testes mecânicos baseados em características físicas e de imagem do fígado.

Os escores não invasivos de avaliação de fibrose hepática mais estudados e estabelecidos são o Fibrosis-4 (FIB-4) e o NAFLD Fibrosis Score (NFS). São recomendados na avaliação inicial do paciente com DHGNA e mais que 35 anos de idade, e predizem a mortalidade geral, cardiovascular e hepática. São testes mais acurados para distinguir fibrose avançada de não avançada, com bom valor preditivo negativo, porém com baixa acurácia em distinguir os graus intermediários da doença.[6]

Os testes mecânicos para avaliação não invasiva de fibrose são baseados na elastografia hepática, que pode ser realizada por diferentes dispositivos: elastografia por RM, elastografia transitória com vibração controlada (VCTE, do inglês *vibration-controlled transient elastography*) realizada por Fibroscan® e elastografia por técnicas acopladas ao aparelho de US (ARFI, do inglês *acoustic radiation force impulse*).[6] Desses métodos, o FibroScan® é o mais estudado, apresenta melhor desempenho na exclusão de fibrose avançada e cirrose e tem bom valor preditivo negativo. Valores de FibroScan® inferiores a 8 kPa, e especialmente inferiores a 6 kPa, são considerados de baixo risco para presença de fibrose significativa (acima de F1). Valores entre 8 e 10 kPa são considerados de risco intermediário e valores acima de 10 kPa indicam alto risco para fibrose avançada.[7]

Uma limitação dos testes não invasivos é o grande intervalo de valores indeterminados e o baixo valor preditivo positivo para fibrose avançada. Associar o

TABELA 35.3 Métodos não invasivos para avaliação de fibrose na DHGNA.[4]			
Métodos	AUROC (fibrose avançada)	Limite inferior (baixo risco de fibrose avançada)	Limite superior (alto risco de fibrose avançada)
NAFLD Fibrosis Score	0,84	< −1,455	> 0,675
FIB-4	0,84	< 1,3	> 2,67
Fibroscan®	0,88	< 6 kPa	> 10 kPa
Elastografia por RM	0,96	< 3,4 kPa	> 3,62 kPa

AUROC: *area under the receiver operating characteristic*

uso dos escores de risco (NFS e FIB-4) com a elastografia hepática, de forma sequencial, realizando a elastografia nos pacientes com valores indeterminados ou de alto risco nos escores, pode diminuir o número de resultados indeterminados, melhorando o valor preditivo dos testes e diminuindo o número de biópsias necessárias **(Figura 35.1)**.[4]

Nos pacientes com escores não invasivos com risco intermediário ou alto para fibrose avançada, sugere-se a realização de biópsia hepática para confirmação diagnóstica e estadiamento da fibrose. Além disso, a avaliação histológica gradua outros parâmetros da DHGNA, como inflamação lobular, balonização e deposição de ferro. O sistema de graduação mais aceito na literatura para a DHGNA foi desenvolvido pelo Nonalcoholic Steatohepatitis Clinical Research Network, que avalia separadamente o grau histológico (atividade necroinflamatória) do estadiamento (grau de fibrose). O escore de atividade da EHNA (NAS, do inglês *NASH activity score*) varia de zero a oito, com base na presença e na intensidade da esteatose, da balonização e da inflamação lobular; e o estadiamento varia de zero a quatro, conforme o grau da fibrose.[1]

TRATAMENTO

O tratamento do paciente com DHGNA envolve acompanhamento multidisciplinar com enfoque em mudança do estilo de vida, adequação da dieta, realização de exercícios físicos e perda de peso, com o objetivo de reduzir a progressão para cirrose, o desenvolvimento de CHC, eventos cardiovasculares (p. ex., infarto agudo do miocárdio e acidente vascular cerebral) e a mortalidade geral.[3] O principal objetivo consiste em perda ponderal sustentada, sendo esta a medida mais eficaz no controle da doença. Uma perda de 5% a 7% do peso corporal já é capaz de promover melhora histológica na inflamação e balonização, e uma perda mais significativa, de 10%, pode levar à regressão do grau de fibrose.[3]

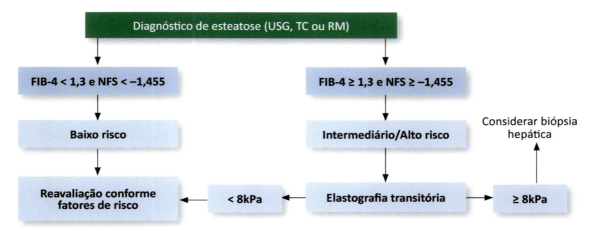

Figura 35.1 Uso de escores de risco (NFS e FIB-4) e elastografia para orientar biópsia hepática.

DOENÇA HEPÁTICA GORDUROSA METABÓLICA

A adequação na dieta é uma parte essencial no tratamento do paciente com DHGNA. Recomenda-se uma redução na ingesta calórica de 500 a 1.000 kcal/dia ou uma ingesta total de 1.200 a 1.800 kcal/dia, com baixo consumo de gorduras e carboidratos, evitando frutose, especialmente proveniente de bebidas açucaradas. Indica-se maior ingestão de fibras, ácidos graxos poli-insaturados como o ômega-3, e consumo regular de café (duas a três xícaras por dia), devido ao seu efeito antioxidante.[4]

A realização de exercícios físicos também já se mostrou eficaz no tratamento da DHGNA, independentemente da perda de peso, diminuindo a RI, a esteatose e os níveis de aminotransferases.[4] Recomenda-se, portanto, a prática de atividade física por 150 a 200 minutos por semana, podendo ser realizados exercícios aeróbios de moderada intensidade, exercícios de resistência ou a associação de ambos.[4]

A terapia farmacológica direcionada para a doença hepática pode ser utilizada somente em pacientes com EHNA comprovada por biópsia e com risco para evoluir para formas mais graves. Nenhuma medicação, até o momento, foi aprovada especificamente para o tratamento da DHGNA pelas agências reguladoras; portanto, qualquer medicação utilizada é considerada *off-label*. As medicações recomendadas pelos principais consensos internacionais são os agentes sensibilizadores de insulina, como a pioglitazona e os agonistas do peptídeo glucagon-like 1 (GLP-1, do inglês *glucagon-like peptide 1*), e agentes com propriedades antioxidantes, como a vitamina E **(Tabela 35.4)**.[1]

Entre os sensibilizadores de insulina, a metformina é a medicação de primeira linha no tratamento do DM2. No entanto, apesar de estar associada a redução da RI, redução de peso e do colesterol, não demonstrou melhora histológica na DHGNA. Já a pioglitazona, outro sensibilizador de insulina, agonista do receptor γ de peroxissomo proliferador-ativado (PPAR-γ), demonstrou melhora da balonização, da inflamação e da esteatose em pacientes diabéticos e não diabéticos.[4]

Os agonistas de GLP-1 mais estudados são a liraglutida e a semaglutida. A liraglutida foi associada com melhora na esteatose e maior resolução histológica da EHNA, sem alteração no grau de fibrose.[1] Recentemente também foi demonstrada maior resolução histológica da EHNA com a semaglutida[8], porém ambos são ensaios clínicos fase 2, necessitando de mais trabalhos para seu uso ser recomendado especificamente para DHGNA.

Dos agentes com propriedades antioxidantes, a vitamina E é a mais estudada e seu uso na dose de 800 UI/dia em pacientes não diabéticos foi associado à melhora histológica na esteatose, na inflamação e na balonização, sem efeito no grau de fibrose.[1] A melhora histológica nesses pacientes foi associada à queda nas enzimas hepáticas (principalmente ALT); portanto, naqueles que não apresentam queda na ALT, a suspensão ou troca da medicação pode ser considerada.[3]

A N-acetilcisteína (NAC), outro agente com propriedade antioxidante, é um precursor da glutationa e leva à redução das espécies reativas de oxigênio com menor lesão aos hepatócitos em virtude da diminuição do estresse oxidativo. Em 2019, um estudo randomizado multicêntrico demonstrou a eficácia da associação da NAC com a metformina no tratamento da EHNA, com redução significativa na esteatose, na balonização e, consequentemente, no NAS após 48 semanas de tratamento.[9] No entanto, ainda são ne-

TABELA 35.4 Medicações indicadas pelos consensos internacionais para DHGNA.				
Medicação	**Indicação**	**Mecanismo de ação**	**Posologia**	**Contraindicações/riscos**
Pioglitazona	EHNA estágio 2 e 3, diabéticos e não diabéticos	Agonista do receptor γ de peroxissomo proliferador-ativado	30 mg, VO, 1 ×/dia	Insuficiência cardíaca, antecedente de câncer de bexiga, osteoporose
Liraglutida	EHNA estágio 2 e 3, diabéticos e não diabéticos	Agonista GLP-1	1,8 mg, SC, 1 ×/dia	Antecedente pessoal ou familiar de carcinoma medular de tireoide; neoplasia endócrina múltipla tipo 2
Vitamina E	EHNA estágio 2 e 3, apenas não diabéticos	Antioxidante	800 UI/dia	Câncer de próstata, incidência de acidente vascular cerebral hemorrágico

VO: via oral; SC: via subcutânea.

cessários mais estudos para se recomendar o uso da NAC para o tratamento da EHNA.

Nos pacientes refratários à mudança de estilo de vida e ao tratamento farmacológico, a cirurgia bariátrica é uma opção para perda de peso e controle das comorbidades metabólicas.[3] Na maioria dos pacientes com perda de peso após a cirurgia ocorre resolução ou melhora na esteatose, na inflamação e até na fibrose hepática.[4] No entanto, devido ao baixo nível de evidência, mais estudos são necessários para considerar a DHGNA como indicação única para cirurgia bariátrica, desconsiderando-se o IMC.[4]

LEITURA SUGERIDA

1. Chalasani N, Younossi Z, Lavine JE, Diehl AM, Brunt EM, Cusi K, et al. The diagnosis and management of non-alcoholic fatty liver disease: practice guideline by the American Gastroenterological Association, American Association for the Study of Liver Diseases, and American College of Gastroenterology. Gastroenterology. 2012;142(7):1592-609.

2. Eslam M, Newsome PN, Sarin SK, Anstee QM, Targher G, Romero-Gomez M, et al. A new definition for metabolic dysfunction-associated fatty liver disease: an international expert consensus statement. J Hepatol. 2020;73(1):202-9.

3. European Association for the Study of the Liver, European Association for the Study of Diabetes, European Association for the Study of Obesity. EASL-EASD-EASO Clinical Practice Guidelines for the management of non-alcoholic fatty liver disease. J Hepatol. 2016;64(6):1388-402.

4. Arab JP, Dirchwolf M, Álvares-da-Silva MR, Barrera F, Benítez C, Castellanos-Fernandez M, et al. Latin American Association for the study of the liver (ALEH) practice guidance for the diagnosis and treatment of non-alcoholic fatty liver disease. Ann Hepatol. 2020;19(6):674-90.

5. Ekstedt M, Hagström H, Nasr P, Fredrikson M, Stål P, Kechagias S, et al. Fibrosis stage is the strongest predictor for disease-specific mortality in NAFLD after up to 33 years of follow-up. Hepatology. 2015;61(5):1547–54.

6. Romero-Gomez M. NAFLD and NASH: biomarkers in detection, diagnosis and monitoring. Sevilla: Springer; 2020.

7. Younossi ZM, Noureddin M, Bernstein D, Kwo P, Russo M, Shiffman ML, et al. Role of noninvasive tests in clinical gastroenterology practices to identify patients with nonalcoholic steatohepatitis at high risk of adverse outcomes: expert panel recommendations. Am J Gastroenterol. 2021;116(2):254-62.

8. Newsome PN, Buchholtz K, Cusi K, Cusi K, Linder M, Okanoue T, Ratziu V, et al. A placebo-controlled trial of subcutaneous semaglutide in nonalcoholic steatohepatitis. N Engl J Med. 2021;384(12):1113-24.

9. Oliveira CP, Cotrim HP, Stefano JT, Siqueira ACG, Salgado ALA, Parise ER. N-acetylcysteine and/or ursodeoxycholic acid associated with metformin in non-alcoholic steatohepatitis: an open-label multicenter randomized controlled trial. Arq Gastroenterol. 2019;56(2):184-90.

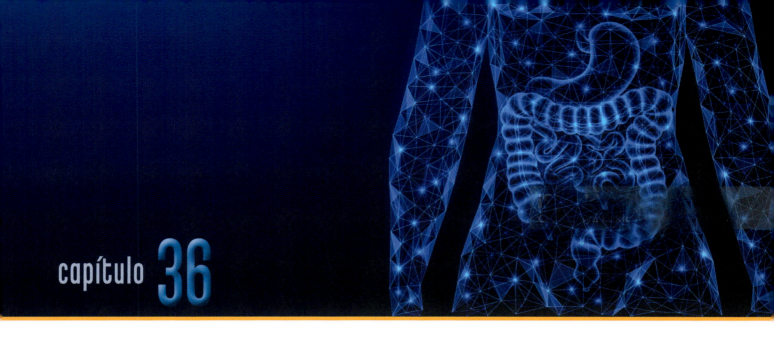

capítulo 36

Injúria Hepática Induzida por Drogas

FILIPE FERNANDES JUSTUS ▶ **VINÍCIUS SANTOS NUNES**

INTRODUÇÃO

A injúria hepática induzida por drogas (DILI, do inglês, *drug induced liver injury*) é uma entidade bastante desafiadora na prática clínica. Mais de 1.100 medicamentos são capazes de provocar hepatotoxicidade, lesão que pode mimetizar uma ampla gama de hepatopatias agudas e crônicas. Pode-se subdividir a DILI em três principais tipos: idiossincrática, intrínseca e indireta **(Tabela 36.1)**.

Tabela 36.1 Principais drogas associadas à DILI.

Intrínseca
- Ácido valproico
- Ácido nicotínico
- Amiodarona
- Antimetabólitos*
- Antirretrovirais
- Ciclosporina
- Colestiramina
- Estatinas
- Esteroides anabolizantes
- Heparinas
- Paracetamol

Idiossincrática
- Alopurinol
- Amiodarona
- Amoxicilina-clavulanato
- Antimetabólitos*
- Bosentana
- Carbamazepina
- Cetoconazol
- Clorpromazina
- Dantroleno
- Diclofenaco
- Dissulfiram
- Estatinas

(continua)

283

MANUAL DE GASTROENTEROLOGIA E HEPATOLOGIA DO HCFMUSP

Tabela 36.1 Principais drogas associadas à DILI.

Idiossincrática

- Fenitoína
- Fenofibrato
- Flutamida
- Halotano
- Hidralazina
- Ibuprofeno
- Leflunomida
- Lisinopril
- Metildopa
- Minociclina
- Nimesulida
- Nitrofurantoína
- Propiltiouracil
- Sulfonamidas
- Terbinafina
- Ticlopidina
- Tuberculostáticos**

Indireta

- **Corticosteroides**
- **Inibidores de** *check-point*
- **Rituximabe**
- **Inibidores da tirosina-quinase**

DILI: injúria hepática induzida por drogas.

* Azatioprina, 6-mercaptopurina.

** Rifampicina, isonizazida, pirazinamida.

As lesões idiossincráticas decorrem de uma reação imunológica ou metabólica imprevisível, manifestam-se em uma fração pequena de indivíduos expostos, não têm correlação nítida com a dose utilizada e seu tempo de latência é mais variável, entre dias e semanas após o uso do agente. As lesões intrínsecas, por sua vez, representadas principalmente pela intoxicação por paracetamol, são dose-dependentes, ocorrem na maioria dos indivíduos expostos à substância causadora na dose referida e apresentam tempo de latência mais curto, entre horas e dias após o uso.

Por fim, as lesões indiretas, mais recentemente descritas, referem-se aos efeitos hepatotóxicos decorrentes da ação própria da droga sobre o fígado ou o sistema imunológico, como observado nas lesões hepáticas secundárias ao uso de corticosteroides sistêmicos, cujas repercussões podem levar meses a anos para se manifestar.

Este capítulo tem como foco os aspectos da forma idiossincrática da DILI.

EPIDEMIOLOGIA

Apesar de subnotificada, sabe-se–que DILI é a principal causa de insuficiência hepática aguda no Brasil, sendo responsável por 26% de todos os casos de transplante hepático no país. Iniciativas como a Latin American DILI Network (LATINDILIN), um consórcio de hepatologistas de toda a América Latina, têm auxiliado na obtenção de dados e no aprimoramento do manejo das hepatopatias medicamentosas.

A DILI é também a principal causa de retirada de medicamentos do mercado, e muitos estudos de fase 3 não têm poder suficiente para detectar casos de hepatotoxicidade por drogas, de forma que suas repercussões são descobertas somente após o início da comercialização destas. Na América Latina, as principais classes farmacológicas envolvidas são agentes anti-infecciosos (32%), agentes musculoesqueléticos (14%), antineoplásicos (8,6%), hormônios sexuais (8,2%) e medicações de ação no sistema nervoso central (8,2%), como apresentado na **Tabela 36.2**.

Tabela 36.2 Principais causas de DILI na América Latina.

Agente	Número de casos (N = 311)
Amoxicilina-clavulanato	41
Nitrofurantoína	19
Diclofenaco	18
RIP + INH + PIZ	12
Nimesulida	12
Ibuprofeno	9
Ciproterona	9
Carbamazepina	8
Metildopa	6
Atorvastatina	5

DILI: injúria hepática induzida por drogas; INH: isoniazida; PIZ: pirazinamida; RIP: rifampicina.

Fonte: LATINDILIN

INJÚRIA HEPÁTICA INDUZIDA POR DROGAS

O cenário dos suplementos alimentares e produtos herbáceos adquire cada vez mais relevância, devido ao aumento exponencial do seu consumo na última década. Trata-se de produtos que não são submetidos ao mesmo rigor de fiscalização das medicações alopáticas, podendo sujeitar seus usuários a graves riscos. Dados recentes divulgados pelo LATINDILIN apontam o uso desses agentes como causa de 8% dos casos de DILI na América Latina, sendo que 17% deles evoluíram para insuficiência hepática aguda.

Os principais agentes implicados são compostos ingeridos com o intuito de perda ponderal e controle de sintomas gastrintestinais, alguns contendo inúmeros princípios ativos diferentes, com destaque para os seguintes: produtos Herbalife®, *Camellia sinensis* (chá verde), *Hypericum perforatum* (erva-de--são-joão), *Carthamus tinctorius* (cártamo), *Piper methysticum* (kava), *Teucrium spp.* (erva cavalinha), *Rhamnus purshiana* (cáscara sagrada) e *Valeriana officinalis* (valeriana). Quando comparada às causas medicamentosas, a hepatotoxicidade induzida por suplementos alimentares ou herbáceos atinge populações mais jovens, tem maior taxa de reexposição ao agente etiológico e maior risco de desfechos graves.

DIAGNÓSTICO

O diagnóstico de DILI envolve a detecção de alterações bioquímicas compatíveis com injúria hepática, o preenchimento de critérios sugestivos de causalidade e a exclusão dos diagnósticos diferenciais mais relevantes para cada caso. Na verificação de causalidade, a busca por relatos similares na literatura é essencial. Atualmente, o LiverTox® é o banco de dados mais relevante para se encontrar registros de hepatotoxicidade por medicações e outras substâncias, por isso sua consulta é fortemente encorajada.

Os pacientes são frequentemente assintomáticos, diagnosticados apenas por exames laboratoriais de acompanhamento. Quando presentes, os sintomas podem variar desde mal-estar inespecífico, náuseas, anorexia e febre baixa até dor em hipocôndrio direito, colúria, acolia e prurido. A investigação de história clínica minuciosa é de grande valia nesses quadros, pois muitos pacientes omitem, intencionalmente ou não, o uso de substâncias, em especial ervas e fitoterápicos, que podem até mesmo interagir com os medicamentos alopáticos. Presença de comorbidades relevantes, padrão de consumo de álcool e outras

drogas, antecedentes de viagens e exposições epidemiológicas de risco, histórico vacinal e antecedentes familiares são dados imprescindíveis em qualquer abordagem.

Ao exame físico, icterícia e hepatomegalia são achados típicos, assim como indícios de coagulopatia e encefalopatia, nos casos mais graves. Eventualmente, linfadenopatia e lesões de pele características podem sugerir causas infecciosas específicas, natureza de hipersensibilidade ou causa autoimune à doença, o que tem grandes implicações diagnósticas e terapêuticas.

A injúria hepática tem sua definição pautada em parâmetros bioquímicos simples, que envolvem dosagens de alanina aminotransferase (ALT), fosfatase alcalina (FA) e bilirrubina total (BT). Utilizam-se, mais frequentemente, os critérios propostos em 2011:

- Elevação de ALT superior ou igual a 5 vezes o limite superior da normalidade (LSN);
- Elevação de FA superior ou igual a 2 vezes o LSN, em especial se também houver elevação de gamaglutamiltransferase (GGT) e ausência de doença óssea;
- Elevação de ALT superior ou igual a 3 vezes e de BT superior a 2 vezes o LSN.

Valores inferiores de variação de enzimas hepáticas podem representar apenas uma resposta hepática adaptativa e reversível à introdução de determinados medicamentos, algo que pode ser acompanhado laboratorialmente de forma conservadora, sem necessidade de interrupção da droga a princípio.

Pelos exames iniciais também é possível distinguir o padrão de lesão hepática, definido a partir do resultado de *R*, obtido pela seguinte fórmula:

$$= \frac{\text{ALT do paciente / LSN de ALT}}{\text{FA do paciente / LSN de FA}}$$

Valores de R *superiores ou iguais a cinco* 5 indicam padrão hepatocelular, inferiores ou iguais a 2 indicam padrão colestático e, entre 2 e 5, padrão misto. Essa distinção auxilia no estabelecimento dos principais diagnósticos diferenciais e na investigação subsequente.

O maior desafio da abordagem diagnóstica da DILI é distingui-la de outras hepatopatias, pois não existem marcadores clínicos ou laboratoriais específicos, e ela pode se manifestar com fenótipos bastante diferentes, inclusive como doenças crônicas

(Tabela 36.3). O espectro das hepatopatias alcoólicas, a doença gordurosa do fígado associada ao metabolismo e os transtornos imunomediados devem ser sempre considerados, ao menos como elementos agravantes, desde a primeira avaliação.

Dentro do contexto epidemiológico latino-americano, deve-se atentar especialmente para causas infecciosas específicas, entre elas dengue, Chikungunya, febre-amarela, malária, esquistossomose e os vírus hepatotrópicos clássicos. Um agente comumente negligenciado é o vírus da hepatite E – há estudos em diversos estados brasileiros que apontam taxas significativas de soropositividade para esse vírus.

Todo paciente sob suspeita de DILI deve ser submetido ao menos a ultrassom de abdome superior, preferencialmente com estudo por Doppler, sobretudo nos casos de padrão misto ou colestático. A indicação de exames de imagem adicionais, como a colangioressonância magnética, deve ser individualizada.

Na **Tabela 36.4**, estão discriminados os principais diagnósticos diferenciais e os exames mais relevantes a serem solicitados para avaliá-los. No entanto, cabe frisar que não existe um "pacote" de exames unificado capaz de instituir infalivelmente o diagnóstico de DILI, da mesma maneira que a solicitação indiscriminada de testes pode dificultar ainda mais o entendimento do caso.

A gravidade da DILI pode ser classificada, segundo os critérios propostos pelo *International DILI Expert Working Group*, em:

- **Leve:** ALT superior ou igual a 5 vezes o LSN ou FA superior ou igual a 2 vezes o LSN e BT inferior a 2 vezes o LSN;
- **Moderada:** ALT superior ou igual a 5 vezes LSN ou FA superior ou igual a 2 vezes LSN e BT superior ou igual a 2 vezes o LSN ou hepatite sintomática
- **Grave:** ALT superior ou igual a 5 vezes LSN ou FA superior ou igual a 2 vezes o LSN e BT superior ou igual a 2 vezes o LSN ou hepatite sintomática e mais um dos seguintes achados:
  - Índice normalizado internacional (INR) superior ou igual a 1,5;
  - Ascite ou encefalopatia em doença com menos de 26 semanas de duração, na ausência de cirrose hepática;
  - Outra disfunção orgânica decorrente de DILI.

De maneira geral, os casos graves, particularmente no contexto de icterícia progressiva, coagulopatia ou encefalopatia, devem ser transferidos para serviço de referência em transplante hepático.

O estabelecimento de causalidade deve ser feito de forma rigorosa para se chegar ao diagnóstico

Tabela 36.3 Fenótipos específicos de DILI e suas principais causas medicamentosas.	
Fenótipos	**Causas medicamentosas**
Síndrome DRESS	Alopurinol, carbamazepina, fenitoína, fenobarbital, minociclina, abacavir, nevirapina
Hepatite autoimune	Diclofenaco, halotano, indometacina, infliximabe, metildopa, minociclina, nitrofurantoína, estatinas
Hepatite granulomatosa	Alopurinol, carbamazepina, metildopa, fenitoína, quinidina, sulfonamidas
Doença gordurosa aguda	Amiodarona, didanosina, ácido valpróico, linezolida, aspirina
Doença gordurosa crônica	Corticosteroides sistêmicos, metotrexato, tamoxifeno, 5-fluoracil
Hiperplasia nodular regenerativa	Azatioprina, bleomicina, ciclofosfamida, doxorrubicina, 6-tioguanina, oxaliplatina, clorambucil
Colangite esclerosante secundária	Amoxicilina com clavulanato, amiodarona, atorvastatina, infliximabe, gabapentina, sevoflurano, venlafaxina, 6-mercaptopurina
Síndrome ductopênica	Amoxicilina com clavulanato, azatioprina, androgênios, carbamazepina, clorpromazina, eritromicina, estradiol, fenitoína, terbinafina
Síndrome de oclusão sinusoidal	Compostos alquilantes: ciclofosfamida, cisplatina, oxaliplatina

DILI: injúria hepática induzida por drogas; DRESS: *drug rash with eosinophilia and systemic symptoms*.

INJÚRIA HEPÁTICA INDUZIDA POR DROGAS

Tabela 36.4. Principais diagnósticos diferenciais de DILI.

Diagnóstico	Exames complementares	Comentários
Hepatite alcoólica	Hiperbilirrubinemia (geralmente > 3), transaminases entre 50 e 500, AST > ALT, GGT elevada	História de consumo abusivo de álcool até 60 dias antes da manifestação do quadro
Hepatite A	Anti-HAV IgM positivo	—
Hepatite B	HBsAg e anti-HBc IgM positivos, PCR HBV-DNA detectável	—
Hepatite C	PCR HCV-RNA detectável	Sorologia negativa não descarta diagnóstico
Hepatite D	Anti-HDV IgM positivo, PCR HDV-RNA detectável	Coinfecção com vírus da hepatite B, endêmico na região amazônica
Hepatite E	PCR HEV-RNA detectável (persistente por até 5 semanas), IgM positivo	Diagnóstico frequentemente esquecido Altas prevalências de sorologia positiva para HEV em diversos estados brasileiros Teste sorológico pouco confiável
Dengue	Antígeno NS1 detectável até o 5º dia, IgM positivo a partir do 6º dia de febre	—
Chikungunya	rt-PCR viral detectável até o 5º dia, IgM positivo a partir do 6º dia de febre	Síndrome febril com predomínio de sintomas articulares como principal pista diagnóstica
Febre amarela	rt-PCR viral detectável, IgM positivo	Verificar história de vacinação do paciente (imunização altamente eficaz e duradoura) Manifestações hemorrágicas ocorrem com frequência Sorologia pode ter positividade cruzada com outras arboviroses
Malária	Esfregaço de sangue periférico (exame de gota espessa), pesquisa de antígeno (teste rápido)	—
Esquistossomose	Exame de fezes (Kato-Katz – 3 amostras), PCR detectável, sorologia positiva	Reação de hipersensibilidade devido à migração dos ovos do parasita
Outros vírus hepatotrópicos (CMV, EBV, HSV, VZV)	rt-PCR viral detectável, sorologias positivas (conforme fase e tempo de sintomas)	Suspeita se houver linfadenopatia, esplenomegalia, lesão cutânea, febre ou linfocitose associada
Leptospirose	rt-PCR detectável entre o 1º e o 10º dia, IgM positivo a partir do 5º dia (teste mais disponível)	Sempre pesquisar antecedente epidemiológico compatível
Hepatite isquêmica	Aumento muito acentuado de transaminases (> 1.000), US Doppler sugestivo, ecocardiograma com disfunção cardíaca, biópsia com alterações sugestivas de isquemia	História clínica compatível (p. ex., insulto sistêmico agudo, instabilidade hemodinâmica, insuficiência cardíaca, hipertermia, uso de cocaína)

(continua)

Capítulo 36

287

MANUAL DE GASTROENTEROLOGIA E HEPATOLOGIA DO HCFMUSP

Tabela 36.4. (Cont.) Principais diagnósticos diferenciais de DILI.

Hepatite autoimune	IgG sérica total elevada, FAN reagente ≥ 1:40, antimúsculo liso, anti-LKM1, anticitosol hepático e anti-SLA positivos coexistência com outras doenças autoimunes, em especial tireoidite autoimune e artrite reumatoide	Alta prevalência de FAN reagente em indivíduos normais Biópsia muitas vezes necessária para confirmação Substâncias específicas podem provocar HAI indistinguível de casos primários (p. ex., chá de hibisco, infliximabe, atorvastatina, propiltiouracil, nitrofurantoína, metildopa e minociclina)
Colangite biliar primária	IgM sérica total elevada, AMA positivo	Fadiga como sintoma muito comum Frequente coexistência com síndrome de Sjögren e esclerose sistêmica
Colangite esclerosante primária	Colangio-RM com padrão típico, p-ANCA positivo	Frequente coexistência com doenças inflamatórias intestinais Raros casos com exames de imagem normal (CEP de pequenos dutos) Diagnóstico por biópsia
Hemocromatose	IST > 45%, hiperferritinemia, mutação do gene *HFE*	—
Doença de Wilson	Ceruloplasmina baixa, cobre urinário de 24 h elevado	Causa clássica de hepatite fulminante Ceruloplasmina é uma proteína de fase aguda e pode estar falsamente elevada em alguns casos
Colestase da gravidez	Níveis elevados de ácidos biliares séricos	Tipicamente no 2º ou 3º trimestre da gravidez Prurido pode preceder alterações laboratoriais
Esteato-hepatite da gravidez	Avaliação diagnóstica pelo escore de Swansea (US de abdome superior, bilirrubinas, ureia, glicemia, leucócitos, transaminases, ácido úrico, creatinina, coagulograma e amônia)	Tipicamente no 3º trimestre da gravidez Doença potencialmente grave para mãe e filho
Síndrome HELLP	Provas de hemólise alteradas, plaquetopenia	Tipicamente no 3º trimestre de gravidez Contexto de pré-eclâmpsia ou eclâmpsia

CMV: citomegalovírus; EBV: vírus Epstein-Barr; HSV: herpes vírus; VZV: vírus varicela zóster; AST: aspartato aminotransferase; ALT: alanina aminotransferase; GGT: gamaglutamiltransferase; HAV: vírus da hepatite A; HBsAg: antígeno de superfície da hepatite B; IgG: imunoglobulina G; FAN: fator antinuclear; IgM: imunoglobulina M; AMA: anticorpos antimitocôndrias; PCR: proteína C-reativa; RM: ressonância magnética; US: ultrassom; HBV: vírus da hepatite B; HAI: hepatite autoimune; CEP: colangite esclerosante primária.

de DILI. Há ferramentas que auxiliam nessa sistematização, e uma das mais utilizadas, ao menos como guia para o diagnóstico, é a escala CIOMS, também conhecida como RUCAM (*Roussel Uclaf Causality Assessment Method*). A partir da pontuação de sete itens, essa escala permite a classificação da hipótese diagnóstica de DILI como definitiva, provável, possível, improvável ou descartada. Como limitações, a tem menor sensibilidade para identificar casos de hepatotoxicidade induzida por suplementos alimentares ou herbáceos, além de apresentar alguns pontos ambíguos em sua interpretação e ter um formulário extenso para preenchimento, o que, por vezes, dificulta sua aplicabilidade prática. Ainda assim, é uma ferramenta bastante útil para serviços com menor experiência no manejo desse tipo de agravo e para situações complexas nas quais a sistematização da abordagem se torna ainda mais importante.

A maioria dos casos de DILI remite após a cessação do agente causador, de modo que a biópsia hepática não costuma ser necessária para sua elucidação. Ela está frequentemente indicada quando existe suspeita de hepatite autoimune, que inclusive também pode ser induzida por alguns medicamentos, e na ausência de melhora da injúria hepática mesmo após interrupção do uso do agente suspeito. Mais objetivamente, algumas diretrizes indicam a biópsia caso as alterações enzimáticas persistam por mais de 6 meses. Por fim, em situações de dúvida diagnóstica, a biópsia também pode ser valiosa.

Existe uma miríade de achados histológicos que podem ser vistos em pacientes com DILI, e alguns deles auxiliam na estratificação prognóstica: presença de granulomas e infiltrados eosinofílicos está associada a evolução mais favorável, enquanto alterações como infiltrados neutrofílicos, venopatia portal, reação ductular, esteatose microvesicular e altos graus de necrose ou fibrose têm associação com maior gravidade.

TRATAMENTO

O tratamento para DILI ainda se baseia em medidas de suporte, e naturalmente a principal medida consiste na interrupção imediata do uso do agente suspeito. Na grande maioria dos casos, isso é suficiente para a remissão dos sintomas e a normalização bioquímica. Em situações de uso de múltiplas medicações, recomenda-se a interrupção de todas as substâncias potencialmente culpáveis que não sejam essenciais ao paciente.

Existem algumas opções para tratamento específico em casos selecionados, descritas a seguir.

Corticosteroides sistêmicos

Devem ser utilizados em casos de hepatite autoimune induzida por medicamento e são fortemente encorajados em casos com manifestações de hipersensibilidade (como febre, rash cutâneo e eosinofilia). Também são úteis no manejo de hepatotoxicidade por inibidores imunes de *check-point*.

Colestiramina

O uso por dessa resina de troca curtos períodos traz benefícios bem documentados no manejo de intoxicações por leflunomida e terbinafina. Além disso, pode ser empregada como sintomático nos casos que cursam com prurido associado à colestase.

N-acetilcisteína

Sua indicação clássica é no manejo de intoxicação por paracetamol. Entretanto, um estudo prospectivo com casos de insuficiência hepática de causa medicamentosa "não paracetamol" identificou menor necessidade de transplante hepático no grupo que recebeu a medicação do que no grupo com encefalopatia grau I a II. Com base nesses achados, o uso da droga pode ser considerado em alguns casos, embora não seja recomendação consensual.

L-carnitina

Intoxicações por ácido valproico apresentam uma resposta dramática à administração da substância, que deve ser empregada rotineiramente nesses casos.

Silimarina

Há relatos do benefício de seu emprego em intoxicações por *Amanita phalloides* (cicuta-verde), uma espécie de cogumelo venenoso, quando iniciada até 48 horas após a ingestão.

Ácido ursadeoxicólico

Pode induzir alguma melhora do prurido e das alterações bioquímicas em síndromes colestáticas crônicas induzidas por medicamentos.

PROGNÓSTICO

A evolução habitual de DILI é a recuperação completa da função hepática após a interrupção do agente causal. A normalização bioquímica ocorre em até três meses, em injúrias hepatocelulares, e em até seis meses, em injúrias colestáticas ou mistas. Se as alterações persistirem após esses períodos, pode se tratar de um caso de DILI crônica, em especial se perdurarem por mais de um ano, mas outros diagnósticos diferenciais também devem ser considerados.

Apesar da benignidade na ampla maioria dos casos, cerca de 5% a 10% dos casos de DILI relatados têm desfechos graves (transplante hepático ou óbito). Um dos mais clássicos critérios de mau prognóstico, conhecido como *Hy's Law*, define que casos de injúria hepatocelular associados a níveis de bilirrubinas totais acima de duas vezes LSN têm risco mais acentuado de progressão para insuficiência hepática aguda.

Não há consenso sobre a melhor periodicidade de acompanhamento dos pacientes com DILI. Casos graves e com critérios de mau prognóstico precisam ser internados para investigação, monitorização e suporte. Em linhas gerais, os marcadores de lesão e função hepática podem ser avaliados duas a três vezes por semana, inicialmente, estendendo-se para avaliações semanais conforme melhora e estabilização do quadro.

O encaminhamento imediato para centro de maior complexidade deve ser considerado em qualquer caso que tenha sinais de mau prognóstico, destacadamente alargamento de INR, encefalopatia e icterícia, em virtude do risco de evolução para insuficiência hepática aguda e indicação prioritária de transplante hepático.

PONTOS-CHAVE

- A hepatotoxicidade induzida por medicamentos pode se manifestar com praticamente qualquer fenótipo de hepatopatia, aguda ou crônica;
- O papel dos produtos herbáceos e dos suplementos alimentares deve ser sempre investigado em casos de hepatotoxicidade;
- A notificação de casos confirmados de DILI deve ser feita sempre que possível;
- O diagnóstico preciso de DILI pode ser bastante complexo e exige abordagem racional e sistematizada;

- O uso de ferramentas para avaliação de causalidade é recomendado;
- O tratamento se baseia ainda na interrupção do agente suspeito. Terapias medicamentosas têm indicações bastante específicas e, em geral, com baixo nível de evidência na literatura;
- É fundamental identificar os sinais de gravidade e mau prognóstico para o pronto encaminhamento à unidade de referência em transplante hepático.

LEITURA SUGERIDA

1. CIOMS DILI Working Group. Drug-induced liver injury (DILI): current status and future directions for drug development and the post-market setting. A consensus by a CIOMS Working Group. Geneva: WHO; 2020. Bessone F, Hernandez N, Tagle M, Arrese M, Parana R, Méndez-Sánchez N et al. Drug-induced liver injury: a management position paper from the Latin American Association for Study of the liver. Ann Hepatol. 2021;24:100321.
2. European Association for the Study of the Liver. EASL Clinical Practice Guidelines: Drug-induced liver injury. J Hepatol. 2019;70(6):1222-61.
3. Hoofnagle JH, Bjornsson ES. Drug-induced liver injury – types and phenotypes. N Engl J Med. 2019;381(3):264-273.
4. LiverTox: Clinical and Research Information on Drug-Induced Liver Injury [Internet]. Bethesda: National Institute of Diabetes and Digestive and Kidney Diseases; 2012.

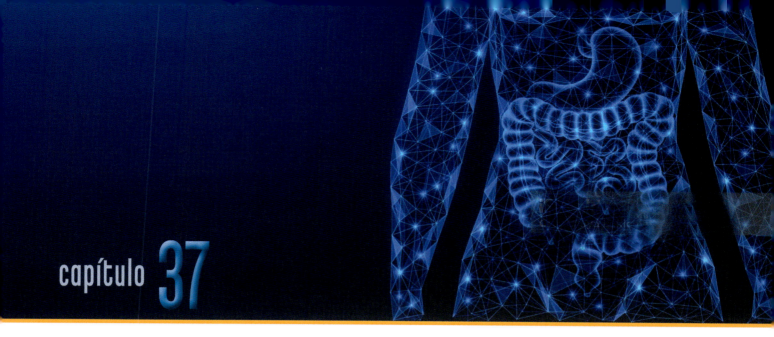

capítulo 37

Fígado e Álcool

EVANDRO DE OLIVEIRA SOUZA ▸ ANA CAROLINA GONZALEZ GALVÃO NESPOLO

INTRODUÇÃO

O fígado é responsável pela maior parte da metabolização do álcool no organismo. O uso nocivo do álcool pode causar problemas a curto prazo, como blecaute, ressaca e acidentes de trânsito, e a longo prazo, como dependência, hepatite alcoólica (HA), cirrose e carcinoma hepatocelular (CHC). Em 2016, o álcool foi responsável por mais de três milhões de mortes.

A doença hepática alcoólica (DHA) apresenta um amplo espectro: esteatose hepática (EH), esteato-hepatite (EHA), fibrose progressiva, cirrose, carcinoma hepatocelular (CHC) e HA, uma forma aguda da DHA com pior prognóstico. A progressão da doença depende da quantidade ingerida, do tempo de exposição ao álcool e de outros fatores de risco, como sexo feminino, susceptibilidade genética, dieta e outras comorbidades hepáticas.

EPIDEMIOLOGIA

A DHA é a principal causa de doença hepática crônica na América Latina, sendo o álcool a principal causa de cirrose no Brasil, na Argentina, no México e no Peru.

De acordo com relatório da Organização Mundial da Saúde (OMS) de 2018, 2,3 bilhões de pessoas faziam uso de bebida alcoólica em 2016, sendo o consumo total de álcool pela população mundial acima de 15 anos de idade de 6,4 L, e os níveis de consumo mais elevados foram observados na Europa (9,8 L).

O consumo de álcool interfere em mais de 200 doenças e tipos de lesões. A principal causa de mortes atribuíveis ao consumo de álcool são as doenças cardiovasculares, seguidas por doenças gastrintestinais, principalmente cirrose e cânceres. Mundialmente, as mortes por cirrose alcoólica correspondem a cerca de 10% de todas as mortes atribuídas ao álcool.

DEFINIÇÕES

- Dose padrão de bebida: 14 g de álcool puro, que equivale a 350 mL de cerveja (5% de álcool) ou cerveja maltada (7% de álcool), 150 mL de vinho (12% de álcool) ou 45 mL de destilado, como vodca, uísque, cachaça, gin, tequila e pisco (40% a 45% de álcool);
- Consumo abusivo *(binge drinking)*: cinco ou mais doses para homens e quatro ou mais para mulheres, em um período de 2 horas;
- Beber pesado episódico (*heavy episodic drinking*): ingesta de 60 g ou mais de álcool puro (quatro ou mais doses).

TRANSTORNOS RELACIONADOS AO USO DE ÁLCOOL

A Tabela 37.1 apresenta os critérios do DMS-5 (*Diagnóstico and Statistical Manual of Mental Disorders*) para transtornos relacionados ao uso de álcool.

O National Institute on Alcohol Abuse and Alcoholism (NIAAA) recomenda uma pergunta no rastreio inicial: "Quantas vezes no ano passado você ingeriu cinco (para homens)/quatro (para mulheres) ou mais bebidas em um dia?". Se o paciente relatar um único episódio, recomenda-se realizar o teste AUDIT (*alcohol use disorders identification* test). Esse teste tem 10 questões e valores maiores que 8 são preditivos

TABELA 37.1 Critérios para transtornos relacionados ao uso de álcool (DMS-5).
Sua experiência no último ano:
1. Álcool frequentemente ingerido em grande quantidade ou por um período maior que o pretendido
2. Há um desejo persistente ou tentativas malsucedidas para suspender ou controlar o uso do álcool
3. Uma grande parte do tempo é perdida em atividades necessárias para obtenção, uso ou recuperação dos efeitos do álcool
4. Fissura ou grande desejo ou urgência em usar álcool
5. Uso de álcool recorrente, resultando em falência para completar as principais obrigações no trabalho, na escola ou em casa
6. Uso contínuo do álcool, apesar de problemas sociais ou interpessoais recorrentes ou persistentes causados ou exacerbados pelos efeitos deste
7. Atividades sociais importantes, ocupacionais ou recreacionais são reduzidas ou abandonadas por causa do uso do álcool
8. Uso recorrente do álcool em situações nas quais é fisicamente perigoso
9. O uso do álcool é continuado apesar do conhecimento de ter um problema físico persistente ou recorrente ou psicológico que provavelmente tem sido causado ou exacerbado pelo álcool
10. Tolerância, definida como também as seguintes: • Necessidade de quantidades marcadamente maiores de álcool para alcançar intoxicação ou o efeito desejado • Efeito marcadamente diminuído com o uso contínuo da mesma quantidade de álcool
11. Abstinência, manifestada por quaisquer das seguintes: • Síndrome de abstinência alcoólica característica • Álcool (ou uma substância intimamente relacionada, como benzodiazepínico) é usado para aliviar ou evitar os sintomas de abstinência
12. A presença de pelo menos dois desses sintomas indica transtorno relacionado ao uso de álcool: • **Leve:** 2 a 3 sintomas • **Moderado:** 4 a 5 sintomas • **Grave:** mais que 6 sintomas

Fonte: adaptada de Crab *et al.*, 2019.[1]

FÍGADO E ÁLCOOL

de ingesta alcoólica prejudicial ou perigosa, já números acima de 20 sugerem dependência de álcool. Em pacientes com ingesta prejudicial de álcool (AUDIT-C maior ou igual a 4 e AUDIT maior que 8, consumo abusivo), deve ser oferecida uma intervenção breve, além de farmacoterapia e referência ao tratamento.

Síndrome de abstinência alcoólica

A síndrome de abstinência alcoólica (SAA) ocorre em pacientes dependentes de álcool que subitamente suspendem ou reduzem o consumo alcoólico. É classificada em:

- **Leve a moderada:** aumento da pressão arterial, taquicardia, tremores, hiper-reflexia, irritabilidade, ansiedade, cefaleia, náuseas e vômitos;
- **Grave:** *delirium tremens*, convulsões, coma, parada cardíaca e morte.

O tratamento é indicado em casos moderados e graves. O uso de benzodiazepínicos é o padrão-ouro, pois reduz os sintomas de abstinência e o risco de convulsões e/ou *delirium tremens*. Os de longa ação (diazepam, clordiazepoxido) proporcionam maior proteção contra convulsões e *delirium*, enquanto os de curta/média ação (lorazepam, oxazepam) são mais seguros em idosos e em pacientes com disfunção hepática. Deve-se evitar o uso dessas drogas além de 10 a 14 dias, pelo risco de dependência.

Doença hepática relacionada ao álcool

O diagnóstico de DHA depende de história de ingesta alcoólica significativa, características clínicas, alterações laboratoriais e exclusão de outras causas de doenças hepáticas. Deve-se suspeitar de DHA em:

- Pacientes com consumo regular de álcool documentado superior a 20 g/dia (mulheres) ou superior a 30 g/dia (homens), associado a alterações clínicas ou biológicas sugestivas de doença hepática;
- Pacientes assintomáticos, sem alterações laboratoriais, porém com consumo de quantidades críticas de álcool;
- Pacientes com manifestações extra-hepáticas de transtornos relacionados ao uso de álcool (neuropatia periférica simétrica, pancreatite, cardiomiopatia e outras).

A **Figura 37.1** apresenta a história natural da doença. A **Tabela 37.2** mostra os fatores de risco para sua progressão.

A **Tabela 37.3** apresenta os sintomas e sinais associados à DHA.

TABELA 37.2 Fatores que afetam o risco de DHA.
Implicados no aumento do risco de lesão hepática associada ao álcool
• Dose de álcool acima do limiar de 1 *drink*/dia (mulher) e 2 *drinks*/dia (homem)
• Padrão de consumo: diário, beber em jejum, *binge drinking*
• Tabagismo
• Mulheres comparadas com homens
• Genética: *PNPLA3, TM6SF2, MBOAT7, HSD17B13*
• IMC elevado
• Presença de comorbidades: hepatite viral crônica, hemocromatose, DHGNA, EHNA
Implicada em melhorar o risco da lesão hepática associada ao álcool
• Consumo de café
Dados ambíguos em relação ao efeito no risco de lesão hepática relacionada ao álcool
• Tipo de álcool consumido
• Uso moderado de álcool em pacientes com IMC elevado

IMC: índice de massa corporal; DHGNA: doença hepática alcoólica não gordurosa; EHNA: esteatose hepática não alcoólica.
Fonte: adaptada de Crab *et al.*, 2019.

Capítulo 36

MANUAL DE GASTROENTEROLOGIA E HEPATOLOGIA DO HCFMUSP

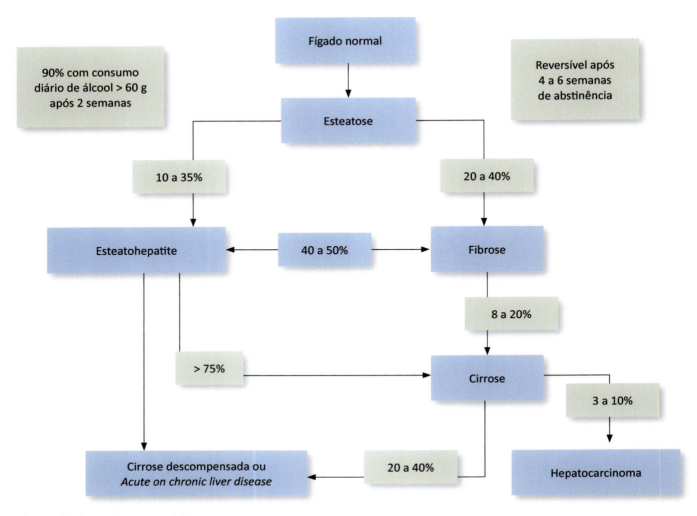

Figura 37.1 História natural da DHA.
Fonte: adaptada de Crab et al., 2019.[1]

TABELA 37.3 Sintomas e sinais associados à DHA.	
Sintomas	
Específico	Odor alcoólico na respiração*
Não específicos	Cansaço, dor abdominal, inversão do ciclo sono/vigília, neuropatia periférica, ganho de peso (causado por ascite), perda de peso (causada pela perda de massa muscular proximal), confusão (como parte da encefalopatia hepática), perda do impulso sexual, amenorreia
Sinais	
Pele	Telangiectasias, eritema palmar, leuconiquia, equimoses
Olhos	Mucosas ictéricas
Musculoesqueléticos	Perda da massa muscular proximal, especialmente perda temporal
Cardiovascular	Hipotensão sistêmica, taquicardia sugere síndrome de abstinência alcoólica*
Abdominal	Ascite, hepatomegalia, esplenomegalia, bruits, "cabeça de medusa"

(continua)

FÍGADO E ÁLCOOL

TABELA 37.3 (Cont.) Sintomas e sinais associados à DHA.	
Reprodutivo	Ginecomastia, atrofia gonadal em homens
Neurológico	Síndrome de abstinência alcoólica:* tremor fino, agitação psicomotora, alucinações ou ilusões transitórias
	Encefalopatia hepática: tremor grosseiro/*flapping* (asterix), alteração da consciência
	Síndrome de Wernike-Korsakoff
Mãos	Contratura de Dupuytren

* Específico para álcool.

Fonte: adaptada de Moreno *et al.*, 2019.2

Exames laboratoriais

- Gamaglutamiltransferase (GGT): geralmente elevada em etilistas pesados, mas não é específica para o uso de álcool;
- Aminotransferases: alanino aminotransferase (ALT) e aspartato aminotransferase (AST);
- Cálculo do índice ALD/NAFLD (Doença hepática alcoólica/doença hepática gordurosa não alcoólica) (quatro parâmetros: volume corpuscular médio, razão AST/ALT, IMC e sexo) para diagnóstico diferencial entre DHA e DHGNA;
- Rastreio de outras causas de hepatopatia: hepatites B e C, hepatite autoimune, hemocromatose, deficiência de alfa1 antitripsina, doença de Wilson;
- Em caso de suspeita de fibrose avançada: albumina sérica, tempo de protrombina ou índice normalizado internacional (INR), bilirrubinas, leucograma e plaquetas (avaliar função hepática e hipertensão portal).

Exames de imagem

- Ultrassom de abdome;
- Tomografia computadorizada;
- Ressonância magnética.

Avaliação não invasiva da fibrose hepática

A medida da rigidez hepática se tornou o melhor parâmetro para avaliar fibrose hepática, sendo um excelente marcador de fibrose avançada (F3) e cirrose (F4). Sua avaliação é importante, já que muitos pacientes com fibrose avançada apresentam provas de função hepática normais. Entretanto, pode ser afetada por várias condições, incluindo necroinflamação hepática, congestão, colestase mecânica, ingesta de álcool e alimento, além da pressão arterial e portal.

Pode ser realizada por um dos seguintes métodos: elastografia transitória (Fibroscan®), ARFI (*acoustic radiation force impulse imaging*), elastografia por *shear wave* ou elastografia por ressonância magnética (Figura 37.2).

Endoscopia digestiva alta

Deve ser solicitada em pacientes cirróticos, exceto naqueles com baixo risco para desenvolvimento de varizes esofagianas (segundo critério de Baveno: plaquetas superiores 150.000 e Fibroscan® inferior a 20 kPa).

Biópsia hepática

Estabelece o diagnóstico definitivo de DHA, avalia o estágio e o prognóstico da doença hepática, além de excluir outras causas de hepatopatia. Por ser um procedimento invasivo, com morbidade significativa, não é recomendada para todos os pacientes com suspeita de DHA, ponderando-se o risco-benefício.

Esteatose hepática relacionada ao álcool

Pode se desenvolver em três a sete dias após o consumo excessivo de álcool. Geralmente assintomática, pode ser identificada por ultrassom, tomografia computadorizada e ressonância magnética do fígado e estar associada com elevação discreta da GGT. Histologicamente, é caracterizada por acúmulo de gordura macrovesicular, tipicamente localizada nas áreas centrolobulares.

É reversível após período de abstinência.

Esteato–hepatite relacionada ao álcool

É considerada uma lesão progressiva, com risco aumentado de cirrose e CHC. Suas principais caracte-

Capítulo 37

295

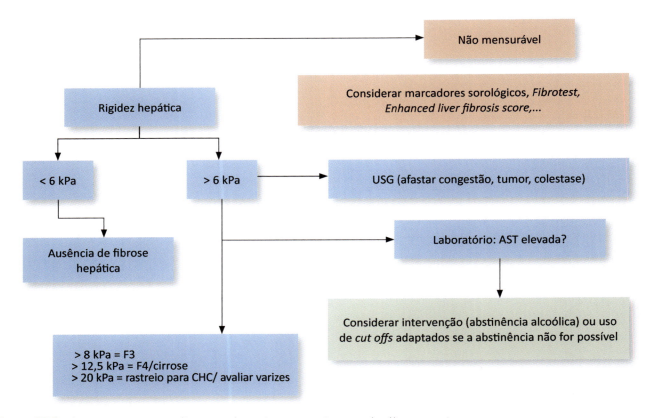

Figura 37.2 Fluxograma para estadiamento de pacientes com ingesta alcoólica excessiva.
US: ultrassom; AST: aspartato aminotransferase.
Fonte: adaptada de Moreno et al., 2019.[2]

rísticas morfológicas incluem esteatose, balonização hepatocitária, necrose e inflamação lobular com predomínio de neutrófilos polimorfos.

Fibrose hepática associada ao álcool

Aproximadamente 10% a 35% dos etilistas crônicos evoluirão com lesão hepática progressiva, incluindo HA, fibrose hepática e cirrose.

Hepatite alcoólica

Na **Tabela 37.4** são apresentadas as definições para o diagnóstico de HA.

A biópsia hepática é útil para confirmar o diagnóstico, excluir outras causas e para o prognóstico. Entretanto, em virtude do risco de complicações, só deve ser realizada quando o diagnóstico é incerto, preferencialmente por via transjugular.

As características histológicas são: inflamação lobular neutrofílica e pericelular, alterações degenerativas nos hepatócitos (balonização e corpúsculos de Mallory-Denk), esteatose, bilirrubinostase e fibrose pericelular.

A avaliação da gravidade pode ser realizada pelos seguintes métodos:

- Função discriminante de Maddrey: valores superiores a 32 indicam HA grave, com necessidade de tratamento, visto que o risco de mortalidade em um mês excede 20% a 30%;
- Escore MELD: valores acima de 20 sugerem alto risco de mortalidade em 90 dias);
- Modelo Lille: baseado em dados pré-tratamento e no sétimo dia de tratamento com corticosteroides. Um escore superior ou igual a 0,45 indica não respondedores a corticosteroides.

As infecções são umas das principais causas de morte da HA, sendo necessário o rastreio infeccioso antes do início da terapia com corticosteroide e ao longo do tratamento. A presença de infecção na admissão não contraindica a terapia com corticosteroide

FÍGADO E ÁLCOOL

TABELA 37.4 Definições para o diagnóstico de HA.

Diagnóstico clínico de HA

- Início de icterícia nas últimas 8 semanas
- Consumo contínuo > 40 g (mulheres) e > 60 g (homens) de álcool/dia por ≥ 6 meses, com menos de 60 dias de abstinência antes do início da icterícia
- AST > 50, AST/ALT > 1,5, e ambos os valores < 400 UI/L
- Bilirrubina sérica total > 3 mg/dL

Potenciais fatores de confusão

- Possível hepatite isquêmica (p. ex., sangramento grave do trato gastrintestinal superior, hipotensão, uso de cocaína nos últimos 7 dias) ou doença metabólica hepática (p. ex., doença de Wilson, deficiência de alfa-1 antitripsina)
- Possível doença hepática induzida por drogas (droga suspeita nos últimos 30 dias do início da icterícia)
- Avaliação incerta do uso de álcool (pacientes que negam o uso excessivo)
- Presença de testes laboratoriais atípicos (p. ex., AST < 50 ou > 400 UI/L, AST/ALT < 1,5, FAN > 1:160 ou AML > 1:80)

HA definitiva: clinicamente diagnosticada e comprovada por biópsia
- **Provável HA:** clinicamente diagnosticada sem potenciais fatores de confusão
- **Possível HA:** clinicamente diagnosticada com potenciais fatores de confusão

AST: aspartato aminotransferase; ALT: alanina aminotransferase; FAN: fator antinúcleo; AML; antimúsculo liso.

Fonte: adaptada de Crab *et al.*, 2019.[1]

se o episódio infeccioso estiver bem tratado e controlado. Além das infecções bacterianas, há risco de aspergilose invasiva e pneumonia por *Pneumocystis carinii*.

Cirrose por álcool e CHC

A cirrose por álcool não pode ser diferenciada de outras causas de cirrose, exceto por meio de uma cuidadosa avaliação da história de etilismo e pela exclusão de outras causas de hepatopatias.

Os pacientes podem ser assintomáticos na forma compensada. O prognóstico é avaliado pelos escores MELD e Child-Pugh, e como apresentam risco maior de desenvolverem CHC, devem ser submetidos a rastreio.

Em relação aos achados neurológicos, as alterações na consciência e o déficit cognitivo podem ser relacionadas a encefalopatia hepática, encefalopatia de Wernicke, síndrome de abstinência ou outros sintomas relacionados a lesão cerebral associada ao álcool.

TRATAMENTO

A abstinência alcoólica é a principal estratégia terapêutica em todos com pacientes com DHA, independentemente do estágio. O emprego de terapia

psicossocial e tratamento comportamental com intervenções motivacionais curtas, de 5 a 10 minutos, é útil e recomendado a todos os pacientes com DHA e etilismo ativo.

Recomenda-se referenciar o paciente a um especialista em tratamento de transtornos relacionados ao uso de álcool, com manejo multidisciplinar integrado. O tratamento farmacológico é útil para evitar recaídas (Tabela 37.5).

O algoritmo apresentado na Figura 37.3 sugere o manejo no diagnóstico e tratamento dos pacientes com transtornos relacionados ao uso de álcool e DHA. A indicação do uso de corticoide pode ser visto na Figura 37.4.

Tratamento de esteatose, esteato-hepatite e fibrose

- Identificação dos indivíduos no curso precoce da DHA (fibrose ainda incompleta e potencialmente reversível);
- Tratar comorbidades (obesidade e outros componentes da síndrome metabólica).

Tratamento da hepatite alcoólica

- **Medidas gerais:** suplementação com vitaminas do complexo B (pelo risco potencial de encefalo-

Capítulo 37

297

TABELA 37.5 Medicações propostas para o tratamento de transtornos relacionados ao uso de álcool em pacientes cirróticos.

Seguras e eficazes na DHA

- **Baclofen:** 10 mg, 3 x/dia; 80 mg/dia máx.

Provavelmente segura, mas ainda não testada em pacientes com DHA

- **Acamprosato:** 666 mg 3x/dia
- **Naltrexona:** 50 mg/dia VO; 380 mg/mês IM
- **Nalmefeno:** 1 tablete de 18 mg, dose máx. diária
- **Topiramato:** 300 mg/dia
- **Gabapentina:** 900 a 1.800 mg/dia
- **Vareniclina:** 2 mg/dia
- **Ondansetrona:** 1 a 16 mg/kg, 2 x/dia

Contraindicado na cirrose:

- Dissulfiram

Legenda: VO: via oral: IM: via intramuscular.
Fonte: adaptada de Arab *et al.*, 2019.[3]

patia de Wernicke), tratamento da encefalopatia hepática (lactulose, rifaximina) e tratamento da ascite (restrição de sódio), além de medidas para evitar o desenvolvimento de insuficiência renal (como evitar diuréticos e drogas nefrotóxicas);

- **Nutrição:** ingesta diária de 35 a 40 kcal/kg de peso corporal e uma proteica diária de 1,2 a 1,5 g/kg de peso corporal, preferencialmente por via oral. Caso o paciente não consiga manter uma ingesta oral adequada, deve-se iniciar nutrição por via enteral;
- **Corticosteroides:** comparado com placebo, diminui em 36% o risco de morte. Indica-se prednisolona 40 mg/dia ou metilprednisolona 32 mg/dia por 28 dias. Após esse período, o medicamento pode ser suspenso ou gradualmente reduzido ao longo de três semanas. A identificação pacientes dos não respondedores é importante para definir a suspensão do medicamento e limitar a exposição desnecessária, em virtude do risco de sepse e sangramento gastrintestinal;

- **N-acetilcisteína (NAC):** estudo multicêntrico francês comparou os efeitos sobre a combinação de NAC/prednisolona com prednisolona/placebo. A mortalidade em um mês foi significantemente menor no grupo NAC/prednisolona, além de apresentar incidência significativamente reduzida de síndrome hepatorrenal e infecções;
- **Transplante hepático:** pacientes com HA que não respondem à terapia medicamentosa possuem um prognóstico sombrio, com taxas de mortalidade de até 70% em seis meses. Em alguns países da Europa e nos EUA, o transplante hepático pode ser considerado em pacientes selecionados com padrões psicossociais favoráveis. A maioria dos programas requerem um período de seis meses de abstinência para a realização de transplante, o que não beneficia os pacientes com HA.

Tratamento da cirrose

- Suporte nutricional;
- Profilaxias primária e secundária para as complicações da cirrose;
- Investigação de lesão induzida pelo álcool em outros órgãos.

Transplante hepático

Opção terapêutica mais eficaz para pacientes com doença hepática terminal, com sobrevida pós-transplante e do enxerto de cerca de 80% a 85% em um ano.

Apesar de a DHA ser classificada como uma das três principais indicações de transplante hepático na Europa e nos EUA, continua sendo a mais controversa em termos de reação pública. Deve-se realizar uma avaliação psicossocial em pacientes com DHA para estabelecer a probabilidade de abstinência a longo prazo. Como o abuso de álcool e a dependência podem ser associados com outros distúrbios de personalidade, depressão, ansiedade, abuso de várias substâncias e outras doenças psiquiátricas, uma avaliação psiquiátrica se faz necessária.

Devido à escassez de órgãos, a maioria dos programas requer um período de seis meses de abstinência alcoólica, com o objetivo de avaliar a melhora da função hepática (e a ausência de necessidade de transplante), além de identificar os pacientes mais suscetíveis a manterem a abstinência após o transplante.

FÍGADO E ÁLCOOL

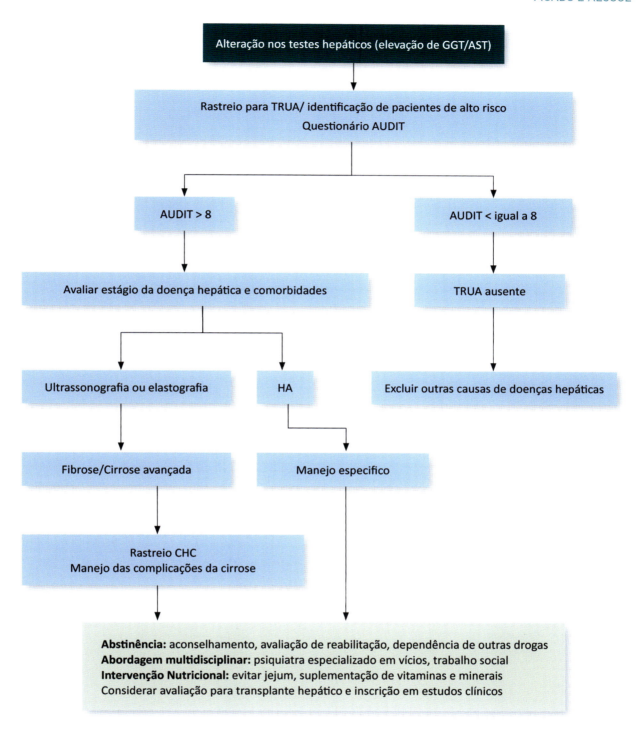

Figura 37.3 Algoritmo para diagnóstico e manejo da DHA e transtorno do uso de álcool.

GGT: gamaglutiltransferase; AST: aspartato aminotransferase; TRUA: transtornos relacionados ao uso de álcool; HA: hepatite alcoólica; CHC: carninome hepatocelular.

Fonte: adaptada de Arab et al., 2019.[3]

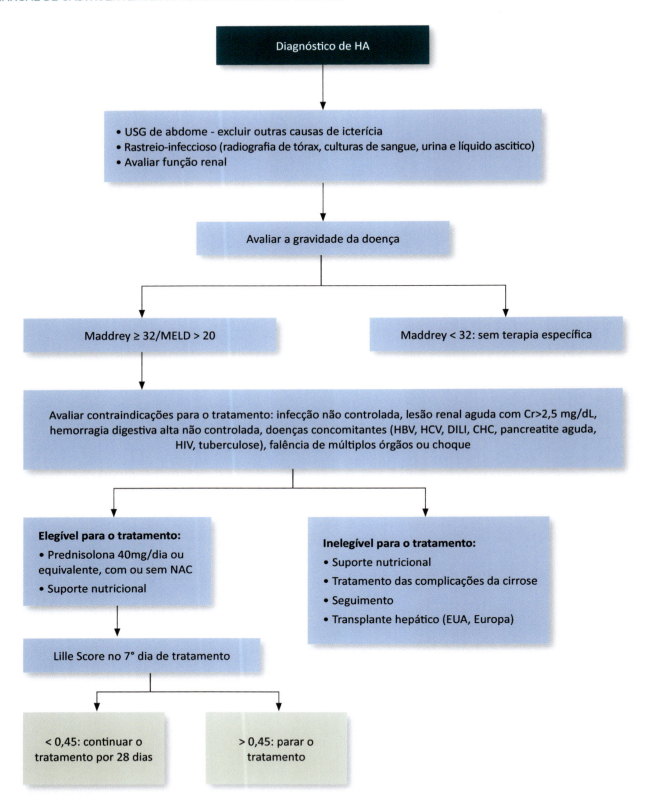

Figura 37.4 Avaliação dos pacientes com HA que se beneficiarão de tratamento com corticosteroide.

HA: hepatite alcoólica; US: ultrassom; Cr: creatina; HBV: vírus da hepatite B; HCV: vírus da hepatite C; DILI: injúria hepática induzida por drogas; CHC: carcinoma hepatocelular; NAC: N-acetilcisteína.

Fonte: adaptada de Crab et al., 2019.[1]

FÍGADO E ÁLCOOL

PONTOS-CHAVE

- O consumo de álcool deve ser rastreado com questionários válidos (AUDIT/AUDIT-C) em todos os pacientes, sejam ambulatoriais, internados ou no setor de emergência;
- Deve-se suspeitar de DHA em pacientes com consumo regular alcoólico superior a 20 g/dia (mulheres) e 30 g/dia (homens);
- O risco de DHA aumenta conforme a dose ingerida, o padrão de consumo, tabagismo, sexo feminino, genética, IMC elevado e presença outras doenças hepáticas;
- Níveis de consumo alcoólico seguros para pacientes sem hepatopatias são duas doses padrão/dia para homens e uma dose padrão/dia para mulheres. Para pacientes com DHA ou outra doença hepática não há nível seguro;
- A DHA pode variar desde a esteatose até casos mais graves como cirrose, CHC e HA;
- A HA é caracterizada por início abrupto de icterícia (nas últimas oito semanas) em pacientes com consumo contínuo por mais de seis meses de mais de 40 g/dia (mulheres) e mais de 60 g/dia (homens), e menos de 60 dias de abstinência antes do início da icterícia. Os valores de AST e ALT são inferiores de 400 e a bilirrubina total é superior a 3;
- A terapia específica para HA deverá ser feita em pacientes com Maddrey superior ou igual a 32 ou MELD superior a 20. Caso não haja contraindicação para o uso de corticosteroides, deve-se iniciar prednisolona 40 mg/dia ou equivalente, com ou sem NAC associada a suporte nutricional, devendo-se calcular o Lille Score no sétimo dia de tratamento para avaliar a resposta ao corticosteroide (se inferior a 0,45, continuar o tratamento por 28 dias; se superior a 0,45, suspender o tratamento);

- Pacientes com HA inelegíveis ao tratamento com corticosteroide deverão receber suporte nutricional e clínico. Alguns centros nos EUA e na Europa avaliam esses pacientes para transplante hepático;
- Pacientes com cirrose por álcool devem ser investigados para lesão induzida por álcool em outros órgãos, receber suporte nutricional e profilaxias para as complicações, além de serem avaliados para transplante hepático. Geralmente os programas de transplante exigem um período de abstinência de seis meses.

REFERÊNCIAS

1. Crabb D, Im G, Szabo G, Mellinger J, Lucey M. Diagnosis and treatment of alcohol-associated liver disease: 2019 – Practice Guidance from American Association for the Study of Liver Diseases. Hepatology. 2020;71:306.
2. Moreno C, Mueller S, Szabo C. Non invasive diagnosis and biomarkers in alcohol related liver disease. J Hepatol. 2019;70:273-83.
3. Arab JP, Roblero JP, Altamirano J, Bessone F, Chaves Araujo R, et al. Alcohol-related liver disease: clinical practice guideline by Latin American Association for the Study of the Liver (ALEH). Ann Hepatol. 2019;18:518-35.

LEITURA SUGERIDA

1. Brasil. Ministério da Saúde. Vigitel Brasil 2019: vigilância de fatores de risco e proteção para doenças crônicas por inquérito telefônico. Brasília: Ministério da Saúde; 2019.
2. European Association for the Study of Liver. EASL Clinical Practice Guidelines: Management of alcohol-related liver disease. J Hepatol. 2018;69:154-81.
3. Seitz K, Bataller R, Cortez-Pinto H, Gao B, Gual A, Lackner C, et al. Alcoholic liver disease. Nat Rev Dis Primers. 2018;4(1):16.
4. Alcohol Use Disorders Identification Test. World Health Organization collaborative study. disponível em https://auditscreen.org
5. World Health Organization. WHO Global Status Report on Alcohol and Health. Geneva: WHO; 2018.

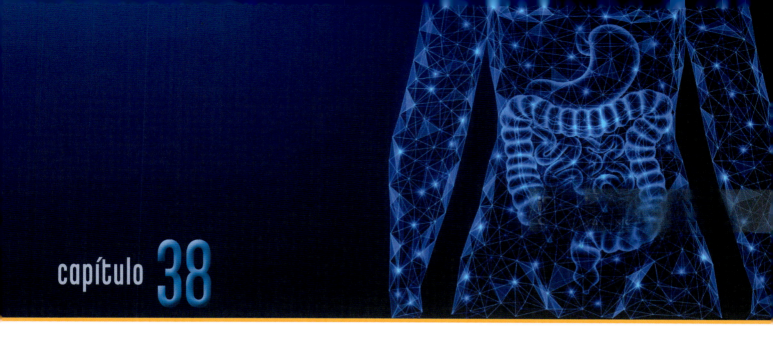

capítulo 38

Fígado e Gravidez

DANIEL FERRAZ DE CAMPOS MAZO ▶ LETÍCIA CRISTINA DE ARAÚJO DIAZ VAZQUEZ

INTRODUÇÃO

As doenças da gravidez relacionadas ao fígado ocorrem em até 3% das gestantes e podem ser associadas com disfunção hepática, principalmente se graves, correlacionando-se com morbimortalidade tanto materna quanto fetal. Podem ser categorizadas como: específicas da gestação, exacerbadas pela gestação ou acidentalmente coincidentes com a gestação. Durante a avaliação da paciente, um dado fundamental é a idade gestacional.

ALTERAÇÕES FISIOLÓGICAS HEPÁTICAS NA GRAVIDEZ

Assim como todos os órgãos do corpo durante uma gestação normal, o fígado também se adapta, sendo deslocado com o crescimento do útero até ficar impalpável ao exame físico. Com o avançar da gestação, pode-se observar a hemodiluição da albumina e o aumento gradual da fosfatase alcalina por síntese placentária, porém tipicamente inferior a 2 vezes o limite superior da normalidade (LSN), com aumento esperado da alfafetoproteína produzida pelo feto. Os demais exames não sofrem grandes mudanças, devendo ser investigados caso estejam alterados, como transaminases, tempo de protrombina, bilirrubinas totais e frações, entre outros.

Há também um aumento da frequência e do débito cardíaco em virtude do aumento do plasma circulante e da redução da resistência vascular periférica, criando um estado hiperdinâmico, comum em pacientes com hepatopatias crônicas. Com a compressão da veia cava inferior pelo útero em crescimento, pode ocorrer até o aparecimento de insignificantes varizes esofágicas em gestações saudáveis.

Angiomas e eritema palmar são comuns durante a gravidez e têm regressão espontânea no pós-parto, sendo provavelmente decorrentes do alto nível de estrogênio, que também leva à redução da motilidade da vesícula biliar, aumentando o risco de cálculos.

ALTERAÇÕES BIOQUÍMICAS HEPÁTICAS NA GRAVIDEZ

Com relação às doenças específicas da gravidez, se as alterações se iniciarem antes de 20 semanas, quando associadas a náuseas e vômitos, deve-se considerar principalmente a hiperêmese gravídica. Após esse período, se associadas à hipertensão, deve-se excluir síndrome HELLP (hemólise, enzimas hepáticas elevadas e plaquetas baixas) ou pré-eclâmpsia e, se associadas a náuseas, êmese, cefaleia e dor abdominal, deve-se excluir esteatose hepática aguda da gravidez.

Também é importante excluir lesão hepática induzida por drogas (DILI, do inglês *drug induced liver injury definition*), analisando o uso de medicamentos, suplementos, chás e fitoterápicos, além de avaliar a possibilidade de doença hepática gordurosa não alcóolica (DHGNA), principalmente nas pacientes com fatores de risco metabólicos, e a presença de sinais de doenças de origem biliar, como o prurido. No exame físico, é necessário observar atentamente a presença de icterícia, ascite e fígado palpável, sugerindo hepatomegalia.

Nos exames de triagem, pode-se encontrar dois padrões de lesão hepática: hepatocelular e colestático, e ambos podem elevar as bilirrubinas séricas.

Grande parte das doenças hepáticas relacionadas à gravidez apresenta esse padrão de lesão colestático: DILI, hepatite viral, DHGNA, doença hepática alcóolica e hepatite autoimune. Fazem parte da investigação: sorologia para hepatite A, B e C, sorologia para hepatite E (se local endêmico), proteína C-reativa (PCR) para vírus herpes simples (HSV) e citomegalovírus (CMV), sorologia para Epstein-Barr (CMV), fator antinúcleo (FAN), anticorpo antimúsculo liso, imunoglobulina G (IgG), dosagem de ácidos biliares (considerar caso prurido associado) e de ceruloplasmina, para diagnóstico diferencial.

No padrão colestático, o aumento da fosfatase alcalina além do contexto de gestação pode sugerir uma possível coledocolitíase, DILI, colangite biliar primária ou colangite esclerosante primária (CEP). A investigação desse grupo inclui anticorpo antimitocôndria, exclusão de drogas hepatotóxicas e até avaliação por colangioressonância. Raramente, uma biópsia hepática poderá ser necessária, apenas se os dados clínicos não forem suficientes para uma conclusão diagnóstica.

Se a presença de aminotransferases for superior a 10 vezes o LSN, ou mesmo se houver indícios de insuficiência hepática aguda (encefalopatia hepática e coagulopatia), deverá ser feita avaliação com urgência em um centro transplantador de fígado. O **Fluxograma 38.1** apresenta um algoritmo sugerido de investigação de alteração de bioquímica hepática pacientes grávidas.

DOENÇA HEPATOBILIAR AGUDA COINCIDENTE EM GRÁVIDAS

Colecistite aguda

As mudanças fisiológicas da gravidez, como a hipocontratilidade vesicular pela progesterona e o aumento da saturação do colesterol na bile pelo estrogênio, facilitam a litogênese. Obesidade e multiparidade são fatores de risco independentes para cálculos biliares na gravidez, além dos demais fatores de risco já conhecidos. O seguinte sintoma é sugestivo de patologia biliar: dor recorrente no epigástrio ou em hipocôndrio direito (HCD), irradiando para dorso ou ombro, de início entre 1 e 3 horas após as refeições e atingindo seu pico em 1 hora, associado a anorexia, febre, náuseas e vômitos, diminuindo lentamente ao longo de horas.

A colecistite aguda se manifesta pela manutenção desses sintomas, com sinal de Murphy positivo. Se não forem visualizados cálculos no ultrassom e forem excluídas doenças da gravidez, como pré-eclâmpsia, e outras causas não associadas à gravidez, deve-se excluir também impactação do cálculo no duto biliar comum, colangite ou síndrome de Mirizzi.

O tratamento deve ser voltado para controle da dor e dieta balanceada. Entretanto, na presença de complicações, dor refratária à terapia medicamentosa, risco de parto prematuro associado à morbidade materna e principalmente pancreatite de origem biliar, deve-se considerar a necessidade de colecistectomia.

Síndrome de Budd-Chiari

É uma complicação rara e 20% dos casos acontecem em estado de hipercoagulabilidade que dura até oito semanas pós-parto, como a gravidez ou o uso de contraceptivos, pelo aumento de fatores da coagulação (I, II, V, VII, X e XII) e fibrinogênio, com redução de proteína C. É associada a desfecho fetal ruim, insuficiência hepática e hipertensão portal. Pode ser tanto

FÍGADO E GRAVIDEZ

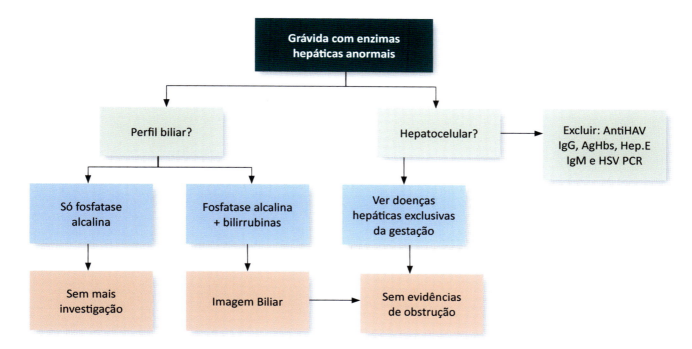

Fluxograma 38.1 Algoritmo sugerido de investigação de alteração de bioquímica hepática em grávidas.

HAV: vírus da hepatite A; IgG: imunoglobulina G; HBsAg: antígeno de superfície da hepatite B; IgM: imunoglobulina M; HSV: vírus herpes simples; PCR: proteína C-reativa.

um quadro agudo quanto a piora de um quadro crônico não diagnosticado, com extensão da trombose.

Hepatites virais

São geralmente a causa mais comum de icterícia na gravidez.

Hepatite A

A doença tende a ser mais grave com o aumento da idade, mas doenças graves podem estar relacionadas a risco aumentado de parto prematuro. Complicações gestacionais podem ocorrer em 69% das pacientes, incluindo parto prematuro, separação de placenta, ruptura prematura de membranas, peritonite por mecônio, colestase neonatal e sangramento vaginal.

Hepatite B

A infecção aguda por hepatite B durante a gravidez não foi associada ao aumento da mortalidade materna ou fetal, porém apresenta risco de transmissão vertical em torno de 10% (podendo chegar a 60% caso a infecção seja próxima ao termo). A infecção é geralmente bem tolerada na paciente com hepatite B crônica sem doença hepática avançada, podendo ocorrer possíveis *flares* durante a gestação (mais comuns no pós-parto), com ALT superior a 2 vezes o LSN e risco de progressão da doença hepática, e até descompensação da doenla durante esse período, em virtude do estado imunotolerante materno.

Caso a carga viral do vírus B materno seja superior a 200.000 UI/mL, o risco de transmissão aumenta e deve-se avaliar a introdução de antiviral, preferencialmente o tenofovir, no terceiro trimestre, começando na 28ª semana e cessando em três meses pós-parto. Além disso, deve ser realizada imunoglobulina anti-hepatite B na sala de parto e a primeira dose da vacinação para hepatite B em até de 12 horas do parto.

Não há preferência pela via de parto em pacientes sem hipertensão portal, assim como não há impedimento para a amamentação.

Para mulheres anti-Hbs negativas, a vacinação é segura durante a gravidez.

Hepatite C

O anti-HCV positivo deve ser sempre ser confirmado com HCV-RNA. A infecção aguda é raramente reconhecida, porém, se for evidenciada, a icterícia é um sintoma de apresentação comum. A transmissão neonatal ocorre em 3% a 5% de mães com HCV-RNA positivo e vírus da imunodeficiência humana (HIV) negativo. A coinfecção com HIV aumenta o risco de transmissão. Há suspeita de aumento do risco de colestase intra-hepática da gravidez e parto pré-termo.

É possível ocorrer transmissão do anti-HCV da mãe para o feto, que pode ser positivo por até 18 meses. Portanto, a criança deve ser testada com anti-HCV após esse período e, se positivo, deve-se confirmar com HCV-RNA.

Não há evidências de aumento de transmissão vertical de acordo com o tipo de parto. A amamentação não é contraindicada.

Hepatite E

A infecção durante a gravidez foi associada a um risco aumentado de insuficiência hepática aguda, especialmente no terceiro trimestre, além de riscos obstétricos, incluindo hemorragia pós-parto, óbito fetal e prematuridade.

O manejo é terapia de suporte. A ribavirina não pode ser utilizada em razão do risco de teratogênicidade.

Herpes vírus simples

Pode ser grave quando ocorre durante gravidez, com risco de hepatite fulminante. O quadro deve ser considerado em toda hepatite com algum grau de coagulopatia, anictérica ou com lesões cutaneomucosas. Se suspeitado, o tratamento com aciclovir deve ser iniciado.

Outros vírus

CMV, EBV e adenovírus podem causar hepatites autolimitadas.

DOENÇAS HEPÁTICAS ESPECÍFICAS DA GRAVIDEZ

Hiperêmese gravídica

É uma forma grave de náuseas e vômitos da gestação, causando desidratação e cetose, com perda do peso corporal total que pode chegar a mais de 5%. Ocorre em até 0,3% a 2% das gestações e geralmente se apresenta até a nona semana. Sua etiologia não é clara, mas pode estar relacionada ao pico de gonadotrofina coriônica do primeiro trimestre.

São esperados distúrbios hidreletrolíticos associados a desidratação e vômitos, como hipocalemia, hipomagnesemia e redução de ingesta oral. Pode ha-

ver alteração em transaminases nesse período, principalmente nos casos que exigem internação, com alanina aminotransferase (ALT) maior que aspartato aminotransferase (AST).

O tratamento consiste em vitamina B6, antagonistas dopaminérgicos e fenotiazinas. As alterações hepáticas melhoram com a hidratação. Casos refratários podem necessitar de ondasentrona ou corticosteroide.

Eclâmpsia/pré-eclâmpsia

Desordem multissistêmica definida como hipertensão a partir da 20ª semana, associada à proteinúria superior a 300 mg/dia e outras alterações maternas (p. ex., renal, hepática, neurológica, uteroplacentária ou hematológica), com restrição de crescimento fetal. Podem estar presentes até a quarta semana pós-parto.

A presença de convulsões diferencia a pré-eclâmpsia da eclâmpsia. Os fatores de risco mais comuns são: episódio prévio, hipertensão prévia, doença renal crônica, diabetes e doenças autoimunes. A etiologia não é completamente compreendida, porém resulta em hipoperfusão placentária, que piora com o passar da gestação, com acúmulo de óxido nítrico, prostaglandinas e endotelina, induzindo agregação plaquetária, disfunção endotelial e hipertensão arterial. A fibrina resultante desse processo é depositada nos sinusoides hepáticos, causando obstrução e isquemia hepática, podendo ocasionar coagulação intravascular disseminada.

Sua apresentação pode incluir sintomas como dor em quadrante direito, cefaleia, alterações visuais, náuseas e vômitos. Também pode ocorrer hipertransaminasemia, hiperreflexia e edema. A alteração hepática é marcadora de gravidade, e se o parto não for realizado de forma breve, pode se complicar com lesão renal, hemorragia cerebral, ruptura e infarto hepático.

Em caso de pré-eclâmpsia não complicada, o parto pode ser realizado na 37ª semana. Já se houver complicações, recomenda-se o parto na 34ª semana. Na presença de eclâmpsia, o parto deve ser o mais rápido possível.

Síndrome HELLP

O acrônimo HELLP se refere a uma síndrome multissistêmica caracterizada por hemólise com esfregaço de sangue microangiopático, enzimas hepáticas elevadas e baixa contagem de plaquetas. Pode ser considerada uma forma grave de pré-eclâmpsia,

FÍGADO E GRAVIDEZ

porém 15% a 20% das pacientes não tinham hipertensão ou proteinúria antecedentes. Sua patogênese não é muito clara, mas pode estar relacionada à microangiopatia trombótica causada pela desregulação e ativação do complemento pelos depósitos de fibrina decorrentes da disfunção endotelial de uma placenta com vascularização pobre.

Geralmente abre o quadro entre a 28ª e a 37ª semana de gestação, com presença de dor abdominal, que é o sintoma mais comum, associada ou não a náuseas, êmese e mal-estar generalizado. Hipertensão e proteinúria podem estar presentes em 85% dos casos de HELLP grave. A morbidade materna inclui coagulação intravascular disseminada, descolamento de placenta, lesão renal aguda, edema pulmonar, hematoma hepático subcapsular ou parenquimatoso e descolamento de retina.

O diagnóstico deve considerar os sintomas supracitados, com hemograma evidenciando anemia e plaquetopenia, esfregaço periférico com presença de esquizócitos, bioquímica hepática alterada maior que 2 vezes o LSN, haptoglobina baixa e desidrogenase lática aumentada. Em caso de hipertensão grave, pode-se associar uso de labetalol endovenoso para reduzir o risco de acidente vascular cerebral. Na presença de dor de forte intensidade em HCD/epigástrio, avaliar com ultrassom à beira do leito a presença de sangramento ou edema hepático, podendo ser complementado com tomografia computadorizada ou ressonância magnética. Deve-se considerar parto imediato se a gestação ultrapassar 34 semanas ou se houver descolamento prematuro de placenta, sangramento hepático, edema pulmonar, lesão renal aguda ou frequência cardíaca do feto anormal. Entretanto, em caso de feto viável e possível estabilização clínica, o parto pode ser adiado em até 48 horas, permitindo a conclusão do uso de corticosteroides para maturação pulmonar.

O sulfato de magnésio é administrado por via endovenosa em gestações entre 24 e 32 semanas com feto vivo, para neuroproteção fetal. Os parâmetros laboratoriais podem piorar inicialmente até 48 horas após parto, porém tendem a melhorar até o quarto dia; se isso não acontecer, diagnósticos diferenciais deverão ser considerados.

Colestase intra-hepática da gravidez

É a doença hepática da gestação mais comum, caracterizada por prurido predominantemente palmo-plantar, podendo ser generalizado, e elevação sérica dos ácidos biliares de forma reversível, que comumente se desenvolve no final do segundo ou início do terceiro trimestre e remite em até seis semanas após o parto. A incidência varia amplamente, de 0,4% a 10%, estando mais associada à gestação múltipla, tratamentos de fertilidade, fatores geográficos e hepatite C, com alta recorrência em gestações subsequentes.

A suscetibilidade genética da doença é refletida por risco aumentado em parentes de primeiro grau, em alguns grupos, e pela alta recorrência. O gene *ABCB4*, que codifica a proteína multirresistência 3 (MDR3), é associado a um dos subtipos de colestase intra-hepática familiar progressiva (PFIC 3), e algumas de suas mutações heterozigotas foram encontradas em mulheres que tiveram colestase gestacional.

O prurido pode variar de leve a intolerável, com piora noturna. Pode ser associado a náuseas, dor em HCD, hiporexia, privação do sono e esteatorreia. O exame físico pode mostrar escoriações e a icterícia pode iniciar dentro de uma a quatro semanas do começo do quadro em 14% a 29% das pacientes.

O aumento na concentração sérica de ácidos biliares é o principal achado laboratorial, podendo estar associado a aumento de aminotransferases, da bilirrubina total e da gamaglutamiltransferase – porém esta última pode estar normal ou pouco alterada, sendo uma pista diagnóstica. A colestase grave é associada a níveis de ácidos biliares superiores a 40 µmol/L.

Há riscos aumentados de morte intrauterina, líquido amniótico meconial, parto prematuro ou síndrome do desconforto respiratório neonatal associados a níveis superiores 100 µmol/L. Níveis de ácidos biliares normais não excluem definitivamente o diagnóstico, principalmente se a clínica for compatível.

O ácido ursodesoxicólico deve ser iniciado como tratamento de escolha na dose de 10 a 15 mg/kg/dia. Observa-se melhora dos sintomas e dos exames laboratoriais em até quatro semanas, mas não há evidências de melhora do desfecho fetal com a medicação. A avaliação deve ser realizada semanalmente, com possível adiantamento do parto em casos de níveis de ácidos biliares superiores a 100 µmol/L, piora da função hepática, prurido refratário ou história prévia de morte fetal antes de 36 semanas. É recomendada a realização do parto entre 36 e 37 semanas ou ao diagnóstico, se este for após a 37ª semana de gestação.

Esteatose hepática aguda da gravidez

Para manejo do prurido continuado em pacientes já em uso de ácido ursodesoxicólico, outros possíveis tratamentos são a adição de colestiramina, rifampicina ou de antialérgicos. O acompanhamento deve ser mantido se persistirem as anormalidades laboratoriais, já que a presença dessa doença é relacionada com o aparecimento posterior de doenças hepatobiliares.

Esteatose hepática aguda da gravidez

É reconhecidamente uma emergência obstétrica que leva à disfunção hepática grave, podendo resultar em morte materna e fetal. É rara, com incidência de 0,005% a 0,010% das gestações, e tem como principais fatores de risco a deficiência fetal de 3-hidroxiacil CoA desidrogenase de cadeia longa (LCHAD), episódio anterior de esteatose aguda, gestação múltipla, pré-eclâmpsia, síndrome HELLP, feto masculino, mãe com índice de massa corpórea inferior a 20 kg/m^2 e nuliparidade. Sua patogênese ainda não é muito clara, porém está associada ao acúmulo de metabólitos secundários ao aumento defeituoso do metabolismo dos ácidos graxos relacionados ao crescimento e ao desenvolvimento feto-placentários, principalmente no final da gravidez.

Apresenta-se tipicamente entre a 30ª e a 38ª semana de gestação, mas pode ocorrer antes ou após esse período. Inicialmente, cursa com náuseas, vômitos, dor abdominal, mal-estar, cefaleia e hiporexia, associadas ou não a hipertensão ou síndrome HELLP. A evolução para insuficiência hepática aguda é rápida, com icterícia, ascite, encefalopatia, coagulação intravascular disseminada e hipoglicemia, podendo se complicar para lesão renal aguda e insuficiência de múltiplos órgãos.

Nas pacientes que apresentam alterações nas aminotransferases, variando de 5 a 10 vezes o LSN, pode ser detectada infiltração gordurosa no fígado, seja por ultrassom, seja por ressonância magnética, que se resolve no pós-parto. A biópsia hepática não é necessária, mas, se for realizada, observa-se infiltração gordurosa microvesicular de hepatócitos inchados, proeminentes nas zonas centrais e médias do lóbulo, que circundam os núcleos centralmente, dando ao citoplasma uma aparência espumosa. O uso do corante *oil red O* pode ser usado para confirmação diagnóstica em pacientes sem vacuolização evidente.

Os achados que diferem a esteatose aguda de outras doenças relacionadas à gravidez são os sinais e sintomas de insuficiência hepática, porém devem ser excluídas a síndrome HELLP, a pré-eclâmpsia, hepatites, calculose biliar e síndrome de Budd Chiari. Os critérios diagnósticos de Swansea para a definição de esteatose hepática aguda da gravidez são:

- Vômitos;
- Dor abdominal;
- Polidipsia/poliúria;
- Encefalopatia;
- Bilirrubina elevada (acima de 0,8 mg/dL);
- Hipoglicemia (glicemia abaixo de 72 mg/dL);
- Leucocitose (acima de 11.000 cél./ µL);
- Alanina aminotransferase superior a 42 UI/L;
- Amônia elevada acima de 47 µmol/L (75 µg/dL);
- Ácido úrico superior a 5,7 mg/dL;
- Lesão renal aguda ou creatinina superior a 1,7 mg/dL;
- Coagulopatia ou tempo de protrombina (TP) superior a 14 segundos ou tempo de tromboplastina parcial ativada (TTPa) superior a 34 segundos;
- Ascite;
- Fígado brilhante no ultrassom;
- Esteatose microvesicular do fígado.

São necessários de seis a nove critérios para obter um valor preditivo positivo de 85% e negativo de 100% para esteatose microgoticular.

O tratamento é o parto imediato, independentemente da idade gestacional, por ser uma doença ameaçadora à vida com resolução espontânea após o parto. Embora seja difícil e tenham muitas sobreposições, o tratamento da síndrome HELLP, da pré-eclâmpsia grave e da esteatose hepática aguda é o mesmo, sem necessidade de atrasos para a confirmação. Se a paciente já tiver sinais de insuficiência hepática aguda, o ideal é encaminhá-la paciente para um centro transplantador de fígado para avaliação.

A Tabela 38.1 apresenta o diagnóstico diferencial entre as doenças específicas da gestação.

HEPATOPATIA CRÔNICA NA GRAVIDEZ
Hepatite autoimune

A complicação mais comum é um *flare* de atividade da doença autoimune, principalmente no pós-parto, tipicamente até três meses, que pode ser controlado com aumento da imunossupressão. Em casos mais raros, pode ocorrer evolução para descompensação hepática e potencial risco para a paciente e feto, com necessidade até de transplante hepático. Esses desfechos são mais prováveis em pacientes com controle ruim da doença (menos de um ano de

FÍGADO E GRAVIDEZ

TABELA 38.1 Diagnóstico diferencial entre as doenças hepáticas específicas da gestação.

	Hiperêmese gravídica	Colestase intra-hepática	Pré-eclâmpsia	Síndrome HELLP	Esteatose hepática aguda
Prevalência	0,3% a 2%	0,1% a 5%	5% a 10%	0,2 a 0,6%	0,01%
Período	Até 9 semanas	Entre o 2º e o 3º trimestre até 6 semanas pós-parto	A partir da 22ª semana	2º trimestre	Durante o 3º trimestre
Achados clínicos	Vômitos, distúrbios hidreletrolíticos, desidratação e/ou perda ponderal	Principalmente prurido (podendo anteceder manifestações laboratoriais), náuseas, dor em HCD, hiporexia, privação do sono, esteatorreia e/ou icterícia em 25% dos casos	Hipertensão, dor abdominal, náuseas, vômitos e/ou edema periférico	Dor abdominal, náuseas, cefaleia, vômitos e/ou hipertensão	Dor abdominal, náusea, vômitos, tontura, mal-estar, cefaleia, hiporexia, associadas ou não com hipertensão ou síndrome HELLP, podendo evoluir para insuficiência hepática aguda com icterícia, ascite, encefalopatia, CIVD e hipoglicemia
Achados laboratoriais	Leve hipertransaminasemia, leve hiperbilirrubinemia (< 4 mg/dL)	Elevação dos ácidos biliares (> 10 μmol/L), leve elevação bilirrubinas (< 5 mg/dL), hipertransaminasemia (1 a 5 x o LSN), colestase laboratorial com aumento mais pronunciado de fosfatase alcalina com GGT levemente alterada ou normal	Proteinúria, elevação discreta de transaminases, disfunção renal, sem sinais de insuficiência hepática	Anemia, plaquetopenia, esfregaço periférico com presença de esquizócitos, bioquímica hepática alterada (maior que 2 x o LSN), haptoglobina ↓ e DHL ↑, proteinúria, disfunção renal, edema pulmonar, hematoma hepático subcapsular ou parenquimatoso, descolamento de retina	Hipoglicemia, aumento expressivo de AST e ALT, icterícia, leucocitose, coagulopatia, disfunção renal, hipofibrinogenemia, plaquetas normalmente normais em estágios iniciais, CIVD, "fígado brilhante" ao ultrassom

Continua ▶

Capítulo 38

309

MANUAL DE GASTROENTEROLOGIA E HEPATOLOGIA DO HCFMUSP

TABELA 38.1 (Cont.) Diagnóstico diferencial entre as doenças hepáticas específicas da gestação.

	Hiperêmese gravídica	Colestase intra-hepática	Pré-eclâmpsia	Síndrome HELLP	Esteatose hepática aguda
Manejo	Hidratação venosa, antieméticos, reposição de vitaminas B_1, B_6, B_{12} e C	Ácido ursodesoxicólico e parto com 37 semanas	Controle da hipertensão associada a sulfato de magnésio para neuroproteção fetal	Parto imediato se gestação > 34 semanas ou má evolução. Entretanto, se for possível, pode ser adiado em até 48 horas, para uso de corticosteroides	Interrupção da gestação, plasmaférese. Se não evoluir com melhora pós parto, pode ser necessária avaliação para transplante hepático
Desfecho	Resolução espontânea, geralmente com 18 semanas	Parto prematuro espontâneo (30% a 40%),natimorto (até 3,5%)	Mortalidade materna 1%, mortalidade fetal baixa	Ruptura hepática com necrose. Mortalidade materna de 5%, mortalidade fetal de até 20%	Mortalidade materna de até 10%, mortalidade fetal de até 45%

AST: aspartato aminotransferase; ALT: alanina aminotransferase; DHL: desidrogenase láctica; GGT: gamaglutamiltransferase; CIVD: coagulação intravascular disseminada; LSN: limite superior da normalidade.

remissão) e ausência de imunossupressão durante a gestação. Também há riscos para o feto, como prematuridade, pequeno para idade gestacional e óbito.

A azatioprina é segura na gestação e seus efeitos no feto (linfopenia, hipogamaglobulinemia e hipoplasia tímica) são reversíveis no pós-parto. Entretanto, a opção de monoterapia com corticosteroide durante a gestação pode ser considerada.

Doença de Wilson

Mulheres com doença de Wilson têm níveis mais altos de infertilidade e de abortos espontâneos, complicando até com oligo/ amenorroia. O tratamento com D-penicilamina geralmente deve ser descontinuado na gestação, por risco de teratogenicidade, sendo o zinco mais seguro nesse contexto. Caso seja mantido, o tratamento deve ser reavaliado, com sugestão de redução da dose da durante o segundo e terceiro trimestre, para evitar deficiência de cobre fetal.

A amamentação não é recomendada, devido à excreção medicamentosa no leite materno, podendo levar à deficiência de zinco.

Transplante hepático

A fertilidade da mulher transplantada é retomada com no mínimo um mês após o transplante, mas uma gravidez é considerada de alto risco. Há risco de rejeição do enxerto, pré-eclâmpsia, infecções, diabetes, prematuridade e feto com baixo peso ao nascer. Esses riscos podem ser minimizados principalmente se a gestação for planejada para após o primeiro ano de transplante.

Os imunossupressores, em sua maioria, são seguros para a gestação, exceto o micofenolato, que deve ser suspenso idealmente seis meses antes da gestação e não pode ser reintroduzido até o final da lactação.

Cirrose e hipertensão portal não cirrótica

A fertilidade é reduzida e a gravidez é rara nessas pacientes, devido à disfunção metabólica e endócrina decorrente da alteração do eixo hipotalâmico-pituitário, com consequentes alteração do metabolismo do estrogênio, diminuição do hormônio luteinizante (LH) e do hormônio folículo estimulante (FSH), que podem levar a queda da libido, anovulação, amenorreia e infertilidade. Há ainda risco significativo de complicações gestacionais, como restrição de crescimento intrauterino, parto prematuro, óbito fetal, hipertensão gestacional e hemorragia periparto, com 15% de risco de descompensação da cirrose e piora da hipertensão portal.

A gravidade da doença materna também é relacionada com a gravidade da hepatopatia. Um MELD superior a 10 tem 83% de sensibilidade para descompensação hepática, enquanto MELD inferior 6 geralmente não descompensa.

A principal causa de mortalidade materna em pacientes cirróticas é o sangramento varicoso pela piora da hipertensão portal, principalmente no segundo trimestre, decorrente do aumento de volume sanguíneo e da pressão direta uterina sobre a veia cava inferior. Se a paciente já tinha varizes previamente, há o risco de 25% de hemorragia varicosa no segundo trimestre ou no parto, chegando à mortalidade de 50%. Na hipertensão portal não cirrótica, o risco de hemorragia digestiva alta é o mesmo das pacientes não cirróticas, porém a função hepática é preservada, não há tantos riscos gestacionais e a mortalidade fica entre 2% e 6%. O ideal é, no pré-natal, realizar ligadura elástica de varizes de esôfago ou iniciar betabloqueadores (preferencialmente o propranolol) como profilaxia primária, mesmo sem sinais de ruptura iminente.

Deverá ser realizada uma endoscopia digestiva alta no início do segundo trimestre para avaliação, principalmente se plaquetas estiverem abaixo de 150.000 e elastografia hepática por FibroScan® superior a 20 kPa. Para tanto, midazolan, fentanil e propofol são seguros durante a gestação. Apesar de a endoscopia ser um procedimento seguro, há risco de hipóxia fetal pela sedação.

A **Fluxograma 38.2** apresenta um algoritmo sugerido de rastreamento de varizes esofágicas na gestação de pacientes cirróticas ou com hipertensão portal não cirrótica.

Se ocorrer sangramento varicoso durante a gestação, a terapia com octreotide e somatostatina pode ser realizada, mas terlipressina deve ser evitada, pela vasoconstricção placentária. As cefalosporinas podem ser usadas nesse contexto.

A imagem pré-natal da pelve com ressonância magnética pode ajudar a identificar varizes pélvicas e auxiliar na definição do plano de parto. Em mulheres sem sangramento varicoso prévio, cujas varizes esofágicas foram tratadas e erradicadas, não há recomendações específicas sobre a via de parto. Naquelas sem sangramento prévio e com varizes esofágicas de pequeno calibre, sem sinais vermelhos, o parto vaginal pode ser realizado, mas é recomendado um segundo estágio curto de trabalho de parto. No caso de varizes de médio/grosso calibre, presença de sinais ver-

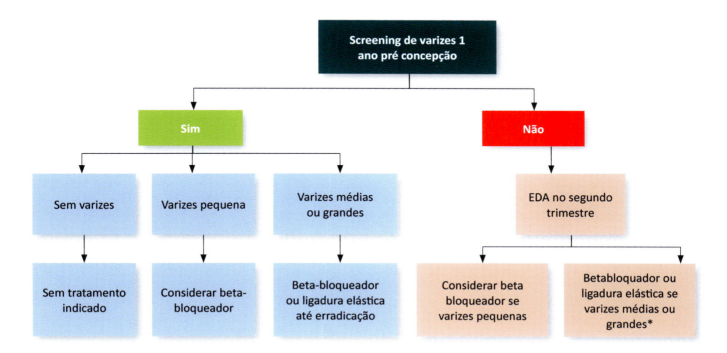

Fluxograma 38.2 Algoritmo sugerido de rastreamento de varizes de esôfago na gestação.

* Ligadura elástica é preferível em caso de presença de sinais vermelhos.

Fonte: adaptado de Sarkar *et al.*, 2021.

melhos ou sangramento varicoso prévio, a cesariana eletiva sem trabalho de parto deve ser considerada.

É importante destacar que as evidências que orientam as decisões sobre o parto para essas mulheres são escassas; portanto, a abordagem deve ser individualizada para cada caso. Além disso, a cesárea pode aumentar o risco de sangramento por lesão direta de varizes da parede abdominal e de ascite pós-parto.

PONTOS-CHAVE

- As doenças da gravidez podem ser categorizadas como específicas da gestação, acidentalmente coincidentes com a gestação ou exacerbadas pela gestação;
- Na avaliação de uma possível doença hepática específica da gestação, um dado fundamental é a idade gestacional. É importante avaliar sintomas e padrão de alteração bioquímica hepática e lembrar dos diagnósticos diferenciais, como hepatites virais, DILI e doenças biliares;
- As doenças hepatobiliares agudas coincidentes em grávidas são a colecistite aguda, síndrome de Budd-Chiari e as hepatites virais;
- As doenças hepáticas específicas da gestação são hiperêmese gravídica, eclâmpsia/pré-eclâmpsia, síndrome HELLP, colestase intra-hepática da gravidez e esteatose hepática aguda da gravidez;
- Embora tenham muitas sobreposições, o tratamento da síndrome HELLP, da pré-eclâmpsia grave e da esteatose hepática aguda é o mesmo, sem necessidade de atrasos para confirmação;
- Em pacientes cirróticas, a gravidade da doença materna também é relacionada com a gravidade da hepatopatia por meio do escore de MELD;

- A principal causa de mortalidade materna em pacientes cirróticas é o sangramento varicoso, em virtude da piora da hipertensão portal. Portanto, pacientes cirróticas devem ser avaliadas para essa complicação

LEITURA SUGERIDA

1. Alghamdi S, Fleckenstein J. Liver disease in pregnancy and transplant. Curr Gastroenterol Rep. 2019;21(9):43
2. American College of Obstetricians and Gynecologists' Committee on Obstetric Practice, Society for Maternal-Fetal Medicine. Medically Indicated Late-Preterm and Early-Term Deliveries: ACOG Committee Opinion, Number 818. Obstet Gynecol. 2021;137(2):e29-e33.
3. Ellington SR, Flowers L, Legardy-Williams JK, Jamieson DJ, Kourtis AP. Recent trends in hepatic diseases during pregnancy in the United States, 2002-2010. Am J Obstet Gynecol. 2015;212(4):524.e1-7.
4. Faulkes RE, Chauhan A, Knox E, Johnston T, Thompson F, Ferguson J. Review article: chronic liver disease and pregnancy. Aliment Pharmacol Ther. 2020;52(3):420-9.
5. García-Romero CS, Guzman C, Cervantes A, Cerbón M. Liver disease in pregnancy: Medical aspects and their implications for mother and child. Ann Hepatol. 2019;18(4):553-62.
6. Kar P, Sengupta A. A guide to the management of hepatitis E infection during pregnancy. Expert Rev Gastroenterol Hepatol. 2019;13(3):205-11.
7. Sarkar M, Brady CW, Fleckenstein J, Forde KA, Khungar V, Molleston JP, et al. Reproductive health and liver disease: practice guidance by the American Association for the Study of Liver Diseases. Hepatology. 2021;73(1):318-65.
8. Sasamori Y, Tanaka A, Ayabe T. Liver disease in pregnancy. Hepatol Res. 2020;50(9):1015-23.
9. Westbrook RH, Dusheiko G, Williamson C. Pregnancy and liver disease. J Hepatol. 2016;64(4):933-45.
10. Westbrook RH, Yeoman AD, O'Grady JG, Harrison PM, Devlin J, Heneghan MA. Model for end-stage liver disease score predicts outcome in cirrhotic patients during pregnancy. Clin Gastroenterol Hepatol. 2011;9(8):694-9.

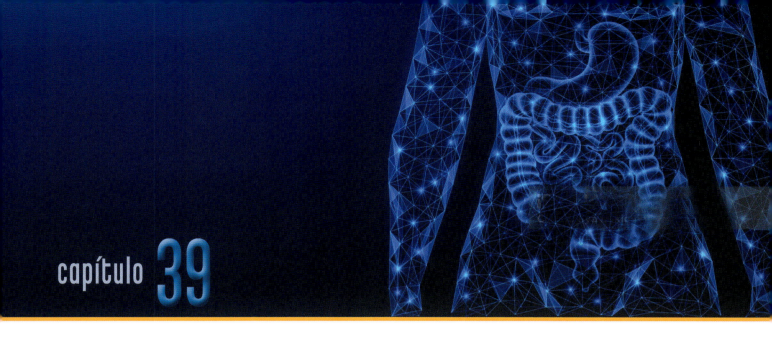

capítulo 39

Complicações da Cirrose: Ascite e Hidrotórax

BRUNA DAMÁSIO MOUTINHO ▶ ISABELA CARVALHINHO CARLOS DE SOUZA ▶ MAYRA MARTINS CRUZ

INTRODUÇÃO

A ascite é a complicação mais comum da cirrose hepática, com incidência anual de 5% a 10%. Cerca de 20% dos cirróticos terão a ascite como apresentação inicial da doença, e entre aqueles que desenvolvem a complicação, 20% irão falecer no primeiro ano do diagnóstico.

Apesar de representar até 85% dos casos, a cirrose não é a única causa de ascite, a qual pode estar relacionada a malignidades, tuberculose peritoneal, lesão ou obstrução dos vasos linfáticos do abdome, insuficiência renal, insuficiência cardíaca e pancreatite.

FISIOPATOLOGIA

A fisiopatologia do desenvolvimento da ascite **(Figura 39.1)** parte de dois pontos chave: hipertensão portal e retenção de sódio e água. As alterações arquiteturais e a fibrose que ocorrem no fígado cirrótico levam a um aumento da resistência hepática. O fígado passa de um órgão de baixa resistência para um de alta resistência vascular, o que leva a subsequente aumento na pressão da veia porta. Esse aumento define a hipertensão portal, quando a pressão na veia porta atinge níveis acima de 6 mmHg. Contudo, para o desenvolvimento de ascite, habitualmente é necessária pressão superior a 8 mmHg.

No contexto da hipertensão portal, substâncias vasodilatadoras, como o óxido nítrico, começam a se acumular e causam vasodilatação esplâncnica, incluindo o sistema renal. O resultado é a abertura de circulação colateral no abdome, que aumenta ainda mais a pressão portal, gerando um estado de "hipovolemia relativa". Ocorre, então, ativação do sistema renina-angiotensina-aldosterona, uma resposta à vasodilatação. A aldosterona age no rim, promovendo reabsorção de sódio e água no túbulo contorcido distal e no ducto coletor. Por fim, o excesso de volume retido começa a extravasar dos vasos entéricos e diretamente da superfície do fígado, resultando no acúmulo de líquido na cavidade abdominal, isto é, na ascite **(Figura 39.1)**.

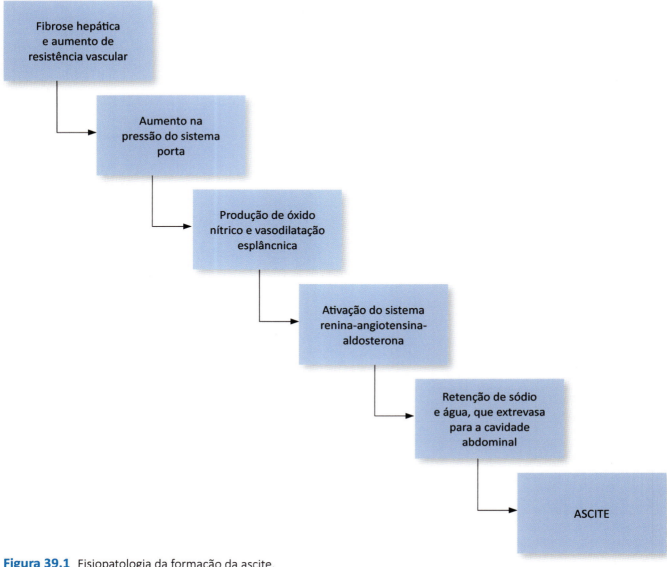

Figura 39.1 Fisiopatologia da formação da ascite.

DIAGNÓSTICO

O diagnóstico da ascite pode ser feito tanto pelo exame físico quanto por exames de imagem. Ao exame físico, nota-se aumento do volume abdominal, que pode adquirir forma batráquia ou globosa. À percussão, o abdome encontra-se maciço nos locais com líquido. Algumas manobras semiológicas auxiliam no diagnóstico:

Macicez móvel: percute-se o abdome com o paciente em decúbito dorsal, da cicatriz umbilical ao flanco. Marca-se o ponto em que se inicia o som maciço e, em seguida, o paciente é percutido novamente em decúbito lateral. Observa-se que o ponto de início da macicez fica mais medial, indicando que há líquido na cavidade;

Semicírculo de Skoda: com o paciente em decúbito dorsal, o líquido concentra-se nas regiões laterais e inferiores do abdome. À percussão, nota-se macicez nessas regiões, com o centro (região periumbilical) timpânica.

Volumes menores de ascite podem não ser percebidos ao exame físico, mas aparecerão em exames de imagem.

CLASSIFICAÇÃO

Classifica-se a ascite em:

- Ascite leve, ou grau I;

COMPLICAÇÕES DA CIRROSE: ASCITE E HIDROTÓRAX

- Ascite moderada, ou grau II
- Ascite volumosa, ou grau III.

Toda ascite nova grau II ou III deve ser puncionada para avaliação das características do fluido. Recomenda-se solicitar inicialmente os seguintes exames no líquido ascítico:

- Celularidade;
- Proteína total e albumina.

Em caso de investigação de outros diagnósticos diferenciais, devem ser dosados alguns outros exames, apresentados na Tabela 39.1. Atenção para a dosagem de CA-125 no líquido ascítico, já que este é um teste inespecífico, uma vez que frequentemente está elevado nos pacientes com ascite.

Tabela 39.2 Diagnósticos diferenciais da ascite.

GASA ≥ 1,1	
Proteína ≥ 2,5	Ascite cardiogênica
Proteína < 2,5	Ascite hepática
GASA > 1,1	
Proteína < 2,5	Síndrome nefrótica
Amilase > 100 U/L	Ascite pancreática
Citologia oncótica positiva	Carcinomatose peritoneal
Adenosina deaminase > 39 U/L	Tuberculose peritoneal
Triglicerídeos 200 mg/dL	Ascite quilosa

Fonte: Aithal GP, Palaniyappan N, China L, *et al.*, 2021.

TRATAMENTO
Restrição de sódio

Dietas com restrição moderada de sódio podem auxiliar no controle da ascite. Até 10% dos casos podem se resolver apenas com a dieta. A recomendação de ingesta é de 80 a 120 mmol/dia, o que equivale a 4,6 a 6,9 g de sal.

Restrições mais extremas do sódio (menos de 40 mmol/dia) parecem estar relacionadas com maior chance de hiponatremia e disfunção renal associada aos diuréticos.

Diuréticos

A terapia com diuréticos é utilizada como sintomático na ascite, não apresentando benefício em mortalidade. O objetivo da terapia é a perda de 0,5 kg/dia em pacientes sem edema periférico e de 1 kg/dia naqueles com edema.

Antagonistas da aldosterona agem no ponto central da formação da ascite, o hiperaldosteronismo secundário. A dose recomendada é de 100 a 400 mg/dia de espironolactona. No entanto, o início de ação da droga é lento e deve-se esperar ao menos 72 horas para realizar ajuste de dose.

Em indivíduos com ascite de longa data, a reabsorção de sódio no túbulo contorcido proximal (TCP) se torna mais prevalente, explicando o benefício dos diuréticos de alça. Estes têm ação natriurética no TCP e potente ação diurética, devendo ser associados ao antagonista da aldosterona, já que esse efeito natriurético

Tabela 39.1 Exames dosados no líquido ascítico e sua correlação diagnóstica.

Exames	Correlação diagnóstica
Lactato desidrogenase	Valores elevados sugerem infecção
Glicose	Valores baixos sugerem infecção
Triglicerídeos	Ascite quilosa
Amilase	Ascite pancreática
Citologia oncótica	Ascite neoplásica
Peptídeo natriurético atrial	Ascite cardiogênica

Fonte: Acervo do autor.

A partir da dosagem da albumina no líquido e da albumina sérica, calcula-se o gradiente de albumina soro-ascite (GASA).

GASA = albumina sérica − albumina líquido ascítico

Essa fórmula ajuda a diferenciar, de maneira prática, as principais causas de ascite, classificando-a em dois grupos: ascite com GASA superior ou igual a 1,1 e inferior a 1,1 (Tabela 39.2). A propedêutica complementar no líquido ascítico poderá, então, ajudar a diferenciar entre as causas.

Capítulo 39

315

é anulado no contexto de hiperaldosteronismo. A dose recomendada é de 40 a 160 mg/dia de furosemida.

O estado hemodinâmico dos cirróticos com ascite torna-os especialmente susceptíveis a efeitos colaterais dos diuréticos e à depleção de volume. Os diuréticos de alça podem causar hipocalemia e hipomagnesemia, enquanto a espironolactona tem como efeitos hipercalemia e ginecomastia dolorosa. Ambos podem desencadear hiponatremia, apesar de isso ser mais comum com a furosemida. A terapia também pode precipitar encefalopatia hepática e disfunção renal. Câimbras são comuns e comprometem a qualidade de vida. Por isso, é essencial manter acompanhamento regular desses pacientes, visando ao manejo adequado dos diuréticos e dos seus potenciais efeitos adversos.

Em pacientes com intolerância à espironolactona devido a ginecomastia dolorosa, o uso de amilorida é indicado na dose de 10 a 40 mg/dia.

Câimbras podem ser manejadas com baclofeno na dose de 10 a 30 mg/dia, quinidina na dose de 400 mg/dia e com a própria infusão de albumina.

A restrição hídrica de 1.000 mL/dia está indicada em pacientes com hiponatremia hipervolêmica com sódio inferior a 125-120 mEq/L ou nos casos de hiponatremia sintomática.

Paracenteses de alívio

Indivíduos com ascite volumosa não controlada adequadamente com diuréticos podem ser tratados para sintomotalogia com paracenteses de alívio. O procedimento sempre deve ser realizado de forma estéril. O risco de complicações, como sangramento, é baixo, mesmo em doentes com INR (índice normalizado internacional) superior a 1,5 e plaquetas abaixo de 50.000.

A retirada de grandes volumes, entretanto, pode desencadear uma condição conhecida como disfunção circulatória pós-paracentese, associada a disfunção renal, precipitação de encefalopatia hepática e hiponatremia. Para prevenir essa disfunção, indica-se expansão volêmica com albumina a 20% na dose de 8 g/L de líquido retirado, sempre que se drenar mais de 5 L. Em paracenteses com drenagem menor que 5 L, pode-se considerar a reposição de albumina, principalmente naqueles pacientes com disfunção renal.

ASCITE REFRATÁRIA

Ascite refratária é uma condição definida como a incapacidade de mobilizar a ascite com dieta hipossódica adequada e uso de diuréticos em dose máxima por pelo menos uma semana. Pode ser diurético-re-

sistente, quando não há resposta com a dose máxima de diuréticos (espironolactona 400 mg/dia e furosemida 160 mg/dia), ou diurético-intratável, quando os efeitos colaterais impedem o uso das drogas em doses efetivas. Esses pacientes correspondem a cerca de 10% dos casos de ascite.

O prognóstico é ruim e os pacientes devem, sempre que possível, ser avaliados para transplante hepático. O transplante é o tratamento definitivo da doença e, no Brasil, a ascite refratária configura situação especial para listagem (independentemente do MELD-Na [Model for end-stage liver disease]). A terapia diurética pode ser mantida em pacientes que a toleram, tendo benefício quando a excreção urinária de sódio é superior a 30 mmol/dia em uso de diurético.

Outra opção terapêutica é a implantação de um *shunt* portossistêmico intra-hepático (TIPS, do inglês *transjugular intrahepatic portosystemic shunt*). O dispositivo é alocado no sistema porta e cria um *shunt* entre um ramo portal intra-hepático e a veia hepática, descomprimindo o sistema. Em quatro a seis semanas, espera-se um efeito positivo na volemia e na função renal, com aumento da natriurese e resolução da ascite em até 70% dos casos.

No entanto, a criação de um *shunt* pode precipitar encefalopatia hepática em até 50% dos pacientes, já que a metabolização da amônia depende de passagem pelo fígado. Além disso, existe contraindicação relativa em indivíduos com mais de 70 anos, CHILD (Child-Pugh Score) superior ou igual a C11, MELD superior a 18, bilirrubina total superior a 5 mg/dL, INR superior a 2, encefalopatia persistente ou episódica grau 1 e insuficiência renal, cardíaca ou respiratória. A trombose da veia porta é uma complicação relativa e deve ser avaliada.

Outras terapias já foram e estão sendo estudadas, como associação de agonistas alfa-adrenérgicos (midodrina) ou agonistas do receptor alfa-2 (clonidina). Ambas as drogas mostraram benefício no controle da ascite quando associadas aos diuréticos em ensaios clínicos randomizados. No entanto, ainda são necessários mais estudos para recomendação rotineira.

Sugestões para o manejo da ascite se encontram nas **Figuras 39.2**.

HIDROTÓRAX HEPÁTICO

O líquido ascítico pode se deslocar para o tórax através de pequenos defeitos no diafragma durante a inspiração (quando a pressão torácica fica negativa). Nesses casos forma-se o hidrotórax hepático, que

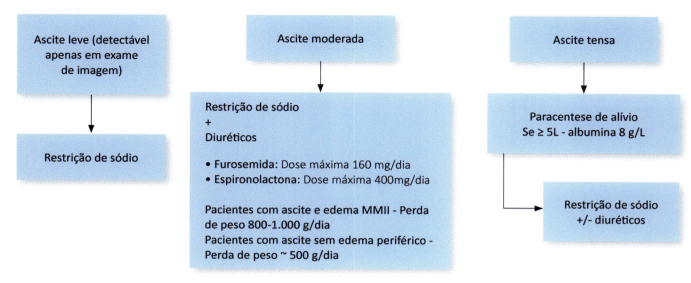

Figura 39.2 Tratamento da ascite de acordo com os graus.

pode se complicar com insuficiência respiratória e infecção do líquido, formando empiema. O prognóstico é ruim, com sobrevida média de 8 a 12 meses.

Sempre que for detectado derrame pleural, seja pelo exame físico, seja por exame de imagem, este deve ser puncionado. A toracocentese diagnóstica objetiva diferenciá-lo de outras causas, como neoplasias, tuberculose e derrame pleural cardiogênico, além de excluir infecção. O gradiente de albumina pleuro-ascite também é maior do que 1,1, com proteína baixa no líquido nos casos de complicação da cirrose.

O tratamento é semelhante ao da ascite, com uso de diuréticos e toracocentese de alívio nos casos que persistem. O transplante hepático é a terapia definitiva e o TIPS pode funcionar como uma ponte para o transplante. Em indivíduos não candidatos a transplante ou a TIPS, pode-se tentar a pleurodese, com resposta pobre demonstrada em metanálises mais recentes.

PONTOS-CHAVE

- Uma paracentese diagnóstica é recomendada em todos os pacientes com ascite grau 2 ou 3 de início recente ou naqueles hospitalizados por piora da ascite ou qualquer complicação da cirrose;
- Pacientes com ascite devem fazer restrição de sódio de 88 mEq/dia (2 g). Atenção para dietas com teor de sódio muito baixo, pois podem comprometer o estado nutricional do paciente;
- Os diuréticos de escolha para o manejo da ascite são a espironolactona (dose de 100 a 400 mg/dia) e a furosemida (dose de 40 a 160 mg/dia);
- Pacientes com ascite refratária devem ser avaliados para transplante hepático independentemente do MELD;
- O tratamento do hidrotórax hepático é semelhante ao da ascite e se baseia em diuréticos e toracocentese de alívio. Muitas vezes, a paracentese de alívio pode ajudar a reduzir o hidrotórax, sendo menos mórbida que a toracocentese.

LEITURA SUGERIDA

1. Aithal GP, Palaniyappan N, China L, Härmälä S, Macken L, Ryan JM, et al.. Guidelines on the management of ascites in cirrhosis. Gut. 2021;70(1):9-29.
2. European Association for the Study of the Liver. EASL Clinical Practice Guidelines for the management of patients with decompensated cirrhosis. J Hepatol. 2018;69(2):406-60.
3. Moore CM, Thiel DHV. Cirrhotic ascites review: pathophysiology, diagnosis and management. World J Hepatol. 2013;5(5):251-63.

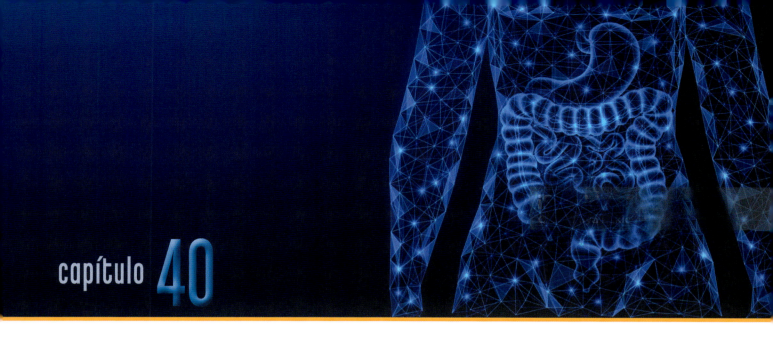

capítulo 40

Peritonite Bacteriana Espontânea

MONIQUE RADDATZ REIS VILELA ▶ ROQUE GABRIEL REZENDE DE LIMA

INTRODUÇÃO

A peritonite bacteriana espontânea (PBE) pode ser definida como a infecção do líquido ascítico do paciente portador de cirrose, excluindo-se outras causas de peritonite (p. ex., causas de peritonite secundária, como abdome cirúrgico). Os sintomas e sinais são dor abdominal, dor à palpação e à descompressão brusca, íleo paralítico, febre, sintomas gerais inespecíficos, piora da função hepática, encefalopatia hepática, disfunção renal e sinais de disfunção orgânica. Portanto, paracentese diagnóstica deve ser realizada em todo paciente com cirrose e ascite na admissão hospitalar, independentemente da presença de sintomas abdominais ou sinais de infecção.

A patogênese da PBE é multifatorial, mas entre suas causas podem-se citar a perda da barreira peritônio-intestinal, com translocação bacteriana, e fatores relacionados ao hospedeiro. Traduz doença hepática crônica avançada.

EPIDEMIOLOGIA

É a causa mais comum de infecção no paciente com cirrose descompensada[1], com alta morbimortalidade. Tem prevalência de aproximadamente 1,5% a 3,5% nos pacientes ambulatoriais e 10% nos hospitalizados.[2]

A maioria dos casos é provocada por bactérias da flora intestinal (*E. coli*, *K. pneumoniae*, enterococos), pouco mais da metade é causada por bacilos Gram-negativos.[3]

DIAGNÓSTICO

O diagnóstico é realizado a partir da análise da celularidade do líquido ascítico, tendo como diagnóstico a contagem de polimorfonucleares superior a 250 células/mm^3, com cultura positiva (monobacteriana). Até 60% das culturas não serão positivas[2], ao que se dá o nome de PBE cultura negativa **(Figura 40.1)**.

A sensibilidade da cultura aumenta com a inoculação imediata de pelo menos 10 mL de líquido ascítico em frasco de hemocultura (aeróbio e anaeróbio) assim que realizada a paracentese. Quando a cultura do líquido ascítico é positiva, mas a contagem dos polimorfonucleares é inferior a 250 células/mm³, chama-se bacteriascite.

Outra condição que acontece em pacientes com hidrotórax hepático é o empiema espontâneo primário, caracterizado pela infecção do líquido pleural, cujas características diagnósticas são contagem de células superior a 250 polimorfonucleares/mm³ do líquido pleural com cultura positiva[3] ou superior a 500 polimorfonucleares/mm³ com cultura negativa.[2,3] O diagnóstico é feito com toracocentese diagnóstica, que deve ser realizada em paciente sem ascite com derrame pleural ou quando o líquido ascítico não mostrar ascite neutrofílica na suspeita de infecção.

Apesar de o nome empiema sugerir drenagem torácica, o tórax não deve ser drenado, pois apresenta-se com características de formação semelhantes à ascite, de modo que a drenagem poderá precipitar disfunção renal, já que, uma vez inserido, o dreno terá débito constante.

TRATAMENTO

O tratamento tem dois pilares: antibioticoterapia e reposição de albumina endovenosa. Portanto, paciente com líquido ascítico que apresenta contagem de polimorfonucleares superior a 250 células/mm³ deve receber tratamento antimicrobiano empírico imediato, não se devendo aguardar resultado de cultura de líquido ascítico para decidir sobre a terapêutica antimicrobiana, uma vez que o atraso na instituição de antibióticos em pacientes cirróticos em choque séptico aumenta a mortalidade em 10% por hora, a cada hora de atraso.[3]

Os regimes antimicrobianos variam conforme o perfil de susceptibilidade da região, mas devem ter espectro que cubra Gram-negativos, como as cefalosporinas de terceira geração (ceftriaxona). Estas são usadas como primeira escolha para a PBE de origem comunitária (ceftriaxona 2 g/dia). Para a PBE de origem hospitalar, sem a presença de choque séptico, utiliza-se piperacilina/tazobactam. Para a PBE nosocomial com choque séptico, administram-se meropenem e vancomicina. Deve-se evitar o uso de antibióticos nefrotóxicos, como aminoglicosídeos.

A eficácia do tratamento deve ser acessada com nova paracentese diagnóstica após 48 horas de antibióticos (a contagem de polimorfonucleares deve reduzir em pelo menos 25% do basal). Se a contagem não diminuir ou o paciente apresentar piora clínica, será necessário escalonar antibiótico (de preferência guiado por cultura) ou pensar em outro diagnóstico, como a peritonite bacteriana secundária, que difere da PBE pela presença de crescimento polimicrobiano na cultura do líquido ascítico, geralmente como consequência de condições cirúrgicas intra-abdominais.

O diagnóstico da peritonite secundária geralmente exige exame de imagem abdominal. Um problema comum na prática clínica são as bactérias multirresistentes; por isso, deve-se fazer boa prática do uso dos antibióticos, de preferência adequando a terapêutica conforme o perfil de susceptibilidade. O tempo de tratamento pode variar, com pelo menos 5 a 7 dias de antibioticoterapia[2,3], possibilitando iniciar a terapia endovenosa e terminar o tratamento por via oral **(Figura 40.2)**. Lembrar que pacientes em profilaxia antibiótica com quinolonas não devem receber quinolonas como primeira opção terapêutica.

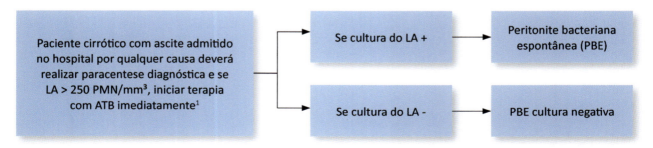

Figura 40.1 Diagnóstico da PBE.

[1]Além de albumina humana endovenosa.
LA: líquido ascético; PMN: polimorfonucleares; ATB: antibiótico.

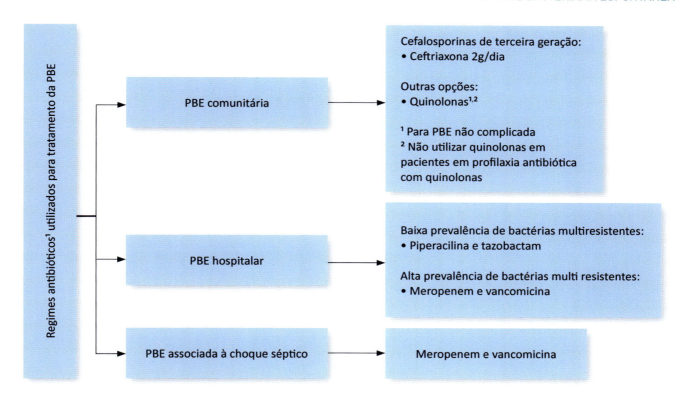

Figura 40.2 Antibioticoterapia para PBE.
[1] De acordo com perfil de susceptibilidade regional bacteriana.
PBE: peritonite bacteriana espontânea.
Fonte: adaptada de Van der Merwe et al., 2020.[1]

O segundo pilar no tratamento da PBE é a reposição de albumina endovenosa. A PBE pode precipitar encefalopatia hepática, disfunção hepática e síndrome hepatorrenal. A albumina parece ter outros benefícios em pacientes com PBE, além da expansão plasmática.[2]

A melhora dos desfechos clínicos do tratamento da PBE com albumina endovenosa foi comprovada por estudo realizado em 1999, em trabalho publicado no *New England Journal of Medicine*. A dose sugerida à época – e usada até hoje – foi de 1,5 g/kg/dia no primeiro dia de tratamento (albumina humana 20%), com dose total realizada em um período de 6 horas[4], seguida de dose de 1 g/kg/dia no terceiro dia de tratamento.

Apesar de arbitrariamente utilizada em todos os casos de PBE, os melhores desfechos com o uso da albumina foram evidenciados em pacientes com disfunção renal e bilirrubina aumentada (superior a 4 mg/dL).[2] Vale ressaltar que a dose máxima diária da albumina é de 100 g/dia.

Atenção especial deve ser dada aos pacientes com história prévia de insuficiência cardíaca, já que infusões de albumina podem precipitar eventos cardiopulmonares (congestão pulmonar e edema agudo de pulmão).

A albumina não mudou desfecho clínico em condições infecciosas além da PBE[3]; portanto, não deve ser utilizada como tratamento em demais infecções em pacientes cirróticos.

PROFILAXIA ANTIBIÓTICA

Poucas são as condições de profilaxia antibiótica no paciente cirrótico, exceto as descritas a seguir.

Pacientes com história prévia de PBE (profilaxia secundária)

Devem utilizar antibiótico profilático após o primeiro episódio de PBE (com norfloxacino 400 mg/dia). A duração da profilaxia não está clara. Estudos mostraram que a profilaxia aumenta a sobrevida e reduz eventos infecciosos e disfunção renal até o primeiro ano de profilaxia. Na prática, utiliza-se antibiótico até o transplante hepático.

Outra opção ao norfloxacino, em locais onde se usa esse medicamento (EUA), são ciprofloxacino 500 mg/dia. Apesar de a American Association for the Study of Liver Diseases não fazer oposição ao uso da rifaximina para profilaxia da PBE em pacientes em tratamento para encefalopatia hepática, a European Association for the Study of the Liver afirma que não se pode extrapolar o uso dessa droga para profilaxia de PBE em pacientes que já a utilizam para encefalopatia hepática.

Pacientes com diagnóstico de hemorragia digestiva alta varicosa

O risco de PBE e outras infecções é maior em pacientes com diagnóstico de hemorragia digestiva alta; portanto, deve-se realizar antibioticoprofilaxia com ceftriaxona 1 g/dia por, no máximo, 7 dias. O tratamento pode ser iniciado por via parenteral e terminado por via oral.

Os pacientes devem coletar culturas antes do início da profilaxia, para descartar infecção em atividade.

Pacientes com proteína do líquido ascítico inferior a 1,5 g/L

Nesses pacientes sem história prévia de PBE, a *antibioticoprofilaxia primária* deve ser realizada, segundo guideline do EASL, naquele com disfunção renal (creatinina superior a 1,2 mg/dL, ureia superior a 25 mg/dL, sódio inferior a 130 mEq/L) ou disfunção hepática (bilurrubina superior a 3 mg/dL e Child-Pugh Score superior a 9 pontos).

OUTRAS MEDICAÇÕES

Betabloqueadores devem ser suspensos ou não iniciados se a pressão arterial média for inferior a 65 mmHg ou se pressão arterial sistólica menor que 90 mmHg ou em caso de disfunção renal.[3]

Indicações específicas devem ser consideradas para o uso de inibidores da bomba de prótons, evitando-se seu uso indiscriminado, pois podem aumentar o risco de PBE.[2]

PONTOS-CHAVE

- Pacientes com cirrose e ascite admitidos no hospital por qualquer causa devem realizar paracentese diagnóstica;
- Se a contagem de polimorfonucleares do líquido ascítico for superior a 250 células/mm^3, deve-se iniciar imediatamente tratamento antibiótico para PBE;
- Não se deve esperar resultado de cultura do líquido ascítico para iniciar o tratamento;
- Deve-se associar albumina humana endovenosa como parte do tratamento para PBE nos dias 1 e 3;
- Nova paracentese diagnóstica deve ser realizada após 48 horas de tratamento para avaliação de resposta à terapêutica;
- Não se deve utilizar quinolonas como primeira escolha de tratamento para PBE em pacientes em terapia profilática com ciprofloxacino ou norfloxacino;
- Pacientes com episódio prévio de PBE devem ser encaminhados para avaliação de transplante hepático.

LEITURA SUGERIDA

1. Van der Merwe S, Chokshi S, Bernsmeier C, Albillos A. The multifactorial mechanisms of bacterial infection in decompensated cirrhosis. J Hepatol. 2021;75(Suppl 1):S82-100.
2. European Association for the Study of the Liver. EASL clinical practice guidelines for the management of patients with decompensated cirrhosis. J Hepatol. 2018;69(2):406-460.
3. Biggins SW, Angeli P, Garcia-Tsao G, Ginès P, Ling SC, Nadim MK, et al Diagnosis, evaluation, and management of ascites, spontaneous bacterial peritonitis and hepatorenal syndrome: 2021 practice guidance by the American Association for the Study of Liver Diseases. Hepatology. 2021;74(2):1014-48.
4. Sort P, Navasa M, Arroyo V, Aldeguer X, Planas R, Ruiz-del-Arbol L, et al. Effect of intravenous albumin in patients with cirrhosis and spontaneous bacterial peritonitis. N Engl J Med. 1999;341(6):403-9.

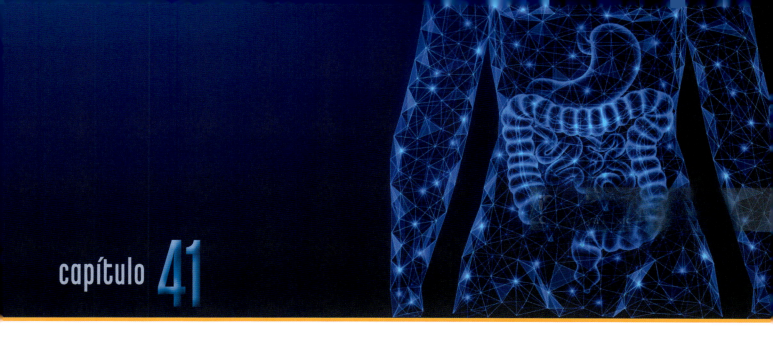

capítulo 41

Síndrome Hepatorrenal

DANIEL FERRAZ DE CAMPOS MAZO ▶ MARIANA TERRA CABRAL

INTRODUÇÃO

A lesão renal aguda (AKI, do inglês *acute kidney injury*) é uma complicação comum da cirrose, ocorrendo em 25% a 50% dos pacientes admitidos após um episódio de descompensação aguda. A AKI pode ser classificada, de acordo com sua fisiopatologia, em lesão pré-renal, intrínseca/renal ou pós-renal.

A síndrome hepatorrenal (SHR) é um tipo de AKI, sendo uma complicação grave que geralmente acontece em pacientes com cirrose avançada e ascite. Entre as complicações da cirrose, é a de pior prognóstico, conferindo uma mortalidade de até 60% no primeiro ano pós-internação por SHR. Para seu diagnóstico, são necessárias a exclusão de outras causas de AKI nesse grupo de pacientes e a avaliação dos critérios diagnósticos de SHR. O tratamento clínico é feito com albumina e vasoconstritores, e o tratamento definitivo é o transplante hepático.

Na SHR ocorre diminuição da taxa de filtração glomerular (TFG) e aumento dos níveis de creatinina sérica (sCr) sem que haja dano evidente na histologia/no parênquima renal. A sCr, no entanto, não é um marcador ideal de disfunção renal, por sofrer alterações de acordo com idade, peso, sexo, raça e estado nutricional, além de subestimar a perda de função renal na cirrose devido à redução de massa muscular e à produção hepática de creatina (precursor da creatinina) prejudicada nesse grupo de pacientes. Outros marcadores mais específicos, como a lipocalina associada à gelatinase neutrofílica (NGAL, do inglês *neutrophil gelatinase-associated lipocalin*), biomarcador mais estudado em pacientes cirróticos que revelou maior precisão em diferenciar SHR e necrose tubular aguda (NTA), ainda não se encontra disponível na prática clínica diária. A NGAL é um preditor independente de mortalidade em curto prazo.

Havia na literatura mais de 50 definições diferentes de AKI, dificultando a avaliação dos pacientes e a publicação de estudos. Por esse motivo, em 2004, o conceito de AKI foi padronizado pela classificação Risk Injury Failure Loss of Kidney Function and End-Stage Kidney Disease (RIFLE), que propôs uma definição baseada na variação da sCr, da TFG e do débito urinário. Em 2007, a Acute Kidney Injury Network (AKIN), grupo de estudos que reuniu nefrologistas e intensivistas, observou que um aumento de 0,3 mg/dL de sCr em 48 horas tinha valor prognóstico. Então, em 2012, a classificação Kidney Disease Improving Global Outcomes (KDIGO) fez uma combinação dos critérios de RIFLE e AKIN para classificar a AKI.

Em 2015 o International Club of Ascites (ICA) fez uma adaptação a respeito da definição de AKI pelo KDIGO para ser utilizada na cirrose, critérios chamados de ICA-AKI, onde foram excluídos parâmetros fixos em relação ao valor de sCr e débito urinário e apresentados estadiamentos de AKI (Tabela 41.1). De acordo com o ICA-AKI, AKI é conceituada como um aumento de sCr superior ou igual a 0,3 mg/dL em 48 horas ou um aumento percentual de sCr superior ou igual a 50% do basal conhecido ou presumivelmente ocorrido nos últimos sete dias, podendo se estender até os últimos três meses. A sCr basal é definida por exame nos últimos três meses ou, caso não haja exames recentes, pela sCr da entrada.

TABELA 41.1 Critérios diagnósticos de lesão renal aguda na cirrose (ICA-AKI, 2015).

Critérios ICA-AKI	Aumento de sCr ≥ 0,3 mg/dL em 48 h ou aumento percentual de sCr > 50% do basal conhecida ou presumivelmente ocorrido nos últimos 7 dias
Estadiamento	**Estágio 1** Aumento de sCr ≥ 0,3 mg/dL ou aumento de sCr > 1,5 a 2,0 vezes o basal 1A: pico de sCr < 1,5 mg/dL 1B: pico de sCr ≥ 1,5 mg/dL **Estágio 2** Aumento de sCr > 2,0 a 3,0 vezes o basal **Estágio 3** Aumento de sCr > 3,0 vezes o basal ou sCr ≥ 4,0 mg/dL com elevação ≥ 0,3 mg/dL ou início de terapia de substituição renal

AKI: lesão renal aguda; ICA: International Club of Ascites; sCr: Creatinina sérica.

Fonte: Angeli P, Ginès P, Wong F, *et al*., 2015.

EPIDEMIOLOGIA

A AKI é uma das complicações mais comuns no paciente cirrótico em ambiente hospitalar, sendo a SHR correspondente a aproximadamente 15% a 30% dos casos. Cerca de 20% dos pacientes com cirrose em estágios avançados desenvolverão SHR após o primeiro ano de diagnóstico.

A presença de AKI é um preditor independente de mortalidade intra-hospitalar e pós-transplante hepático. Em estudo com 547 pacientes internados por cirrose descompensada, foi avaliada a sobrevida média livre de transplante em 90 dias para aqueles com AKI, que foi de 84% para o estágio 1A, de 58% para estágio 1B, de 48% para estágio 2 e de 43% para estádio III, enquanto nos indivíduos sem AKI foi de 89%.

A SHR pode ocorrer espontaneamente ou ser desencadeada por hemorragia gastrintestinal, retirada de grande volume ascítico (superior a 5 L) sem reposição adequada de albumina, episódio de hepatite alcóolica aguda e infecções bacterianas, incluindo a peritonite bacteriana espontânea, entre outros.

DIAGNÓSTICO

Apesar do prognóstico ruim, a SHR é uma doença potencialmente reversível se o diagnóstico for precoce e o tratamento instituído o mais breve possível, podendo a TFG e a sCr retornarem ao valor normal. Na abordagem da AKI no paciente cirrótico deve-se determinar a etiologia para a instituição de tratamento adequado. Para tanto é necessário:

- Descartar doença renal parenquimatosa por meio de ultrassom de rins e vias urinárias e exame de urina I para avaliar presença de hematúria, microalbuminúria e proteinúria;
- Excluir dano induzido por drogas (aminoglicosídeos, anti-inflamatórios não esteroides, contraste iodado) e uso de betabloqueadores;
- Em caso de uso de diuréticos, suspender e realizar expansão com volume para exclusão de AKI pré-renal;

SÍNDROME HEPATORRENAL

- Procurar focos de infecção e iniciar tratamento antibiótico empírico na suspeita infecciosa;
- Realizar expansão com albumina na dose de 1 g/kg/dia, com dose máxima de 100 g/dia por 48 horas.

Caso não haja melhora da função renal após expansão com albumina durante 48 horas e exclusão de outras causas de AKI, deve-se considerar tratamento para SHR.

Como descrito anteriormente, o uso de alterações dinâmicas da sCr tornou-se o principal parâmetro na definição do diagnóstico de AKI no paciente com cirrose (Tabela 41.1). Como consequência, os critérios diagnósticos de SHR também sofreram alterações ao longo dos anos, inclusive na nomenclatura, sendo proposto o termo SHR-AKI (do inglês HRS-AKI).

Na reunião do ICA, em 2015, foi retirado o ponto de corte da sCr para permitir um diagnóstico mais precoce da síndrome. Assim, de acordo com esse novo critério diagnóstico, a HRS-AKI passou a ser definida pela AKI estágio 2 ou 3 ou pela progressão do estágio inicial apesar das medidas terapêuticas gerais em pacientes que preenchem os outros critérios da definição prévia, independentemente do valor da sCr no diagnóstico (Tabela 41.2).

TABELA 41.2 Critérios diagnósticos da SHR (2015).

- Cirrose com ascite
- Diagnóstico de AKI de acordo com ICA-AKI
- Ausência de resposta após 2 dias consecutivos de retirada de diuréticos e expansão com albumina na dose de 1 g/kg
- Ausência de choque
- Ausência de uso atual ou recente de drogas nefrotóxicas (AINES, aminoglicosídeos, contraste iodado etc.)
- Ausência de sinais macroscópicos de lesão renal estrutural (hematúria > 50 hemácias por campo e/ou proteinúria > 500 mg/24h e de alterações à ultrassonografia renal

AKI: lesão renal aguda; AINES: anti-inflamatórios não hormonais; ICA: International Club of Ascites; SHR: síndrome hepatorrenal.

Fonte: Angeli P, Ginès P, Wong F, *et al.*, 2015.

Em 2019, dois dos integrantes do painel de consenso do ICA-AKI de 2015 e outros nefrologistas propuseram mudanças adicionais nos critérios de ICA-AKI. Essas mudanças incluíram os pacientes com insuficiência hepática aguda e *acute-on-chronic liver failure* (ACLF), a possibilidade de inclusão do débito urinário como diagnóstico de AKI, a incorporação de biomarcadores urinários de lesão (caso disponíveis) e a informação da utilização da fração de excreção de sódio (FeNa) no auxílio diagnóstico dessa condição (sugeriria vasoconstrição renal a presença de níveis de FeNa inferiores a 0,2%, e quando inferiores 0,1%, seriam altamente preditivos). Esses critérios diagnósticos atualizados são apresentados na Tabela 41.3.

A SHR era classicamente dividida em tipos 1 e 2. A SHR tipo 1 era caracterizada por perda aguda, abrupta e progressiva da função renal, e SHR a tipo 2 apresentava quadro de evolução mais lenta e declínio constante de função renal em semanas a meses, com melhores prognóstico e expectativa de vida. Na definição revisada, esses dois termos deixam de serem usados. A SHR tipo 1, que tradicionalmente representava a forma "aguda" da SHR, agora corresponde à SHR-AKI. A SHR tipo 2, por sua vez, passou a ser definida como SHR não AKI (SHR-NAKI), quando há anormalidades renais (TFG inferior a 60 mL/min/1,73m²) que não contemplam a definição de AKI. Além disso, a possibilidade de SHR-AKI acontecendo em um paciente com doença renal crônica (DRC) passou a ser contemplada, conforme demonstrado na Tabela 41.4.

TABELA 41.3 Critérios diagnósticos propostos da SHR (2019).

Cirrose com ascite, insuficiência hepática aguda, ACLF

Diagnóstico de AKI de acordo com ICA-AKI e/ou débito urinário ≤ 0,5 mL/kg por ≥ 6 h

Ausência de resposta após 2 dias consecutivos de retirada de diuréticos e expansão com albumina na dose de 1 g/kg

Ausência de choque

Ausência de uso atual ou recente de drogas nefrotóxicas (AINE, aminoglicosídeos, contraste iodado etc.)

Ausência de sinais macroscópicos de lesão renal estrutural (hematúria > 50 hemácias por campo, proteinúria > 500 mg/24 h, biomarcadores urinários de lesão e/ou alterações à ultrassonografia renal)

Sugestão de vasoconstrição renal com FeNa < 0,2% (com níveis < 0,1% sendo altamente preditivos)

ACLF: *acute-on-chronic liver failure*; AKI: lesão renal aguda; AINES: anti-inflamatórios não esteroides; FeNa: fração de excreção de sódio; ICA: Internacional Club of Ascites.

Fonte: Angeli P, Garcia-Tsao G, Nadim MK, *et al.*, 2019.

Capítulo 41

325

MANUAL DE GASTROENTEROLOGIA E HEPATOLOGIA DO HCFMUSP

TABELA 41.4 Nova nomenclatura proposta para os tipos de SHR.

Antiga	Nova	Critérios diagnósticos	
SHR tipo 1	SHR-AKI	AKI (por KDIGO/ICA-AKI) sem melhora na creatinina após pelo menos dois dias de retirada de diuréticos e expansão volêmica	
		Ausência de choque, drogas nefrotóxicas ou evidência de doença parenquimatosa renal	
SHR tipo 2	SHR-NAKI	SHR-AKD	Disfunção renal que não atinge critérios para AKI e dura por menos de 90 dias
		SHR-DRC	TFG < 60 mL/min/1,73 m^2 por > 3 meses na ausência de outra causa (estrutural)
Sem definição prévia	SHR-AKI sobre DRC	SHR-AKI sobre SHR-DRC ou SHR-AKI sobre DRC*	

AKI: lesão renal aguda; AKD: doença renal aguda; DRC: doença renal crônica; ICA: Internacional Club of Ascites; KDIGO: Kidney Disease Improving Global Outcomes; NAKI: não AKI; SHR: síndrome hepatorrenal.

*DRC em não SHR, mas com dano estrutural conhecido, por exemplo hipertensivo, nefropatia diabética.

Fonte: Angeli P, Garcia-Tsao G, Nadim MK, *et al.*, 2019.

Diagnóstico diferencial

O diagnóstico diferencial deve ser feito entre as principais causas de AKI, sendo elas: pré-renal, NTA e SHR, conforme apresentado na Tabela 41.5.

Na Figura 41.1 é sugerida a abordagem inicial do paciente com cirrose que apresenta AKI de acordo com o estadiamento da disfunção renal, o que auxilia no diagnóstico diferencial e no tratamento precoce das etiologias mais comuns de AKI na cirrose (AKI

TABELA 41.5 Diagnóstico diferencial de AKI na cirrose.

	Pré-renal	SHR	NTA
Estadiamento da AKI	Geralmente 1 ou 2	Geralmente 2 ou 3	Geralmente 2 ou 3
Fatores desencadeantes	Diuréticos, diarreia, vômitos, hemorragia digestiva, contraste iodado, IECA, BRA, AINE	Paracentese de grande volume, infecções bacterianas, hepatite alcoólica	Choque, aminoglicosídeos, vancomicina, AINE, contraste iodado
Ascite	Indiferente	De difícil controle (sem resposta à diuréticos) ou refratária	Indiferente
Pressão arterial	Indiferente	Tendência à hipotensão	Choque
Sódio sérico	Indiferente	< 130 a 135 mEq/L	Indiferente
Sódio urinário	< 20 mEq/L	< 20 mEq/L	> 40 mEq/L
FeNa	< 0,5%	<0,1 a 0,5%	> 0,5-2%
Proteinúria*	< 500 mg/24 h	< 500 mg/24 h	> 500 mg/24 h
Cilindros granulosos	Ausentes	Ausentes	Ausentes
Resposta à albumina	Presente	Ausente	Ausente

AINE: anti-inflamatórios não esteroides; AKI: lesão renal aguda; BRA: bloqueadores do receptor de angiotensina II; FeNa: fração de excreção de sódio; IECA: Inibidores da enzima conversora de angiotensina; NTA: Necrose tubular aguda; SHR: Síndrome hepatorrenal.

* Pode-se utilizar índice proteinúria/creatinina urinária (ambos de amostra isolada) ao invés da proteinúria de 24 horas. Um valor de 0,5 corresponde a uma proteinúria de 500 mg/24 h.

326

SÍNDROME HEPATORRENAL

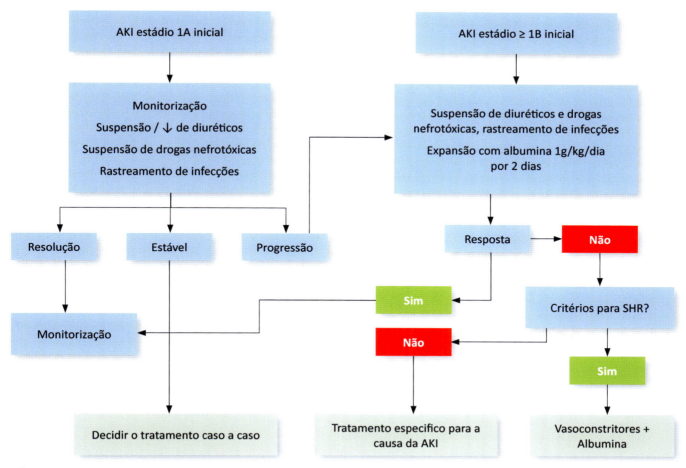

Figura 41.1 Algoritmo de abordagem inicial da lesão renal aguda na cirrose.
AKI: lesão renal aguda; SHR: síndrome hepatorrenal.

pré-renal e NTA), enquanto, concomitantemente, avaliam-se os critérios de SHR.

TRATAMENTO

O objetivo do manejo da SHR, particularmente nos pacientes que aguardam transplante hepático, é a normalização da função renal. A SHR deve ser tratada o mais rapidamente possível, uma vez que níveis mais elevados de sCr foram associados a menor probabilidade de resposta. Os pacientes podem ser tratados em enfermaria, mas a decisão de transferi-los para uma unidade de cuidados intensivos ou semi-intensivos deve ser individualizada. Eles devem ser monitorados de perto para detecção precoce de possíveis complicações associadas, particularmente as infecções bacterianas e os efeitos colaterais do tratamento farmacológico. Fluidos intravenosos devem ser administrados com precaução, para prevenir edema pulmonar e desenvolvimento e/ou piora adicional da hiponatremia hipervolêmica. Recomenda-se o uso de cateter venoso central para monitorar a pressão venosa central em pacientes que receberão tratamento farmacológico, considerando que este incluirá albumina intravenosa.

O tratamento específico de primeira linha da SHR é composto por infusão de albumina, drogas vasoconstritoras e reversão de fatores precipitantes. As opções de vasoconstritores disponíveis são: terlipressina, noradrenalina e a combinação de midodrine e octreotide (essa combinação não está disponível no Brasil). A terlipressina é um análogo da vasopressina e atua como vasoconstritor esplâncnico. A noradrenalina e o midodrine são vasoconstritores sistêmicos que agem através de receptores alfa-1 adrenérgicos em células do músculo liso dos vasos e diminuem a resistência vascular sistêmica. O octreotide é um análogo da somatostatina que inibe a secreção do glucagon, um vasodilatador esplâncnico, e, é também um vasoconstritor mesentérico direto.

O uso de albumina é indispensável para o manejo adequado da SHR. Além da expansão de volume e do efeito inotrópico positivo, também tem propriedades imunomoduladoras e antioxidantes. É capaz de prevenir disfunção renal em pacientes submetidos a paracenteses de grande volume e melhorar as curvas de autorregulação renal em cirróticos. A combinação de albumina e terlipressina pode recuperar a função renal em até 70% dos pacientes.

Devido à atividade vasoconstritora dessas drogas, ocorre diminuição do fluxo de sangue portal e redução da hipertensão portal, levando à redistribuição do sangue da circulação esplâncnica para a circulação sistêmica, o que promove aumento da pressão arterial e, consequentemente, da perfusão renal.

A terlipressina é administrada em bólus endovenoso em doses iniciais de 0,5 a 1,0 mg a cada quatro a seis horas, devendo-se avaliar a resposta ao tratamento a cada 48 horas. Se não houver redução de pelo menos 25% no valor da sCr nesse período, as doses podem ser aumentadas de forma gradual a cada dois dias, até a dose máxima de 12 mg/dia ou 14 dias de tratamento. A droga pode ser suspensa antes no respondedor total (retorno à sCr basal ou até 0,2 mg/dL do basal), ou em casos de resposta insatisfatória (redução de menos de 50% da sCr após sete dias de terlipressina em dose alta ou nenhuma redução após os três primeiros dias), ou na presença de eventos adversos graves.

A utilização de terlipressina em infusão contínua endovenosa tem se tornado a via de administração preferencial, pois podem ser utilizadas doses menores, com menos efeitos colaterais e eficácia semelhante à da administração em bolus. A dose em infusão contínua inicial de terlipressina deve ser de uma ampola (5 mL = 1 mg) diluída em 115 mL de soro fisiológico 0,9% em bomba de infusão a 10 mL/hora, a cada 12 horas, totalizando 2 mg/24 horas. A terlipressina está associada com reversão da SHR, melhora da função renal e menor mortalidade.

Os possíveis efeitos adversos são: diarreia, dor abdominal, hiponatremia, edema agudo pulmonar, eventos isquêmicos (infarto agudo do miocárdio, isquemia intestinal, isquemia periférica, isquemia testicular, acidente vascular cerebral, necrose cutânea) e arritmias (bradiarritmias e taquiarritmias). Na presença de eventos adversos, a dose deve ser diminuída ou, nos casos graves, suspensa. Deve-se evitar o uso de terlipressina em pacientes com antecedente de doença cardiovascular conhecida (doença arterial coronariana, cerebrovascular e periférica e arritmias) e usar com cautela em pacientes com fatores de risco para doença cardiovascular (diabéticos, idosos, hipertensos e dislipidêmicos).

A noradrenalina também é uma opção para tratamento da SHR, na dose de 0,5 a 3 mg/hora (objetivando alcançar um aumento de 10 mmHg na pressão arterial média). É considerada uma terapia de segunda linha na SHR, pois é menos eficaz que terlipressina no contexto de ACLF e tem menos evidências que a terlipressina; entretanto, é uma opção a ser considerada por sua ampla disponibilidade (levando em conta a necessidade de um acesso venoso central e de um leito de terapia intensiva, o que não é obrigatório ao se utilizar a terlipressina).

O uso da derivação intra-hepática portossistêmica transjugular (TIPS, do inglês *transjugular intrahepatic portosystemic shunt*) com o objetivo de diminuir a pressão portal, melhorar a circulação e diminuir os vasoconstritores endógenos, melhorando, assim, o débito urinário e a sCr na SHR, ainda requer estudos adicionais, e até o momento, não é recomendado especificamente para o manejo da SHR.

Em alguns casos, pode ser necessária a terapia substitutiva renal (TSR), enfatizando que esta não trata a SHR, mas funciona como terapia de suporte até o tratamento definitivo, que é o transplante hepático. As indicações de TSR são as mesmas adotadas a pacientes não cirróticos com disfunção renal (hipervolemia refratária, uremia, acidose metabólica grave, hipercalemia grave) e àqueles que não respondem ao tratamento medicamentoso da SHR e que são candidatos para o transplante de fígado. Com o objetivo de evitar instituir medidas fúteis e invasivas, deve-se avaliar o paciente quanto ao prognóstico e à presença de graus avançados de ACLF.

O transplante hepático é considerado o tratamento ideal da SHR e da doença hepática, sempre que possível. Na maioria dos casos, a SHR é uma condição reversível, com reestabelecimento da função renal após o transplante. Em alguns casos, pode ser necessário o transplante duplo fígado-rim, como em pacientes que necessitam de TSR por mais de seis a oito semanas pré-transplante hepático.

A **Figura 41.2** apresenta um algoritmo proposto para o tratamento da SHR.

SÍNDROME HEPATORRENAL

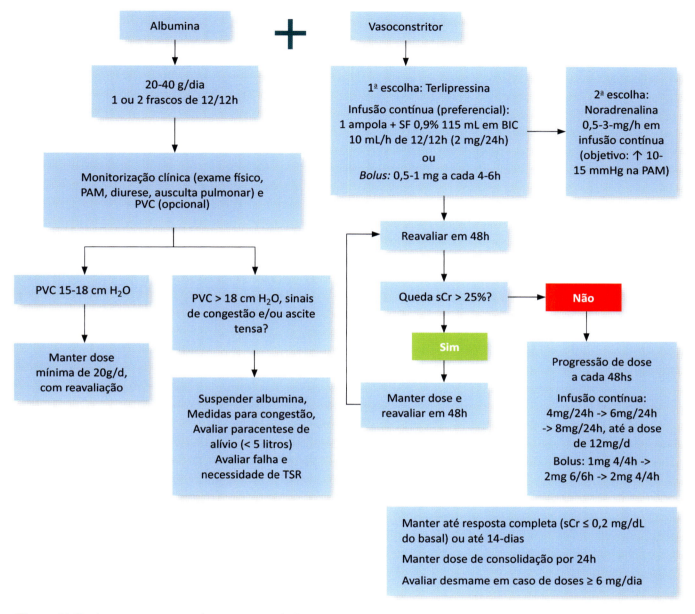

Figura 41.2 Algoritmo proposto de tratamento da SHR.

SF: solução fisiológica; BIC: bomba de infusão contínua; PAM: pressão arterial média; PVC: pressão venosa central; sCr: creatinina sérica; SHR: síndrome hepatorrenal; TSR: terapia substitutiva renal.

PONTOS-CHAVE

- A SHR é um quadro grave de disfunção renal no paciente cirrótico avançado com ascite, na ausência de alterações renais funcionais, sendo potencialmente reversível;
- Para o diagnóstico de SHR é necessária a exclusão de outras causas de AKI, principalmente a necrose tubular aguda;
- O diagnóstico de SHR deve ser baseado nos critérios ICA-AKI 2015 e critérios propostos 2019;
- O tratamento de escolha para a SHR é a combinação de vasoconstritores sistêmicos e albumina;
- As indicações de TSR no portador de SHR são as mesmas da população geral e daqueles que não respondem ao tratamento com vasoconstritor e albumina;

Capítulo 41

- O transplante hepático é o tratamento ideal da SHR e deve ser considerado sempre que possível;
- O tratamento da SHR deve ser priorizado para listados ou candidatos a transplante hepático;
- Pacientes que necessitam de TSR por mais de quatro a seis semanas devem ser considerados para transplante combinado fígado-rim.

LEITURA SUGERIDA

1. Angeli P, Garcia-Tsao G, Nadim MK, Parikh CR. News in pathophysiology, definition and classification of hepatorenal syndrome: A step beyond the International Club of Ascites (ICA) consensus document. J Hepatol. 2019;71(4):811-22.
2. Angeli P, Ginès P, Wong F, Bernardi M, Boyer TD, Gerbes A, et al. Diagnosis and management of acute kidney injury in patients with cirrhosis: revised consensus recommendations of the International Club of Ascites. J Hepatol. 2015;62(4):968-74.
3. Biggins SW, Angeli P, Garcia-Tsao G, Ginès P, Ling S, Nadim MK, et al. Diagnosis, evaluation, and management of ascites and hepatorenal syndrome. Hepatology. 2021;74(2):1014-48.
4. European Association for the Study of the Liver. EASL clinical practice guidelines on the management of ascites, spontaneous bacterial peritonitis, and hepatorenal syndrome in cirrhosis. J Hepatol. 2010;53(3):397-417.
5. Ginès P, Solà E, Angeli P, Wong F, Nadim MK, Kamath PS. Hepatorenal syndrome. Nat Rev Dis Primers. 2018;4(1):23.
6. Huelin P, Piano S, Solà E, Stanco M, Solé C, Moreira R, et al. Validation of a staging system for acute kidney injury in patients with cirrhosis and association with acute-on-chronic liver failure. Clin Gastroenterol Hepatol. 2017;15(3):438-45.e5.
7. Ojeda-Yuren AS, Cerda-Reyes E, Herrero-Maceda MR, Castro-Narro G, Piano S. An integrated review of the hepatorenal syndrome. Ann Hepatol. 2021;22:100236.
8. Simonetto DA, Gines P, Kamath PS. Hepatorenal syndrome: pathophysiology, diagnosis, and management. BMJ. 2020;370:m2687.
9. Terra C, Mattos ÂZ, Pereira G, Farias AQ, Kondo M, Mattos AA, et al. Recomendations of the Brazilian Society of Hepatology for the managment of acute kidney injury in patients with cirrhosis. Arq Gastroenterol. 2018;55(3):314-20.
10. Vaz NF, da Cunha VNR, Cunha-Silva M, Sevá-Pereira T, de Souza Almeida JR, Mazo DF. Evolution of diagnostic criteria for acute kidney injury in patients with decompensated cirrhosis: A prospective study in a tertiary university hospital. Clin Res Hepatol Gastroenterol. 2020;44(4):551-63.

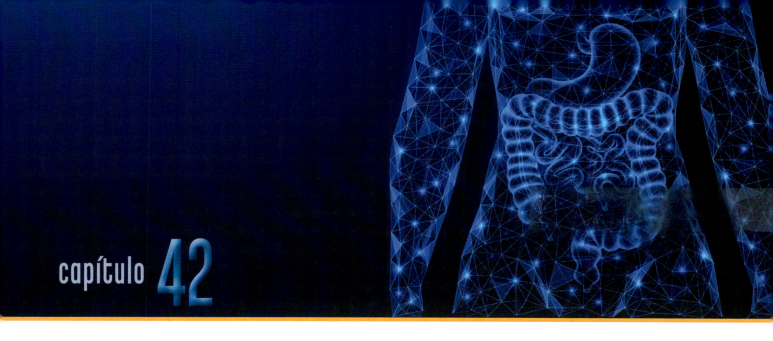

capítulo 42

Encefalopatia Hepática

JÚLIA CARVALHO DE ANDRADE ▶ BRUNA DAMÁSIO MOUTINHO

INTRODUÇÃO

A encefalopatia hepática (EH) é uma síndrome neuropsiquiátrica causada por um distúrbio metabólico secundário a quadros de insuficiência hepática aguda ou crônica e/ou de *shunt* portossitêmico.

O quadro pode ser categorizado em:

- Tipo A, devido à insuficiência hepática aguda;
- Tipo B, devido a *shunt* portossistêmico;
- Tipo C, secundário a cirrose hepática.

Também pode ser classificado de acordo com o curso temporal:

- Episódico;
- Recorrente, se houver dois ou mais episódios dentro de seis meses;
- Persistente, quando o paciente não retorna ao seu desempenho basal entre os períodos de descompensação.

A intensidade varia desde a forma clinicamente "encoberta" (*covert*), sem sintomas ou com manifestações de encefalopatia mínima, até a forma aparente (*overt*), com impactos no ciclo sono-vigília, desorientação e até mesmo coma (West Haven graus II a IV; **Fluxograma 42.1**). Apesar de se tratar de um quadro potencialmente reversível, há casos de difícil controle em razão de edema cerebral significativo.

Embora a fisiopatologia seja multifatorial e ainda não completamente elucidada, sabe-se que a inflamação e a insuficiência de depuração da amônia desempenham papel fundamental. Em condições normais, bactérias e enzimas da mucosa intestinal realizam o metabolismo de proteína, que libera amônia. Esta entra na circulação portal, passa pelo ciclo da ureia nos hepatócitos e é transformada em ureia. Em casos de insuficiência hepática, ocorre acúmulo de amônia, que se desvia para a circulação sistêmica, sendo capaz de atravessar a barreira hematoencefálica.

Nos astrócitos, há produção de glutamina, secundária à amônia, que desempenha papel osmótico, podendo ocorrer edema astrocitário em graus variáveis, sendo mais importante na insuficiência hepática aguda.

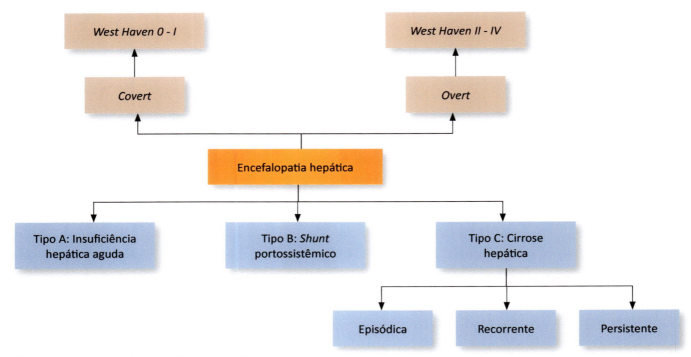

Fluxograma 42.1 Classificação da encefalopatia hepática.

EPIDEMIOLOGIA

A EH secundária à cirrose hepática (tipo C) é o subtipo mais comum e, por esse motivo, será objeto principal deste capítulo.

Estima-se que o risco de desenvolvimento do primeiro episódio de EH evidente após o diagnóstico de cirrose é de cerca de 25% em cinco anos, dependendo da coexistência com outros fatores de risco.

A chance de recorrência do quadro após um primeiro evento é de 42% em um ano e, em caso de paciente recorrentes, há maior possibilidade de ocorrerem novos episódios em seis meses, mesmo com atendimento adequado.

DIAGNÓSTICO

Em caso de suspeita de EH, deve-se avaliar se o paciente apresenta história de doença hepática e/ou *shunt* portossistêmico que justifique o quadro de encefalopatia. É necessário, ainda, avaliar **(Fluxograma 42.2)**:

- Estado mental e exame neurológico;
- Diagnósticos diferenciais;
- Fatores precipitantes;
- Exames complementares.

A verificação de amônia sérica pode ser útil, apesar de ainda haver debate na literatura sobre seu uso na prática clínica, uma vez que o exame normal apresenta valor preditivo negativo para EH. No entanto, em quadros de insuficiência hepática aguda, sem doença hepática crônica de base, existe maior evidência de correlação com o prognóstico e a gravidade do quadro.

Avaliação do estado mental e exame neurológico

A clínica é variável, podendo ocorrer alteração "encoberta" (*covert*), modificação do ciclo sono-vigília, e até mesmo coma. A escala de West Haven **(Tabela 42.1)** é uma das classificações mais utilizadas, e identifica graus de encefalopatia para sistematização de gravidade e cuidado necessário. Em pacientes com critérios de West Haven graus III a IV, a escala de coma de Glasgow também deve ser aplicada.

Exclusão diagnóstico diferencial

Há doenças que devem ser afastadas para diagnóstico de EH, sendo as principais:

- Encefalopatia metabólica (p. ex., hipoglicemia, uremia, hiponatremia, sepse);

ENCEFALOPATIA HEPÁTICA

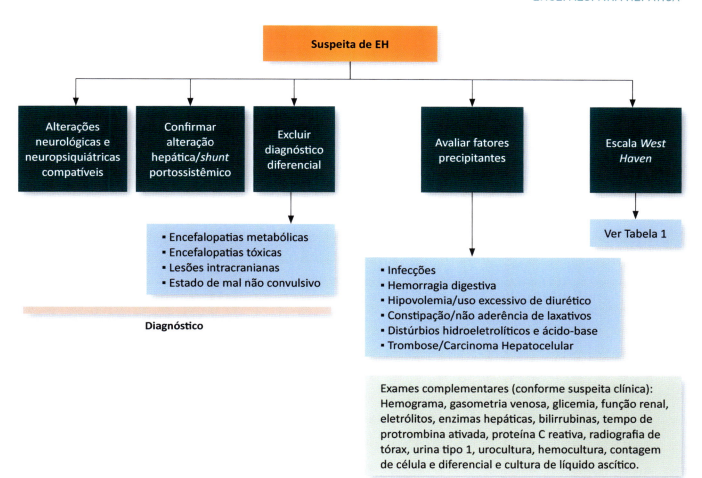

Fluxograma 42.2 Abordagem diagnóstica da EH.

- Encefalopatias tóxicas (p. ex., intoxicação aguda por álcool, síndrome de abstinência, encefalopatia de Wernicke-Korsakoff);
- Lesões intracranianas (p. ex., hematoma subdural);
- Estado de mal não convulsivo.

TABELA 42.1 Escala de West Haven.	
Grau	**Estado de consciência**
0	Sem anormalidades detectadas
I	Mudança de comportamento com alteração mínima no nível de consciência
II	Desorientação no tempo, *flapping*, comportamento inapropriado
III	Confusão mental, discurso incoerente, sonolência
IV	Coma, não responsivo a estímulo de dor

Fonte: Vilstrup H, Amodio P, Bajaj J, et al., 2014.

Fatores precipitantes

A EH pode ocorrer de maneira espontânea, isto é, sem presença de fatores precipitantes. Mais comumente, no entanto, há identificação desses fatores após pesquisa ativa, o que deve ser considerado na definição de um tratamento específico. Destacam-se condições como:

- Infecções (trato urinário e respiratório, infecções dermatológicas, peritonite bacteriana espontânea);
- Desidratação;
- Uso excessivo de diuréticos;
- Constipação;
- Não aderência a medicamentos laxativos;
- Distúrbios hidreletrolíticos (hiponatremia, hipocalemia) e ácido-básicos;
- Hemorragia digestiva;
- Trombose de veia hepática;
- Hepatocarcinoma.

Capítulo 42

Exames complementares

Exames complementares devem ser solicitados conforme suspeita clínica quanto aos diagnósticos diferenciais e fatores precipitantes verificados no caso concreto. Em termos gerais, são solicitações úteis: hemograma, glicose, eletrólitos, gasometria, função renal, enzimas hepáticas, bilirrubina total e frações, tempo de protrombina ativada, marcadores inflamatórios (p. ex., proteína C-reativa), hormônio estimulante da tireoide, triagem para psicoativos e nível álcool no sangue (se disponíveis) e rastreamento ativo de infecções (urina tipo 1, urocultura, hemocultura, radiografia de tórax e avaliação de líquido ascítico por paracentese diagnóstica).

A tomografia computadorizada de crânio, em casos de hepatite fulminante, pode identificar edema cerebral. Já em casos crônicos não revela características específicas, mas ainda pode ser útil para diagnóstico diferencial.

Em pacientes cirróticos ou com *shunts* portossistêmicos, a ressonância magnética de crânio ponderada em T1 pode identificar hiperintensidade simétrica e bilateral no globo pálido, devido ao acúmulo de manganês. Isso, no entanto, parece ter relação com a hipertensão portal e não desempenhar papel na fisiopatologia da EH.

TRATAMENTO

A abordagem deve ser orientada pelo grau de comprometimento do nível de consciência do paciente. De modo geral, inclui: suporte clínico, cuidado nutricional, tratamento de fatores precipitantes identificados e específicos para EH e avaliação de elegibilidade para transplante hepático — situação especial em casos selecionados de pacientes cirróticos com EH e priorização em casos de hepatite fulminante.

A avaliação global do paciente deve elucidar se há demanda de tratamento em unidade de terapia intensiva (UTI). Em geral, é recomendado que pacientes com encefalopatia graus III e IV sejam manejados em UTI, em virtude do risco de broncoaspiração.

O acompanhamento nutricional é um complemento importante, pois quadros de desnutrição proteico-calórica e sarcopenia estão associados à menor capacidade de desintoxicação de amônia. A recomendação é fracionar as refeições e acrescentar um lanche noturno, a fim de reduzir períodos de jejum, que podem causar catabolismo proteico.

Frequentemente, pacientes cirróticos apresentam deficiência de zinco, e a na literatura mostra melhora de EH com suplementação. Além disso, para pacientes com ingestão inadequada de proteínas, o uso de aminoácidos de cadeia ramificada (BCAA) pode ser útil, pois estes aumentam a síntese proteica muscular; todavia, essa conduta deve ser episódica/pontual e monitorada, já que não existem estudos suficientes para a recomendação de uso rotineiro.

A hemorragia digestiva é sabidamente fator precipitante de EH, bem como a correlação entre sangramento no trato gastrintestinal e aumento de amônia. Medidas de remoção do sangue no trato gastrintestinal, com lactulose ou manitol por sonda nasoentérica ou enema de lactulose, podem prevenir a EH.

A terapia medicamentosa para o tratamento específico da EH consta na **Tabela 42.2**. Reavaliações frequentes dos pacientes e das terapêuticas são mandatórias para ajustes de dose ou associação/troca medicamentosa.

A primeira escolha para tratamento específico de EH e profilaxia secundária do quadro, que deve ser instituída após o primeiro episódio de EH, é a lactulose, um dissacarídeo não absorvível. A dose deve ser ajustada para objetivar duas a três evacuações diárias.

A rifaximina pode ser associada à lactulose para profilaxia secundária, com evidências de boa tolerância. A L-ornitina L-aspartato pode ser considerada para pacientes que não apresentam resposta desejável ao tratamento.

O manejo de quadros graves de insuficiência hepática aguda com aumento da pressão intracraniana ainda é objeto de debates. Recomenda-se, em termos gerais, que a conduta inclua elevação da cabeceira a 30°, uso de sedativos de curta duração (para evitar a dissincronia paciente-ventilador) e avaliação do uso de manitol e solução salina hipertônica. Dispositivos de assistência hepática artificial, como Molecular Adsorbent Recirculating System® (MARS), também devem ser considerados para a remoção de neurotoxinas em pacientes graves aguardando transplante hepático.

ENCEFALOPATIA HEPÁTICA

TABELA 42.2 Medicações para tratamento da encefalopatia hepática.

Medicamento	Mecanismo de ação	Efeitos colaterais	Comentários
Lactulose (beta-galactosidase-frutose) Lactitol (beta-galactosidase-sorbitol)	Dissacarídeo não absorvível que reduz os níveis de amônia por acidificação do cólon e alteração na microbiota, deslocando bactérias produtoras de urease para não produtoras de urease. Apresenta efeito catártico Dose: o necessário para 2 a 3 evacuações pastosas/dia	Flatulência, diarreia, desidratação, hipernatremia	Considerada o tratamento de escolha
L-ornitina L-aspartato	Sal estável dos aminoácidos ornitina e aspartato. Ao fornecer substrato para o ciclo da ureia no fígado e para a síntese de glutamina no músculo esquelético, estimula a detoxificação de amônia e reduz essa substância no sangue Dose: infusão EV 20 g/dia; VO 3 a 6 g 3 vezes/dia	Sem efeitos colaterais reportados	Em um pequeno estudo, seu uso resultou em melhora do estado mental e da função cognitiva na EH evidente e mínima. No entanto, as evidências para seu uso rotineiro são fracas
Zinco	A amônia é convertida em ureia pela ornitina transcarbamilase no fígado e é combinada com glutamato pela glutamina sintetase no músculo esquelético para formar glutamina Dose: 600 mg/dia (sulfato de zinco)	A ingestão excessiva de zinco pode resultar em náuseas, vômito, perda de apetite, cólicas abdominais, diarreia e dores de cabeça	Inversamente correlacionado com amônia no sangue. Estudos experimentais mostraram que os suplementos de zinco melhoram a desintoxicação de amônia
Rifaximina	Antibiótico mal absorvido. Reduz bactérias intestinais produtoras de urease e, com isso, diminui a produção de amônia Dose: 400 mg a cada 8 h ou 550 mg a cada 12 h	Devido a à sua baixa absorção sistêmica, apresenta reduzida frequência de efeitos colaterais	Seu uso manteve a remissão de EH (mais que o placebo) e reduziu o risco de hospitalização. Ocupa lugar principalmente na prevenção da recorrência de EH quando a lactulose falha
Neomicina	Antibiótico aminoglicosídeo mal absorvido. Reduz bactérias intestinais produtoras de amônia Dose: 3 a 6 g/dia	Nefrotoxicidade, ototoxicidade a longo prazo	Aprovada pela FDA para tratamento de EH aguda, mas não crônica. Menos eficaz que a lactulose
Metronidazol	Reduz bactérias intestinais produtoras de amônia Dose: 250 a 500 mg a cada 8 h	Náuseas, vômitos, neuropatia periférica.	Utilizado como alternativa à rifaximina em episódios de EH aguda
Aminoácidos de cadeia ramificada (leucina, isoleucina, valina)	Detoxificação de amônia fora do fígado por meio de efeitos na síntese de proteínas do músculo esquelético Dose: 20 a 40 g/dia	Ausência de efeitos adversos	Estudos demostraram melhora da EH com esses aminoácidos em comparação a grupos-controle, sem evidência de efeito na sobrevida

EV: via endovenosa; VO: via oral; EH: encefalopatia hepática

Fonte: adaptada de Yanny, 2019.

Capítulo 42

PONTOS-CHAVE

- A EH é classificada em tipos A (aguda), B (*shunt* portossistêmico) e C (cirrose);
- Quanto ao curso temporal, a EH pode ser episódica, recorrente ou persistente;
- Quanto à intensidade das manifestações clínicas, há quadros *covert* (sem sintomas ou com manifestações de encefalopatia mínima) e *overt* (*West Haven* II a IV);
- Fatores precipitantes normalmente fazem parte do quadro de EH (quando não espontânea) e devem ser investigados ativamente;
- De modo geral, o tratamento deve ser feito com estabilização do paciente, suporte clínico e resolução dos fatores precipitantes;
- A primeira linha de tratamento é a lactulose;
- Para profilaxia secundária, deve-se usar lactulose e considerar a associação com rifaximina.

LEITURA SUGERIDA

1. Brasil. Ministério da Saúde. Portaria nº 2.600, de 21 de outubro de 2009. Diário Oficial da União de 21 de outubro de 2009.
2. European Association for the Study of the Liver. EASL Clinical Practice Guidelines on the management of hepatic encephalopathy. J Hepatol. 2022;77(3):807-24.
3. Häussinger D, Dhiman RK, Felipo V, Görg B, Jalan R, Kircheis G, et al. Hepatic encephalopathy. Nat Rev Dis Primers. 2022;8:43.
4. Rose CF, Amodio P, Bajaj JS, Dhiman RK, Montagnese S, Taylor-Robinson SD, et al. Hepatic encephalopathy: Novel insights into classification, pathophysiology and therapy. J Hepatol. 2020;73(6):1526-47.
5. Vilstrup H, Amodio P, Bajaj J, Cordoba J, Ferenci P, Mullen KD, et al. Hepatic encephalopathy in chronic liver disease: 2014 practice guideline by the American Association for the Study of Liver Diseases and the European Association for the Study of the Liver. Hepatol. 2014;60(2):715-35.
6. Wijdicks EFM. Hepatic Encephalopathy. NEJM. 2016;375(17):1660-70.
7. Yanny B, Winters A, Boutros S, Saab S. Hepatic Encephalopathy Challenges, Burden, and Diagnostic and Therapeutic Approach. Clin Liver Dis. 2019 Nov;23(4):607-623. doi: 10.1016/j.cld.2019.07.001. Epub 2019 Aug 31. PMID: 31563214.

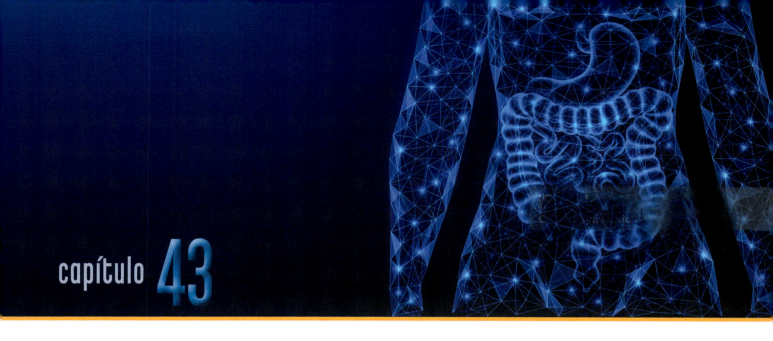

capítulo 43

Hemorragia Digestiva Alta Varicosa

FERNANDA DOS SANTOS LINHARES ▶ LUIS CLAUDIO ALFAIA MENDES

INTRODUÇÃO

A hemorragia digestiva alta (HDA) corresponde ao sangramento digestivo que se origina de algum local entre a boca e o ângulo de Treitz. A hemorragia digestiva alta varicosa (HDAv) é o sangramento decorrente das varizes esofagogástricas.

A HDAv é a principal causa de hemorragia digestiva nos pacientes com hipertensão portal (70%). As varizes esofágicas estão presentes em 42% dos casos de cirrose Child-Pugh Score A e 72% nos cirróticos Child B e C. Após a ascite, a HDA é a segunda complicação mais frequente no cirrótico, sendo uma emergência médica associada a uma mortalidade de 15-25% em 6 semanas. Os pacientes de maiores riscos de mortalidade em 6 semanas são os pacientes Child-Pugh Score C, com pontuação MELD alta e que falharam em alcançar a hemostasia primária. Apesar da melhora na terapia, nota-se que ainda há alto risco de mortalidade, e se não for instituída a profilaxia de ressangramento, a taxa de recorrência é de 60-70% em 1-2 anos.

A seguir, serão discutidos os principais pontos para conduzir pacientes com HDA varicosa.

MANIFESTAÇÕES CLÍNICAS

A HDAv geralmente se manifesta pela presença de hematêmese (vômitos com sangue vivo ou "borra de café") ou melena (fezes enegrecidas). Pacientes com hemorragia extremamente intensa ou em casos de trânsito intestinal acelerado podem apresentar enterorragia. Frequentemente apresenta-se com um sangramento clinicamente relevante, definido como o sangramento associado à instabilidade hemodinâmica e/ou à necessidade de transfusão de mais de dois concentrados de hemácias e/ou à queda de hemoglobina superior a 2,0 g/dL.

MANEJO

A HDA é uma emergência médica devendo ser idealmente conduzida em unidade de terapia intensiva. Em pacientes cirróticos com sangramento do trato gastrointestinal, a hemorragia de origem varicosa deve ser sempre suspeitada e, assim que o sangramento for clinicamente confirmado, o tratamento deve ser iniciado mesmo sem uma endoscopia digestiva alta (EDA) para confirmação das causas do sangramento, que podem ser várias: doença ulcerosa péptica, gastroduodenite, varizes esofagogástricas, gastropatia hipertensiva portal, síndrome de Mallory Weiss, esofagite, ectasia vascular.

A instituição imediata do tratamento tem a finalidade de evitar complicações decorrentes do sangramento e restabelecer a hemodinâmica do paciente, a fim de melhorar o prognóstico e reduzir a mortalidade.

Todos os pacientes com HDAv devem ser submetidos a exames de imagem abdominal, preferencialmente com contraste (tomografia computadorizada ou ressonância magnética) para excluir trombose do sistema esplâncnico, carcinoma hepatocelular e mapear colaterais portossistêmicas para orientar o tratamento.

Medidas iniciais

A estabilização do paciente é essencial, devendo-se realizar a sistematização do atendimento do paciente com hemorragia aguda. Prioriza-se sempre o ABCDE:

- **A (*airway*):** acesso às vias aéreas de modo a mantê-las pérvias e protegê-las contra obstrução;
- **B (*breathing*):** ventilação adequada;
- **C (*circulation*):** corresponde à manutenção da circulação;
- **D (*disability*):** estado neurológico;
- **E (*exposure/environmental*):** avaliar temperatura e prevenir hipotermia (sala aquecida, fluidos aquecidos, cobertas aquecidas).

O paciente deve ser monitorizado, é preciso fornecer oxigênio suplementar para maximizar a oxigenação sanguínea e garantir dois acessos venosos calibrosos para permitir a expansão volêmica adequada com cristaloide. A realização de exames complementares como hemograma, eletrólitos, ureia, creatinina, coagulograma, função hepática, gasometria arterial com lactato e tipagem sanguínea também é importante.

O objetivo da expansão volêmica é garantir a perfusão tecidual e manter a estabilidade hemodinâmica, ressaltando-se que a reposição exagerada de volume pode aumentar o sangramento, visto que eleva a pressão portal com risco de ressangramento e mortalidade, portanto, deve ser evitada. Desse modo, a ressuscitação volêmica deve ser criteriosa, almejando níveis de pressão arterial sistólica entre 90-100 mmHg e frequência cardíaca menor que 100 batimentos por minuto.

A intubação orotraqueal está indicada na etapa de estabilização do paciente, caso seja necessário garantir a ventilação ou o acesso às vias aéreas. Ainda, recomenda-se a intubação eletiva antes da endoscopia em pacientes com alteração do nível de consciência ou hematêmese em curso para que o risco de broncoaspiração seja minimizado. E, se possível, a extubação deve ser realizada logo após a endoscopia.

Hemoderivados

A transfusão de concentrado de hemácias deve ser realizada de forma conservadora, está indicada com o objetivo de manter a hemoglobina ≥ 7 g/dL, com nível alvo de hemoglobina entre 7-8 g/dl. Essa estratégia de transfusão mais restritiva é adequada, porém níveis maiores de hemoglobina podem ser necessários, devendo-se individualizar em pacientes com distúrbios cardiovasculares, sangramento contínuo e a depender da idade e estado hemodinâmico.

Em pacientes com doença hepática avançada, os testes convencionais de coagulação, como o tempo de protrombina (TP/INR) e tempo de tromboplastina parcial ativada (TTPA), não traduzem com precisão o estado hemostático desses pacientes, portanto, no episódio de sangramento agudo por varizes, a transfusão de plasma fresco congelado não é recomendada já que não corrige a coagulopatia e pode levar à sobrecarga de volume e piora da hipertensão portal. Também não há evidências de que a contagem de plaquetas e níveis de fibrinogênio estão correlacionados com o risco de falha no controle de sangramento ou ressangramento. No entanto, em caso de sangramento de difícil controle, a decisão de corrigir as anormalidades hemostáticas deve ser avaliada caso a caso. O uso de fator VIIa recombinante e ácido tranexâmico não são recomendados no sangramento varicoso.

Tratamento farmacológico

Na possibilidade de sangramento gastrointestinal de etiologia varicosa, como no caso de pacientes com doença hepática, deve-se administrar precocemente análogos da somatostatina. As drogas vasoativas iniciadas antes da endoscopia diminuíram a incidência de sangramento ativo durante a endoscopia, o que facilita a terapia endoscópica, melhorando o sangra-

HEMORRAGIA DIGESTIVA ALTA VARICOSA

mento e, consequentemente, a sobrevida. Os vaso-constritores esplâncnicos utilizados são terlipressina ou somatostatina ou octreotide.

A droga de escolha é a terlipressina, na dose de 2 a 4 mg intravenoso seguido de 1 a 2 mg a cada 4 horas, porém deve ser evitada em pacientes com doença arterial coronariana, doença vascular aterosclerótica cerebral e periférica, hipertensão arterial sistêmica não controlada e hiponatremia grave. A dose da somatostatina é 250 mcg em bólus seguido de infusão contínua de 250 mcg/h. Ou pode-se prescrever o octreotide na dose de 50-100 µg em bólus seguido de 25-50 µg/h em infusão contínua.

Se confirmado a hemorragia decorrente de hipertensão portal, a terapia farmacológica deve ser continuada por 2 a 5 dias após a EDA para prevenção de ressangramento precoce.

Para toda HDA o uso inicial do inibidor de bomba de prótons (IBP) é preconizado, deve-se iniciar IBP intravenoso (80 mg em bólus seguido de 8 mg/h ou 40-80 mg a cada 12 horas) até a realização da endoscopia. Contudo, após diagnóstico de HDA varicosa, recomenda-se suspender o IBP, visto que há maior taxa de infecção e encefalopatia hepática (EH). No entanto, uma terapia de curta duração após ligadura elástica de varizes esofágicas poderia reduzir o tamanho da úlcera pós-ligadura. Outra medida para diminuir o risco de hemorragia secundária a essas ulcerações esofágicas, seria a redução do número de colocação de bandas elásticas para no máximo 6.

Todos os pacientes com cirrose e HDA devem receber antibioticoprofilaxia, e esta deve ser instituída desde a admissão. Ceftriaxona intravenosa na dose de 1 g/24 h por 7 dias é a escolha em pacientes com cirrose avançada, em ambientes hospitalares com alta prevalência de infecções bacterianas resistentes a quinolonas e em pacientes em profilaxia prévia com quinolonas. Importante sempre estar de acordo com os padrões de resistência e políticas antimicrobianas do hospital.

A profilaxia antibiótica é recomendada, pois reduz infecções de diferentes sítios, e não apenas peritonite bacteriana espontânea (PBE). Complicação que ocorre em 50% desses pacientes e estão associadas a falha no controle do sangramento e maior risco de ressangramento (principalmente nos Child-Pugh Score C). Quanto mais rápido administrado o antibiótico menor a taxa de sangramento e mortalidade.

Tratamento endoscópico

Os pacientes com suspeita de HDAv devem ser submetidos a EDA dentro de 12 horas da apresentação para identificar a causa do sangramento e realizar o tratamento endoscópico, caso indicado. Se o paciente estiver instável, a endoscopia deve ser realizada o mais rápido possível após estabilização. Considerar intubação orotraqueal pré-procedimento pelo risco de aspiração de sangue.

Confirmada a HDA por varizes, o tratamento deve ser realizado no mesmo procedimento e as técnicas que podem ser realizados são: ligadura elástica de varizes de esôfago (LEVE), escleroterapia de varizes de esôfago, injeção do cianoacrilato em varizes de esôfago e estômago ou passagem do balão de Sengstaken-Blackmore. Para sangramento agudo secundário a gastropatia hipertensiva portal, as opções de procedimentos são: coagulação com plasma de argônio, ablação por radiofrequência ou ligadura elástica.

A LEVE é mais eficaz para controle do sangramento e erradicação do que a escleroterapia e com menos efeitos adversos (febre, desconforto/dor retroesternal, disfagia, sangramento induzido por injeção, ulceração esofágica, estenose esofágica, perfuração esofágica, mediastinite, derrame pleural, fístula broncoesofágica, síndrome do desconforto respiratório agudo e infecção). Portanto, a escleroterapia é uma alternativa quando a ligadura elástica for indisponível.

As varizes gástricas podem ser isoladas localizadas no fundo gástrico (IGV-1) ou em qualquer outra topografia do estômago (IGV-2). Ou podem ser continuação das varizes de esôfago e se estenderem pela pequena curvatura (GOV-1) ou para fundo gástrico (GOV-2). A **Figura 43.1** mostra essa classificação endoscópica das varizes gástricas.

As varizes esofagogástricas tipo 1 (GOV-1) são as mais comuns (75% das varizes gástricas). O sangramento das varizes de fundo gástrico (GOV-2 e IGV-1) são menos frequentes, porém mais graves, muitas vezes de difícil controle e com maior risco de ressangramento e mortalidade, podendo chegar até 45%.

As opções de tratamento para o sangramento de GOV-1 são a injeção de cianoacrilato e a ligadura elástica, igualmente eficazes. Para GOV-2 e IGV-1, o tratamento endoscópico hemostático recomendado é a injeção endoscópica de adesivos tissulares como cianoacrilato. Deve-se lembrar que a injeção de cianoacrilato pode produzir embolias fatais, portanto deve

Capítulo 42

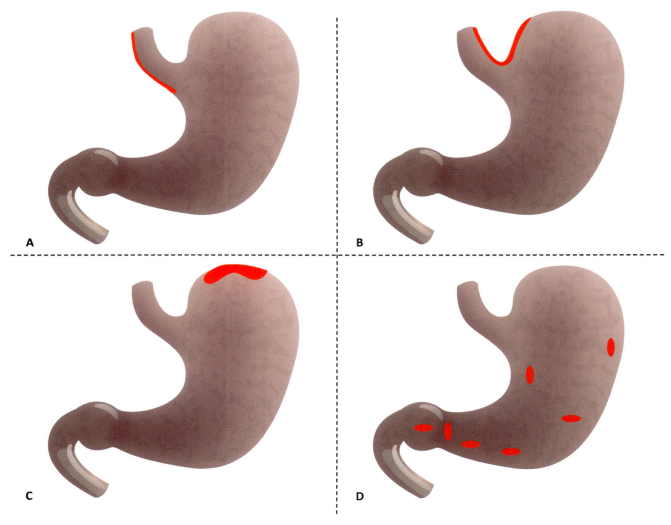

Figura 43.1 Diagrama esquemático da classificação endoscópica de Sarin para varizes gástricas. **(A)** GOV-1; **(B)** GOV-2; **(C)** IGV-1; **(D)** IGV-2.

ser evitada em pacientes com *shunts* entre a grande e a pequena circulação, como síndrome hepatopulmonar e *shunts* intracardíacos.

Ecoendoscopia com injeção de cianoacrilato ou de coils também são terapias possíveis para varizes de fundo gástrico.

Falha terapêutica

A falha do tratamento é definida pela ausência de controle do sangramento ou por ressangramento nos primeiros 5 dias, mesmo com a terapia combinada (farmacológica e endoscópica), ocorrendo em até 10-15% dos pacientes com HDAv. Nesses casos, o *shunt* portossistêmico intra-hepático transjugular (TIPS) recoberto (do inglês *transjugular intrahepatic portosystemic shunt*) deve ser a terapia de resgate de escolha. Se indisponível, deve-se realizar uma segunda terapia endoscópica e tentar otimizar as drogas vasoativas, como aumentar/dobrar a dose de octreotide ou mudar para terlipressina.

O tamponamento com balão de Sengstaken-Blackmore deve ser usado no sangramento maciço e como terapia ponte até a instituição do tratamento definitivo, o balão é mantido por no máximo 24 horas. Antes do procedimento, realizar a intubação orotraqueal devido alto risco de pneumonia aspirati-

HEMORRAGIA DIGESTIVA ALTA VARICOSA

va. Outra alternativa seria o *stent* esofágico coberto e autoexpansível.

Outra intervenção vascular disponível, além do TIPS, para hemorragia de varizes gástricas não controlada, é a obliteração transvenosa retrógrada com balão (BRTO, do inglês *balloon-occluded retrograde transvenous obliteration*), que trata as varizes de fundo através de uma grande colateral gastro/esplenorrenal, ocluindo a variz pela sua via de saída com um cateter com balão associado a mola e agentes esclerosantes para sua obliteração, com a vantagem em relação ao TIPS de não desviar o fluxo sanguíneo portal do fígado.

Na falha de controle do sangramento, pode-se considerar a correção de anormalidades hemostáticas.

O TIPS preemptivo (nas primeiras 72 horas, idealmente 24 horas) recobertos com politetrafluoretileno (PTFE) deve ser considerado em pacientes de alto risco de ressangramento de VE, GOV-1 e GOV-2 que preencham qualquer um dos seguintes critérios: Child-Pugh Score C menor que 14 pontos ou Child-Pugh classe B maior que 7 com sangramento ativo em endoscopia inicial ou gradiente de pressão venosa hepática (HVPG, do inglês *hepatic venous pressure gradient*) maior que 20 mmHg no momento da hemorragia. Essa alternativa associada ao tratamento com drogas vasoativas e ligadura elástica de varizes esofágicas pode resultar em um controle mais permanente do sangramento e melhor sobrevida.

Não é contraindicação para o TIPS preemptivo a presença de deterioração aguda da função hepática em paciente com cirrose (ACLF, do inglês *acute-on-chronic liver failure*), EH ou hiperbilirrubinemia na admissão. Mas deve-se considerar inútil a realização do TIPS em pacientes com pontuação do Child-Pugh maior ou igual a 14 ou MELD maior que 30 e lactato maior que 12 mmol/L, a menos que o transplante hepático seja previsto em curto prazo. A decisão de TIPS nesses pacientes deve ser avaliada caso a caso.

Profilaxia secundária

A terapia de primeira linha para a prevenção de ressangramento de hemorragia varicosa é a combinação de betabloqueador não seletivo (propranolol ou nadolol) com titulação da dose para uma frequência cardíaca alvo de 50-55 batimentos por minuto ou carvedilol na dose de 6,25 mg duas vezes ao dia associado a terapia endoscópica com ligadura elástica de varizes esofágicas.

Os bloqueadores não seletivos (BBNSs) e a terapia endoscópica (por exemplo, coagulação com plasma de argônio ou hemospray) também são profilaxia para hemorragia recorrente secundária a gastropatia hipertensiva portal. O TIPS deve ser considerado quando há dependência de transfusão sanguínea apesar da terapia combinada.

O propranolol e nadolol atuam na hipertensão portal porque realizam o beta-bloqueio não seletivo, reduzindo o débito cardíaco e o fluxo sanguíneo esplâncnico. O carvedilol tem sido associado a maior redução da pressão portal devido sua ação vasodilatadora pela atividade anti-alfa-1-adrenérgica.

A EDA deve ser repetida até a erradicação de varizes. Os intervalos iniciais do tratamento endoscópico podem variar de 3 a 4 semanas, depois manter vigilância de 3 a 6 meses.

Em pacientes que apresentam ressangramento mesmo com tratamento combinado para profilaxia secundária, o TIPS é o tratamento de escolha. E nos pacientes que não toleram o uso dos BBNS ou carvedilol ou LEVE, qualquer uma dessas terapias pode ser mantida isoladamente e a realização do TIPS deve ser considerada em pacientes com ascite refratária.

Prevenção de complicações

Nos pacientes cirróticos com sangramento gastrointestinal, a prevenção das complicações deve ocorrer simultaneamente às terapias hemostáticas. As principais complicações são infecções bacterianas (principalmente, PBE e pneumonia aspirativa), EH e lesão renal aguda. As infecções estão presentes em mais de 50% dos pacientes e já podem estar presentes no momento do sangramento (20%), atuando como evento precipitante. Além disso, a presença de infecção aumenta o risco de falha no controle do sangramento e morte.

Em pacientes com HDAv, considerar uso de lactulona ou enema com objetivo de remover o sangue do trato gastrointestinal e não precipitar EH. Se houver presença de EH, deve-se tratá-la.

Durante o curso de HDAv, devem ser evitados a realização de paracenteses de grande volume, uso de beta-bloqueadores, vasodilatadores ou outros hipotensores.

CONCLUSÃO

A HDA varicosa é uma emergência médica com alta taxa de complicações e mortalidade e necessita de cuidados intensivos. A terapia inicial deve ser direcionada para restaurar a volemia e uma estratégia de transfusão sanguínea conservadora é adequada.

A fisiopatologia do sangramento de varizes está na hipertensão portal, portanto, o objetivo principal do tratamento deve ser a pressão portal e não a correção de anormalidades de coagulação no primeiro momento.

O tratamento eficaz da HDAv é a combinação do uso de drogas vasoativas, instituída assim que há suspeita, associado a terapia endoscópica, que deve ser realizada na estabilidade hemodinâmica e em 12 horas após a manifestação. Essa terapia combinada age na redução da pressão portal em conjunto com o efeito hemostático local. Concomitante a essas medidas, deve-se iniciar profilaxia antibiótica.

Os anticoagulantes devem ser suspensos temporariamente até que a hemorragia seja controlada e o retorno da medicação deve ser individualizado de acordo com a indicação da anticoagulação.

Quando há falha no controle do sangramento, apesar da combinação do tratamento farmacológico e endoscópico, a terapia indicada é o TIPS de resgate cobertos com PTFE.

Após 5 dias do sangramento agudo e término do vasoconstrictor esplâncnico, inicia-se o uso de betabloqueador não seletivo ou carvedilol para profilaxia secundária associado a endoscopia com LEVE até erradicação das varizes esofágicas, com o objetivo de prevenir ressangramento.

A **Fluxograma 43.1** mostra o manejo do paciente com cirrose hepática e hipertensão portal com HDA por varizes.

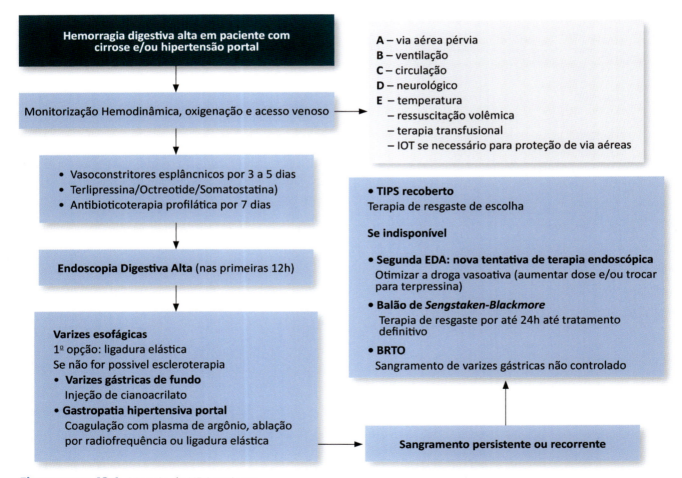

Fluxograma 43.1 Manejo da HDA varicosa.

LEITURA SUGERIDA

1. European Association for the Study of the Liver. Electronic address: easloffice@easloffice.eu; European Association for the Study of the Liver. EASL Clinical Practice Guidelines for the management of patients with decompensated cirrhosis. J Hepatol. 2018;69(2):406-460.

2. Franchis R, Bosch J, Garcia-Tsao G, Reiberger T, Ripoll C, on behalf of the Baveno VII Faculty. Baveno VII – Renewing Consensus In Portal Hypertension. J Hepatol. 2022;76(4):959-974.

3. Veitch AM, Radaelli F, Alikhan R, Dumonceau JM, Eaton D, Jerrome J, et al. Endoscopy in patients on antiplatelet or anticoagulant therapy: British Society of Gastroenterology (BSG) and European Society of Gastrointestinal Endoscopy (ESGE) guideline update. Endoscopy. 2021;53(9):947-969.

4. Khamaysi I, Gralnek IM. Acute upper gastrointestinal bleeding (UGIB) - Initial evaluation and management. Best Pract Res Clin Gastroenterol. 2013;27(5):633-638.

5. Oprita R, Oprita B, Diaconescu B, Bratu MR, Berceanu D. Upper gastrointestinal endoscopy in emergency setting for patients receiving oral anticoagulants – practice updates. J Med Life. 2017;10(1):27-32.

6. Cheung KS, Leung WK. Gastrointestinal bleeding in patients on novel oral anticoagulants: Risk, prevention and management. World J Gastroenterol. 2017;23(11):1954-1963.

7. Shaheen NJ, Stuart E, Schmitz SM, Mitchell KL, Fried MW, Zacks S, et al. Pantoprazole reduces the size of postbanding ulcers after variceal band ligation: A randomized, controlled trial. Hepatology. 2005;41(3):588-694.

8. García-Pagán JC, Saffo S, Mandorfer M, Garcia-Tsao G. Where does TIPS fit in the management of patients with cirrhosis? JHEP Rep. 2020;2(4):100122.

9. Horhat A, Bureau C, Thabut D, Rudler M. Transjugular intrahepatic portosystemic shunt in patients with cirrhosis: Indications and post-transjugular intrahepatic portosystemic shunt complications in 2020. United European Gastroenterol J. 2020;9(2):203-208.

10. Hwang JH, Shergill AK, Acosta RD, Chandrasekhara V, Chathadi KV, Decker GA, et al. The role of endoscopy in the management of variceal hemorrhage. Gastrointest Endosc 2014;80:221–7. doi:10.1016/j.gie.2013.07.023.

11. Seewald S, Ang TL, Imazu H, Naga M, Omar S, Groth S, et al. A standardized injection technique and regimen ensures success and safety of N-butyl-2-cyanoacrylate injection for the treatment of gastric fundal varices (with videos). Gastrointest Endosc. 2008;68(3):447-454.

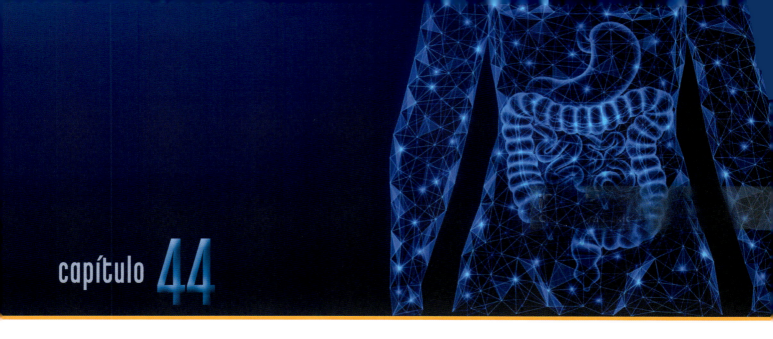

capítulo 44

Lesões Hepáticas Benignas

JULIA FADINI MARGON ▶ NATALLY HORVAT ▶ ALINE LOPES CHAGAS

INTRODUÇÃO

Com a evolução e uso cada vez mais frequente dos métodos de imagem, as lesões hepáticas focais tornaram-se achados comuns na prática clínica diária, sendo muitas vezes um desafio diagnóstico e terapêutico. Na maioria dos casos são lesões benignas, encontradas como achado incidental em exames de imagem. Na abordagem inicial de um paciente com lesão hepática focal é fundamental a definição de dois pontos: (1) o contexto clínico do paciente; (2) as características radiológicas do nódulo.

Em relação aos dados clínicos e laboratoriais, é sempre importante a avaliação detalhada com objetivo de excluir a presença de doença hepática crônica, como por exemplo, hepatite B, esteatose hepática/MAFLD (Metabolic dysfunction-associated fatty liver disease) ou cirrose. Na ausência de doença hepática crônica ou outras condições que levantem a suspeita de neoplasia maligna, como idade avançada, síndrome consuptiva e/ou tumor primário em outro sítio, provavelmente estamos diante de uma lesão hepática benigna.

As lesões hepáticas podem ser sólidas ou císticas, únicas ou múltiplas. Enquanto as lesões hepáticas císticas, na maioria das vezes dispensam investigação adicional, as lesões sólidas geralmente necessitam de avaliação por métodos de imagem com administração do meio de contraste intravenoso, como a tomografia computadorizada (TC) ou ressonância magnética (RM), sendo este exame o mais indicado para prosseguir a investigação desse nódulo.

Esses exames permitem avaliar os diferentes padrões de realce das lesões nas fases arterial, portal e equilíbrio, bem como as características de sinal da RM.

Nesse capítulo, abordaremos as principais características clínicas, radiológicas e conduta das 4 lesões hepáticas benignas mais comuns na prática clínica, sendo elas o cisto hepático simples, hemangioma, hiperplasia nodular focal (HNF) e adenoma.

As lesões císticas complexas não serão abordadas neste capítulo.

CISTO HEPÁTICO SIMPLES

Epidemiologia

Cisto hepático simples é uma lesão congênita que afeta 2% a 7% da população. Geralmente, é uma lesão única com conteúdo seroso, recoberto por epitélio tipo biliar cuboide, sem comunicação com os ductos biliares. Frequentemente, são diagnosticados incidentalmente.

Quadro clínico e diagnóstico

Os pacientes geralmente são assintomáticos. Os cistos simples que se tornam sintomáticos geralmente são maiores que 5 cm, podendo causar efeito de massa com dor no hipocôndrio direito. Raramente, outras complicações como hemorragia intra-cística e infecção podem estar presentes. Os cistos hepáticos geralmente podem ser diagnosticados por ultrassonografia (USG). A investigação adicional com TC e/ou RM está indicada apenas quando existir a suspeita de cisto complexo na US, sendo importante o diagnóstico diferencial, nesse contexto, com cisto hidático e cistoadenoma/ cistoadenocarcinoma mucinoso. À TC e RM, o cisto simples apresenta atenuação da água, com imperceptível parede ou muito fina, sem septação.

Tratamento/seguimento

A maioria dos casos é tratada conservadoramente. O tratamento preferido para os casos sintomáticos é aspiração percutânea guiada por US ou TC seguido pela escleroterapia com álcool. O tratamento cirúrgico é indicado se for difícil excluir malignidade e se houver comunicação com a árvore biliar ou infecção.

HEMANGIOMA

Epidemiologia e quadro clínico

O hemangioma hepático (HH) é a lesão benigna hepática mais comum, em especial o subtipo cavernoso, presente em até 20% da população geral. São compostos de múltiplos vasos revestidos por uma única camada de células endoteliais dentro de um estroma fibroso fino. Geralmente, são diagnosticados como achados incidentais em exames de imagem em avaliação de queixas abdominais inespecíficas. Podem ser observados em todas as faixas etárias, sendo mais comuns entre 30 e 50 anos, com incidência variável em relação ao sexo, porém predominando em mulheres com taxa de 1,2:1 até 6:1.

Os HHs geralmente se apresentam como lesões pequenas e solitárias, com tamanho < 5 cm, podendo raramente atingir tamanhos maiores que 20 a 30 cm. Quando apresentam > 10 cm, são denominados hemangiomas gigantes.

Geralmente são assintomáticos, porém, lesões grandes (> 10 cm) ou múltiplas podem apresentar sintomas abdominais inespecíficos ou dor no andar superior do abdome, decorrente de infarto parcial da lesão ou compressão de estruturas adjacentes, como saciedade precoce, náuseas e vômitos. Geralmente, a única alteração no exame físico é a presença de hepatomegalia. As complicações são raras, podendo ocorrer hemorragia espontânea (rompimento), infarto e trombose do tumor. A síndrome de Kasabach-Merritt (SKM) é uma entidade clínica rara, associada à hemangiomas gigantes, caracteriza-se pela presença de trombocitopenia, coagulopatia de consumo e púrpura em pacientes com dor em andar superior do abdome.

Diagnóstico

Ultrassonografia (USG): o hemangioma tipicamente se apresenta como uma lesão hiperecogênica, homogênea, bem delimitada, com reforço acústico posterior, geralmente única e menor que 3 cm. Quando as características típicas não estiverem presentes, a recomendação é prosseguir com a investigação utilizando exames de imagem contrastados, em especial a RM de abdome.

TC com contraste: Na fase sem contraste, aparece como lesão hipodensa, bem delimitada, podendo apresentar calcificações (10%). Nas fases com contraste, os achados típicos encontrados são: (1) realce precoce na fase arterial, globuliforme, na periferia do tumor; (2) realce progressivo em direção ao centro da lesão, centrípeto (fenômeno de enchimento); (3) persistência do realce homogêneo nas fases tardias. Importante ressaltar que hemangiomas muito pequenos podem não apresentar esse padrão típico de captação pelo contraste.

RM com contraste: A RM é o melhor exame para avaliação do HH. Os achados típicos na RM são: (1) baixa intensidade de sinal nas sequências ponderadas em T1 pré-contraste e fortemente hiperintensos nas sequências ponderadas em T2; (2) realce centrípeto progressivo nas fases pós-contraste, semelhantes ao observado na TC (Figuras 44.1 e 44.2).

LESÕES HEPÁTICAS BENIGNAS

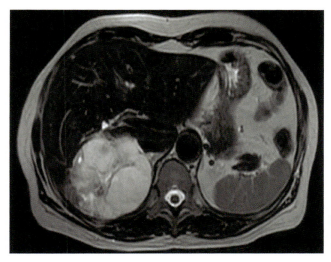

Figura 44.1 RM de abdome demonstrando nódulo hapático com alto sinal na sequência ponderada em T2 sugestivo de hemangioma.

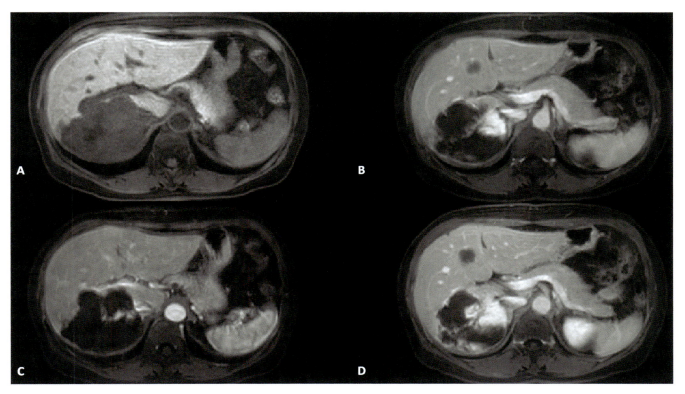

Figura 44.2 RM de abdome demonstrando nódulo hepático sugestivo de hemangioma hepático – realce periférico, globuliforme e descontínuo com enchimento nas fases tardias. **(A)** T1 pré-contraste; **(B)** T1 arterial; **(C)** T1 portal; **(D)** T1 equilíbrio.

Os hemangiomas podem apresentar características atípicas, como por exemplo os HH de fluxo rápido e os HH gigantes, podendo em um primeiro momento confundir o diagnóstico quando avaliados pela TC, porém, sendo melhor caracterizados através da RM. Os hemangiomas, quando se utiliza o contraste hepatobiliar (ácido gadoxético), apresentam intensidade de sinal relativamente baixa ao parênquima hepático circundante na fase hepatobiliar. Sendo assim os hemangiomas de enchimento rápido podem mimetizar lesões hepáticas hipervasculares como, por exemplo, carcinoma hepatocelular (CHC). Porém, os HH de fluxo rápido podem ser diagnosticados observando-se o alto sinal das sequências ponderadas em T2 e pelo realce arterial que persiste nas fases tardias. Os hemangiomas gigantes podem apresentar área he-

Capítulo 44

347

terogênea central relacionada a trombose aguda ou fibrose, porém as regiões periféricas podem apresentar os achados clássicos, como hiperintensidade em T2 e realce globuliforme.

Tratamento/seguimento

Na maioria dos HH o tratamento é conservador. Hemangiomas pequenos e assintomáticos não necessitam de tratamento ou seguimento. HH maiores de 5 cm podem ser seguidos a cada 6-12 meses para avaliar taxa de crescimento. Não existe recomendação específica para mudanças de estilo de vida e dietéticas, bem como contraindicação ao uso de contraceptivos orais ou gestação em pacientes com HH. O tratamento cirúrgico é raramente indicado e geralmente não leva em consideração o tamanho da lesão, mas sim a presença de sintomas, complicações como sangramento ou SKM e impossibilidade de excluir neoplasia maligna. Entre as opções de tratamento cirúrgico estão ressecção hepática com ou sem embolização prévia da veia porta pré-operatória, enucleação, ligadura da artéria hepática e transplante hepático, sendo este reservado apenas em lesões grandes irressecáveis ou complicados.

HIPERPLASIA NODULAR FOCAL
Epidemiologia e quadro clínico

A HNF é a segunda lesão hepática benigna mais frequente, com prevalência estimada entre 0,4-3%. É mais frequente no sexo feminino (90% dos casos), predominando na faixa etária entre 35 e 50 anos. É uma lesão sólida bem delimitada, que tem origem em uma proliferação policlonal hepatocelular em resposta à uma artéria anômala, apresentando cicatriz fibrosa central contendo vasos arteriais distróficos. Geralmente, é um nódulo único e menor que 5 cm, mas podem ser múltiplas em cerca de 20% e podem aparecer associadas a hemangiomas (20%) e menos frequentemente à adenomas. É controversa a relação entre gestação ou o uso de anticoncepcionais orais (ACO) e a HNF e se esses fatores têm influência no aparecimento ou crescimento da HNF. Por outro lado, existe uma predominância dessas lesões no sexo feminino, levando a hipótese da relação entre hormônios e HNF.

Geralmente, são lesões assintomáticas, que permanecem estáveis durante o seguimento. Lesões maiores podem apresentar sintomas devido compressão de órgãos adjacentes. Complicações como ruptura, sangramento ou necrose são extremamente raras e essas lesões não evoluem para malignização.

Diagnóstico

Na maioria das vezes os pacientes são assintomáticos e recebem o diagnóstico de HNF como achado incidental em exames de imagem do abdome. Muitas vezes pode ser difícil a diferenciação entre a HNF e os adenomas. O uso mais recente de contraste hepatoespecífico pode ser útil nessa diferenciação.

Na USG apresenta-se como lesão hepática focal de difícil visualização, em geral com discreta diferença de ecogenicidade entre HNF e o parênquima ao redor, com contornos bem definidos e homogênea. Pode se apresentar levemente hipoecogênico, isoecogênico ou mais raramente hiperecogênico em relação ao parênquima hepático adjacente. A cicatriz central é visualizada na minoria dos casos (20%). USG com Doppler colorido pode ajudar no diagnóstico ao caracterizar um padrão vascular estrelado, tipo rede de basquete (*baqueta pattern*) ou identificação de vasos tumorais.

TC multifásica apresenta sensibilidade para o diagnóstico de HNF de 70% a 78% e especificidade de 91,5%. Na fase sem contraste apresenta-se como uma lesão bem definida, homogênea, iso ou hipoatenuante em relação ao fígado adjacente. Na fase arterial apresenta um realce intenso, homogêneo e uma cicatriz central com hiporealce. A presença de septos irradiando da cicatriz central é pouco frequente, mas bem típica. Na fase portal, HNF aparece isoatenuante em relação ao parênquima e pode ser difícil detectar, com cicatriz central mantendo realce reduzido. Na fase tardia a cicatriz central pode se apresentar realce tardio. O achado da cicatriz central na TC de abdome é observado em cerca de 60% dos casos.

RM corresponde ao método de imagem com melhor sensibilidade e especificidade no diagnóstico de HNF, respectivamente 70% a 80 e 98%. A cicatriz central é visualizada em 78% dos casos. Aparece como um nódulo levemente hipointenso ou isointenso em T1, com cicatriz central hipointensa em relação à lesão, e nódulo tende a ser isointenso ou levemente hiperintenso em T2, com cicatriz central hiper intensa. Nas fases com contraste, as caraterísticas são semelhantes à da TC. A fase hepatobiliar aumenta a sensibilidade para detecção de HNF para 90%. Nesta fase, a maioria das lesões são hiperintensas e algumas com realce acentuado na periferia da lesão e cicatriz hipointensa em relação ao parênquima hepático **(Figura 44.3)**.

LESÕES HEPÁTICAS BENIGNAS

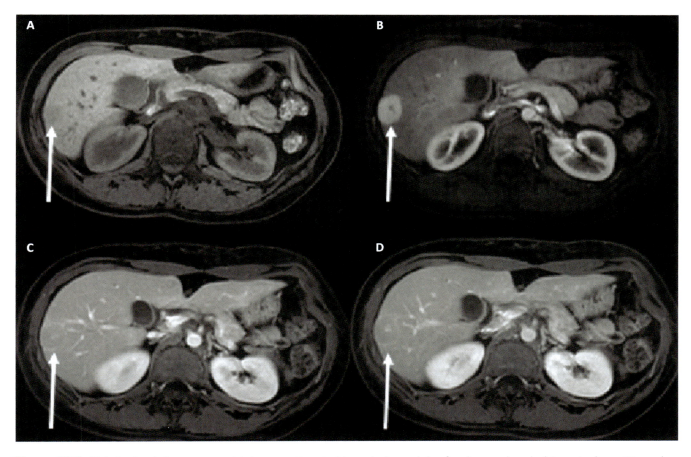

Figura 44.3 RM de de abdome com nódulo sugestivo de hiperplasia nodular focal – moderado hipossinal em T1, realce intenso e homogêneo na fase arterial e cicatriz central com realce tardio. **(A)** T1 pré-contraste; **(B)** T1 arterial; **(C)** T1 portal; **(D)** T1 equilíbrio.

Tratamento/Seguimento

A HNF geralmente é assintomática, não representa uma lesão pré-maligna e a ocorrência de complicações como ruptura e sangramento é extremamente rara, tornando, portanto, desnecessária, na grande maioria dos casos, qualquer forma de terapia. Se o diagnóstico de HNF for claro e o paciente for assintomático, o seguimento com exames de imagem não é necessário. A biópsia ou ressecção cirúrgica está indicada nos casos de natureza incerta do tumor, na presença de sintomas ou suspeita de metástases em pacientes com outra neoplasia primária conhecida. Nos pacientes sintomáticos, quando a ressecção cirúrgica não é possível, a HNF pode ser tratada com embolização transarterial.

Pela ausência de evidência da relação hormonal com HNF, não existe contraindicação para uso de ACO ou gravidez.

ADENOMA HEPATOCELULAR
Epidemiologia/quadro clínico

O adenoma hepático (AH) é a terceira neoplasia sólida benigna mais comum, relativamente rara, com incidência estimada de 1/1.000.000 e 3-4/100.000 entre não usuárias e usuárias de ACO por período prolongado, respectivamente.

Geralmente são diagnosticados na 3ª a 4ª década de vida, mais prevalentes no sexo feminino (taxa de 10:1) e estão associados a fatores hormonais como uso de ACO (risco 30-40 vezes maior que em não usuárias de ACO). Recentemente a incidência no sexo masculino vem aumentando devido uso de esteroides anabolizantes. Outros fatores de risco são obesidade/síndrome metabólica, síndrome dos ovários policísticos e glicogenose hepática (especialmente tipo 1).

Os AH são um grupo de lesões heterogêneas, podendo ser divididos em subtipos moleculares diferentes com características morfológicas específicas e ao contrário das outras lesões hepáticas benignas, apresentam risco potencial de complicações, principalmente hemorragia e transformação maligna.

Inicialmente eram divididos em 4 subtipos: inflamatório, mutação HNF1alfa, ativação de β-catenina e os não classificáveis. Atualmente, são reconhecidos 6 subtipos moleculares, sendo os mesmos descritos acima, porém, o subtipo b-catenina foi dividido em 2 subtipos, β-catenina mutado éxon 3 e β-catenina mutado éxon 7 e 8 e houve a identificação de um novo subtipo, o sonic, que está associado a maior risco de sangramento sintomático. Na **Tabela 44.1**, estão resumidas as características dos 6 subtipos de adenomas.

Os adenomas geralmente são assintomáticos, diagnosticados incidentalmente em exames de imagem do abdome. O sintoma mais frequente é dor e a principal complicação é hemorragia. Os principais fatores de risco para hemorragia são lesões > 5 cm, maior número de lesões, visualização da artéria dentro do adenoma e crescimento exofítico. Em contrapartida, os principais fatores de risco associados à malignização foram sexo masculino, adenoma > 5 cm, uso de androgênio e mutação da β-catenina.

Diagnóstico

Por ser um grupo de lesões heterogêneas, as características observadas pelos exames de imagem podem auxiliar na classificação do subtipo.

Tabela 44.1 Frequência, fatores de risco/epidemiologia, sintomas/complicações e características radiológicas dos subtipos histológicos dos adenomas hepatocelulares				
Classificação	Frequência	Fatores de risco / Epidemiologia	Sintomas e complicações	RM
Mutação HNF 1α	40-50%	ACO, sexo feminino, adenomatose, MODY 3	Baixa probabilidade de complicações	Perda do sinal difuso e homogêneo em T1 em "fora de fase". Hipointenso na fase hepatobiliar
β-catenina éxon 7 e 8	3%	ACO, elevado consumo de álcool e obesidade. Idade jovem e tumor solitário	Muito baixo risco de transformação maligna	Sem característica específica
β-catenina éxon 3	7%	Sexo masculino, idade jovem, tumor solitário. Uso de androgênios, doença vascular hepática	Aumento do risco de transformação maligna.	Sem característica específica. Muitas vezes heterogêneo em T1 e em T2. Sem perda de sinal em T1 "fora de fase". Iso ou hiperintenso na fase hepatobiliar
Inflamatório (formas mistas com β-catenina)	30-35%	ACO, sexo feminino, obesidade/síndrome metabólica e alcoolismo	Maior risco de ruptura e sangramento	Hiperintensidade forte em T2 ("sinal do atol") e realce persistente e heterogêneo na fase de equilíbrio. Hipo ou hiperintenso na fase hepatobiliar
Sonic	4%	ACO e obesidade	Maior risco de sangramento	Alto sinal em T1 e hipointenso na fase hepatobiliar
Não classificado	7%	—	—	Sem característica específica

Fonte: Adaptada de Oldhafer KJ, *et al.* 2020.

LESÕES HEPÁTICAS BENIGNAS

Na USG com contraste, a lesão pode apresentar realce homogêneo na fase arterial, com enchimento centrípeto, rápido e na fase venosa portal precoce, normalmente torna-se isoecogênico ou, mais raramente, permanece ligeiramente hiperecogênico. A USG com contraste pode ser suficiente para diferenciar adenoma de HNF, pela ausência do sinal de "raios de roda", porém não consegue caracterizar o subtipo do adenoma.

Na TC de abdome, a lesão aparece bem delimitada com realce geralmente homogêneo, mas pode se apresentar como uma lesão mais heterogênea a depender do subtipo e da presença de esteatose, hemorragia ou outras características. O subtipo esteatótico aparece hipodenso e o hemorrágico hiperdenso na fase sem contraste.

A RM de abdome é o melhor exame para avaliação do adenoma e algumas características podem auxiliar na diferenciação dos subtipos **(Tabela 44.1)**, como por exemplo:

- **HNF 1α:** queda difusa e homogênea do sinal nas sequências ponderadas em T1 "fora de fase" em comparação com a sequência T1 "em fase", denotando presença de gordura no interior do nódulo;
- **Inflamatórios/telangiectásicos:** sinal hiperintenso nas sequências ponderadas em T2, principalmente na periferia e realce persistente nas fases tardias, podendo ser hipo ou hiperintenso na fase hepatobiliar **(Figura 44.4)**;
- **Mutação de β-catenina no éxon 3, mutação de β-catenina no éxon 7 e 8 e os adenomas não classificados:** sem características específicas.

Tratamento/Seguimento

Algumas vezes a diferenciação entre adenomas e HNF ou CHC pode ser desafiadora, contudo, na maioria das vezes, a TC e a RM com contraste associado ao uso de contraste hepatobiliar são eficazes nessa caracterização, incluindo a classificação nos subtipos de adenomas, se avaliadas por um radiologista com experiência em lesões hepatobiliares. Caso essa diferenciação não consiga ser feita através dos exames de imagem, a biópsia da lesão pode ser indicada, para afastar CHC ou outras neoplasias e definir o subtipo molecular do adenoma.

Em pacientes do sexo masculino, adenomas devem ser submetidos à ressecção independente do tamanho, devido risco de evolução para malignização.

No sexo feminino, para adenomas < 5 cm, orienta-se interromper uso de ACO, mudanças de estilo de vida e perda de peso, com reavaliação como nova RM em 6 meses. Caso o adenoma permaneça estável ou apresente redução das dimensões, pode-se optar pelo seguimento clínico com exames de imagem. Todavia, se mesmo após suspensão da terapia hormonal, houver aumento da lesão ou lesão persistentemente > 5 cm, o tratamento cirúrgico deve ser considerado.

Em casos em que o paciente apresente múltiplos adenomas, apenas as lesões > 5 cm devem ser ressecadas.

O transplante hepático raramente é indicado para tratamento dos adenomas hepáticos, sendo conduta de exceção e podendo ser considerado em pacientes do sexo masculino com múltiplos adenomas, em caso de doença hepática subjacente como a glicogenose hepática, múltiplos adenomas inflamatórios ou com mutação de β-catenina irressecáveis.

Em virtude da grande heterogeneidade em relação aos achados clínicos, radiológicos, subtipos histológicos e possibilidade de transformação maligna, a conduta nos adenomas hepáticos deve ser decidida, preferencialmente, de forma multidisciplinar, evolvendo hepatologistas, cirurgiões, radiologistas e patologistas com experiência em lesões hepáticas **(Fluxograma 44.1)**.

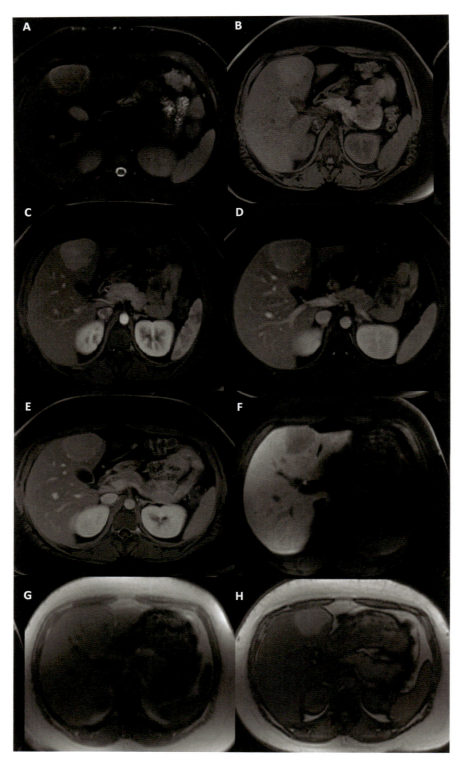

Figura 44.4 RM de abdome com nódulo sugestivo de adenoma inflamatório. **(A)** T2 – alto sinal com mais alto sinal na periferia da lesão (sinal do atol); **(B)** T1 pré-contraste; **(C)** T1 arterial; **(D)** T1 portal; **(E)** T1 equilíbrio. Nota-se realce homogêneo e persistente na lesão; **(F)** lesão hipointensa na fase hepatobiliar; **(G)** in-phase; **(H)** out-phase; nota-se a queda de sinal no parênquima hepático, demonstrando grau de esteatose, porém, sem queda de sinal no interior da lesão, demonstrando que nódulo não apresenta gordura.

Fonte: Acervo do autor.

LESÕES HEPÁTICAS BENIGNAS

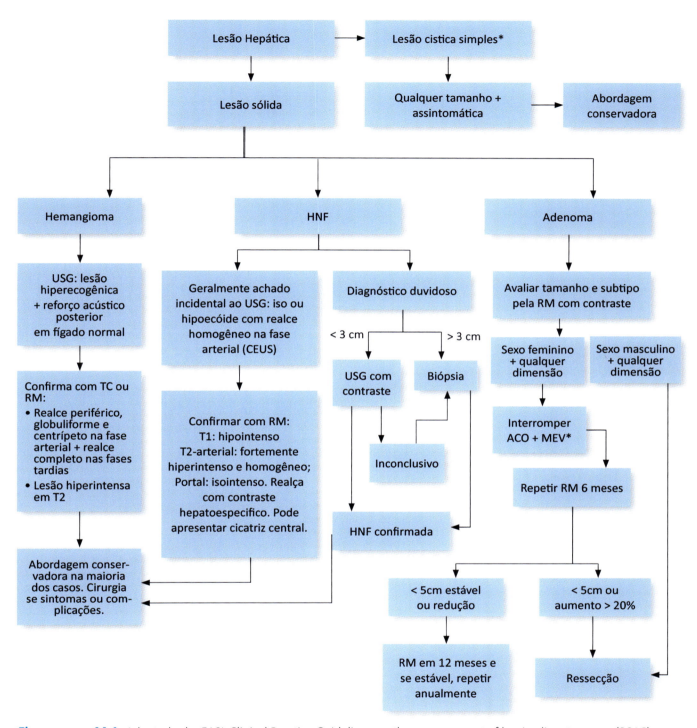

Fluxograma 44.1 Adaptado de: EASL Clinical Practice Guidelines on the management of benign liver tumours (2016).

* Se suspeita de lesão cística complexa, complementar investigação com TC ou RM com contraste.

LEITURA SUGERIDA

1. EASL European Association for the Study of the Liver Clinical Practice. Guidelines on the management of benign liver tumours. Journal of Hepatology. 2016;65:386-398.

2. Oldhafer KJ, Habbel V, Horling K, Makridis G, Wagner KC. Benign Liver Tumors. Visc Med. 2020;36(4):292-303.

3. Herman P, Fonseca GM, Kruger JAP, Jeismann VB, Coelho FF. Guidelines for the Treatment of Hepatocellular Adenoma in the Era of Molecular Biology: An Experience-Based Surgeons' Perspective. Journal of Gastrointestinal Surgery. 2020;25:1494-1502.

4. Rodrigues BT, Mei SLCY, Fox A, Lubel JS, Nicoll AJ. A systematic review on the complications and management of hepatic adenomas: a call for a new approach. Eur J Gastroenterol Hepatol. 2020;32(8):923-930.

5. Barbier L, Nault JC, Dujardin F, Scotto B, Besson M, de Muret A, et al. Natural history of liver adenomatosis: A long-term observational study. J Hepatol. 2019;71(6):1184-1192.

6. Myers L, Ahn J. Focal Nodular Hyperplasia and Hepatic Adenoma: Evaluation and Management. Clin Liver Dis. 2020;24(3):389-403.

7. Mounajjed T. Hepatocellular Adenoma and Focal Nodular Hyperplasia. Clinical Liver Disease. 2021; 17(4):244-248.

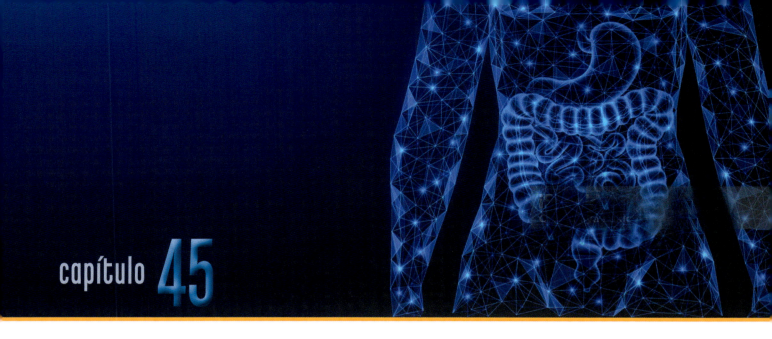

capítulo 45

Nutrição em Esteatose e Esteato-hepatite Não Alcoólica

SEBASTIÃO MAURO BEZERRA DUARTE ▸ JOSÉ TADEU STEFANO

INTRODUÇÃO

A doença hepática gordurosa não alcoólica (DHGNA) é uma das formas mais comuns de doença hepática e está relacionada ao aumento progressivo da obesidade. A DHGNA abrange um amplo espectro de doenças que varia desde esteatose até esteato-hepatite não alcoólica (EHNA), que pode evoluir para fibrose, cirrose e carcinoma hepatocelular (CHC) em pacientes sem história de etilismo. Afeta cerca de 20% a 30% da população geral, sendo mais prevalente em indivíduos obesos. Os principais fatores de risco são: obesidade, síndrome metabólica (SM), diabetes mellitus tipo 2 (DMT2), estado hormonal e predisposição genética. Devido ao aumento das taxas de obesidade, a DHGNA tornou-se mais prevalente em todas as populações, especialmente no mundo ocidental. No entanto, essa prevalência difere significativamente de acordo com os métodos diagnósticos utilizados e a população estudada.

Tem sido demonstrado que estilo de vida sedentário associado ao consumo de alimentos com alto teor de gordura saturada, frutose e colesterol, carboidratos simples e contaminantes externos, os quais são deficientes em vitaminas e fibras levam à obesidade e comorbidades relacionadas e, o ganho de peso *per se*, mesmo que moderado (3-5 kg), independente do índice de massa corporal (IMC), são os principais fatores de risco para o desenvolvimento da DHGNA.

Fatores endógenos e exógenos agem como hepatotoxinas e estão relacionados ao desenvolvimento de DHGNA e progressão para EHNA. A dieta é um fator importante no desenvolvimento de DHGNA. Pacientes com DHGNA costumam apresentar maior ingestão de calorias e gorduras saturadas e, quantidades significativamente menores de proteínas e carboidratos complexos.

INGESTÃO DE CALORIAS E DHGNA

Uma série de estudos demonstram a associação do conteúdo de gordura hepática e ingestão calórica. Tem sido evidenciado que pacientes com DHGNA ingerem quantidades de calorias significativamente maiores, no entanto, a proporção de macronutrientes apresenta apenas desvios moderados quando comparados à composição geral da dieta de indivíduos saudáveis.

Dietas hipocalóricas têm sido utilizadas na tentativa de promover perda de peso rápida e redução significativa do tecido adiposo. Estudos mostram que uma dieta com baixo teor de carboidratos (com base em 10% do total de calorias em uma fase de indução e, em seguida, um aumento gradual para 34%), apresenta maior eficácia na redução peso quando comparada a uma dieta com baixo teor de lipídios. Contudo, esta perda de peso não é sustentada, pois os pacientes apresentam dificuldade em manter seu peso a longo prazo. Evidências sugerem que limitar a ingestão de carboidratos (< 20 g/ dia) e manter o déficit calórico de 30% melhoram o NAS (do inglês, *nonalcoholic fatty liver disease activity score*), os lipídios hepáticos e as enzimas hepáticas séricas, ou seja, um déficit calórico de 500-750 kcal/ dia pode ser considerado uma intervenção terapêutica apropriada para DHGNA. Preconiza-se que as mulheres devam comer 1.200 kcal/dia e homens 1.500 kcal/dia. No entanto, estes valores podem ser ajustados de acordo com o gasto calórico proveniente da sua atividade física (1.500 kcal/dia para mulheres e 1.800 kcal/dia para homens).

INGESTÃO DE GORDURAS E DHGNA

Estudos epidemiológicos demonstraram que pacientes com EHNA têm uma dieta mais rica em gordura saturada e colesterol e mais pobre em ácidos graxos poli-insaturados (PUFA) quando comparados a indivíduos saudáveis da mesma idade, sexo e IMC.

Foi demonstrado que uma dieta contendo cerca de 55% de gordura aumenta a quantidade de triglicérides (TG) intra-hepáticos em 35% e os níveis de insulina de jejum, independentemente do peso corporal. Embora o consumo excessivo de ácidos graxos (AG) saturados promova estresse do retículo endoplasmático e lesão dos hepatócitos, estudos prévios demonstram que a restrição severa destes AG pode não ser saudável para os pacientes com DHGNA, uma vez que a restrição excessiva de AG pode reduzir tam-

bém lipoproteína de alta densidade (HDL) e aumentar níveis séricos de TG.

Por outro lado, os AG monoinsaturados, presentes no óleo de oliva, oleaginosas (nozes, amêndoas) e abacate, trazem benefícios para pacientes com DHGNA à medida que reduzem os níveis de LDL colesterol e TG. Dietas que variam entre 20% e 40% de gorduras monoinsaturadas do valor calórico total têm demonstrado ser benéficas para pacientes com DHGNA, pois aumentam a oxidação de outros AG (pela ativação de receptores ativados por proliferadores de peroxissoma α e γ) e reduzem a lipogênese (reduzindo a ativação de proteínas de ligação a elemento regulador de esterol).

INGESTÃO DE CARBOIDRATOS E DHGNA

Nas últimas décadas, os hábitos alimentares evoluíram para o aumento do consumo de alimentos adoçados e gordurosos. Dados demonstram que o aumento do consumo de açúcares, especialmente frutose, está relacionado a maior risco de DMT2, SM, DHGNA e doenças cardiovasculares (DCV).

Estudos evidenciam que a ingestão excessiva de carboidratos pode ser prejudicial para pacientes com DHGNA e, esta alta ingestão parece estar associada à inflamação e progressão da doença. Dietas com baixa ingestão de carboidratos (≤ 45%) mostram resultados positivos em relação à perda de peso, redução do conteúdo de TG intra-hepático e melhora de parâmetros metabólicos em indivíduos obesos. Tem sido relatado que a manutenção de dietas com baixo teor de carboidratos por longo período estimula o desenvolvimento de DHGNA e promove intolerância à glicose. Por outro lado, estudo recente avaliando diferentes padrões dietéticos revelou efeito protetor para desenvolvimento e progressão da DHGNA independente da redução de açúcares refinados.

Dentre a classe dos carboidratos, a frutose é o açúcar com maior associação à progressão da DHGNA. Na década de 60, o xarope de milho com elevada concentração de frutose foi inserido na indústria de alimentos como um substituto do açúcar aumentando assim a sua ingestão. A frutose afeta o metabolismo lipídico, aumenta os níveis dos TG plasmáticos, levando à síntese *de novo* de AG, hiperuricemia, hiperferritinemia e resistência à insulina (RI). Essas alterações aumentam o risco de DHGNA. Sabe-se também que o alto consumo de açúcar regula positivamente o transporte de frutose através do transportador GLUT5, aumentando os níveis de frutoquinase

NUTRIÇÃO EM ESTEATOSE E ESTEATO-HEPATITE NÃO ALCOÓLICA

no fígado, independentemente do excesso de ingestão energética. Tem sido demonstrado que o consumo de frutose está associado à prevalência de EHNA em crianças obesas e adolescentes com DHGNA. Esses dados são corroborados por evidências de que o consumo diário de uma dieta com alto teor de frutose está associado a maior estádio de fibrose hepática em pacientes jovens e idosos.

Sabe-se também que o alto consumo de frutose promove inflamação intestinal seguida do aumento da liberação de endotoxinas, disfunção epitelial e redução de proteínas *tight junction*, independentemente do teor de gordura e calorias da dieta. Esses dados ilustram o alto impacto da frutose na função de barreira intestinal. Existe uma hipótese de que a frutose possa causar disbiose, aumentando a permeabilidade intestinal e favorecendo a passagem de endotoxinas para o sangue. A relação entre a microbiota intestinal (MI) na DHGNA e dieta, levando à disbiose intestinal tem sido demonstrada. O mecanismo proposto para explicar a relação entre dieta rica em frutose e disbiose intestinal levando ao aumento de gordura corporal é a supressão intestinal provocada pelo *fasting induced adipose fator* (FIAF). Essa proteína é produzida por enterócitos e sua função é inibir a lipoproteína lipase (LPL), que quando ativada, aumenta a absorção de AG livres e TG. Essas ações são reguladas pela FIAF. Com a supressão da FIAF, a LPL torna-se mais ativa, desencadeando maior absorção de AG de cadeia curta e TG; ocorre uma redução da oxidação de AG livres e aumento da RI sistêmica e periférica. Todos esses fatores contribuem para o desenvolvimento da SM e para o acúmulo de AG livres nos hepatócitos, levando a condições clinicamente relevantes, incluindo EHNA e cirrose. Por outro lado, uma MI saudável é mantida por bactérias intestinais que fermentam carboidratos não digeríveis, sendo essa função também responsável pela produção de energia. Além disso, existem evidências de que muitas substâncias presentes nas frutas, como flavonoides, epicatequina, vitamina C e outros antioxidantes também podem proteger contra SM induzida por frutose.

INGESTÃO DE FIBRAS E DHGNA

As fibras podem ser classificadas de acordo com sua solubilidade, sendo as solúveis representadas por pectina (frutas) e gomas (aveia, cevada e leguminosas como feijão, grão de bico, lentilhas) e fibras insolúveis sendo representadas por celulose (trigo), hemicelulose (grãos)

e lignina (vegetais). Tem sido demonstrado que pacientes com EHNA consomem menos carboidratos complexos, mais gordura e menos fibras do que indivíduos saudáveis. A ingestão de fibras dietéticas, especialmente derivadas de grãos inteiros, tem demonstrado benefícios na redução de comorbidades associadas à SM e DHGNA, reduzindo a gordura hepática e a inflamação.

DIETA MEDITERRÂNEA E DHGNA

A dieta mediterrânea (DM) tradicional é a estratégia nutricional mais estudada no manejo da DHGNA. Ela desempenha um papel benéfico no perfil metabólico e reduz o risco de DCV e DMT2, comorbidades associadas à DHGNA. Esses resultados podem ser obtidos independentemente da perda de peso.

As principais características da DM é uma maior ingestão de frutas, vegetais, grãos integrais, nozes, azeite, peixes e aves e baixo consumo de laticínios, alimentos processados, gorduras saturadas, carne vermelha, alimentos ricos em açúcar e ingestão moderada de álcool. Estudos têm mostrado que a aderência à DM com maior ingestão de ácido graxo monoinsaturado (MUFA) e PUFA reduzem TG hepáticos, aumentam a sensibilidade à insulina e melhoram EHNA e reduzem o risco de DCV. O consumo de azeite de oliva extravirgem ou nozes presentes na DM resulta numa redução substancial no risco de eventos cardiovasculares em pessoas de alto risco (maiores de 55 anos, fumantes, pacientes hipertensos e DMT2).

Outra característica da DM é a baixa ingestão de carboidratos (40% das calorias), especialmente açúcares simples (sacarose e frutose) e refinados. Redução na ingestão de bebidas adoçadas artificialmente com frutose melhoraram a SM em indivíduos obesos, independentemente do consumo de frutas na dieta. A recomendação do consumo de frutas na DM deve ser mantida com segurança devido aos vários nutrientes saudáveis presentes nas frutas, como fibras e antioxidantes. Os fitoesteróis encontrados em vegetais e derivados (uva escura, laranja, maracujá, ameixa fresca, semente de girassol, grãos de soja, azeite de oliva, amêndoas, gérmen de trigo, farelo de trigo e couve-flor) competem com o colesterol consumido na dieta e diminuem a absorção intestinal de LDL.

A adesão à DM leva a uma diminuição significativa da gordura hepática em pacientes com sobrepeso e DHGNA com ou sem DMT2 e foi incluída como recomendação terapêutica nas diretrizes europeias e latino-americanas para o tratamento de DHGNA.

INGESTÃO DE PROTEÍNAS E DHGNA

Existem poucos estudos mostrando a relação entre a ingestão de proteínas e DHGNA. A quantidade, a qualidade e a composição das proteínas da dieta no desenvolvimento e tratamento da DHGNA ainda não estão muito bem elucidadas, mas sabe-se que a desnutrição por deficiência proteica pode causar esteatose. Evidências sugerem que uma dieta rica em proteínas pode ser eficaz no tratamento da DHGNA devido ao aumento do gasto energético e da oxidação lipídica hepática, visto que o catabolismo hepático dos aminoácidos ingeridos é um processo de gasto energético intenso. Em mulheres obesas sedentárias, a suplementação de proteína de curto prazo mostrou melhora na esteatose hepática e no perfil lipídico. A proteína de soja também foi utilizada com sucesso nesse mesmo cenário, porém as propriedades funcionais da soja relacionadas ao perfil de aminoácidos, AG poli-insaturados e isoflavonoides foram o foco do estudo, não a ingestão de proteínas. Com base em estudos em animais, a proteína de soja tem sido defendida como ideal para pacientes com DHGNA, no entanto, as avaliações clínicas são insuficientes na maioria dos estudos.

Evidências sugerem que uma dieta hiperproteica e hipocalórica está associada à melhora do perfil lipídico, homeostase da glicose e redução de enzimas hepáticas. Esses achados são consistentes com o princípio bem estabelecido de restrição calórica no tratamento dos componentes da SM e melhora da histologia hepática. Adicionalmente, quando comparamos diferentes dietas para o tratamento da EHNA (hiperproteica, hipolipídica e pobre em carboidratos) os resultados são equivalentes, demonstrando redução na gordura intra-hepática, na enzima alanina aminotransferase (ALT), na adiposidade visceral, no peso total e melhora na sensibilidade à insulina.

A ingestão dietética ideal visa garantir tanto a restrição calórica moderada quanto a ingestão adequada de proteínas. De acordo com as diretrizes da sociedade europeia, European Association for the Study of the Liver (EASL), embora faltem dados de boa qualidade, deve-se prestar atenção especial à ingestão de proteínas necessária para manter a massa muscular, devido ao risco potencial de exacerbar a sarcopenia durante as intervenções para perda de peso.

OUTRAS ESTRATÉGIAS NUTRICIONAIS PARA DHGNA
Café e chocolate amargo

O café é uma das bebidas mais consumidas no mundo e pode ter efeitos benéficos para o fígado. O consumo de café tem sido associado à redução das enzimas hepáticas, incluindo ALT, aspartato aminotransferase (AST) e gama glutamiltransferase (GGT), e também a menor gravidade e menores taxas de progressão da doença hepática. Além disso, o consumo de café tem sido inversamente relacionado à cirrose hepática alcoólica e não alcoólica. O consumo diário de duas a três xícaras de café traz benefícios significativos à saúde e parece ter benefícios hepatoprotetores. Embora o consumo de café pareça ter efeitos benéficos, ainda há divergências científicas sobre o consumo de café e a prevenção ou tratamento da DHGNA. Diferentes tipos de café podem apresentar efeitos diferentes nas doenças hepáticas. Estudos mostram que o café filtrado tem um papel hepatoprotetor, enquanto o café não filtrado tem efeito prejudicial. Talvez essa diferença se deva à presença de kahweol e cafestol (gorduras do café), que são liberados dos grãos de café moídos, mas removidos por filtros de papel. Por outro lado, estudos mostram que essas substâncias, assim como a cafeína, apresentam efeitos anti-carcinogênicos, através da *"down"* regulação da via de sinalização do *"antioxidant responsive element"*. Além disso, o kahweol e o cafestol também induzem a ativação da glutationa-S-transferase e a gama-glutamilcisteína sintetase, levando à proteção contra mutagênese e inibindo a N-acetiltransferase.

Assim como o café, o chocolate amargo possui componentes antioxidantes, como a epicatequina, que pode desempenhar um papel terapêutico na DHGNA. O consumo de 40 g de chocolate amargo por dia reduziu a Nicotinamida adenina dinucleotídeo fosfato oxidase (NOX) em pacientes com EHNA. O NOX é considerado a principal fonte celular de espécies reativas de oxigênio em humanos e sua ativação está associada a danos hepáticos. Além disso, os polifenóis do cacau melhoram a função endotelial via regulação negativa de NOX em pacientes com EHNA. Além do efeito antioxidante, o chocolate amargo pode atuar como um prebiótico. A suplementação de 10 g de chocolate amargo por dia aumenta a abundância de bactérias simbióticas, como os *Lactobacillus*. Essa modulação na MI pode ter um potencial efeito terapêutico para DHGNA no futuro.

Dieta vegetariana

O consumo de vegetais e frutas presentes na dieta vegetariana tem demonstrado ter um efeito protetor para as doenças metabólicas, como DMT2, DCV e DHGNA. Esses alimentos são ricos em fibras e vitaminas an-

NUTRIÇÃO EM ESTEATOSE E ESTEATO-HEPATITE NÃO ALCOÓLICA

tioxidantes, sua densidade calórica é baixa e promovem saciedade rapidamente, auxiliando na perda de peso.

As frutas contêm vitaminas e antioxidantes, como vitamina A, C, E e carotenoides, e os vegetais fornecem fibra alimentar e vitaminas A e E, e também são fontes de fitoquímicos (folato, tocoferóis e carotenoides) que têm demonstrado propriedades antitumorais em diferentes doenças. Devido a um alto teor de fibras, polifenóis, fitoquímicos e antioxidantes em frutas e outros vegetais, a alta ingestão desses grupos alimentares mostra efeito protetor na DHGNA. Fitoquímicos e antioxidantes são compostos anti-inflamatórios e podem prevenir o desenvolvimento de esteatose hepática e manter a glicose sanguínea, insulina e AG livres dentro dos limites da normalidade. O consumo de vegetais sem amido foi associado com menor deposição de gordura no fígado, e o consumo de vegetais verdes escuros ou alaranjados e/ou amarelados com menor quantidade de gordura visceral e melhor sensibilidade à insulina. Os polifenóis apresentam efeitos benéficos na homeostase metabólica e exercem efeitos anti-inflamatórios e antifibróticos, inibem a lipogênese *de novo* e estimulam a β-oxidação na DHGNA.

Ômega 3 (ω-3)

A administração de PUFA ω-3 melhora o perfil lipídico plasmático mostrando ter um papel protetor no desenvolvimento e progressão da DHGNA e pode ser útil no seu tratamento, no entanto, muitos ensaios clínicos mostram heterogeneidade, incluindo dose, formulação e tempo de suplementação para o tratamento da DHGNA. O uso de PUFA ω-3 mostrou melhora da es-teatose e da lesão hepática em pacientes com DHGNA. Esses dados corroboram os achados obtidos em um estudo experimental induzido por dieta hiperlipídica, que demonstrou redução da esteatose, da inflamação, e da fibrogênese hepática. Um estudo randomizado controlado avaliando a suplementação de PUFA ω-3 demonstrou impacto significativo no perfil lipídico em pacientes com EHNA, aumentando os níveis plasmáticos de PUFA ω-3, diminuindo os níveis do ácido ω-6 araquidônico (AA) potencialmente pró-inflamatório e diminuindo os níveis de TG séricos. No entanto, nenhuma melhora significativa no NAS foi encontrada.

Suplementação de 4.000 mg/ dia de uma mistura sintética de ácido eicosapentaenoico (EPA) e ácido docosahexaenóico (DHA) em comparação com o placebo mostrou redução significativa da gordura hepática após 15-18 meses. Da mesma forma, outro estudo com uma suplementação de 3.000 mg/ dia de uma mistura derivada de óleo de peixe com EPA e DHA *versus* óleo de soja placebo durante 12 meses demonstrou redução de gordura hepática em imagens de ressonância magnética. Em contrapartida, suplementação de EPA sintético (até 2.700 mg/ dia) não relatou nenhuma mudança na esteatose após 12 meses. Embora alguns estudos tenham mostrado melhora consistente no conteúdo de gordura hepática, estudos recentes não mostraram nenhum benefício significativo na histologia hepática ou fibrose.

No Quadro 45.1, elencamos as principais recomendações terapêuticas relacionadas às mudanças de estilo de vida e tratamento dietético na DHGNA.

QUADRO 45.1 Recomendações terapêuticas relacionadas a mudanças de estilo de vida e tratamento dietético na DHGNA.

Redução de 5%-10% do peso corporal inicial para pacientes com sobrepeso/obesidade, aumentando as metas de acordo com a presença de EHNA e fibrose.

Redução de 3% a 5% do peso corporal inicial para pacientes com IMC normal (especialmente se houve ganho de peso recente ou se houver presença de gordura abdominal).

Redução de gordura visceral (circunferência abdominal).

Dieta saudável com restrição calórica (redução diária de 500-1.000 kcal) ou ingestão total entre 1.200-1.800 kcal/dia adaptada às preferências do paciente.

Redução da gordura saturada, gordura trans e aumento da ingestão de azeite, nozes e peixe.

Evitar alimentos e bebidas que contenham frutose adicionada.

Não há evidências do efeito prejudicial das frutas em sua forma natural se consumidas em uma quantidade razoável (geralmente 1-3 porções/dia).

Continua ▶

MANUAL DE GASTROENTEROLOGIA E HEPATOLOGIA DO HCFMUSP

QUADRO 45.1 (Cont.) Recomendações terapêuticas relacionadas a mudanças de estilo de vida e tratamento dietético na DHGNA.

Ingestão diária ideal de proteínas não deve ser inferior a 1,2-1,5 g/kg de peso corporal real/dia.

A dieta mediterrânea deve ser aconselhada para melhorar esteatose e sensibilidade à insulina.

A adesão parcial pode ser benéfica se incentivar a redução da adição de açúcar refinado, frutose e gordura saturada, e priorizar alimentos minimamente processados e comida caseira.

O consumo de café em quantidades moderadas é recomendado para pacientes com DHGNA.

Os PUFA ω-3 "não" são recomendados para o tratamento específico da DHGNA ou EHNA, no entanto, eles podem ser considerados para tratar hipertrigliceridemia nesse grupo de pacientes.

Evitar o fumo e o consumo excessivo de álcool pode ser benéfico tanto na prevenção da progressão da DHGNA quanto na redução do risco de carcinoma hepatocelular.

Exercício físico aeróbico de intensidade moderada [50-200 min/semana de 3-5 sessões (caminhada rápida, bicicleta ergométrica)].

Treinamento de força (musculação) também é eficaz e promove a aptidão musculoesquelética, com efeitos sobre os fatores de risco metabólicos. Exercício de intensidade moderada provavelmente proporcionará perda de 7%-10% do peso total e sustentará essa perda ao longo do tempo.

A cirurgia metabólica deve ser considerada em pacientes obesos com DHGNA que não respondem ao manejo clínico e farmacológico, pois está relacionada à melhora dos resultados histológicos, incluindo fibrose.

As diretrizes internacionais não recomendam a suplementação de pré, pro e simbióticos para o tratamento da DHGNA/EHNA.

LEITURA SUGERIDA

1. Chalasani N, Younossi Z, Lavine JE, Charlton M, Cusi K, Rinella M, et al. The diagnosis and management of nonalcoholic fatty liver disease: Practice guidance from the American Association for the Study of Liver Diseases. Hepatology. 2018;67 (1):328-357.

2. European Association for the Study of the Liver (EASL); European Association for the Study of Diabetes (EASD); European Association for the Study of Obesity (EASO). EASL-EASD-EASO Clinical Practice Guidelines for the management of non-alcoholic fatty liver disease. J Hepatol. 2016;64(6):1388-1402.

3. European Association for the Study of the Liver. Electronic address: easloffice@easloffice.eu; European Association for the Study of the Liver. EASL Clinical Practice Guidelines on nutrition in chronic liver disease. J Hepatol. 2019;70(1):172-193.

4. Arab JP, Dirchwolf M, Álvares-da-Silva MR, Barrera F, Benítez C, Castellanos-Fernandez M, et al. Latin American Association for the study of the liver (ALEH) practice guidance for the diagnosis and treatment of non-alcoholic fatty liver disease. Ann Hepatol. 2020;19(6):674-690.

5. Plauth M, Bernal W, Dasarathy S, Merli M, Plank LD, Schütz T, et al. ESPEN guideline on clinical nutrition in liver disease. Clin Nutr. 2019;38(2):485-521.

6. Duarte SMB, Stefano JT, Vanni DS, Carrilho FJ, Oliveira CPMS. Impact of Current Diet at The Risk of Non-Alcoholic Fatty Liver Disease (NAFLD). Arq Gastroenterol. 2019;56(4):431-439.

7. Zelber-Sagi S. Dietary Treatment for NAFLD: New Clinical and Epidemiological Evidence and Updated Recommendations. Semin Liver Dis. 2021;41(3):248-262.

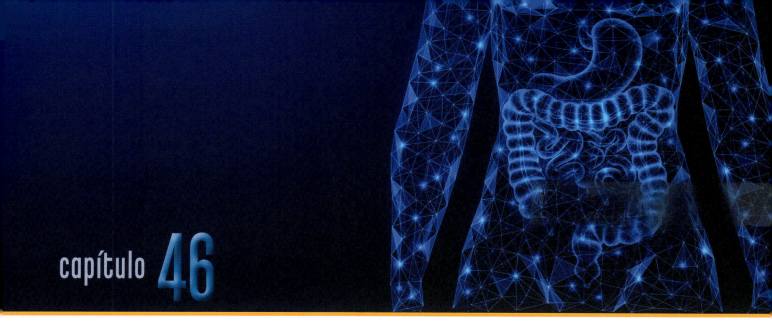

capítulo 46

Nutrição em Doenças Inflamatórias Intestinais

MARIANA HOLLANDA MARTINS DA ROCHA ▶ MATEUS BARBOSA DE QUEIROZ

INTRODUÇÃO

As doenças inflamatórias intestinais (DII), representadas principalmente pela retocolite ulcerativa (RCU) e pela doença de Crohn (DC), são comuns nos países desenvolvidos e cada vez mais frequentes nos países em desenvolvimento. A desnutrição pode ocorrer em ambos os espectros da doença, porém, é um problema consideravelmente maior na DC, devido à sua capacidade de afetar qualquer segmento do trato gastrointestinal (TGI). A RCU, por outro lado, apresenta sua atividade no TGI restrita às porções mais distais, com mínimo comprometimento da absorção de nutrientes. No entanto, apesar do comprometimento da absorção dos nutrientes habitualmente não ser significativo na RCU, as alterações na composição corporal e a deficiência de micronutrientes podem acontecer tanto por sintomas mal controlados e alterações emocionais, comuns em doenças crônicas, como pelo estado inflamatório presente nos momentos de atividade da doença, o qual compromete a absorção de alguns micronutrientes como ferro, zinco e cobre. Ressalta-se ainda que o estado inflamatório persistente favorece a atividade de vias catabólicas, o aumento da resistência insulínica, o comprometimento de vias anabólicas, além de predispor à hiporexia e astenia repercutindo em menor ingesta alimentar e dificuldade na realização de exercícios físicos, os quais são importantes para o estímulo anabólico. Portanto, independente da doença inflamatória em questão, o grau de atividade e a extensão do acometimento da doença é o fator de risco mais importante para a desnutrição.

A terapia nutricional nessas doenças pode ser dividida didaticamente em dois grandes objetivos. O primeiro é prevenir, reverter ou controlar a desnutrição, o qual envolve a manutenção de uma composição corporal saudável, rastreio e correção de deficiências de micronutrientes, prevenção de osteoporose, e, em crianças, a promoção de um crescimento saudável e adequado. O segundo objetivo é manter uma microbiota intestinal saudável, o qual é uma construção contínua em conjunto com o paciente, devendo sempre ser estimulada com cautela, evitando restrições alimentares severas e impensadas. Se feitas de forma adequada, as orientações para uma alimentação saudável repercutirão em maior saúde metabólica, prevenindo doenças crônicas não transmissíveis como neoplasias, doenças cardiovasculares e outras doenças autoimunes, auxiliando no controle de sintomas e podendo aumentar o tempo de remissão em indivíduos que já possuem doenças intestinais inflamatórias, além de possuir potencial de prevenção primária para essas doenças em indivíduos saudáveis.

PREVALÊNCIA, RISCO E CONSEQUÊNCIAS DA DESNUTRIÇÃO NAS DOENÇAS INFLAMATÓRIAS INTESTINAIS

A prevalência de desnutrição nas DII é muito dependente da população em questão e varia de 6 a 83% em diferentes estudos.

As repercussões sistêmicas e locais no trato gastrointestinal, especialmente dos pacientes com doença de Crohn, são extensamente variáveis e frequentemente desafiadoras. O profundo conhecimento quanto às características de diversos grupos alimentares e seu comportamento nas alterações gastrointestinais relacionadas auxilia no manejo sintomático, no adequado suporte nutricional e até mesmo contribui para reduzir a atividade da doença.

Os pacientes com comprometimento do estado nutricional, como aqueles com sarcopenia, desnutrição, caquexia, obesidade ou obesidade sarcopênica, apresentam pior qualidade de vida, maiores taxas de infecções, tempo e número de internações hospitalares, complicações pós-operatórias incluindo fístulas, infecções de ferida operatória e maior necessidade de reabordagens, tempo de internação em unidades de terapia intensiva, tempo de ventilação mecânica e mortalidade.

TERAPIA NUTRICIONAL - ASPECTOS GERAIS

A incidência de diversas doenças crônicas não transmissíveis pode ser reduzida com o estímulo a uma alimentação saudável, sejam elas cardiovasculares, neurológicas, oncológicas, renais, pulmonares, endócrino-metabólicas, gastrointestinais, reumatológicas, entre outras. Para a prevenção das DII é recomendada uma alimentação rica em alimentos de origem vegetal não processados, composta por frutas, hortaliças, legumes, leguminosas e sementes oleaginosas, com o benefício adicional da prevenção de diversas outras doenças dentre as descritas acima. Além de uma alimentação balanceada, o aleitamento materno também está relacionado a uma menor incidência das DII e de diversas outras doenças crônicas não transmissíveis.

Os pacientes com DII estão em maior risco para deficiência de micronutrientes, sendo recomendada a avaliação com intervalos de 6 a 12 meses ou em intervalos mais curtos quando necessário. As principais carências nutricionais a serem rastreadas são: anemias carenciais, deficiência de ferro, zinco, vitamina B12 e cobre. É muito importante fazer a distinção da etiologia da anemia nesses pacientes, os quais apresentam risco para anemias de múltiplas causas. Pacientes grávidas com DII apresentam risco ainda maior de carências de ferro e ácido fólico, cuja prevalência já é elevada numa gestação habitual, esse ponto deve receber atenção redobrada nessas pacientes.

TERAPIA NUTRICIONAL – DOENÇA EM ATIVIDADE

A prioridade da terapia nutricional para os pacientes que apresentam doença em atividade é a manutenção do estado nutricional. Até o momento não existe uma dieta padrão para DII que possa ser recomendada para todos os pacientes visando induzir remissão da doença. Em grande parte devido à heterogeneidade de apresentações da doença, já que alimentos considerados saudáveis para alguns podem desencadear sintomas de difícil controle para outros, fato esse que reforça ser imprudente realizar orientações nutricionais radicais ou severamente restritivas. Os profissionais de saúde envolvidos no cuidado do paciente apresentam especial responsabilidade nesse tópico, e sempre que optado por orientações restritivas, estas devem ser feitas com ressalvas, uma vez que estes mesmos alimentos poderão ser bem-vindos em um segundo momento dependendo da mudança

NUTRIÇÃO EM DOENÇAS INFLAMATÓRIAS INTESTINAIS

do quadro. Um exemplo recorrente na prática clínica é a necessidade de restrição de alimentos ricos em antioxidantes e fibras, os quais apresentam efeito anti-inflamatório local e, portanto, apresentam potencial para auxiliar no controle da doença. Porém, em determinadas situações em que é necessária a restrição de resíduos da dieta para controle sintomático ou para prevenção de complicações, estes podem ser suspensos temporariamente. De forma semelhante, alguns alimentos possuem potencial pró-inflamatório local, destacando-se alimentos ultraprocessados em geral e carnes embutidas, porém, até mesmo a restrição destes alimentos de forma imprudente pode colocar o paciente em risco para desnutrição ou mesmo se manifestar em um segundo momento como compulsão alimentar. Uma melhor qualidade da dieta deve ser sempre estimulada em pacientes com comorbidades, e especialmente nesses, deve ser feita com o acompanhamento de um profissional qualificado.

ATINGINDO AS NECESSIDADES CALÓRICAS E PROTEICAS

As necessidades calóricas dos pacientes com DII são semelhantes aos da população saudável e podem ser aferidas por meio da calorimetria indireta ou mesmo avaliada por fórmulas que estimam a taxa metabólica basal, salientando-se que estas fórmulas devem ser utilizadas apenas a nível ambulatorial por profissionais que compreendam as limitações do método. Em pacientes internados, em caso de necessidade da aferição do gasto calórico, a calorimetria indireta permanece como método de escolha, entretanto, em caso de sua indisponibilidade, é preferível o uso das chamadas fórmulas de bolso, as quais estimam diferentes gastos calóricos para diferentes situações clínicas em que o paciente se encontra. Em geral, o gasto médio para pacientes eutróficos varia entre 20 e 30 kcal/kg, apresentando maior variação em caso de desnutrição ou obesidade. Contudo, o aporte calórico efetivamente prescrito varia conforme o objetivo. Como regra geral, doentes críticos recebem aporte menor devido ao risco de hiperalimentação, já os pacientes desnutridos devem receber aportes maiores assim que forem interpretados como metabolicamente receptivos a maiores volumes de dieta que permitirão o reganho de peso. Os pacientes metabolicamente receptivos são aqueles que já não apresentam disfunções orgânicas agudas, apresentam melhora laboratorial global, níveis con-

trolados de inflamação e preferencialmente algum grau de atividade física, seja ela através de movimento espontâneo ou realizada por fisioterapia ativa. Nessa ocasião, com as condições anteriormente apresentadas satisfeitas, é possível fornecer aportes calóricos até mesmo superiores a 30 kcal/kg.

As necessidades proteicas dos pacientes com DII são semelhantes à população geral quando a doença está em remissão, é aconselhado manter o aporte proteico próximo de 0,8 a 1,2 gramas por quilo em pacientes que não apresentem demanda aumentada por outro motivo. Pacientes com doença em atividade apresentam maiores necessidades proteicas, é recomendado um aporte de 1,2 a 1,5 g de proteína por quilo de peso em pacientes estáveis, ou até mesmo valores maiores em casos selecionados.

A via alimentar de preferência para os pacientes adultos é a via oral, e naqueles pacientes que não atingem as metas nutricionais ou já apresentam algum comprometimento do estado nutricional, a primeira linha de tratamento é a associação do uso de suplemento nutricional oral. Se ainda assim o paciente não atingir um aporte calórico e proteico satisfatório, deve-se considerar uma via alimentar alternativa, dando-se preferência ao uso de nutrição enteral polimérica. Como regra geral, pacientes que não conseguem atingir as metas nutricionais nos últimos 7 dias ou que apresentam aceitação muito baixa nos últimos 3 dias já apresentam indicação de passagem de sonda nasoenteral ou uso de nutrição parenteral complementar. Em crianças e adolescentes com doença de Crohn, o uso de nutrição enteral exclusiva é efetivo para induzir remissão da doença e pode ser recomendada como tratamento de primeira linha para tal.

O uso de nutrição parenteral é indicado nos casos em que as vias oral e/ou enteral não são suficientes, a exemplo das disfunções de trato intestinal obstrutivas, ressecções intestinais extensas, fístulas complexas ou quadros em que a absorção intestinal está comprometida, incluindo diarreias volumosas e ostomias de alto débito. Fístulas de alto débito ou deiscência de anastomose que requeiram jejum terapêutico também necessitam de suporte via parenteral.

USO DE PROBIÓTICOS

O uso de probióticos pode ser utilizado na RCU, não estando indicado na DC para controle da doença. Os probióticos mais estudados são o *Lactobacil-*

lus reuteri e a formulação inicialmente descrita como VSL#3. Em caso de pacientes com RCU que apresentam inflamação da bolsa ileal, comumente denominada bolsite, a formulação VSL#3 pode ser usada para tratamento e prevenção primária e secundária da bolsite.

ORIENTAÇÕES NUTRICIONAIS ESPECÍFICAS

Pacientes com estenoses ou sintomas obstrutivos podem se beneficiar de adaptações na dieta, com menor composição de resíduos fermentáveis, incluindo não somente fibras solúveis, mas também, a depender da altura da estenose, a restrição de dissacarídeos como a lactose e/ou sacarose. Para pacientes que apresentam distensão e dificuldade do controle dos sintomas abdominais, realizar uma dieta com baixo teor de FODMAPs (do inglês, *fermentable oligosaccharides, disaccharides, monosaccharides and polyols*) com a reintrodução progressiva dos alimentos possivelmente implicados, pode ajudar a identificar quais são os alimentos-gatilho geradores dos sintomas.

Em caso de hiperoxalúria, é frequente ocorrer má absorção de gordura e esses pacientes devem receber orientações nutricionais para a prevenção de diarreia e nefrolitíase por oxalato de cálcio. A má absorção de ácidos graxos pelo intestino delgado carreia consigo cátions como o magnésio e cálcio, o cálcio auxilia a quelar as moléculas de oxalato impedindo sua absorção pelo cólon, em última instância a má absorção de gordura leva a maior absorção de oxalato, levando a maior incidência de litíase urinária por oxalato de cálcio. A orientação dietética para esses pacientes consiste em restringir alimentos ricos em oxalato. Esses pacientes podem se beneficiar da suplementação de cálcio e eventualmente de magnésio quando necessário. Suplementação que deverá ser feita de forma individualizada e guiada pelo grau de má absorção e por parâmetros laboratoriais.

PARTICULARIDADES NO MANEJO DE FÍSTULAS DE INTESTINO DELGADO

Pacientes com doença de Crohn com fístulas distais de baixo débito como ileal ou colônica não apresentam contraindicação ao uso do trato digestivo, e habitualmente podem atingir as metas nutricionais por via oral, com ou sem a associação de suplementos nutricionais.

Em pacientes com doença de Crohn que apresentam fístulas proximais e/ou fístulas de alto débito, o suporte nutricional deve ser garantido pela via parenteral, seja este suporte parcial ou exclusivo. Esses pacientes se beneficiam do acompanhamento de terapia nutricional com equipe experiente, para que seja realizado adequado estímulo do trato gastrointestinal e sua melhor adaptação.

Alguns casos complexos que apresentem obstrução intestinal ou fístula de alto débito se beneficiam do posicionamento de uma sonda enteral ou de jejunostomia após o ponto fistuloso ou de obstrução, possibilitando a manutenção do trofismo intestinal, o fornecimento de aporte, mesmo que parcial, e até mesmo a hidratação por esta via.

PARTICULARIDADES NA RETOCOLITE ULCERATIVA

A via alimentar preferencial em pacientes com RCU é sempre a via oral ou enteral. Por não ser uma doença que apresente complicações anatômicas graves como estenoses ou fístulas, e cuja diarreia típica da doença não apresenta características mal absortivas, o uso de nutrição parenteral é a exceção nessa patologia. O uso de nutrição parenteral segue indicações habituais, devendo ser feita em situações em que se considera que o paciente apresenta quadro de falência intestinal, como sintomas gastrointestinais de difícil controle que impeçam a alimentação por via oral ou enteral, e quadros graves como megacólon tóxico, nos quais além de não haver tolerância do paciente à dieta, o fornecimento de alimento pela via entérica representaria um risco ao mesmo.

MANEJO NUTRICIONAL PERIOPERATÓRIO

Em caso de cirurgias eletivas, salvo raras exceções como distorções do trato gastrointestinal superior, deve-se realizar abreviação de jejum conforme protocolos nacionais (ACERTO) e internacionais (ERAS) bem estabelecidos.

No pré-operatório de cirurgias eletivas em que a dieta via oral não for suficiente, deve-se lançar mão de suplementos nutricionais orais, incluindo suplemento nutricional imunomodulador. Caso o aporte não seja o suficiente mesmo com o uso de suplemento oral, deve-se considerar então o uso de nutrição enteral visando reduzir o risco de complicações pós-

NUTRIÇÃO EM DOENÇAS INFLAMATÓRIAS INTESTINAIS

-operatórias como infecção de ferida, deiscências de anastomose e incidência de fístulas.

Pacientes que serão submetidos a alguma cirurgia eletiva e que já apresentem perda de peso superior a 5% nos últimos meses, sarcopenia, desnutrição, caquexia, ou qualquer outro sinal de comprometimento do estado nutricional, devem ser submetidos ao preparo nutricional pré-operatório pelo período de 7 a 14 dias, dependendo da gravidade do quadro nutricional e da possibilidade de adiamento da cirurgia por esse período. Em pacientes gravemente desnutridos, ou que serão submetidos a grandes cirurgias abdominais, como reconstruções do trato gastrointestinal ou correção de fístulas complexas, as quais apresentam elevado risco de complicações, deve-se considerar o preparo nutricional pré-operatório prolongado, que pode ser estendido por meses, visando em primeiro lugar o reestabelecimento do estado nutricional. Esse período de descanso entre as abordagens cirúrgicas permite ainda a organização das complexas lesões entéricas facilitando a manipulação cirúrgica futura, reduzindo a incidência de complicações intraoperatórias como lesões inadvertidas de alças e, consequentemente, pós-operatórias, como deiscências e infecções.

O preparo nutricional, independente do tempo programado, deve ser realizado sempre que possível por via oral ou enteral, pois além do reestabelecimento da composição corporal, permite também trofismo gastrointestinal, reduzindo a permeabilidade de compostos indesejados do cólon, além de favorecer o estabelecimento de uma microbiota intestinal mais saudável, que está associada a menos complicações, em especial deiscência de anastomoses intestinais, por haver menor população de bactérias patogênicas, a exemplo daquelas produtoras de colagenase. Nos casos em que a nutrição enteral não for suficiente ou não for viável, o preparo deve ser realizado com o uso de nutrição parenteral exclusiva ou complementar. Sempre que possível deve-se manter o uso da nutrição oral ou enteral pelos benefícios já descritos, mesmo quando for necessário grandes volumes de nutrição parenteral.

Após a abordagem cirúrgica, o suporte nutricional pós-operatório precoce está associado a menor risco de complicações pós-operatórias, menor tempo de internação e menores taxas de readmissões hospitalares. Em alguns pacientes deve-se considerar o início de nutrição parenteral pós-operatória precoce-

mente, sempre que possível dentro de 12 a 24 horas após obtida a estabilidade hemodinâmica. Diversos fatores devem ser levados em conta para identificar quais pacientes apresentam o maior benefício do suporte nutricional precoce, sem negligenciar em especial aqueles que apresentam comprometimento do estado nutricional pré-operatório, pacientes submetidos a cirurgia de urgência, cirurgias complexas, casos já complicados submetidos a reabordagem, tentativa de correção de fístulas ou estenoses, múltiplas anastomoses entéricas, aqueles com histórico de deiscência de anastomose, pacientes graves no pós-operatório, com distensão abdominal, com elevado risco de serem reabordados, casos em que se acredite que a progressão da dieta será lenta ou que a aceitação será insuficiente nos primeiros dias e pacientes que já apresentavam baixa aceitação da dieta no pré-operatório.

Pacientes com grandes ressecções do trato gastrointestinal levando a síndrome do intestino curto devem ser submetidos ao uso de nutrição parenteral, mesmo que por períodos curtos. A ausência dessa terapia pode ser incompatível com a vida em alguns casos no médio prazo.

SITUAÇÕES DE ATENÇÃO ESPECIAL

Nas ressecções superiores a 20 cm do íleo distal, deve-se considerar o uso rotineiro de suplementação de vitamina B12. Os demais pacientes sem manipulação cirúrgica também apresentam risco de deficiência dessa vitamina e merecem acompanhamento laboratorial anual ou em intervalos menores quando necessário.

Pacientes em uso de sulfassalazina e/ou metotrexato podem se beneficiar da suplementação de ácido fólico de rotina, não devendo ser o ácido fólico administrado no dia da administração do metotrexato.

Situações especiais transitórias como gravidez e amamentação colocam as pacientes com DII em maior risco para a deficiência de ferro e ácido fólico, os quais devem ser e já são suplementados de rotina no Brasil. A adequação da ingesta ou dosagem de outros micronutrientes, em especial vitamina D, vitamina B12 e cálcio, devem ser acompanhados e a reposição deve ser realizada se necessário.

Exercícios físicos devem ser estimulados sempre que não houver contraindicação. Aumentar o nível global de atividade física diária e estimular a realização de exercícios físicos regulares está relacionado à melhor qualidade de vida independente da atividade realizada. Exercícios que estimulem o melhor preparo cardiovascular estão associados a melhor controle de sintomas inespecíficos como fadiga e indisposição, muito frequentes nesses pacientes. Pacientes que apresentam baixa massa magra devem ser estimulados a realizar exercícios físicos resistidos – em especial aqueles que apresentam algum grau de inflamação persistente ou que apresentam complicações ou internações hospitalares recorrentes – pois favorecem uma composição corporal mais saudável.

Pacientes obesos merecem especial atenção. A perda do excesso de gordura é quase sempre muito bem-vinda e auxilia no controle do estado inflamatório persistente, podendo contribuir para o melhor controle da doença, melhor qualidade de vida e menor incidência de sintomas inespecíficos. É muito importante ressaltar que a perda de peso deve ser estimulada apenas nos períodos de remissão ou doença estável com baixa atividade, e nunca deve ser estimulada a ocorrer durante os períodos de atividade, internação, ou em vigência de complicações inflamatórias ou infecciosas, uma vez que a perda de peso nessas situações ocorre à custa de grandes quantidades de massa magra, com pouca perda de gordura, maior incidência de reganho de peso e pior composição corporal no curto, médio e longo prazo. Essa perda patológica é considerada desnutrição e todos os esforços devem ser feitos para evitar a sua ocorrência.

PONTOS-CHAVE

- Manter a composição corporal saudável é o principal objetivo da terapia nutricional.
- O estímulo a uma alimentação saudável é sempre bem-vindo e deve ser realizado com cautela e acompanhado de um profissional qualificado.
- Os pacientes em programação cirúrgica devem, sempre que possível, ser avaliados e submetidos a terapia nutricional pré-operatória quando indicada.
- Em pacientes obesos o estímulo a uma melhor composição corporal é bem-vindo e deve ser realizado nos períodos de melhor controle da doença.

LEITURA SUGERIDA

1. Bischoff SC, Escher J, Hébuterne X, Kłęk S, Krznaric Z, Schneider S, et al. ESPEN practical guideline: Clinical Nutrition in inflammatory bowel disease. Clin Nutr. 2020;39(3):632-653.
2. Nutritional Management of Inflammatory Bowel Diseases (Springer, 2016).
3. Campmans-Kuijpers MJE, Dijkstra G. Food and Food Groups in Inflammatory Bowel Disease (IBD): The Design of the Groningen Anti-Inflammatory Diet (GrAID). Nutrients. 2021;13(4):1067.
4. Lynch SV, Pedersen O. The Human Intestinal Microbiome in Health and Disease. N Engl J Med. 2016;375(24):2369-2379.
5. Jensen GL, Cederholm T, Correia MITD, Gonzalez MC, Fukushima R, Higashiguchi T, et al. GLIM Criteria for the Diagnosis of Malnutrition: A Consensus Report From the Global Clinical Nutrition Community. JPEN J Parenter Enteral Nutr. 2019;43(1):32-40.

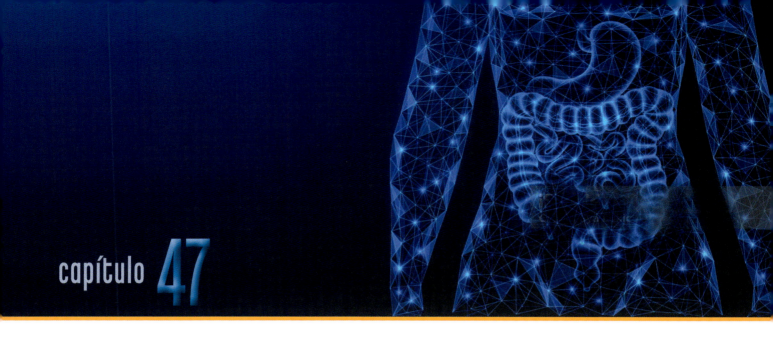

capítulo 47

Aspectos Gerais da Nutrição Enteral

ANA CRISTINA DE SÁ TEIXEIRA

INTRODUÇÃO

A nutrição é a ciência que estuda a interação entre os alimentos e os nutrientes, a saúde e a doença e os processos através dos quais ocorre a ingestão, absorção, transporte, utilização dos nutrientes e a excreção de seus metabólitos finais. A nutrição clínica, definida como o ramo da nutrição que estuda a relação entre a ingesta alimentar e o catabolismo decorrente da doença e do envelhecimento, é responsável pela prevenção, diagnóstico e manejo das alterações metabólicas e nutricionais decorrentes de condições que levam à falta ou o excesso de energia e nutrientes.

Nesse contexto, a integridade do trato digestivo exerce papel fundamental nos processos de digestão e absorção dos macronutrientes e micronutrientes. No indivíduo saudável, a digestão ou hidrólise dos lipídeos da dieta, cuja absorção ocorre no dois terços proximais do jejuno em sua quase totalidade, tem início ainda na boca, através da ação da lipase lingual, mas é principalmente dependente da adequada concentração das enzimas pancreáticas – sobretudo da lipase pancreática, bem como do processo de emulsificação das gorduras, que é dependente da síntese, transporte e concentração luminal dos ácidos biliares e, por fim, de micronutrientes específicos, como a vitamina B12, cuja disponibilidade é dependente da secreção adequada de fator intrínseco pelas células gástricas principais.

Já a hidrólise das proteínas, que representam cerca de 10% a 15% das calorias de uma dieta equilibrada e são responsáveis principalmente pelo processo de cicatrização de tecidos lesados, tem início ainda na câmara gástrica, através da ação da enzima pepsina – forma ativa do pepsinogênio em pH ácido, hidrolisando as proteínas em aminoácidos. Todavia, esse não é o único mecanismo de digestão proteica, e mesmo indivíduos com acloridria ou com esvaziamento gástrico acelerado podem digeri-las. Com a chegada do quimo gástrico no duodeno, o epitélio intestinal, sob ação dos sais biliares, libera o hormônio enteroquinase produzido nos enterócitos e promove a conversão do tripsinogênio em tripsina, que ativa as demais proteases pancreáticas, convertendo as proteínas em aminoácidos, dipeptídeos e tripeptídeos.

Os carboidratos representados principalmente pelo amido, sacarose e lactose, correspondem a cerca de 40% a 50% de uma dieta equilibrada no mundo ocidental e constituem a principal fonte de energia para o organismo. Dentre eles, o amido é o mais abundante, constituindo cerca da metade de todo o açúcar que ingerimos. A hidrólise luminal dos carboidratos tem início ainda na boca, sob a ação da amilase salivar e continua no duodeno sob ação da amilase pancreática, que promove sua hidrólise em alfadextrinas (maltose e maltotriose). Estas, por sua vez, juntamente com a lactose e sacarose, sofrem nova hidrólise pelas oligossacaridases da borda em escova do epitélio intestinal e são reduzidas aos monossacarídeos glicose, galactose e frutose, passíveis de serem absorvidos pelo epitélio e utilizados como fonte de energia pelo organismo.

Doenças agudas e crônicas do trato digestivo ou outras condições clínicas que dificultam ou impedem a chegada dos nutrientes a seus sítios de digestão (fase luminal ou de hidrólise), absorção (fase absortiva ou mucosa) ou transporte (fase pós-absortiva ou de transporte) impactam negativamente esses processos, levando à síndrome da má digestão e má absorção e suas consequências nutricionais. A gravidade do comprometimento nutricional, no entanto, é dependente da causa da doença, da fase da digestão e/ou absorção que está afetada e do grau de comprometimento da integridade do trato digestivo e de sua funcionalidade.

Quando um paciente apresenta ingesta oral inferior a dois terços a três quartos das suas necessidades nutricionais diárias está indicada uma via alternativa de nutrição para recuperação ou manutenção do estado nutricional. Essa via alternativa será, preferencialmente, a mais fisiológica, ou seja, a via enteral. Entretanto, para isso é necessário primordialmente que o trato digestivo esteja total ou parcialmente íntegro e funcionante. Por outro lado, se o trato digestório não está funcionante, seja por alterações funcionais ou mecânicas, ou quando a terapia nutricional enteral não consegue atingir mais de 60% das necessidades nutricionais diárias do indivíduo, está indicada a terapia nutricional parenteral total, que será abordada em outro capítulo.

Terapia de nutrição enteral

A terapia de nutrição enteral (TNE) compreende os procedimentos terapêuticos adotados com a finalidade de manter ou recuperar o estado nutricional de um paciente através da nutrição enteral. Esta, por conseguinte, é definida segundo a RCD 63 da Agência Nacional de Vigilância Sanitária (ANVISA) de 25/11/2011, como um "alimento para fins especiais, com ingestão controlada de nutrientes, na forma isolada ou combinada, de composição definida ou estimada, especialmente formulada e elaborada para uso por sondas ou via oral, industrializada ou não, utilizada exclusiva ou parcialmente para substituir ou complementar a alimentação oral em pacientes desnutridos ou não, conforme suas necessidades nutricionais, em regime hospitalar, ambulatorial ou domiciliar, visando a síntese ou manutenção dos tecidos, órgãos ou sistemas". Um conceito importante nesse panorama é o da nutrição enteral precoce, que consiste no início da TNE nas primeiras 48 horas do evento traumático, inflamatório ou infeccioso que causou a doença. Sua importância reside no fato de que o atraso no início da TNE, associado ao catabolismo consequente ao evento que causou a afecção leva ao aumento da morbidade, com maiores taxas de infecção, aumento do tempo de permanência hospitalar e aumento da mortalidade. Ademais, a TNE, além de mais fisiológica quando comparada à terapia de nutrição parenteral (TNP), melhora o fluxo sanguíneo do trato gastrintestinal, preserva a estrutura da mucosa, estimula os processos enzimáticos, melhora a resposta imunológica e, principalmente, previne a translocação bacteriana. Entretanto, recente metanálise envolvendo mais de 3.000 pacientes críticos demonstrou que o início da TNE nas primeiras 24 horas não reduziu a mortalidade.

Indicações

As indicações da terapia nutricional enteral (TNE) abrangem as situações clínicas nas quais o paciente não consegue atingir suas necessidades nutricionais diárias pela via oral, mesmo com o trato gastrointestinal (TGI) funcionante ou parcialmente funcionante como exposto acima, e onde a necessidade de utilização dessa via alternativa seja de, no mínimo, cinco a sete dias. Em pacientes críticos também está indicada naqueles onde a previsão de jejum oral é superior a

ASPECTOS GERAIS DA NUTRIÇÃO ENTERAL

três dias (Quadro 47.1). A pancreatite aguda grave é uma condição típica em que há benefício da nutrição enteral precoce.

Contraindicações

As contraindicações da TNE, em sua maioria, são passageiras ou relativas e englobam patologias em que predominam a perda temporária ou definitiva da função e/ou da integridade anatômica do trato digestivo. Para pacientes em cuidados paliativos, em fase final de vida, cabe uma avaliação individualizada, ponderando benefícios, riscos e complicações, priorizando a promoção da qualidade de vida desses pacientes (Quadro 47.2).

Vias de acesso enteral e método de administração da terapia de nutrição enteral

A via de administração da TNE deve ser escolhida de forma criteriosa, visando sua efetividade e o conforto do paciente. Para isso é necessário levar

QUADRO 47.1 Indicações da terapia nutricional enteral.

TGI funcionante	Lesões do sistema nervoso central e face (doenças neurodegenerativas, traumatismo cranioencefálico, trauma de face, doença de Parkinson)
	Distúrbios da deglutição
	Lesões obstrutivas de cabeça e pescoço
	Síndrome consumptiva
	Grandes queimados
	Intubação orotraqueal
	Depressão grave
	Anorexia nervosa
TGI parcialmente funcionante -dificuldade de acesso ao sítio de absorção (enterócito)	Distúrbios motores do esôfago
	Neoplasias obstrutivas do esôfago e estômago
	Gastroparesia
	Síndrome de má absorção
	Fístulas do TGI alto/de baixo débito
	Enterite pós-quimioterapia ou radioterapia
	Doença inflamatória intestinal

Fonte: Acervo do autor.

QUADRO 47.2 Contraindicações da terapia nutricional enteral relativas/temporárias.

TGI parcialmente funcionante/não funcionante	Vômitos incoercíveis
	Diarreia
	Obstrução intestinal
	Isquemia gastrointestinal
	Fístulas jejunais e de alto débito
	Instabilidade hemodinâmica/choque

Fonte: Acervo do autor.

em consideração não só o tempo previsto de duração da TNE, mas também a patologia apresentada pelo paciente e a sua capacidade funcional. Naqueles pacientes com indicação de TNE de curta duração, onde o tempo previsto da via alternativa é menor que seis semanas, indica-se a sonda nasoenteral (SNE), com a vantagem de ser facilmente disponível e poder ser passada à beira do leito. Todavia, a permanência prolongada da SNE pode apresentar complicações, como migração da sonda, pneumonia aspirativa, infecção de vias aéreas superiores e lesões agudas da mucosa gastroduodenal. Assim, na possibilidade de TNE prolongada, com tempo de duração estimado em mais de seis semanas, como em pacientes com demência, por exemplo, deve-se ponderar e considerar a utilização das ostomias – gastrostomias, jejunostomias, gastrojejunostomias.

Em relação à localização da extremidade distal da SNE ou da ostomia a posição gástrica é, do ponto de vista fisiológico, a mais indicada, pois preserva a função de reservatório da câmara gástrica. Entretanto, situações como gastroparesia, utilização de medicações que reduzem a motilidade do trato digestivo, como os opioides, além de cirurgias que alterem a anatomia do trato gastrintestinal alto e o risco aumentado de broncoaspiração devem ser consideradas para decidir a melhor localização da extremidade distal da sonda.

Quanto à forma de infusão, a TNE pode ser administrada de maneira contínua ou intermitente.

PLANEJAMENTO DA TERAPIA NUTRICIONAL

O planejamento da terapia nutricional se baseia na avaliação do estado nutricional, no grau e extensão da injúria sofrida pelo paciente e na resposta inflamatória desencadeada por esse processo.

Capítulo 46

369

Avaliação do estado nutricional

Entende-se por estado nutricional a condição de saúde resultante do balanço entre a capacidade de ingestão e utilização dos nutrientes pelo nosso organismo. Assim, a avaliação do estado nutricional constitui o primeiro passo no planejamento da terapia nutricional de um paciente, seja ela oral, enteral ou parenteral, tanto para pacientes internados como ambulatoriais e compreende a triagem e a avaliação nutricional. A triagem nutricional é o processo que avalia e identifica o paciente que está em risco de se desnutrir como consequência de sua doença e aqueles já desnutridos. Em pacientes internados deve ser obrigatoriamente realizada nas primeiras 48 horas da admissão hospitalar. Essa avaliação, de baixo custo e extremamente eficaz, é realizada por um nutricionista que utiliza ferramentas com o intuito de avaliar parâmetros que possam determinar a deterioração do estado nutricional – perda ponderal, alteração da ingesta alimentar, baixo índice de massa corporal. Entre essas ferramentas o NUTRIC Score (*Nutrition Risk in Critically ill*) e o NRS 2002 (*Nutritional Risk Screening 2002*) são os escores mais utilizados, pois avaliam a gravidade da doença. A avaliação do estado nutricional, por outro lado, tem como objetivos o diagnóstico do estado nutricional, o planejamento da terapia nutricional e seu monitoramento. Para sua realização são utilizados métodos subjetivos e objetivos. Os primeiros compreendem questionários, como a avaliação subjetiva global (ASG). Já os métodos objetivos englobam a antropometria, avaliação da composição corporal, exames bioquímicos e funcionais, bem como a medida do consumo alimentar (recordatório alimentar).

Entre as alterações do estado nutricional, a mais temida é a desnutrição, definida, como um estado que resulta da deficiência de ingestão e/ou absorção de nutrientes, levando à alteração da composição corporal, com redução da massa magra, das capacidades funcional e mental, impactando negativamente no desfecho clínico da doença e na qualidade de vida do paciente. Um componente que está no cerne desse processo é a resposta inflamatória desencadeada pela doença de base, com liberação de citocinas pró-inflamatórias e elevação da glicemia, favorecendo a resistência insulínica. A intensidade dessa resposta inflamatória, contudo, depende do grau e da extensão da injúria e pode levar ao aparecimento de anorexia, inapetência, redução da ingestão alimentar, com consequente emagrecimento, principalmente às custas de perda de massa magra. Além disso, aumenta em 2,5 vezes o risco de desenvolvimento de úlceras por pressão em pacientes acamados, com consequente aumento da morbidade e da mortalidade. De uma forma geral as doenças e injúrias agudas exibem uma resposta inflamatória robusta, enquanto as patologias crônicas cursam com um grau mais leve de inflamação (**Figura 47.1**).

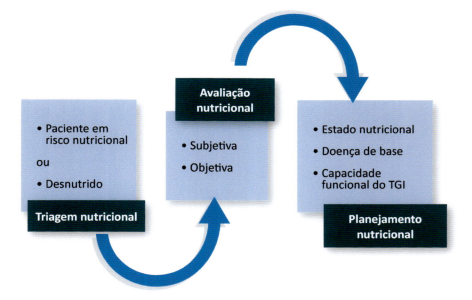

Figura 47.1 Avaliação do estado nutricional.
TGI: trato gastrointestinal.

Seleção da fórmula enteral e via de administração

A seleção da fórmula enteral, bem como a determinação da velocidade e a forma de infusão da dieta, dependem fundamentalmente da avaliação da capacidade digestiva e absortiva do trato digestivo, da localização da extremidade distal da sonda – gástrica ou jejunal – e as condições clínicas do paciente. Indivíduos com o TGI anatomicamente preservado e funcionante, que se apresentam hemodinamicamente estáveis, podem receber uma fórmula nutricionalmente completa, com proteína intacta (fórmulas poliméricas). Já aqueles que exibem um TGI parcialmente funcionante decorrente de inflamação e/ou cirurgia devem ter avaliação individualizada quanto ao uso de fórmulas contendo proteína intacta ou parcialmente hidrolisada (fórmulas oligoméricas) **(Figura 47.2)**. As fórmulas elementares, que contém proteína totalmente hidrolisada (fórmulas elementares) são pouco utilizadas atualmente.

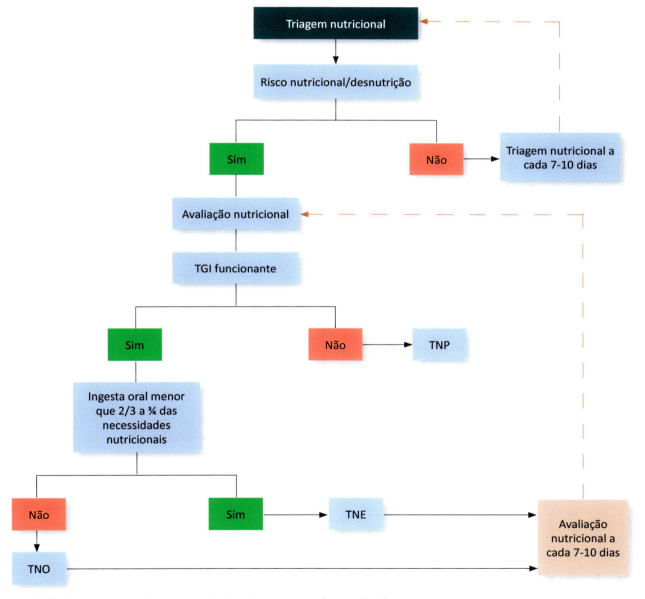

Figura 47.2 Planejamento da terapia nutricional – pacientes hospitalizados.

Legenda: TNE: terapia nutricional enteral; TNP: terapia nutricional parenteral; TNO: terapia nutricional oral.

COMPLICAÇÕES DA TERAPIA DE NUTRIÇÃO ENTERAL

As complicações da terapia de nutrição enteral (TNE) podem ser classificadas em alterações gastrintestinais, metabólicas, infecciosas, mecânicas e psicológicas. Entre as alterações do TGI, a diarreia é uma das complicações mais comuns. Ela se caracteriza pela presença de três ou mais evacuações líquidas diárias e sua persistência deve ser criteriosamente avaliada no intuito de descartar outras etiologias, sobretudo infecciosas. A síndrome de realimentação é a complicação metabólica mais temida, sendo mais frequente na terapia nutricional parenteral. A pneumonia aspirativa é considerada a intercorrência infecciosa mais grave, e as complicações mecânicas são dependentes do tipo de sonda/ostomia utilizada e da posição de sua extremidade distal.

PONTOS-CHAVE

- A TNE é uma via alternativa de nutrição para pacientes que apresentam ingestão oral inferior a dois terços a três quartos das suas necessidades nutricionais diárias.

- A TNE é a via alternativa de nutrição mais fisiológica, desde que o TGI esteja funcionante ou parcialmente funcionante.

- O planejamento da TNE envolve a avaliação criteriosa do estado nutricional, do grau e extensão da injúria sofrida pelo paciente e da resposta inflamatória desencadeada por esse processo.

- A escolha da fórmula enteral, bem como a determinação da velocidade e da forma de administração da dieta depende da capacidade digestiva e absortiva do TGI, localização da extremidade distal da sonda ou ostomia e das condições clínicas do paciente.

- O monitoramento da TNE é fundamental para seu sucesso e se baseia na avaliação periódica do estado nutricional e na prevenção de complicações.

LEITURA SUGERIDA

1. Cederholm T, Barazzoni R, Austin P, Ballmer P, Biolo G, Bischoff SC, et al. ESPEN Guidelines on Definitions and Terminology of Clinical Nutrition. Clin Nutr. 2017;36(1):49-64.

2. Cederholm T, Bosaeus I, Barazzoni R, Bauer J, Van Gossum A, Klek S, et al. Diagnostic Criteria for Malnutriition – An ESPEN Consensus Statement. Clin Nutr. 2015;34(3):335-340.

3. Sheean P., Gonzalez MC, Prado CM, McKeever L, Hall AM, Braunschweig CA. American Society for Parenteral and Enteral Nutrition Clinical Guidelines: The Validity of Body Composition Assessment in Clinical Populations. JPEN J Parenter Enteral Nutr. 2020;44(1):12-43.

4. Hill A, Elke G, Weimann A. Nutrition In The Intensive Care – A Narrative Review. Nutrients 2021;13(8);2851.

5. Druml C, Ballmer PE, Druml W, Oehmichen F, Shenkin A, Singer P, et al. ESPEN Guideline on Ethical Aspects of Artificial Nutrition and Hydration. Clin Nutr. 2016;35(3):545-556.

6. Itkin M, DeLegge MH, Fang JC, McClave AS, Kundu S, D'Othee J, et al. Multidisciplinary Practical Guidelines for Gastrointestinal Access for Enteral Nutrition and Decompression From The Society of Interventional Radiology and American Gastroenterological Association (AGA) Institute, With Endorsement by Canadian Interventional Radiological Society of Europe (CIRSE). Gastroenterology 2011;141(2):742-765.

7. Wobith M & Weimann A. Oral Nutrition Supplements and Enteral Nutrition in Patients With Gastrointestinal Surgery. Nutrients 2021;13(8):2655.

8. Diretrizes Brasileiras de Terapia Nutricional. BRASPEN Journal. 2018; 33(Supl 1).

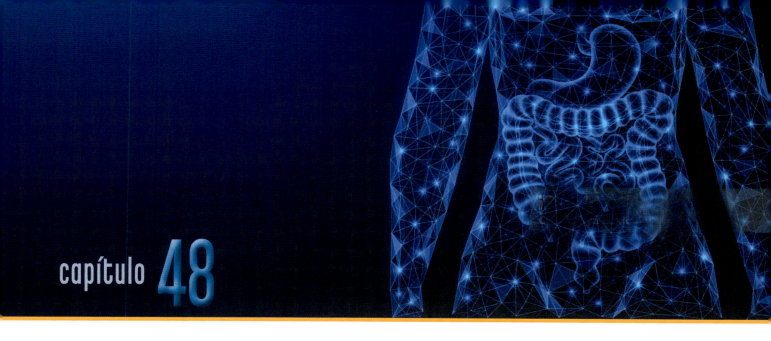

capítulo 48

Endoscopia Digestiva Alta

PATRÍCIA SANTIAGO LIBERATO DE MATTOS ▶ CLAUDIO LYOITI HASHIMOTO

INTRODUÇÃO

A endoscopia digestiva alta (EDA) avalia em tempo real a orofaringe, o esôfago, estômago, a primeira e a segunda porções duodenais, possibilitando diagnóstico, coleta de materiais e, portanto, realizar o tratamento de várias enfermidades. Conhecer suas indicações, contraindicações, aspectos técnicos do exame e a adequada interpretação do seu resultado são fundamentais para guiar a conduta do médico assistente.

HISTÓRICO

A endoscopia digestiva foi introduzida na prática clínica no final do século XIX, inicialmente com instrumentos rígidos que evoluíram para semiflexíveis, flexíveis, fibroscópios até os videoendoscópios atuais. A cada geração, obteve-se melhoria na qualidade da imagem e, em associação com o desenvolvimento de novos acessórios, novas intervenções terapêuticas foram desenvolvidas como: polipectomia, mucosectomia, dissecção submucosa, dilatação de estenose, próteses, balões para tratamento de estenose, aparatos de aspiração para tratamento de fístulas, papilotomia etc. Hoje, a cromoscopia eletrônica e magnificação de imagens permitem a avaliação detalhada de lesões gastrointestinais, sendo possível a diferenciação entre benignas e malignas, além de estimar a profundidade de invasão das neoplasias malignas.

INDICAÇÕES

Para um exame de alta qualidade são essenciais o aprimoramento técnico e treinamento do endoscopista, a começar pelo conhecimento de uma indicação apropriada. As Tabelas 48.1, 48.2 e 48.3 descrevem as principais indicações diagnósticas, de seguimento e terapêuticas da EDA.

MANUAL DE GASTROENTEROLOGIA E HEPATOLOGIA DO HCFMUSP

TABELA 48.1 Principais indicações diagnósticas para o exame de endoscopia digestiva alta (EDA).

Investigação diagnóstica	Indicação
Sintomas do abdome superior com sinais de alarme ou em indivíduo > 50 anos	Neoplasia de esôfago, estômago, doença ulcerosa péptica
Disfagia	Neoplasia de esôfago, neoplasia de cárdia, doença de Chagas, acalásia idiopática, corpo estranho, estenose péptica, esofagite eosinofílica
Odinofagia	Esofagite infecciosa, ingestão de cáustico, ingestão de corpo estranho, esofagite por pílula
DRGE persistente	DRGE, esofagite eosinofílica
Vômitos persistentes	Estenose pilórica (péptica ou neoplasia), estenose de bulbo duodenal, neoplasia gástrica
Diarreia crônica	Doença celíaca, imunodeficiência comum variável, enteroparasitose
Investigação de anemia ferropriva e sangramento	Neoplasia, doença celíaca, doença péptica, más formações vasculares
Ingestão de cáusticos	Avaliação da intensidade de injuria cáustica, passagem de sonda nasoenteral para nutrição

DRGE: doença do refluxo gastroesofágico.

Fonte: Acervo do autor.

TABELA 48.2 Principais indicações de rastreamento e seguimento para o exame de endoscopia digestiva alta (EDA).

Rastreio / Seguimento	Indicação
Esôfago de Barrett	Vigilância de displasia em pacientes com metaplasia colunar, especialmente, com extensão > 3 cm e antecedente de displasia em exame diagnóstico
Síndromes de polipose familial ou Lynch	Risco de malignidade em estômago, duodeno, jejuno e cólon
Câncer de cabeça e pescoço ou histórico de ingesta de cáustico ou acalásia	Risco de câncer de esôfago (CEC)
Cirrose hepática	Investigação de varizes de esôfago e estômago em pacientes com hipertensão portal
Gastrite crônica atrófica acentuada	Risco de câncer gástrico, tumor carcinoide
Pós-ressecção de neoplasia precoce de esôfago e estômago	Risco de tumores metacrônicos
Antecedente familiar de câncer gástrico	Câncer gástrico familial
Úlcera péptica	Avaliação de tratamento de H. pylori, acompanhamento de cicatrização de úlcera gástrica

Legenda: CEC: carcinoma escamocelular.

Fonte: Acervo do autor.

ENDOSCOPIA DIGESTIVA ALTA

TABELA 48.3 Principais indicações terapêuticas para o exame de endoscopia digestiva alta (EDA).

Terapêutica	Indicação
Hemostasia por injeção, terapia térmica, mecânica (clip)	Sangramento ativo de lesões do TGI alto: úlceras hemorrágicas de estômago, duodeno, más formações vasculares etc.
Remoção de corpos estranhos	Retirada de pilhas, baterias, moedas, dentaduras, fragmentos de vidro, pregos etc.
Ligadura ou esclerose de varizes	Profilaxia primária e secundária de varizes esofágicas e gástricas
Passagem de sonda nasoenteral, gastrostomia	Via de acesso para alimentação enteral
Polipectomias, mucosectomia, dissecção submucosa	Ressecção endoscópica de tumores benignos e malignos do TGI
Dilatação de estenoses de esôfago	Estenose cáustica, pós-operatória, por esofagite eosinofílica, membranas, anéis
Sistemas de aspiração contínua	Tratamento de fístulas pós-operatórias
Prótese de esôfago	Tratamento paliativo de neoplasia maligna avançada e inoperável de esôfago
Balão intragástrico	Tratamento para sobrepeso/obesidade
Endosutura gástrica	Tratamento para obesidade
Rafia com clip	Tratamento de perfurações pós-polipectomia e mucosectomia do TGI
POEM (*peroral endoscopic myotomy*)	Tratamento para acalásia

Legenda: TGI: trato gastrointestinal.

Fonte: Acervo do autor.

CONTRAINDICAÇÕES

É necessário avaliar a indicação, o procedimento e o paciente, pois caso os riscos superem os benefícios, a endoscopia não deverá ser realizada no momento. A recusa do paciente (ou seu responsável legal), inabilidade de sedação/anestesia adequada, suspeita/confirmação de abdome agudo perfurativo, gestantes no primeiro trimestre, são contraindicações absolutas.

AVALIAÇÃO PRÉ-PROCEDIMENTO E ESTRATIFICAÇÃO DE RISCOS

História médica pregressa com comorbidades, medicações de uso contínuo (incluindo antiagregantes plaquetários, anticoagulantes, benzodiazepínicos, narcóticos), alergias, cirurgias abdominais prévias, antecedente de sedação difícil/agitação, via aérea difícil, devem ser documentados e irão guiar a melhor forma de sedação e o ambiente mais seguro para o procedimento.

Utiliza-se a escala da Sociedade Americana de Anestesiologia (ASA) antes do exame para estratificar o risco do paciente (Tabela 48.4). Aqueles com ASA ≥ 3, instabilidade hemodinâmica, exames de emergência, procedimentos prolongados e/ou complexos, intolerância/agitação prévias com sedativos convencionais ou com risco aumentado de obstrução de vias aéreas, recomenda-se realizar endoscopia com assistência anestésica.

A maioria das medicações de uso contínuo deve ser mantida, com exceção para os hipoglicemiantes orais, que deverão ser suspensos na noite da véspera do exame ou até cinco dias antes (ozempic). O manejo de anticoagulantes e antiagregantes será caso-a-caso, em conjunto com o clínico, analisando o risco de sangramento do procedimento e o risco tromboembólico do doente. De modo geral, a aspirina (AAS) poderá ser mantida mesmo nos exames de alto risco de sangramento (Tabelas 48.5, 48.6 e 48.7).

Capítulo 48

375

MANUAL DE GASTROENTEROLOGIA E HEPATOLOGIA DO HCFMUSP

TABELA 48.4 Estratificação de risco de acordo com a escala da Sociedade Americana de Anestesiologia (ASA).

ASA	Definição
I	Normal, paciente saudável
II	Doença sistêmica leve/moderada (ex.: DM, HAS controlada)
III	Doença sistêmica grave (ex.: cirrose hepática, insuficiência renal)
IV	Doença sistêmica grave que é uma constante ameaça à vida (ex.: ICC avançada)
V	Paciente moribundo, sem expectativa de sobreviver sem a operação
VI	Morte cerebral
E	Sufixo utilizado para procedimentos de emergência

Legenda: DM: diabetes mellitus; HAS: hipertensão arterial sistêmica; ICC: insuficiência cardíaca congestiva.

TABELA 48.5 Classificação dos procedimentos endoscópicos (EDA) quanto ao risco de sangramento.

Procedimentos de baixo risco	Procedimentos de alto risco
Endoscopia diagnóstica ± biópsia	Polipectomia
Ablação de esôfago de Barrett	Dilatação pneumática
Coagulação com plasma de argônio	Ressecção endoscópica da mucosa
	Dissecção endoscópica da submucosa
	Gastrostomia
	Tratamento de varizes esofagogástricas
	Ablação de tumores

Fonte: Acervo do autor.

TABELA 48.6 Estratificação do risco tromboembólico do paciente.

Baixo risco tromboembólico	Alto risco tromboembólico
Fibrilação atrial não valvar e sem complicações	Fibrilação atrial associada a: doença valvar cardíaca, ICC, DM, HAS ou idade > 75 anos
Trombose venosa profunda (> 3 meses)	Trombose venosa profunda (< 3 meses)
Válvula cardíaca metálica aórtica	Válvula cardíaca metálica mitral
Válvula cardíaca biológica	Válvula cardíaca metálica com evento tromboembólico prévio
	Evento coronariano recente (< 1 ano)

Legenda: ICC: insuficiência cardíaca congestiva; DM: diabetes mellitus; HAS: hipertensão arterial sistêmica.

Fonte: Acervo do autor.

ENDOSCOPIA DIGESTIVA ALTA

TABELA 48.7 Conduta em paciente em uso de medicamentos antitrombóticos: risco de sangramento do procedimento endoscópico e risco tromboembólico do paciente.

Medicamento	Procedimentos endoscópicos de alto risco		Procedimentos endoscópicos de baixo risco	
	Alto risco tromboembólico	Baixo risco tromboembólico	Alto risco tromboembólico	Baixo risco tromboembólico
AAS	Manter AAS	Manter AAS*	Manter AAS	Manter AAS
Clopidogrel	Suspender por 5 dias e introduzir AAS	Suspender por 5 dias	Manter clopidogrel	Manter clopidogrel
AAS + Clopidogrel	Suspender clopidogrel por 5 dias e manter AAS	Suspender clopidogrel por 5 dias e manter AAS	Manter AAS + clopidogrel	Manter AAS + clopidogrel
Varfarina	Suspender por 5 dias e realizar terapia de ponte com heparina	Suspender por 5 dias**	Manter varfarina***	Manter varfarina***
NOACs	Suspender por 48-72 horas antes do procedimento	Suspender por 48-72 horas antes do procedimento	Suspender a dose da manhã do dia do procedimento	Suspender a dose da manhã do dia do procedimento

Legenda: AAS: ácido acetilsalicílico; NOACs: novos anticoagulantes orais.

* Suspensão do AAS deve ser considerada para pacientes que realizarão ressecção de lesões > 2 cm por EMR ou ESD.

** Checar o INR antes do procedimento, devendo estar < 1,5.

*** Checar o INR uma semana antes do procedimento, devendo estar dentro da faixa terapêutica.

Fonte: Acervo do autor.

O uso rotineiro de antibioticoprofilaxia não está indicado, tendo em vista que o risco de infecção relacionado ao procedimento endoscópico diagnóstico é baixo. Somente situações específicas como, por exemplo, pacientes cirróticos com hemorragia digestiva alta varicosa, realização de gastrostomia endoscópica, colangite sem drenagem adequada da via biliar, neutropênicos, deverão receber antibiótico.

Exames pré-procedimento como: radiografia de tórax, eletrocardiograma, hemograma, coagulograma, bioquímica, não são indicados de rotina, somente na presença de comorbidades significativas que gerem risco aumentado à realização da sedação e da endoscopia.

Para EDA eletiva recomenda-se jejum para sólidos de 6-8 horas e 2 horas paras líquidos claros com dieta hipogordurosa e de baixo volume na véspera. O tempo pode ser estendido em pacientes com diabetes, gastroparesia, hipotireoidismo.

PREPARO NO DIA DO EXAME

No dia do procedimento é necessário verificar vários itens para realização de um exame com segurança e qualidade, iniciando pela identificação do paciente e do exame, explicação com linguagem acessível dos riscos e benefícios e assinatura do termo de consentimento livre e esclarecido do paciente ou seu responsável legal. A seguir, avaliam-se sintomas respiratórios e/ou febre (possibilidade de COVID-19), jejum adequado, comorbidades, medicamentos em uso, aferição de dados vitais, uso de medicamentos iniciais (dimeticona) e punção de acesso venoso para a sedação.

Na sala do exame, o paciente tipicamente é posicionado em decúbito lateral esquerdo, monitorizado com oximetria de pulso, frequência cardíaca, pressão arterial não invasiva, cardioscopia (em portadores de doenças cardiovasculares e idosos), oferta de oxigênio suplementar via cateter nasal de baixo fluxo. O endoscópio deve sempre ser testado antes do início do exame, verificando se o funcionamento da insuflação e aspiração.

A aplicação de anestesia tópica faríngea com xilocaína spray a 10% poderá ser feita antes da sedação, contudo, quando se utiliza propofol endovenoso o seu uso não aumenta a tolerância ao exame, podendo ser dispensado. A escolha do sedativo depende do tipo de exame (diagnóstico ou terapêutico), duração,

Capítulo 48

377

comorbidades, peso e idade do paciente. O objetivo é atingir uma sedação moderada (ou "consciente"), na qual o paciente preserva sua função ventilatória e cardiovascular e desperta ao chamado verbal ou estímulo tátil (Tabela 48.8). As medicações mais comumente utilizadas e suas principais características encontram-se resumidas na Tabela 48.9. Conforme a Resolução Nº 2.174/2017 do Conselho Federal de Medicina (CFM), considerando a maior segurança ao ato anestésico, recomenda-se que a sedação/analgesia seja realizada por médicos, devendo estar um profissional responsável apenas pela execução do exame e outro no acompanhamento/monitorização do paciente durante a sedação.

Conforme a resolução RDC 6 da ANVISA deverá constar na unidade um registro diário de todos os procedimentos endoscópicos realizados (data e horário do exame, nome do paciente, data de nascimento, sexo, procedimento realizado, nome do profissional que executou o procedimento e identificação do equipamento), bem como registro de intercorrências e eventos adversos, acidentes ocupacionais e das substâncias e medicamentos sujeitos a controle especial (entorpecentes e psicotrópicos) utilizados.

TABELA 48.8 Níveis de sedação e resposta esperada.

	Sedação leve "ansiólise"	Sedação moderada (consciente)	Sedação profunda	Anestesia geral
Resposta ao estímulo	Resposta normal a estímulos verbais	Resposta a estímulos verbais ou táteis	Resposta a estímulos repetidos ou doloroso	Ausência de resposta, mesmo com estímulo doloroso
Função ventilatória	Preservada	Intervenção não necessária	Intervenção pode ser necessária	Intervenção frequentemente necessária
Função cardiovascular	Preservada	Preservada	Preservada	Pode estar alterada

Fonte: Acervo do autor.

TABELA 48.9 Principais sedativos utilizados em endoscopia e suas características.

	Fentanil	Midazolam	Propofol
Dose	0,5-2,0 mcg/kg	0,05-1 mg/kg	Em geral, bólus de 10-20 mg a cada 1-2 minutos, conforme nível de sedação desejado
Início de ação	2 minutos	1-2 minutos	40 segundos
Pico de ação	3-5 minutos	3-5 minutos	Muito breve
Duração	30-60 minutos	15-180 minutos	5 minutos
Uso na gestação	Classe C	Classe D (contraindicado)	Classe B
Vantagens	Analgésico potente (opioide)	Amnésia anterógrada, relaxante muscular	Rápido início de ação e meia-vida, efeito antiemético, alto índice de satisfação do médico e paciente
Efeitos adversos	Depressão respiratória, rigidez de caixa torácica	Depressão cardiorrespiratória, soluços (infusão rápida), agitação paradoxal	Depressão cardiorrespiratória, hipotensão, dor à infusão
Reversão	Naloxone (dose: 0,2-0,4 mg)	Flumazenil (dose: 0,2-0,4 mg)	------

Fonte: Acervo do autor.

TÉCNICA DO EXAME

Realiza-se a introdução do aparelho pela boca, sob visualização direta, seguindo o trajeto da língua e palato, até a hipofaringe. Ao atingir os seios piriformes, desliza-se suavemente o endoscópio pelo músculo cricofaríngeo (esfíncter esofágico superior) para a intubação esofágica. Essa manobra requer cautela devido ao risco de perfuração por intubação inadvertida de um divertículo de Zenker.

O esôfago mede aproximadamente 25 cm de comprimento e deve ser avaliado após limpeza de secreções e insuflação, com atenção para alterações focais na mucosa, como enantema, friabilidade, alteração vascular, erosões, úlceras, varizes etc. A junção esofagogástrica (JEC) costuma estar a cerca de 40 cm dos incisivos, onde observa-se a transição entre a mucosa escamosa esofágica (de cor mais pálida) e a mucosa colunar gástrica (cor salmão). Na ausência de hérnia de hiato, a JEC deverá coincidir com o pinçamento diafragmático.

O exame do estômago inicia-se pelas pregas da grande curvatura em direção ao piloro. É importante sempre aspirar todo conteúdo gástrico, a fim de evitar refluxo e aspiração e permitir uma adequada visualização da mucosa. Para inspeção do fundo, cárdia e corpo proximal, procede-se com a manobra de retrovisão, com atenção especial ao exame da incisura angular. Após atingir o antro, procede-se com a transposição do piloro, sem grande resistência.

Ao atingir o bulbo, após inspeção das suas quatro paredes, direciona-se o aparelho até a segunda porção duodenal, onde pode ser vista a papila duodenal e as pregas circulares de Kerckring.

Laudo detalhado com todos os achados normais e anormais deve ser elaborado ao final do exame, contendo documentação fotográfica dos principais marcos anatômicos e possíveis alterações encontradas. Algumas partes do exame podem ser ilustradas pelas **Figuras 48.1 à 48.8**.

LIMPEZA E DESINFECÇÃO

Logo após o exame, a pré-limpeza do endoscópio deve ser realizada, ainda na sala do procedimento, com remoção da sujidade da superfície externa e acionamento dos canais de insuflação e aspiração no detergente. O aparelho e seus acessórios são transportados em recipientes identificados até a sala de limpeza, incluindo escovação e irrigação de todos os componentes externos e internos com utilização de detergente, conforme orientação do fabricante. A seguir, os equipamentos são secados e imersos em saneantes para desinfecção de alto nível por processo automatizado ou manual. Os aparelhos flexíveis devem ser mantidos em suporte apropriado, em posição vertical, com alinhamento entre as duas extremidades até a sua próxima utilização.

COMPLICAÇÕES

As complicações da EDA podem estar relacionadas à sedação, ao próprio exame ou a manobras terapêuticas. Estima-se a taxa global de complicação em 0,15% e de 0,0002% na EDA diagnóstica sem procedimentos.

As complicações mais frequentes devido à sedação são as cardiopulmonares, desde hipoxemia, hipoventilação, broncoespasmo, broncoaspiração, rigidez da caixa torácica, arritmias, hipotensão, até parada

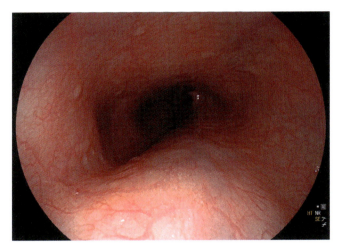

Figura 48.1 Esôfago médio.
Fonte: Acervo do autor.

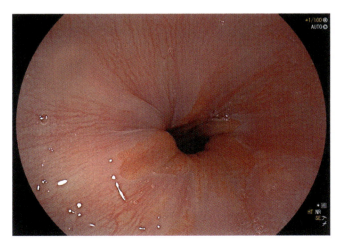

Figura 48.2 Transição esofagogástrica.
Fonte: Acervo do autor.

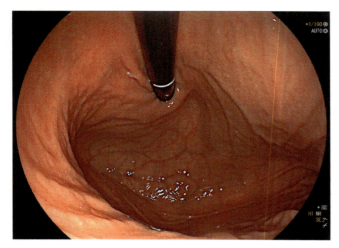

Figura 48.3 Cárdia e corpo.
Fonte: Acervo do autor.

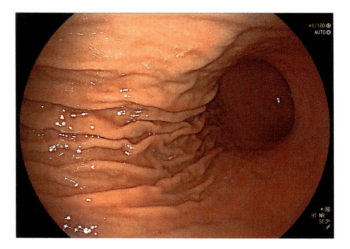

Figura 48.5 Corpo.
Fonte: Acervo do autor.

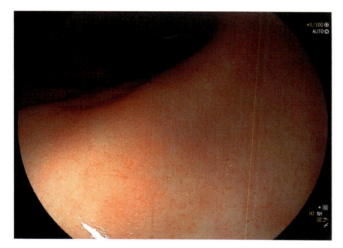

Figura 48.4 Incisura angular.
Fonte: Acervo do autor.

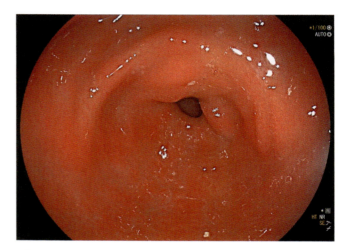

Figura 48.6 Piloro.
Fonte: Acervo do autor.

cardiorrespiratória. Contudo, a incidência global é baixa, estimada em 0,2-0,5% e mortalidade de 0,05%. Fatores de risco incluem: idade avançada, comorbidades (sobretudo cardíacas e pulmonares), demência, obesidade, exame de urgência, sendo o suporte com médico anestesiologista indicado nesses casos.

Metahemoglobinemia pode ocorrer com uso de anestésicos tópicos, causando cianose enquanto a saturação de oxigênio (O_2) e PaO_2 parecem normais. Ocorre por alteração na hemoglobina, na qual o ferro do complexo heme é oxidado de ferroso para férrico, que é incapaz de se ligar ao oxigênio. Como a afinidade do O_2 que está ligado à heme é maior, ocasiona hipo-oxigenação dos tecidos. O tratamento requer aumento na oferta de oxigênio e aplicação endovenosa (EV) de azul de metileno.

Sangramento em exame endoscópico diagnóstico é um evento raro. O risco é aumentado, sobretudo em exames terapêuticos, como dilatação de estenoses esofágicas, gastrostomia, mucosectomia e dissecção submucosa. Atenção especial é necessária em pacientes hipertensos e naqueles que usam anticoagulantes e antiagregantes plaquetários, para adequada orientação pré-procedimento quanto à suspensão desses medicamentos.

A perfuração na EDA também não é comum. Quando ocorre está geralmente associada à dilatação esofágica (sobretudo com uso de balões pneumáticos para acalásia) ou a procedimentos, como dissecção endoscópica da submucosa (ESD) de tumores precoces e POEM (*peroral endoscopic myotomy*) para tratamento da acalásia.

ENDOSCOPIA DIGESTIVA ALTA

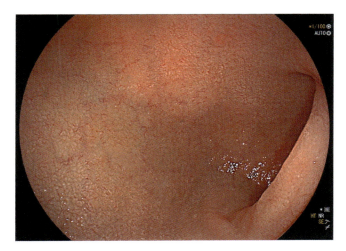

Figura 48.7 Bulbo duodenal.
Fonte: Acervo do autor.

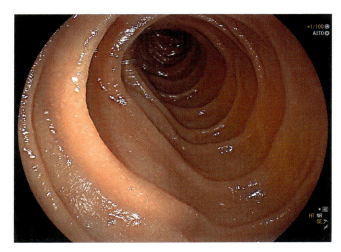

Figura 48.8 Segunda porção.
Fonte: Acervo do autor.

PONTOS-CHAVE

- Endoscopia digestiva alta é um exame seguro, com baixas taxas de complicações relacionadas ao procedimento, desde que bem indicado e realizado por médico habilitado.
- Principais indicações diagnósticas: sintomas persistentes do trato gastrointestinal que estejam associados a fator de risco (ex.: perda de peso, anemia, massa abdominal) ou em indivíduos com mais de 50 anos. Além disso, terapêutica de tumores precoces, tratamento de varizes, dilatação de estenose e acalásia, ablação de Barrett também são indicações consagradas.
- Avaliar comorbidades e estratificar o risco antes do exame, para maior segurança quanto à sedação, ambiente (ambulatorial x hospitalar) e orientação quanto suspensão de medicamentos de uso contínuo.
- Profilaxia antibiótica não está indicada na maioria dos exames de rotina.
- Laudo detalhado com documentação fotográfica dos principais marcos anatômicos e possíveis achados é um indicador da qualidade do exame, além de fundamental para guiar a conduta do médico assistente.

LEITURA SUGERIDA

1. Averbach M (coord.). Tratado Ilustrado de Endoscopia Digestiva – SOBED. 1. ed. Rio de Janeiro: Thieme Revinter; 2018.
2. ASGE Standards of Practice Committee; Early DS, Ben-Menachem T, Decker GA, Evans JA, Fanelli RD, et al. Appropriate use of GI endoscopy. Gastrointest Endosc. 2012;75(6):1127-1131.
3. ASGE Standards of Practice Committee; Muthusamy VR, Lightdale JR, Acosta RD, Chandrasekhara V, Chathadi KV, et al. The role of endoscopy in the management of GERD. Gastrointest Endosc. 2015;81(6):1305-1310.
4. American Society of Anesthesiologists Committee. Practice guidelines for preoperative fasting and the use of pharmacologic agents to reduce the risk of pulmonary aspiration: application to healthy patients undergoing elective procedures: an updated report by the American Society of Anesthesiologists Committee on Standards and Practice Parameters. Anesthesiology. 2011;114(3):495-511.
5. ASGE Standards of Practice Committee; Acosta RD, Abraham NS, Chandrasekhara V, Chathadi KV, Early DS, et al. The management of antithrombotic agents for patients undergoing GI endoscopy. Gastrointest Endosc. 2016;83(1):3-16.
6. ASGE Standards of Practice Committee; Khashab MA, Chithadi KV, Acosta RD, Bruining DH, Chandrasekhara V, et al. Antibiotic prophylaxis for GI endoscopy. Gastrointest Endosc. 2015;81(1):81-89.
7. ASGE Standards of Practice Committee; Pasha SF, Acosta R, Chandrasekhara V, Chathadi KV, Eloubeidi MA, et al. Routine laboratory testing before endoscopic procedures. Gastrointest Endosc. 2014;80(1):28-33.
8. Delgado AAA, de Moura DTH, Ribeiro IB, Bazarbashi AN, Dos Santos MEL, Bernardo WM, et al. Propofol vs traditional sedatives for sedation in endoscopy: A systematic review and meta-analysis. World J Gastrointest Endosc. 2019; 11(12):573-588.
9. ASGE Standards of Practice Committee, Early DS, Lightdale JR, Vargo JJ 2nd, Acosta RD, Chandrasekhara V, et al. Guidelines for sedation and anesthesia in GI endoscopy. Gastrointest Endosc. 2018;87(2):327-337.
10. Resolução Nº 2.174/2017 do Conselho Federal de Medicina (CFM). Dispõe sobre a prática do ato anestésico e revoga a Resolução CFM Nº 1.802/2006. Publicada no DOU em 27 dezembro de 2017, Seção I, p.205. Brasília: Agência Nacional de Vigilância Sanitária – Ministério da Saúde.
11. Brasil. Resolução RDC Nº 6 de 10 de março de 2013. Dispõe sobre os requisitos de boas práticas de funcionamento para os serviços de endoscopia com via de acesso ao organismo por orifícios exclusivamente naturais. Brasília: Agência Nacional de Vigilância Sanitária – Ministério da Saúde.

12. Geraci G, Pisello F, Modica G, et al. Complications of elective esophago-gastro-duodenoscopy (EGDS). Personal experience and literature review. G Chir 2009; 30(11-12):502-506.

13. Sharma VK, Nguyen CC, Crowell MD, et al. A national study of cardiopulmonary unplanned events after GI endoscopy. Gastrointest Endosc. 2007; 66(1):27-34.

14. Taleb M, Ashraf Z, Valavoor S, Tinkel J. Evaluation and management of acquired methemoglobinemia associated with topical benzocaine use. Am J Cardiovasc Drugs. 2013; 13(5):325-330.

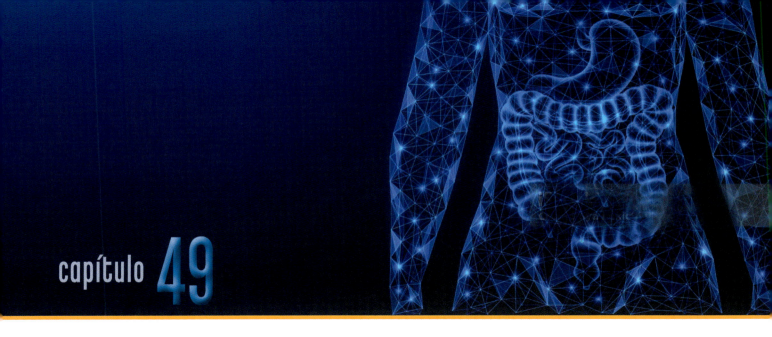

capítulo 49

Colonoscopia

CAIO RODRIGUES MAGRINI

INTRODUÇÃO

Instrumentos para examinar o reto já existiam entre os egípcios e os romanos. Howard A. Kelly, da Universidade John Hopkins, em 1895, desenvolveu o primeiro retossigmoidoscópio rígido, com iluminação baseada em uma lâmpada a óleo.

Antes da invenção dos endoscópios semirrígidos, e posteriormente flexíveis, por Hopkins e Kapany, em 1954, o exame do cólon limitava-se ao reto e ao sigmoide. A evolução dos equipamentos permitiu o exame completo do cólon, e posteriormente, a realização de procedimentos como a polipectomia, dentre outros.

Na década de 1980 os fibroscópios foram substituídos por videoendoscópios, possibilitando a melhor documentação fotográfica e de vídeos. Nas últimas décadas os avanços tecnológicos permitiram a criação de endoscópios de alta definição, com maior campo de visão e com cromoscopia eletrônica.

A colonoscopia é um importante recurso diagnóstico e terapêutico, devendo as suas indicações e contraindicações serem conhecidas (Tabelas 49.1, 49.2 e 49.3).

TABELA 49.1 Principais indicações para a colonoscopia.

Principais indicações

- Rastreamento e acompanhamento de neoplasias colorretais
- Investigação e tratamento de hemorragia digestiva baixa
- Investigação de anemia
- Diarreia crônica de origem indeterminada
- Avaliação de anormalidades no cólon, diagnosticadas em outros exames de imagem
- Investigação e acompanhamento de doença inflamatória intestinal
- Dilatação de estenoses
- Retirada de corpos estranhos
- Auxílio intraoperatório na identificação de lesões
- Descompressão de dilatação de cólon (Ogilve e volvo de sigmoide)
- Marcação de neoplasias para programação cirúrgica futura

Fonte: REINA-FORSTER, Carolina *et al.*, 2014.

TABELA 49.2 Contraindicações relativas para a colonoscopia.

Contraindicações relativas

- Diarreia aguda e limitada
- Pacientes com queixas crônicas compatíveis com síndrome do intestino irritável e sem fatores de risco
- Aneurisma de aorta abdominal
- Sangramento digestivo alto com causa identificada no trato digestório superior
- Esplenomegalia acentuada
- Quando o tratamento do paciente não será alterado pelos achados do exame

Fonte: REINA-FORSTER, Carolina *et al.*, 2014.

TABELA 49.3 Contraindicações absolutas para a colonoscopia.

Contraindicações absolutas

Ausência de consentimento de paciente capaz

Paciente instáveis hemodinamicamente

Colite fulminante

Megacólon tóxico

Diverticulite aguda

PRÉ-EXAME

O preparo para a colonoscopia é iniciado com uma entrevista com o paciente, orientando como o exame é realizado, possíveis riscos e benefícios e avaliando-se:

- Indicação do exame;
- Comorbidades do paciente;
- Antecedentes cirúrgicos (possíveis dificuldades técnicas);
- Medicações de uso contínuo e alergias.

MANEJO DE MEDICAÇÕES DE USO CONTÍNUO

Anticoagulantes e antiagregantes plaquetários

O uso de anticoagulantes e antiagregrantes deve ser suspenso a depender do risco de sangramento do procedimento (baixo x alto) e do risco tromboembólico do paciente (baixo x alto) Tabelas 49.4 e 49.5.

Pacientes com alto risco tromboembólico e que farão procedimentos com alto risco de sangramento deverão realizar terapia ponte com heparina não fracionada ou heparina de baixo peso molecular.

TABELA 49.4 Classificação de risco para eventos tromboembólicos.

Baixo risco tromboembólico	Alto risco tromboembólico
Fibrilação atrial (FA) sem fatores de risco (CHADS2 ≤ 4)	Valva mecânica metálica
Valva biológica	Valva protética + FA
Trombose venosa profunda (> 3 meses)	FA + fatores de risco
	Síndrome coronariana aguda
	TVP (< 3 meses)
	Implantação de stent coronário (< 1 ano)

Fonte: Adaptada de Veitch, *et al.* 2021.

COLONOSCOPIA

TABELA 49.5 Interrupção de medicações que agem na coagulação.		
Medicamento	Sim/Não	Horas/dias antes
AAS*	Não	-
AINH**	Não	-
Dipiridamol	Não	-
Ticlopidina	Sim	7 a 10 dias
Clopidogrel	Sim	7 a 10 dias
HNF	Sim	8 a 12 horas
HBPM	Sim	8 a 12 horas
Varfarina	Sim	3 a 5 dias

*Até 2 g/dia; **AINH: de acordo com a dose recomendada por cada fabricante.

AAS: ácido acetilsalicílico; AINH: anti-inflamatório não hormonal; HNF: heparina não fracionada; HBPM: heparina de baixo peso molecular.

Fonte: Moura E, *et al.*, 2014.

HIPOGLICEMIANTES

- **Insulina:** utilizar um terço da dose habitual durante o período de restrição alimentar, suspender no dia do procedimento e reiniciar após reintrodução da dieta;
- **Hipoglicemiantes orais:** suspender ou diminuir a dose durante o período de restrição alimentar. Suspender no dia do exame e reintroduzir após retorno a dieta normal.

O PREPARO INTESTINAL

O bom preparo de cólon é indispensável para a adequada avaliação da mucosa e visualização de lesões. O preparo inadequado está relacionado com a menor detecção de pólipos e adenomas. Diversas escalas são propostas para classificar o preparo de cólon, uma das mais utilizadas é a escala do preparo de cólon de Boston.

Modificações na dieta e o uso de laxativos são partes fundamentais. O preparo de cólon ideal deve ser eficiente, seguro e bem tolerado pelo paciente. Recomenda-se dieta sem fibras e com líquidos claros na véspera do exame (12 a 24 horas que antecedem o exame). Os líquidos claros consistem em água, chá, sucos sem resíduos, sopas ralas, isotônicos e água de coco. Leite e derivados, assim como líquidos com corante escuro, devem ser evitados.

É recomendado durante o preparo, a ingestão de 2 a 3 litros de água, com objetivo de manter a hidratação. Pacientes obstipados devem iniciar a dieta 2 a 3 dias antes da colonoscopia.

Primeira etapa

Agentes laxativos são utilizados, de forma complementar, na véspera do exame, com o objetivo de realizar uma limpeza inicial do cólon. O laxativo mais utilizado nessa etapa é o bisacodil, de 1 a 4 comprimidos, podendo ter sua administração fracionada, entretanto deve-se levar em consideração o tempo de início de ação de 6 a 8 horas. Outros laxativos também podem ser utilizados como macrogol, picossulfato de sódio, leite de magnésia, dentre outros.

Segunda etapa

A via mais utilizada para o preparo de cólon é a via anterógrada. A solução laxativa pode ser utilizada em dose fracionada (véspera e dia do exame) ou em dose única no dia do exame. Estudos mostram uma boa limpeza de cólon com melhor aceitação pelo paciente, em esquema de administração fracionado.

Para a segunda etapa do preparo de cólon são utilizados agentes laxativos de rápida e curta ação. Entre as principais soluções temos:

- **Manitol (sorbitol):** efeito osmótico. Amplamente utilizado no Brasil devido a sua eficácia e baixo custo. Pouco utilizado nos Estados Unidos e na Europa, por relatos de explosão de cólon, decorrente da formação de gases inflamáveis pela metabolização do manitol por bactérias intestinais. Utilizado diluído com sucos cítricos ou isotônicos na proporção de 1:1, objetivando a diluição da solução para a concentração do sorbitol a 10% e

Capítulo 49

385

a melhor palatabilidade. O volume total ofertado varia de 750 a 1.500 ml, ofertados 150 a 200 ml a cada 10 a 15 minutos;

- **Polietilenoglicol (PEG):** é isotônico e possui efeito osmótico. Pode ser ofertado a pacientes com insuficiência renal, cardíaca ou hepatopatias graves. A apresentação mais utilizada no Brasil é o Muvinlax®, utilizado 10 sachês para 1 litro de água, com um volume de até 4 litros;
- **Lactulose:** é um dissacarídeo não absorvível com efeito osmótico. A dose recomendada é de 200 ml diluídos em 800 ml de água ou suco claro, com ingestão em até 1 hora. Deve-se evitar o uso em diabéticos e em intolerantes a lactose;
- **Picossulfato de sódio:** laxativo com efeito estimulante. Picoprep® é uma das apresentações disponíveis no Brasil, associado com o citrato de magnésio (efeito osmótico). Recomedado a dose fracionada de 1 sachê em 200 ml de água na véspera e no dia do exame. Deve-se ingerir cerca de 2 litros de água após o uso da solução;
- **Fosfato de sódio:** laxativo com alto poder osmótico. Phosfoenema® é uma das apresentações disponíveis no Brasil, utilizado via oral. É o que necessita menor volume cerca de 150 a 200 ml. Pode levar a desidratação e distúrbios hidroeletrolíticos importantes. Não é recomendado o uso em pacientes com insuficiência cardíaca ou renal.

Preparo retrógrado

O preparo retrógrado é recomendado para pacientes com quadros obstrutivos intestinais, recém-nascidos ou para pacientes que não tolerem o preparo anterógrado (ex.: muito idosos).

Medidas adjuvantes

A simeticona pode ser diluída na solução laxativa, melhorando a visualização da mucosa, uma vez que retira as bolhas formadas com o preparo. Antieméticos podem ser utilizados para melhorar tolerabilidade de ingesta das soluções laxativas.

A deambulação durante o preparo melhora a sua qualidade. Deve-se tomar cuidados especialmente com pacientes idosos, com o risco de hipotensão e síncope secundária a desidratação pelos agentes laxativos.

Medidas além da explicação verbal como entrega das orientações impressas, e-mails ou chamadas telefônicas antes e durante o preparo, melhoram a aderência do paciente e a qualidade do preparo.

SEDAÇÃO

Com o objetivo de minimizar o desconforto e ansiedade dos pacientes, a sedação rotineiramente é utilizada em pacientes submetidos a colonoscopia diagnóstica e terapêutica.

A sedação moderada (sedação consciente) é a mais utilizada durante a colonoscopia. Nesse tipo de sedação, o paciente responde ao comando verbal ou estímulo tátil leve, enquanto a função cardiovascular, assim como a ventilação espontânea estão preservadas. O médico responsável pela sedação deverá estar apto a manejar possíveis complicações, assim como o aprofundamento além do desejado.

Deve-se realizar uma avaliação pré-sedação, que consiste em analisar comorbidades, índice de massa corpórea, medicações de uso contínuo, estado físico do paciente (ASA) e classificação de Mallampati. Em pacientes com ASA $\geq$ 3 e Mallampati classe $\geq$ 3, recomenda-se que a sedação seja realizada por um médico anestesiologista.

O jejum de 8 horas para dieta geral, 6 horas para dieta leve ou derivados lácteos, 4 horas para leite materno e 2 horas para líquidos claros, deverá ser respeitado, a fim de se evitar episódios de broncoaspiração.

As drogas mais utilizadas são os opioides (fentanil e meperidina), benzodiazepínicos (midazolam e diazepam) e o propofol. O propofol é um hipnótico de rápido início de ação e rápida recuperação, porém com risco de depressão respiratória. Recomenda-se que as sedações com propofol sejam realizadas por um segundo médico.

O EXAME DE COLONOSCOPIA
Anatomia

É indispensável para a realização da colonoscopia, o conhecimento da anatomia do reto, cólon e íleo.

O reto mede cerca de 15 cm em adultos e possui diâmetro ao redor de 6 a 7 cm. O reto é composto por três pregas denominadas válvulas de Houston. A válvula média corresponde a flexão peritoneal anterior, marcando a transição entre o reto intra e extra peritoneal.

O cólon mede cerca de 1,5 m e possui diâmetro de cerca de 7,5 cm e é dividido em: cólon sigmoide, descendente, transverso, ascendente e ceco. O ceco, cólon transverso e sigmoide são fixados apenas no mesentério, apresentando maior mobilidade.

A impressão do fígado e do baço no cólon, assim como o ceco e válvula ileocecal são marcadores anatômicos que auxiliam na localização topográfica ao longo do cólon.

Equipamento

O colonoscópio flexível é dividido em: tubo de inserção, manopla e tubo conector a processadora/fonte de luz (Figura 49.1). O tubo de inserção varia de 130 a 180 cm de comprimento, com diâmetro médio de 13,8 mm e apresenta numeração na sua superfície.

Dentro do tubo de inserção temos as fibras óticas, cabos, canal de água/ar e canal de trabalho. A ponta do aparelho é flexível, podendo ser angulada em 180 graus para acima/baixo e 160 graus para direita/esquerda. Na ponta do aparelho é onde está localizada a câmera.

Na manopla encontram-se os mecanismos que controlam a ponta do aparelho, uma roldana para cima/baixo (up/down) e outra para direita/esquerda (righ/left), além das válvulas de aspiração, insuflação/injeção de água e botões de comandos (congelar imagem, salvar foto e ativar a cromoscopia digital).

O tubo conector não possui numeração. No seu interior existem fibras óticas, cabos e os canais de ar e água.

Técnica

Antes da admissão do paciente na sala de exames, deve-se verificar se todo o material que será utilizado está disponível e testado. É necessário confirmar a identidade do paciente, exame a ser realizado e a sua indicação. Explicações sobre o procedimento e possíveis dúvidas, devem ser sanadas.

A posição inicial é em decúbito lateral esquerdo, que poderá ser mudada durante o exame, a fim de facilitar a inserção do colonoscópio. Antes da inserção do aparelho uma inspeção anal e o toque retal são realizados, avaliando possíveis lesões.

O exame de colonoscopia é considerado completo com a intubação do ceco. Sempre que possível avalia-se a válvula ileocecal e o íleo terminal. A introdução do colonoscópio até o ceco pode ser desafiadora, diversas técnicas podem auxiliar:

- **Rotação (torque):** movimento no sentido horário ou anti-horário;
- **Tração:** retirada parcial, com objetivo de retificar o aparelho;
- **Vaivém:** movimentos curtos de introdução e retirada, para "sanfonar" o cólon;
- **Insuflação de ar:** o cólon hiperinsuflado pode dificultar a progressão do aparelho, aumentando o comprimento do cólon previamente sanfonado, assim como levar desconforto ao paciente e estímulo vagal. Na introdução insufla-se apenas o necessário para a progressão segura do aparelho.

A formação de alças, conformações que o aparelho pode assumir no cólon, é comum e podem prejudicar a progressão, além de levar desconforto ao paciente. As alças podem ter diversos formatos, sendo mais comumente formadas em segmentos do cólon com maior mobilidade (cólon sigmoide e transverso).

As alças são percebidas quando o comprimento do colonoscópio introduzido não corresponde a distância percorrida; existe resistência para progressão e quando os movimentos realizados com o colonoscópio não são transmitidos de forma adequada a ponta (movimentos paradoxais).

Entre as técnicas utilizadas para desfazer as alças ou evitar sua formação, temos:

- Compressão externa do abdome, no local correspondente ao segmento colônico em que a alça está sendo formada;
- Movimentos de tração e torque, com objetivo de retificar o aparelho.

A colonoscopia é considerada um exame de retirada, no qual a mucosa do cólon é minunciosamente avaliada durante a retirada do aparelho. Um tempo

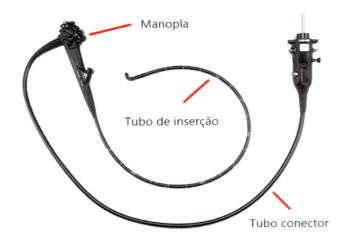

Figura 49.1 Partes do endoscópio/colonoscópio.
Fonte: Adaptada de https://healthcaresolutions-us.fujifilm.com/

mínimo de 6 minutos para retirada do aparelho, aumenta a taxa de detecção de adenomas.

Ao final do exame, o aparelho é progredido novamente até o cólon ascendente ou é realizado manobras de compressão abdominal para retirar o excesso de ar do interior do cólon e diminuir o desconforto ao paciente.

Algumas complicações podem ocorrer durante o exame, devendo o colonoscopista estar apto a diagnosticar e tratar **(Tabela 49.6)**.

CUIDADOS PÓS-COLONOSCOPIA

TABELA 49.6 Principais complicações em colonoscopia.
Principais complicações
• Dor abdominal por distensão
• Reflexo vasovagal (hipotensão e bradicardia)
• Perfuração intestinal
• Bacteremia
• Hemorragia
• Síndrome pós-polipectomia
• Relacionados ao preparo (hipotensão, náuseas e distúrbios hidroeletrolíticos)
• Relacionados a sedação (instabilidade hemodinâmica, depressão respiratória, vômitos e reações alérgicas)

Fonte: REINA-FORSTER, Carolina *et al.*, 2014.

Após a saída da sala de exame, o paciente deverá ficar monitorizado e sob observação médica, até o adequado retorno do nível de consciência e dos sinais vitais. Escalas de recuperação pós-anestésica como Aldrete e Kroulik, que avaliam o nível de consciência e estabilidade hemodinâmica, devem ser utilizadas.

É importante orientar o paciente e o acompanhante sobre os achados do exame, procedimentos realizados, assim como os cuidados após o procedimento e sedação. Um meio de contato deve ser fornecido ao paciente para retirada de dúvidas ou informar possíveis complicações.

CONCLUSÃO

A colonoscopia é o exame padrão ouro para a avaliação do cólon, permitindo o diagnóstico e terapêutica. Os cuidados pré-exame, assim como o adequado preparo de cólon são essenciais para a realização segura e efetiva. Com o envelhecimento da população e maior acesso, a colonoscopia é um exame cada vez mais presente.

PONTOS-CHAVE

- A colonoscopia é o exame padrão ouro para a avaliação do cólon, permitindo o diagnóstico e terapêutica.
- O preparo de cólon é dividido em dieta pobre em fibras e uso de laxativo.
- O laxativo mais utilizado no Brasil é o manitol, porém outros podem ser utilizados e a escolha vai depender da tolerabilidade e das características do paciente.
- A formação de alças é um dos desafios na realização da colonoscopia. Técnicas como compressão abdominal e tração, podem ajudar.
- Complicações podem ocorrer, devendo o colonoscopista estar apto a diagnosticar.

LEITURA SUGERIDA

1. Averbach M, Correa P. Colonoscopia. 3. ed. Rio de Janeiro: Thieme Revinter, 2020.
2. Reina-Forster C, et al. Ileocolonoscopia. In: Moura EGH, Artifon ELA, Sakai P. Manual do Residente em Endoscopia Digestiva. São Paulo: Manole, 2014. cap. 13.
3. Averbach M (coord.). Tratado Ilustrado de Endoscopia Digestiva – SOBED. 1. ed. Rio de Janeiro: Thieme Revinter, 2018. p. 541-554.
4. Veitch AM, Radaelli F, Alikhan R, Dumonceau JM, Eaton D, Jerrome J, et al. Endoscopy in patients on antiplatelet or anticoagulant therapy: British Society of Gastroenterology (BSG) and European Society of Gastrointestinal Endoscopy (ESGE) guideline update. Gut. 2021;70(9):1611-1628.
5. Kastenberg D, Bertiger G, Brogadir S. Bowel preparation quality scales for colonoscopy. World J Gastroenterol. 2018;24(26):2833-2843.
6. Martens P, Bisschops R. Bowel preparation for colonoscopy: efficacy, tolerability and safety. Acta Gastroenterol Belg. 2014;77(2):249-255.
7. Hassan C, East J, Radaelli F, Spada C, Benamouzig R, Bisschops R, et al. Bowel preparation for colonoscopy: European Society of Gastrointestinal Endoscopy (ESGE) Guideline – Update 2019. Endoscopy. 2019;51(8):775-794.
8. Kim HS, Park DH, Kim JW, Jee MG, Baik SK, Kwon SO, Lee DK. Effectiveness of walking exercise as a bowel preparation for colonoscopy: a randomized controlled trial. Am J Gastroenterol. 2005;100(9):1964-1969.
9. Mann S, Ahmed S, Al-Jashaami L, Aguon PM, Alishahi Y. Better Prep Is Just One Phone Call Away: Quality Improvement in Colonoscopy Bowel Preparation Through Telephone Education. Gastroenterology. 2020;159(2):e36.
10. Barclay RL, Vicari JJ, Doughty AS, Johanson JF, Greenlaw RL. Colonoscopic withdrawal times and adenoma detection during screening colonoscopy. N Engl J Med. 2006;355(24):2533-2541.

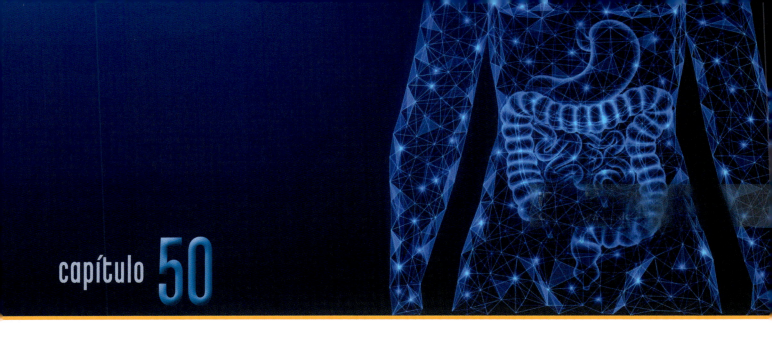

capítulo 50

Manometria, Phmetria e Impedanciometria Esofágicas

LUIZ HENRIQUE DE SOUZA FONTES

INTRODUÇÃO

INTRODUÇÃO

A manometria, phmetria e a impedanciometria esofágicas são exames complementares que ganharam muita força nas últimas décadas, pois tornaram-se mais acessíveis, precisos e fundamentais para o diagnóstico dos distúrbios motores e da doença do refluxo, principalmente devido à criação de softwares mais específicos e completos que são utilizados com estes atualmente.

MANOMETRIA ESOFÁGICA

O estudo manométrico do esôfago tem por finalidade avaliar a contração e coordenação de movimentos deste órgão e suas relações com os esfíncteres superior e inferior, músculos anulares ou circulares que, ao relaxarem-se ou contraírem-se, regulam o trânsito esofágico, através de medidas das suas pressões intraluminares, identificando assim, alterações destas e da sua motilidade. Basicamente este implica na análise do esfíncter inferior (EIE), do corpo esofágico e uma avaliação não muito precisa do esfíncter superior, pois esta localização, conforme diferentes estudos, é avaliada, mais precisamente, pelo videodeglutograma.

Na atualidade surgiu um novo método baseado na manometria convencional, com mais canais, cuja configuração destes propicia a criação de um mapeamento topográfico colorido chamado de manometria de alta resolução (MAR) **(Figura 50.1)**.

A MAR tornou-se uma das principais ferramentas na avaliação de distúrbios motores esofágicos, portanto, nas últimas décadas, foi considerada o princi-

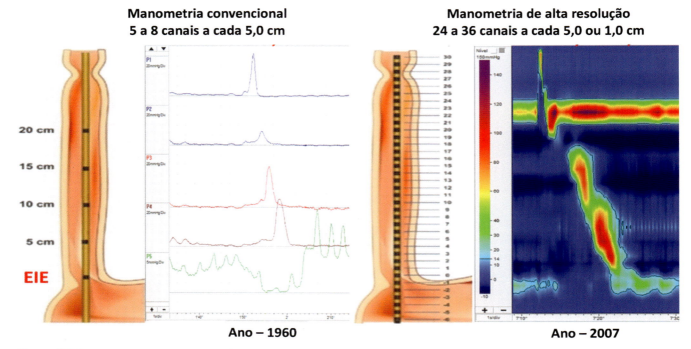

Figura 50.1 Manometria Convencional e Manometria de Alta Resolução.
Fonte: acervo do autor.

pal método para avaliar a motilidade esofágica em pacientes com disfagia, dor torácica e alterações motoras do esôfago, e substituiu a manometria convencional como padrão de diagnóstico desses distúrbios, facilitando e orientando melhor os seus tratamentos. Ela fornece o reconhecimento visual dos distúrbios motores usando a topografia das pressões esofágicas. A utilização de múltiplos sensores de pressão para captar dados manométricos esofágicos superou as lacunas de registro vistas na manometria convencional. Isso permite uma plotagem tridimensional em que tanto o tempo quanto a localização dentro do esôfago são variáveis contínuas, resultando em um mapa de contorno isobárico contínuo que abrange todo o comprimento do esôfago, acima do esfíncter esofágico superior até abaixo da JEG (Figura 50.2).

A MAR além de inovadora apresenta inúmeras vantagens em relação à convencional (Quadro 50.1).

As indicações da MAR se assemelham muito a da convencional, são elas:

1. Disfagia de causa obscura
- Disfagia de transporte ou esofágica
2. Posicionamento de dispositivos na luz do esôfago
- Cateter de phmetria ou impedanciometria
3. Dor torácica de origem não coronariana
4. Análise de envolvimento esofagiano em algumas doenças sistêmicas
5. Avaliação da doença do refluxo gastresofágico (DRGE)
- Não indicada para o diagnóstico do refluxo, mas sim para a avaliação motora, aferir a pressão e as características da junção esofagogástrica (JEG).

O estudo manométrico é realizado através de um cateter graduado em centímetros com canais para perfusão de água ou sensores de pressão (estado sólido) ao longo deste, introduzido através da narina do paciente até o interior da câmara gástrica. Analisando a motilidade do corpo esofágico e a pressão de repouso, o relaxamento e localização da JEG e do esfíncter superior.

A pressão da JEG (JEG-CI) deve ser sempre aferida no repouso, por no mínimo 20 a 30 segundos sem o indivíduo deglutir (Figura 50.3), identificando os seus componentes, o EIE e a crura diafragmática, e com isso subdividindo-a em três tipos:

- Tipo I – EIE coincidente com a crura diafragmática;
- Tipo II – separação do EIE da crura < 2,0 cm;
- Tipo III – separação do EIE da crura > 2,0 cm (Figura 50.4).

MANOMETRIA, PHMETRIA E IMPEDANCIOMETRIA ESOFÁGICAS

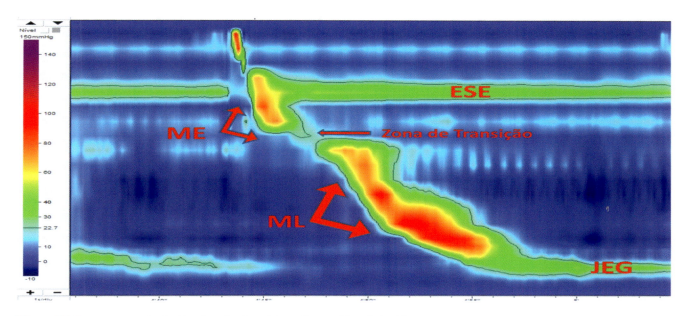

Figura 50.2 Manometria de Alta Resolução – Mapa Topográfico Colorido.
Fonte: acervo do autor.

QUADRO 50.1 Comparação entre manometria convencional e manometria de alta resolução.	
Manometria convencional	**Manometria de alta resolução**
Necessidade de tracionar o cateter	Cateter permanece na mesma posição a maior parte do tempo
Baixa acurácia (relaxamento do EIE)	Alta acurácia (relaxamento do EIE)
Somente gráficos com ondas de pressão	Mapeamento topográfico colorido da pressão esofágica
Difícil de determinar a hérnia hiatal	As hérnias de hiato são imediatamente identificadas
Tempo de exame prolongado (30 min)	Tempo de exame mais curto (5 min)
Grandes lacunas entre os canais de pressão (5 cm de distância), deixando áreas descobertas	24 a 36 canais (1 cm de distância) avaliando todo o esôfago

A motilidade é estudada com 10 deglutições úmidas (5 ml de água), em que são avaliados, em cada contração, os seguintes parâmetros:

- **Pressão de Relaxamento Integrada**: *integrated relaxation pressure* (IRP) normal < 15 mmHg para o estado sólido, e < 16 mmHg para o sistema de perfusão;
- **Latência Distal**: *distal latency* (DL), analisa a propagação da contração, normal > 4,5 segundos;
- **Contratilidade Distal Integral**: *distal contractile integral* (DCI), é a medida da amplitude pela duração e pelo comprimento (mmHg.s.cm) da contração do esôfago distal, superior a 20 mmHg, que se estende da zona de transição para a margem proximal do EIE. Mede o vigor contrátil. Normal de 450 a 8.000 mmHg.s.cm. Com a DCI podemos classificar as ondas em ineficazes (falhas < 100 mmHg.s.cm. ou fracas < 450 mmHg.s.cm.) e hipercontráteis (> 8.000 mmHg.s.cm.);
- **Quebra (*Break*)**: falha do contorno isobárico (> 5 cm) com DCI > 450 mmHg.s.cm. Avalia a integridade da contração peristáltica (Figuras 50.5 e 50.6).

A Classificação de Chicago foi elaborada em 2009 por dois gastroenterologistas da Northwestern University em Chicago, John Pandolfino e Peter Kahrilas. Esta foi publicada com o intuito de facilitar e padronizar a interpretação e o diagnóstico dos distúrbios motores do esôfago pela MAR e recebeu três atualizações, a última em 2021, a versão 4.0 (Figura 50.7).

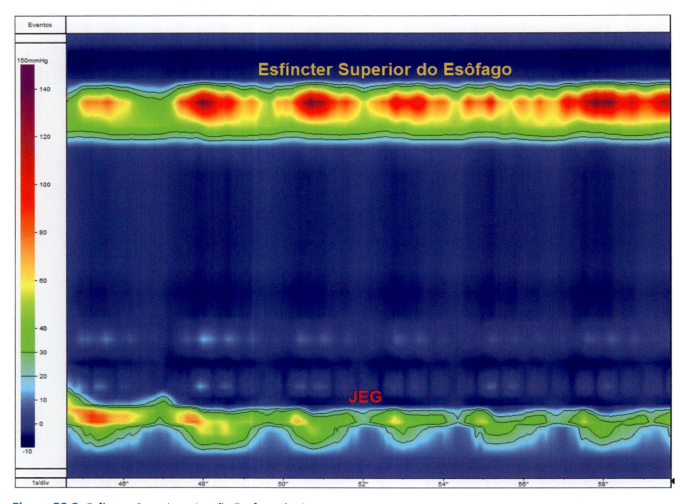

Figura 50.3 Esfíncter Superior e Junção Esofagogástrica.
Fonte: acervo do autor.

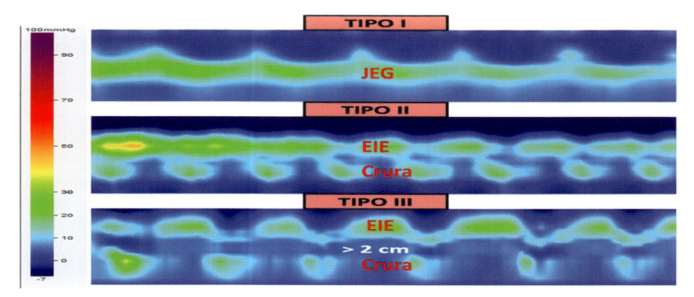

Figura 50.4 Subtipos da Junção Esofagogástrica.
Fonte: acervo do autor.

MANOMETRIA, PHMETRIA E IMPEDANCIOMETRIA ESOFÁGICAS

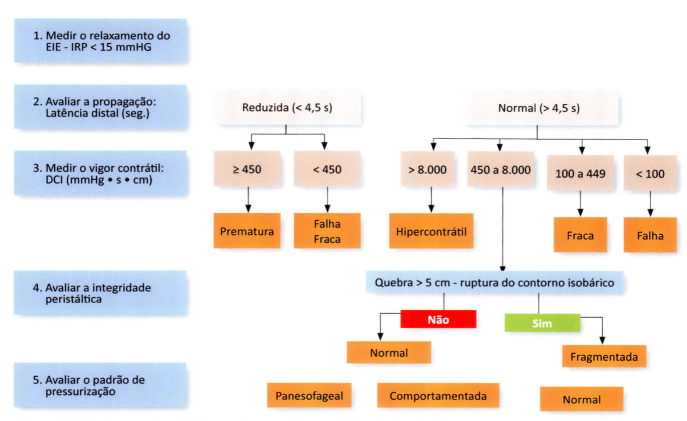

Figura 50.5 Análise escalonada da pressão topográfica esofágica das deglutições.
Fonte: acervo do autor.

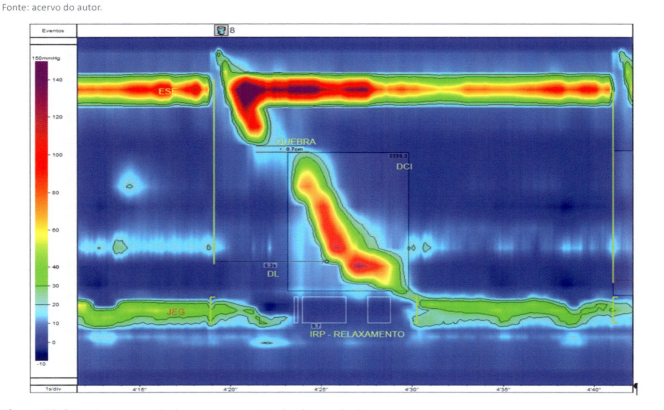

Figura 50.6 Parâmetros avaliados na manometria de alta resolução.
Fonte: acervo do autor.

MANUAL DE GASTROENTEROLOGIA E HEPATOLOGIA DO HCFMUSP

Classificação V 4.0	Desordens da motilidade	Definição
Distúrbios do relaxamento da JEG	Acalasia tipo I	IRP anormal com 100% de aperistalse, com todas as deglutições falhas
	Acalasia tipo II	IRP anormal com 100% de aperistalse, e ≥ 20% com pressurização panesofágica
	Acalasia tipo III	IRP anormal com 100% de aperistalse, e ≥ 20% deglutições com contração prematura (espástica)
	OJEG	IRP anormal (supino e ortostático), intrabolus elevado ≥ 20% pressão (supina), e não atender aos critérios para acalasia
Distúrbios do peristaltismo	Ausência de contratilidade	IRP normal (supino e ereto) e peristaltismo 100% falho
	Espasmo esofágico distal	IRP normal e ≥ 20% deglutições com contração prematura (espástica)
	Esôfago hipercontrátil	IRP mediana normal e ≥ 20% deglutições hipercontráteis
	Motilidade esofágica ineficaz	IRP normal, com > 70% de deglutições ineficazes ou ≥ 50% de falha no peristaltismo

Figura 50.7 Classificação de Chicago 4.0.

Legenda: IRP: *integrated relaxation pressure*; OJEG: obstrução da saída da junção esofagogástrica.

Fonte: acervo do autor.

Esta última classificação subdividiu as alterações da motilidade em:

- Distúrbios do relaxamento da JEG (acalasia e obstrução da junção esofagogástrica);
- Distúrbios do peristaltismo (ausência de contratilidade, espasmo esofágico distal, esôfago hipercontrátil e a motilidade esofágica ineficaz).

Acalasia

É um distúrbio motor primário ou secundário (doença de Chagas) do esôfago, cujos principais achados manométricos são a aperistalse completa do corpo esofágico e o relaxamento incompleto da JEG ou do EIE.

Subdividida em três tipos **(Figura 50.8)**:

- **Acalasia tipo I ou clássica:** IRP anormal (> 15 mmHg) e 100% de ondas falhas (ausência de contratilidade ou pressurização);
- **Acalasia tipo II ou panesofágica:** IRP anormal, 100% de aperistalse e 20% ou mais das contrações com pressurização panesofágica (pressão que se estende do esfíncter superior até a JEG);
- **Acalasia tipo III ou espástica:** IRP anormal e 20% ou mais das deglutições com contração prematura (DL < 4,5 segundos) e/ou espástica e nenhuma evidência de peristalse normal (100% de aperistalse).

Essa subdivisão foi preconizada com o propósito de orientar qual o melhor tratamento, isto é, qual apresenta melhor eficácia para aquele tipo. Estudos

MANOMETRIA, PHMETRIA E IMPEDANCIOMETRIA ESOFÁGICAS

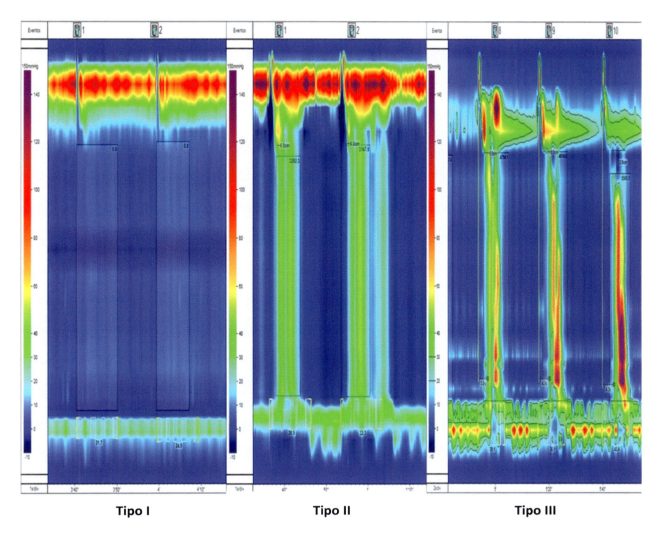

Tipo I Tipo II Tipo III

Figura 50.8 Subtipos de Acalasia.
Fonte: acervo do autor.

atuais afirmam que a tipo I e II apresentam uma resposta excelente, uma efetividade de mais de 95%, com a miotomia cirúrgica (Heller), já o tipo III teria uma melhor resposta com a miotomia endoscópica, por permitir e facilitar a realização de um corte com maior extensão no corpo esofágico.

Os opioides estão associados a causa da acalasia tipo III, e é importante que os pacientes sejam estudados sem essas medicações, quando possível.

Obstrução de saída da junção esofagogástrica

Um diagnóstico conclusivo e clinicamente relevante da obstrução de saída da junção esofagogástrica (OJEG) requer um achado manométrico associado com sintomas (disfagia e/ou dor torácica não cardíaca), com pelo menos uma das seguintes investigações de apoio que sustentem o achado da obstrução (esofagograma contrastado cronometrado e/ou FLIP (*functional lumen imaging probe*). O diagnóstico manométrico conclusivo requer um IRP anormal (supino e ortostático) e 20% ou mais das deglutições com pressão intra-*bolus* elevada na posição supina, com evidência de peristalse normal ou com características espásticas (prematuras), hipercontráteis ou motilidade ineficaz **(Figura 50.9)**.

Espasmo esofágico distal

Também é um distúrbio primário do esôfago. Um diagnóstico preciso de espasmo requer achados ma-

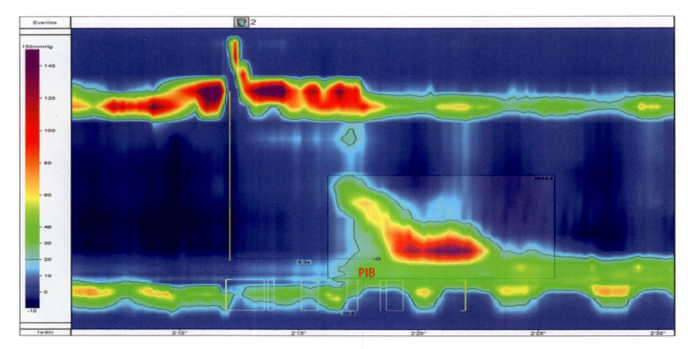

Figura 50.9 Obstrução de saída da junção esofagogástrica.
Legenda: PIB: pressão intra-*bolus*.
Fonte: acervo do autor.

nométricos conclusivos com sintomas clinicamente relevantes (disfagia e/ou dor torácica). O diagnóstico manométrico conclusivo é caracterizado por IRP normal com 20% ou mais de ondas prematuras (DL < 4,5 segundos) com DCI > 450 mmHg.s.cm (Figura 50.10).

A doença do refluxo deve ser descartada, pois pode levar a essa alteração motora.

Esôfago hipercontrátil

Um diagnóstico conclusivo do esôfago hipercontrátil também requer sintomas clinicamente relevantes (disfagia e/ou dor torácica) e um diagnóstico manométrico conclusivo. O seu diagnóstico manométrico conclusivo é definido com o IRP normal com 20% ou mais das deglutições hipercontráteis (> 8.000 mmHg.s.cm). O esôfago hipercontrátil é dividido em três subgrupos:

- Deglutição hipercontrátil com pico único;
- Hipercontrátil com mais de um pico (Jackhammer Esophagus);
- Hipercontrátil somado ao EIE, após a contração (Figura 50.11).

Esta subdivisão ainda não orienta ou modifica o tratamento para este distúrbio, mais estudos futuros são necessários para definir melhor a sua importância.

Como no espasmo, a doença do refluxo também deve ser descartada como etiologia.

Motilidade esofágica ineficaz

A motilidade esofágica ineficaz (MEI) pode ser um distúrbio motor primário ou secundário a DRGE, ao uso de medicamentos ou a doenças sistêmicas como, doenças do colágeno, diabetes, hipotireoidismo, alcoolismo e amiloidose. A DRGE pode causar a MEI em cerca de 31% a 40% dos casos, devendo sempre ser investigada nesse distúrbio motor[1,2].

Um diagnóstico manométrico conclusivo de MEI requer um IRP normal com mais de 70% das deglutições ineficazes (ondas fracas < 450 mmHg.s.cm, falhas ou fragmentadas – quebra > 5,0 cm) ou > 50% de ondas falhas (< 100 mmHg.s.cm) (Figura 50.12).

Evidências de apoio para um diagnóstico da MEI incluem trânsito retardado do *bolus* na impedância ou no esofagograma com bário.

Foram propostos alguns testes provocativos durante a manometria esofágica de alta resolução para avaliar a reserva de contração do corpo esofágico em indivíduos com MEI. O mais usado é o teste com

MANOMETRIA, PHMETRIA E IMPEDANCIOMETRIA ESOFÁGICAS

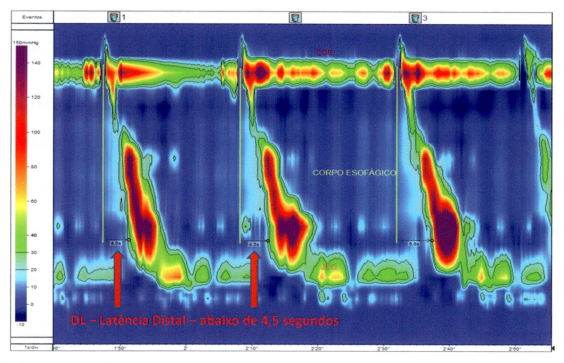

Figura 50.10 Espasmo esofágico distal.
Legenda: JGE: junção esofagogástrica; ESE: esfíncter superior esofágico.
Fonte: acervo do autor.

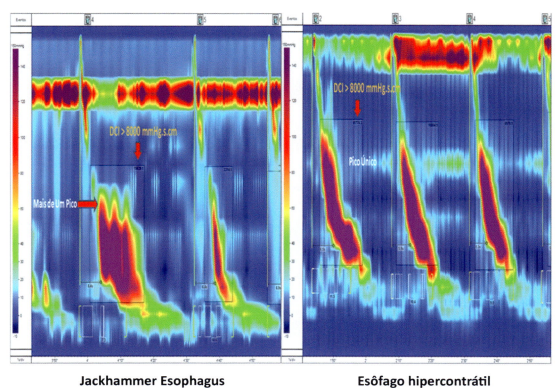

Jackhammer Esophagus   Esôfago hipercontrátil

Figura 50.11 Esôfago Hipercontrátil.
Legenda: DCI: contratilidade distal integral.
Fonte: acervo do autor.

Capítulo 50

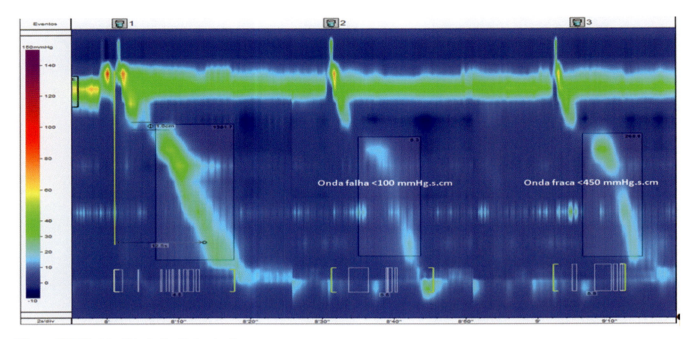

Figura 50.12 Motilidade Esofágica Ineficaz.
Fonte: acervo do autor.

múltiplas deglutições rápidas (MDR) que consiste em realizar cinco deglutições com 2 mL de água em rápida sucessão, com intervalo de 3 a 4 segundos, o qual avaliará a inibição deglutitiva durante a fase de deglutição e o aumento do vigor da contração do músculo liso esofágico, a reserva de contração, após a última deglutição. São realizadas três séries, com um intervalo de 30 segundos entre cada. Comparando a média das três DCI sequenciais, da última deglutição (5ª), dividida pela média da DCI das 10 deglutições únicas. Sendo este um indicativo de boa reserva contrátil quando esta razão for igual ou superior a 1 **(Figura 50.13)**.

Ausência de contractilidade

O seu diagnóstico manométrico conclusivo é definido com um IRP normal, nas posições supina e ortostática, com 100% de ondas falhas (DCI < 100 mmHg.s.cm). Esse achado é comum em indivíduos com doenças do colágeno, principalmente na esclerose sistêmica (70%) **(Figura 50.14)**.

Considerações finais para a manometria de alta resolução

Segundo a Classificação de Chicago versão 4.0 há quatro modificações principais que hoje devemos levar em consideração. Primeiro, é necessária uma avaliação manométrica e não manométrica adicional (esofagograma e/ou FLIP) para chegar a um diagnóstico conclusivo e aceitável da OJEG. Em segundo lugar, a OJEG, espasmo esofágico distal e esôfago hipercontrátil são três padrões manométricos que devem ser acompanhados por sintomas esofágicos obstrutivos, como disfagia e/ou dor torácica não cardíaca, para serem considerados clinicamente relevantes. Terceiro, o protocolo manométrico padronizado deve idealmente incluir posições supina e ereta (para o estado sólido), bem como manobras manométricas adicionais, como as múltiplas deglutições rápidas e o teste de sobrecarga hídrica. O teste de sobrecarga hídrica é realizado com a ingesta rápida de 200 ml de água, em que é calculada a pressurização esofágica, a deglutição inibitiva e uma avaliação complementar do relaxamento da JEG **(Figura 50.15)**. Deglutições com sólidos, testes pós-prandiais e provocação farmacológica (nitrito de amila ou colecistoquinina) também podem ser considerados para condições particulares. Finalmente, a definição de MEI é mais rigorosa e agora engloba o peristaltismo fragmentado.

PHMETRIA PROLONGADA

A pHmetria intraluminal esofágica prolongada é considerada como um estudo com boa acurácia para o diagnóstico da doença do refluxo gastroesofágico (DRGE), tendo em vista a sua objetividade em deter-

MANOMETRIA, PHMETRIA E IMPEDANCIOMETRIA ESOFÁGICAS

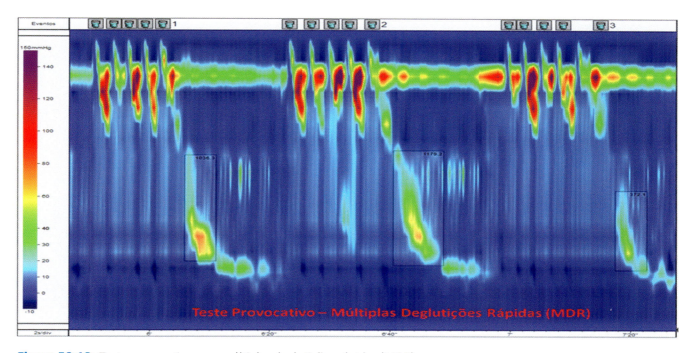

Figura 50.13 Teste provocativo com múltiplas deglutições rápidas (MDR).
Fonte: acervo do autor.

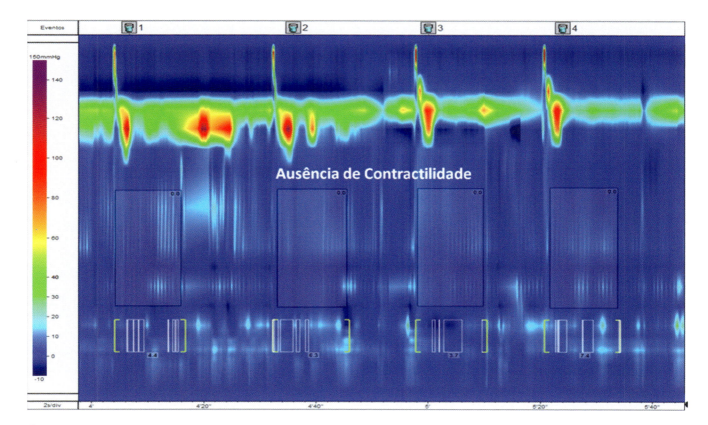

Figura 50.14 Ausência de contractilidade.
Fonte: acervo do autor.

Capítulo 50

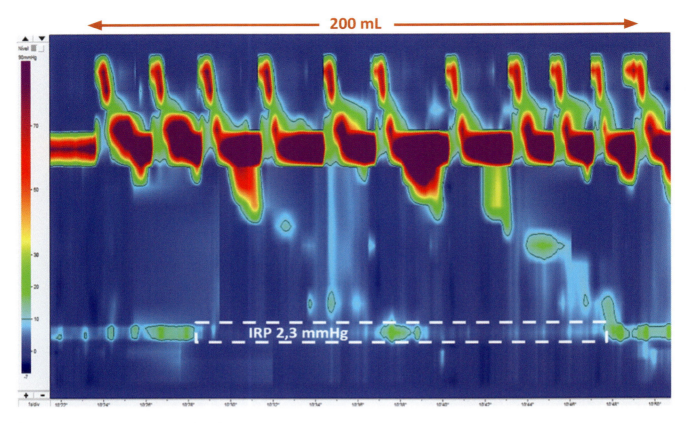

Figura 50.15 Teste provocativo de sobrecarga hídrica.
Legenda: IRP: pressão de relaxamento integrada.
Fonte: acervo do autor.

minar a presença e a intensidade do **refluxo ácido**, correlacionando este com os sintomas do paciente **(Figura 50.16)**.

Salienta-se que cerca de 12% a 30% dos pacientes que continuam apresentando sintomas de refluxo apesar do uso de medicação antissecretora apresentam sintomas decorrentes de refluxo não ácido, que não é detectado pela pHmetria convencional.

Ela pode falhar (falso negativo) em 20% dos pacientes com doença erosiva e em 40 a 50% dos com doença não erosiva.

As indicações da pHmetria são:

- Determinar o diagnóstico em pacientes com sintomas sugestivos da DRGE que não apresentam esofagite erosiva ou com esofagite erosiva grau A e B de Los Angeles ao estudo endoscópico;
- Esclarecimento diagnóstico de pacientes com sintomas atípicos e sintomas supraesofágicos, não explicados por outras causas;
- Avaliação da eficácia de tratamento clínico ou cirúrgico;
- Identificar a sua correlação com os sintomas.

É obrigatório e fundamental, com intuito de diminuir o erro de posicionamento do seu sensor, definir manometricamente a localização da JEG ou do EIE. E posicionar o sensor distal do cateter 5,0 cm acima da sua borda superior.

A variável, segundo consensos atuais, que melhor define um refluxo normal (fisiológico) do anormal (patológico) é o tempo total de exposição ácida (TTEA), isto é o tempo em que o pH permaneceu abaixo de 4 durante o estudo. Expresso em porcentagem, e considerado o mais sensível e reprodutível, sendo o mais amplamente empregado, com índices de sensibilidade e especificidade, ambos em torno de 96%. O seu valor normal utilizado no estudo pHmétrico, pelo consenso de Lyon de 2018, é de até 4,0% nas 24 horas para considerar um exame normal, maior do que 6,0% para um estudo anormal (patológico) e entre 4,0 e 6,0%

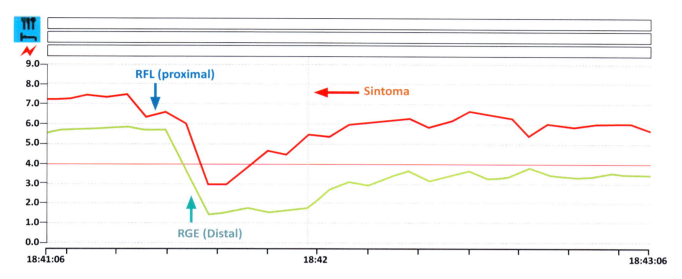

Figura 50.16 pHmetria.
Legenda: RFL: refluxo faringolaríngeo; RGE: refluxo gastroesofágico.
Fonte: acervo do autor.

seriam definidos como indeterminados ou inconclusivos. Quando este valor fica indeterminado (4,0 a 6,0%) devemos considerar e complementar com evidências adicionais obtidas em outros métodos diagnósticos, como alguns parâmetros encontrados na impedâncio pHmetria (número de refluxos e a depuração) e com os achados da MAR (hipotonia da JEG e MEI) para melhor definirmos a presença da DRGE.

O tempo total com pH esofágico inferior a 4 ou TTEA, este corte, foi estipulado por uma série de razões:

- Com pH de 4 os indivíduos saudáveis começam a apresentar sintomas (pirose);
- A pepsina, uma enzima digestiva e contribuidora chave para a esofagite é ativada em um pH inferior a 4;
- Em indivíduos normais, sem DRGE, o pH esofágico fica acima de 4 por 98,5% das 24 horas.

Impedâncio pHmetria prolongada

A impedânciometria intraluminar esofágica é um método que possibilita o acompanhamento do movimento anterógrado (transporte do *bolus* alimentar) e do movimento retrógrado (refluxo gastresofágico) do conteúdo intraluminar esofágico.

Monitorização da impedância esofágica associada com a pHmetria ou impedâncio-pHmetria esofágica (IpH) é considerada a ferramenta mais sensível para avaliar todos os tipos de refluxo gastresofágico (composição química = ácidos e não ácidos), sua natureza física (líquido, gás e misto), extensão proximal, duração e compensação. Interpretação adequada e coerente é necessária para aplicar os resultados da monitorização de pH e impedância.

Sabemos que a maioria dos refluxos são de caráter ácido. Uma análise realizada em 30 pacientes sem uso de inibidores de bomba de prótons (IBP), observou-se que a maioria foi de refluxos ácidos (88%), mas ainda assim refluxos não ácidos tiveram participação significativa (12%).

A impedância se baseia em medições elétricas (em Ohms) entre dois eletrodos cilíndricos de metal próximos, distando 2 cm entre si, e dispostos ao longo de uma sonda fina intraluminal. Esses pares de eletrodos que representam um segmento de impedância são conectados a um transdutor de tensão de impedância, proporcionando uma corrente de medição. A saída da medição representa a impedância elétrica ao redor do cateter no trecho compreendido entre o par de eletrodos. A impedância é inversamente proporcional à condutividade elétrica do conteúdo luminal e da área transversal entre os dois eletrodos. Portanto, o ar tem baixa condutividade e provoca aumento na impedância, enquanto o material refluído ou deglutido (líquido, pastoso ou sólido) apresenta alta condutividade e provoca diminuição da impedância. Com a variação de impedância (queda de mais de 50% da linha basal) ao longo do cateter intraesofágico, conseguimos avaliar se a direção do *bolus* é anterógrada (deglutição ou ingestão alimentar) ou retrógrada (refluxo). Quando associamos ao cateter um sensor de pH, podemos avaliar a natureza do material refluído: ácida ou não ácida (Figura 50.17 e 50.18).

O cateter de IpH é introduzido, por via nasal, no interior do esôfago, semelhante ao da pHmetria convencional e posicionado 5,0 cm acima do limite supe-

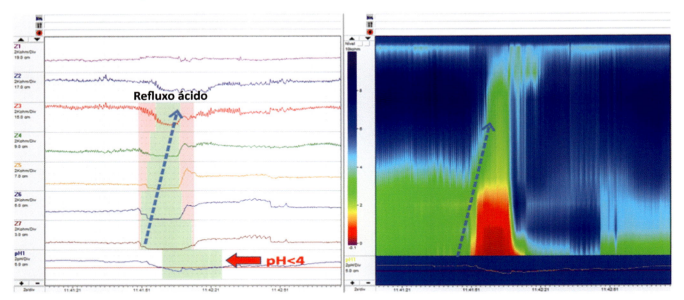

Figura 50.17 Refluxo ácido na impedância com pHmetria.
Direita: Z1 a Z7 – canais de impedância, em verde, são quedas de mais de 50% com movimento retrógrado com pH < 4. Esquerda: o mesmo movimento retrógrado desenhado no mapa topográfico colorido.
Fonte: acervo do autor.

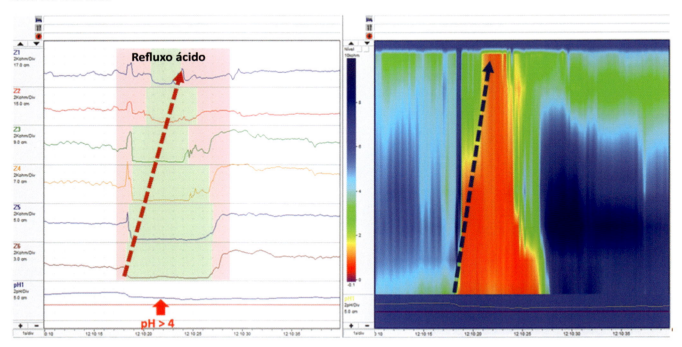

Figura 50.18 Refluxo não ácido na impedância com pHmetria.
Direita: Z1 a Z7 – canais de impedância, em verde, são quedas de mais de 50% com movimento retrógrado com **pH > 4**. Esquerda: o mesmo movimento retrógrado desenhado no mapa topográfico colorido.Direita: Z1 a Z7 – canais de impedância, em verde, são quedas de mais de 50% com movimento retrógrado com **pH < 4**. Esquerda: o mesmo movimento retrógrado desenhado no mapa topográfico colorido.
Fonte: acervo do autor.

MANOMETRIA, PHMETRIA E IMPEDANCIOMETRIA ESOFÁGICAS

rior do EIE do esôfago ou da JEG, após sua verificação manométrica.

A expressão **refluxo não ácido** vem sendo mais utilizada hoje, mas na verdade o termo não é considerado muito adequado, pois a maior parte dos refluxos tem pH entre 4 e 7. Esse aspecto foi abordado em um consenso internacional sobre a definição de refluxo, no qual foi sugerido que o termo refluxo não ácido seja reservado para aqueles com pH > 7 e que refluxos com pH entre 4 e 7 sejam denominados de refluxo levemente ácido. Entretanto, como o refluxo ácido é tradicionalmente definido como aquele com pH < 4, consideramos aceitável denominar, genericamente, os demais como sendo não ácidos.

O refluxo na IpH é definido quando há movimento retrógrado do *bolus* nos dois canais mais distais de impedância (canais localizados a 5,0 cm e 3,0 cm da borda superior do EIE), com queda na linha basal de pelo menos 50%.

As principais indicações da impedâncio-pHmetria esofágica são:

- Esclarecimento diagnóstico em pacientes com sintomas sugestivos de DRGE que não apresentem esofagite ao exame endoscópico, ou com esofagite erosiva grau A e B de Los Angeles e que tenham pHmetria normal;
- Esclarecimento diagnóstico de pacientes com sintomas atípicos e sintomas supraesofágicos, não explicados por outras causas;
- Avaliação da eficácia de tratamento clínico ou cirúrgico do refluxo;
- Identificação de refluxo ácido e não ácido e sua correlação com sintomas.

O objetivo primário do estudo é confirmar um diagnóstico da DRGE. Os pacientes refratários com queixas de refluxo preocupante ou sintomas extraesofágicos, ou antes de uma cirurgia antirrefluxo devem ser submetidos a testes de pHmetria sem drogas antissecretoras (p. ex. IBP), e os resultados seriam interpretados com base nos parâmetros ácidos tradicionais. Para aqueles com DRGE bem definida e sintomas preocupantes que persistem após o tratamento, a impedâncio-pHmetria na vigência de tratamento está indicada. Neste contexto, o monitoramento da impedâncio-pHmetria pode ajudar a avaliar a eficácia dos IBP e o papel do refluxo ácido e não ácido, correlacionando-os com os sintomas persistentes.

Vários parâmetros são utilizados na IpH para definirmos a DRGE, dentre estes, temos:

- **Tempo de Exposição Ácida (TEA):** é o tempo total com pH < 4, expresso em porcentagem, normal até 6%;
- **Média Basal Noturna da Impedância (MBNI):** aferida durante o repouso no período noturno, 30 minutos sem deglutição, normal MBNI > 2.292 Ω. Valores baixos refletem o comprometimento da integridade da mucosa induzido pelo refluxo, mesmo na ausência de lesão macroscópica (erosão);
- **Onda Peristáltica Induzida por Deglutição Pós-Refluxo (***post-reflux swallow-induced peristaltic wave* – **PSPW):** fisiologicamente, o refluxo é seguido por um reflexo vagal de deglutição para neutralizar a mucosa esofágica acidificada com saliva. Essa deglutição após refluxo é definida como PSPW e pode ser verificada na impedância através da queda anterógrada dentro de 30 segundos após o refluxo. Valor normal: PSPW > 50%. Um PSPW reduzido é indicativo de uma má depuração esofágica. Valores baixos também podem ser encontrados em indivíduos refratários ao tratamento medicamentoso, como pode ser um indicativo de progressão para adenocarcinoma de pacientes com esôfago de Barrett em uso contínuo de IBP;
- **Número de Refluxos:** total (normal até 80/24 horas), ácidos e não ácidos.
- **Tempo Total de Exposição ao *Bolus* (%):** este é a duração que o *bolus* refluído permanece no esôfago. É o momento da entrada do bolo líquido até a sua depuração, definido como o momento em que a impedância diminui para um valor que indica a entrada do refluxo líquido, com um tempo maior que 5,0 segundos. A duração do *bolus* é medida 5,0 cm acima do esfíncter esofágico inferior.
- **Número de Rerrefluxos:** a impedâncio-pHmetria permite o diagnóstico do chamado rerrefluxo (refluxo ácido superimposto). Trata-se de dois ou mais episódios de refluxo numa mesma queda de pH abaixo de 4 (Shay, 2003);
- **Número de refluxos gasosos**.
- **Relação temporal entre os episódios de refluxo e a ocorrência de sintomas (Figura 50.19).**

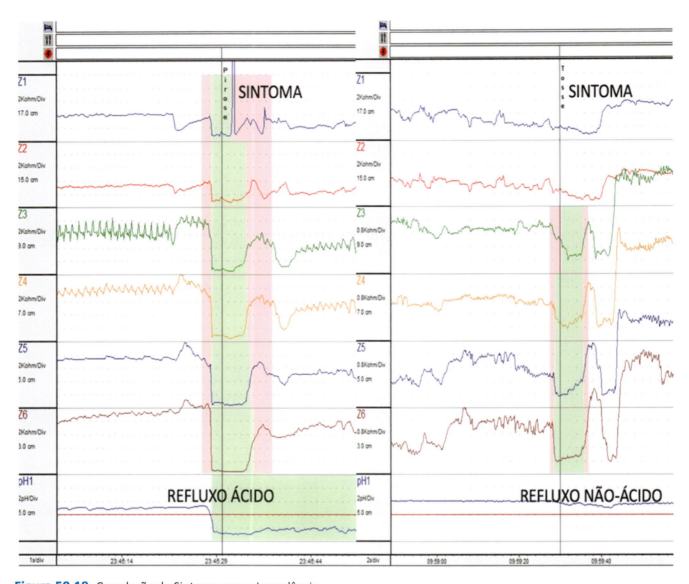

Figura 50.19 Correlação do Sintoma com a Impedância.
Fonte: acervo do autor.

Em 2018 foi criado o consenso de Lyon com parâmetros absolutos para o diagnóstico do refluxo, principalmente os critérios endoscópicos e pHmétricos. Definindo que, isoladamente, a história clínica, os dados de questionários e a resposta à terapia antissecretora com IBP são insuficientes para definir o diagnóstico conclusivo da DRGE, mas podem ser utilizados para uma investigação adicional. Propuseram então que os seguintes critérios, nos testes diagnósticos do refluxo, são conclusivos para este: esofagite erosiva de grau C e D de Los Angeles; esôfago de Barrett de segmento longo; estenose péptica e tempo de exposição ácida esofágico distal (TEA) > 6%. Porém, quando a endoscopia e o TEA são inconclusivos, evidências adjuvantes podem complementar o diagnóstico, como achados histopatológicos (espaços intercelulares dilatados), avaliação motora pela MAR (hipotonia da JEG, hérnia de hiato e MEI) e alguns achados na impedância (número de refluxos, impedância basal reduzida e o índice de PSPW baixo) **(Fluxograma 50.1)**.

A impedâncio-pHmetria é atualmente o principal método para a avaliação da DRGE e, portanto, são necessários esforços para que seja possível sua maior disponibilização em nosso meio **(Fluxograma 50.2)**.

A sua indicação, contudo, deve ser reservada principalmente para os casos de sintomas refratários, investigação de sintomas atípicos ou avaliação pré-operatória. Deve-se ter em mente que ainda são necessários mais estudos que consigam aperfeiçoar quais os melhores parâmetros diagnósticos e prognósticos do método.

Contudo com o uso da impedanciometria, tornou-se possível uma melhor avaliação do sintoma de eructação, diferenciando-se entre a gástrica da supragástrica. Um melhor entendimento do mecanismo do sintoma pode contribuir para um tratamento mais específico. Quando a impedância aumenta progressivamente dos canais mais distais para os mais proximais, trata-se de uma eructação gástrica. Esse é um mecanismo fisiológico que previne distensão gástrica gasosa excessiva e acúmu-

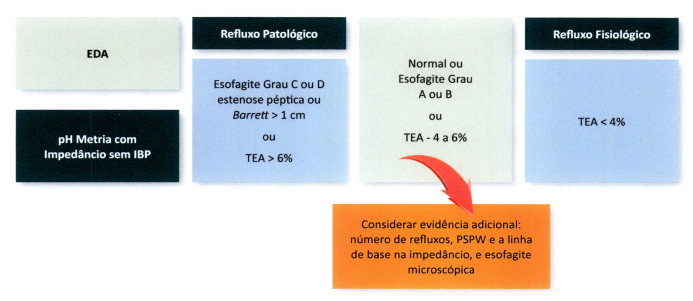

Fluxograma 50.1 Consenso da DRGE.
TEA: tempo de exposição ácida (pH < 4).
Fonte: acervo do autor.

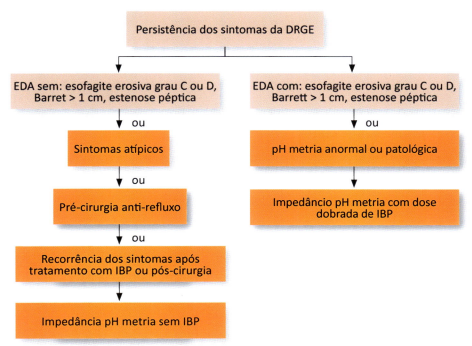

Fluxograma 50.2 Impedâncio pHmetria.
Fonte: acervo do autor.

lo de gás no intestino. Um aumento da frequência de eructações gástricas pode ser consequência de aerofagia ou incompetência da barreira antirrefluxo. Já a eructação supragástrica seria um distúrbio comportamental caracterizado por uma rápida entrada do ar para o esôfago, seguida de sua expulsão imediata, sem alcançar o estômago. Neste caso, identifica-se o aumento da impedância inicialmente nos canais proximais e posterior progressão para os distais, seguido por uma queda retrógrada da impedância para níveis basais. A prevalência de eructação supragástrica patológica é estimada em 3,4% dentre pacientes com queixas gastrointestinais altas e o principal tratamento seriam terapias comportamentais, como fonoaudiológica e cognitivo-comportamental.

LEITURA SUGERIDA

1. Fontes LHS, Navarro-Rodriguez T, Herbella FAM, Andrade VLA. Manual Prático de Manometria de Alta Resolução. 1a ed. Rio de Janeiro: Rubio, 2019.
2. Yadlapati R, Kahrilas PJ, Fox MR, Bredenoord AJ, Prakash Gyawali C, Roman S, et al. Esophageal motility disorders on high-resolution manometry: Chicago classification version 4.0. Neurogastroenterol Motil. 2021;33(1):e14058.
3. Kahrilas PJ, Mittal RK, Bor S, Kohn GP, Lenglinger J, Mittal SK, et al. Chicago Classification update (v4.0): Technical review of high-resolution manometry metrics for EGJ barrier function. Neurogastroenterol Motil. 2021; 33(10):e14113.
4. Roman S, Hebbard G, Jung KW, Katz P, Tutuian R, Wong R, et al. Chicago Classification Update (v4.0): Technical review on diagnostic criteria for distal esophageal spasm. Neurogastroenterol Motil. 2021;33(5):e14119.
5. Chen JW, Savarino E, Smout A, Xiao Y, Bortoli N, Yadlapati R, et al. Chicago Classification Update (v4.0): Technical review on diagnostic criteria for hypercontractile esophagus. Neurogastroenterol Motil. 2021;33(6):e14115.
6. Gyawali CP, Zerbib F, Bhatia S, Cisternas D, Coss-Adame E, Lazarescu A, et al. Chicago Classification update (V4.0): Technical review on diagnostic criteria for ineffective esophageal motility and absent contractility. Neurogastroenterol Motil. 2021;33(8):e14134.
7. Fontes LHS, Navarro-Rodriguez T. Manual Prático de Impedâncio pHMetria Esofágica. 1. ed. São Paulo: Editora dos Editores, 2019.
8. Frazzoni M, Savarino E, de Bortoli N, Martinucci I, Furnari M4, Frazzoni L, Mirante VG, et al. Analyses of the Post-reflux Swallow-induced Peristaltic Wave Index and Nocturnal Baseline Impedance Parameters Increase the Diagnostic Yield of Impedance-pH Monitoring of Patients With Reflux Disease. Clin Gastroenterol Hepatol. 2016;14(1):40-46.
9. Frazzoni M, de Bortoli N, Frazzoni L, Tolone S, Savarino V, Savarino E. Impedance-pH Monitoring for Diagnosis of Reflux Disease: New Perspectives. Dig Dis Sci. 2017;62(8):1881-1889.
10. Nasi A, Queiroz NSF, Michelsohn NH. Prolonged gastroesophageal reflux monitoring by impedance-phmetry: A review of the subject pondered with our experience with 1,200 cases. Arq Gastroenterol. 2018;55(Suppl 1):76-84.
11. Gyawali CP, Kahrilas PJ, Savarino E, Zerbib F, Mion F, Smout AJPM, et al. Modern diagnosis of GERD: the Lyon Consensus. Gut. 2018;67(7):1351-1362.

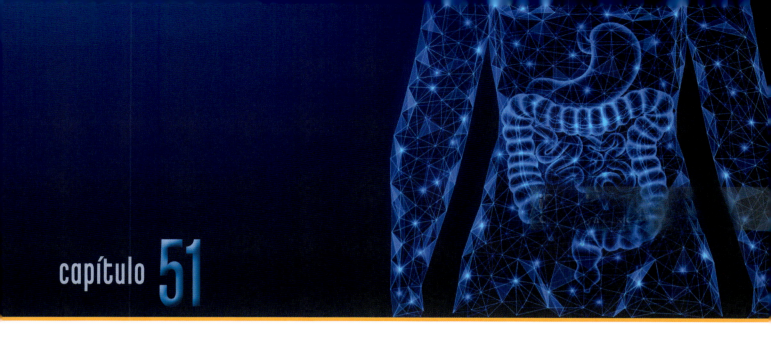

capítulo 51

Testes Respiratórios

REJANE MATTAR

INTRODUÇÃO

TESTE COM ^{13}C-UREIA OU COM ^{14}C-UREIA PARA H. PYLORI

Para sobreviver no meio ácido do estômago, o *Helicobacter pylori* (*H. pylori*) expressa enzima urease que hidrolisa a ureia em bicarbonato e amônia, elevando o pH do meio. A expressão de urease é o princípio não apenas do teste de urease realizado em biópsia gástrica, mas também do teste respiratório. No caso dos testes respiratórios, a ureia marcada é hidrolisada em bicarbonato marcado, que é absorvido pela mucosa, entra na corrente sanguínea e é expirado pelo pulmão como CO_2 marcado.

O teste respiratório para diagnosticar infecção pelo *H. pylori* é o mais popular, estudado e validado; porém, no Brasil ainda há muitas dificuldades para a realização desse exame. A ^{14}C-ureia é radioativa, o ^{14}C tem uma meia vida de aproximadamente 5.730 anos, sendo impossível esperar decaimento para desprezar os rejeitos radioativos. O ^{14}C é emissor β de baixíssima energia, presente normalmente nos ossos, e usado para a datação dos fósseis. Tem a limitação de não poder ser usado em gestantes, lactantes e crianças. A vantagem é o equipamento usado para a leitura: Contador β, frequentemente disponível nos laboratórios de rotina no Brasil.

A validação do teste com 5μCi de ^{14}C-ureia e leitura após 20 minutos da ingestão mostrou sensibilidade e especificidade de 100%. O paciente tem que fazer preparo: estar em jejum de pelo menos quatro horas, pode tomar água, suspender os inibidores de secreção ácida por 15 dias e antibióticos por 30 dias.

Método

O paciente enxagua a boca com antisséptico bucal, ingere 5μCi de ^{14}C-ureia em água, permanece 20 minutos sentado e sopra em tubo acoplado à Erlenmeyer e conectado em frasco de cintilação contendo 1 mMol de hidróxido de benzetônio em metanol e timolftaleína. No pH alcalino a timolftaleína fica azul, quando o paciente sopra CO_2 nessa solução, o pH fica ácido. Quando 1 mMol de $^{14}CO_2$ ficaram retidos na solução de hidróxido de benzetônio a cor de azul vira para incolor. Líquido de cintilação é acrescentado e a leitura é processada no contador β **(Figura 51.1)**.

TESTE RESPIRATÓRIO COM ¹³C-UREIA

Na natureza o ¹²C é o mais abundante, em menor proporção o isótopo ¹³C que pode estar presente no milho e na cana de açúcar. O *pool* de ¹³C no corpo humano é de aproximadamente 2 g/kg de peso, e diariamente são ingeridos em torno de 25 mg/kg. A implantação do teste respiratório com ¹³C-ureia que não é radioativa, possibilitou o uso irrestrito do exame e substituiu o teste respiratório com ¹⁴C-ureia. O paciente precisa ter a capacidade de entender os comandos e soprar no bocal acoplado à bolsa aluminizada, a partir de 4 anos de idade é possível realizar o exame.

A validação da técnica com ¹³C-ureia em cápsula de 50 mg manipulada pela Divisão de Farmácia do HCFMUSP, mostrou sensibilidade e especificidade de 100%. A realização do exame no Brasil ainda tem muitos obstáculos, o substrato do exame, a ¹³C-ureia grau teste respiratório é importada diretamente do fabricante na França. A Divisão de Farmácia manipula a cápsula, usando ácido cítrico como veículo, com data de validade de 30 dias.

O paciente sopra o tempo basal, ingere cápsula de ¹³C-ureia com suco de laranja, que é ácido, para aumentar a sensibilidade do exame. Permanece 20 minutos sentado e depois sopra a segunda bolsa. A máquina é um infravermelho que consegue distinguir o ¹²C do ¹³C, aspira o ar expirado na bolsa aluminizada do tempo basal e lê a proporção de ¹²C e do ¹³C, depois aspira o ar expirado na bolsa aluminizada de 20 minutos e lê a proporção de ¹²C e do ¹³C **(Figura 51.2)**. A máquina compara a quantidade de $^{13}CO_2$ no tempo de 20 minutos com o tempo basal e libera um resultado que é um *delta over baseline* (DOB). O valor de corte é ≥ 4 DOB, sendo positivo, entre 3,5 e 3,9 DOB é duvidoso (é recomendado repetir o exame após três meses, ou correlacionar com outros resultados). O resultado ≤ 3,4 DOB é negativo.

Para o preparo é solicitado jejum de no mínimo quatro horas, porém, trabalhos mostraram que o paciente não estar em jejum não interfere no exame. É importante não ingerir bebidas gasosas, porque o teste respiratório é teste de CO_2, e o gás das bebidas gasosas é CO_2. O cigarro interfere muito na leitura. Embora o paciente seja orientado a suspender os inibidores de secreção ácida por 15 dias, nós testamos pacientes positivos que haviam ingerido omeprazol

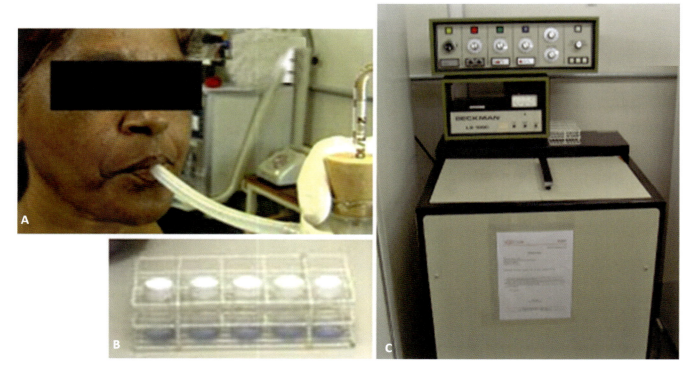

Figura 51.1 (A) Após ingestão da ¹⁴C-ureia o paciente sopra até o frasco com hidróxido de benzetônio (B) ficar incolor. (C) Contador β onde é realizada a leitura.

Fonte: acervo do autor.

TESTES RESPIRATÓRIOS

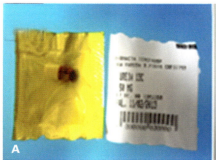
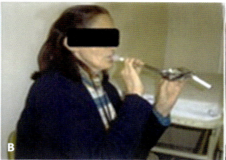
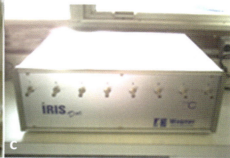

Figura 51.2 (A) A cápsula de 50 mg de ^{13}C-ureia manipulada pela Divisão de Farmácia do Hospital das Clínicas da Faculdade de Medicina da Universidade de São Paulo (HC-FMUSP). (B) O paciente sopra no bocal acoplado à bolsa aluminizada. (C) O equipamento que faz a leitura com os canais onde as bolsas aluminizadas são acopladas e aspira o ar presente nas bolsas aluminizadas. O resultado é liberado no computador acoplado ao aparelho.

antes do exame e não ocorreu interferência. Mesmo assim é melhor fazer o preparo corretamente. Qualquer antibiótico deve ser suspenso 30 dias antes do exame.

TESTES DO H_2 EXPIRADO

O princípio dos testes do H_2 expirado é a fermentação de carboidratos pela flora bacteriana intestinal, resultando em gases H_2, CO_2 e CH_4. Uma parte dos gases é absorvida pela mucosa, entra na corrente sanguínea e expirada pelo pulmão. Os equipamentos têm sensor que detecta e quantifica os gases H_2 e CH_4 em partes por milhão (ppm).

Os testes do H_2 expirado têm preparo: jejum de no mínimo oito horas, pode tomar água. No dia anterior consumir dieta não fermentativa (pão francês com queijo muçarela, minas, ricota, arroz à vontade, carne magra). Não pode consumir sobremesas, grãos, leite. A dieta não fermentativa é para o paciente iniciar o exame com o H_2 expirado baixo. Não pode fumar por 24 horas antes do exame, o cigarro aumenta muito o H_2 expirado. Não pode fazer atividade física antes do exame. Antibióticos, laxantes, enema, probióticos, domperidona, bromoprida, metoclopramida, betanecol devem ser suspensos 30 dias antes do exame no mínimo. Exames com preparo, tais como colonoscopia também exigem 30 dias de espera para a realização do teste respiratório devido a alteração na estabilidade da fora bacteriana.

Os equipamentos para os testes de H_2 expirado podem ser estacionários ou portáteis. O paciente sopra o tempo basal (em jejum), ingere o substrato com água e depois sopra em tempos determinados. Para o teste de supercrescimento bacteriano, os tempos de coleta são: basal, 20 min, 40 min, 60 min e 80 min. O valor de referência para o supercrescimento bacteriano é um aumento de pelo menos 20 ppm maior que o H_2 expirado basal até 60 min. O aumento no tempo de 80 min já é considerado chegada no ceco. Contudo, o consenso americano considera até 90 min para o teste de supercrescimento bacteriano. Não há necessidade de segundo pico de H_2 para diagnosticar supercrescimento bacteriano.

O gás CH_4 é importante para os casos de constipação intestinal e trânsito intestinal lento. São usados 4 moles de H_2 para produzir 1 mol de CH_4, significa que a produção de CH_4 por bactérias metanogências (*Methanobrevibacter Smithii*), inibe a produção de H_2. O valor de referência para o CH_4 é > 10 ppm que o basal, caracterizando o chamado supercrescimento intestinal metanogênico.

Os tempos de coleta para os testes de tolerância à lactose ou para tolerância à frutose são: basal, 60 min, 90 min, 120 min, 150 min e 180 min. O valor de referência é aumento de pelo menos 20 ppm maior que o H_2 expirado basal a partir de 90 min. É importante relatar os sintomas apresentados durante o exame: borborigmos, distensão abdominal, flatulência, cólica, diarreia e enxaqueca.

TESTE DE SUPERCRESCIMENTO BACTERIANO

Supercrescimento bacteriano é definido como aumento no número de bactérias no intestino delgado, causando sintomas gastrintestinais. Não há técnicas de cultura de aspirado de jejuno ideais para se

MANUAL DE GASTROENTEROLOGIA E HEPATOLOGIA DO HCFMUSP

diagnosticar supercrescimento bacteriano, porém o valor de corte sugerido recentemente é: > 10^3 unidades formadoras de colônias de coliformes/mL de aspirado duodenal. O teste do H_2 expirado é a melhor alternativa, apesar de não ser possível realizar validação, o tempo de trânsito orocecal pode interferir no resultado, e ainda haver dúvidas quanto ao melhor substrato: glicose ou lactulose. A glicose (dose de 75 g) é avidamente absorvida no jejuno, podendo ocorrer falso negativo, enquanto a lactulose (dose de 10 g) avalia o delgado como um todo, mas é fermentada pela flora colônica. Nós usamos 13,34 g de lactulose (20 mL da apresentação de 667 mg/mL) solubilizada em água como substrato do teste de supercrescimento bacteriano.

O teste de supercrescimento bacteriano é o primeiro que deve ser feito porque a flora bacteriana colonizando o intestino delgado fermenta os carboidratos usados como substrato nos demais testes de tolerância.

TESTE DE TOLERÂNCIA À LACTOSE

A lactose é um dissacarídeo que precisa ser digerida pela enzima lactase, quebrando em glicose e galactose para serem absorvidas. A digestão insuficiente de lactose no intestino delgado resulta na chegada da lactose no cólon e fermentação pela flora bacteriana com formação de ácidos orgânicos e gases (H_2, CO_2 e CH_4) que são em parte absorvidos pela mucosa e expirados pelo pulmão, ou liberados como flatos. Os sintomas de distensão abdominal, borborigmos, flatulência, cólica e diarreia são provocados pela fermentação bacteriana da lactose no cólon.

A intolerância à lactose pode ser primária, secundária ou, congênita (mutação no gene *LCT* que codifica a lactase, muito rara). A expressão da enzima lactase no intestino delgado é máxima no nascimento, após o desmame dois grupos se impõem, um grupo que mantém a expressão máxima da enzima lactase (lactasia persistente) e outro grupo que apresenta diminuição fisiológica da expressão da enzima lactase (hipolactasia), na presença de sintomas se caracteriza intolerância.

A diferença entre os dois grupos (lactasia persistente e hipolactasia) está em polimorfismos nos íntrons 13 e 9 – alelos de persistência da lactase – **(Figura 51.3)** do gene *MCM6* que atuam como acentuassomo, do inglês *enhancer* da expressão do gene *LCT*. No Brasil o polimorfismo *LCT*-13910C>T (alelo europeu) está associado com lactasia persistente, conforme apresentado na **Figura 51.3**.

Ao nascer, a expressão da lactase é regulada pela ligação dos fatores de transcrição Cdx2 (*caudal type homeobox* 2), GATA-4, GATA-5, GATA-6, HNF1α (*hepatocyte nuclear fator* 1α, HOXC11 (*Homeobox C11*), HNF-3, C/E BP (*CCAAT/ enhancer binding protein*) e FREAC-2/3 (*forkhead box* F2) no promotor do gene *LCT*. O fator de transcrição PDX-1(*pancreatic and duodenal homeobox* 1) inibe a expressão do gene *LCT*. Entretanto, o mecanismo do declínio fisiológico não é conhecido. A hipótese é que a ação dos fatores de transcrição e mecanismos epigenéticos, principalmente metilação do DNA estariam envolvidos no declínio fisiológico.

A persistência dos níveis altos de lactase na vida adulta é mediado por polimorfismos de nucleotídeo único (SNPs) no íntron 13 do gene *MCM6* que criam sequências consenso onde o fator de transcrição Oct-1 (*Octamer-binding protein* 1) pode se ligar, e induzir a expressão do gene *LCT*. Esse mecanismo acentuassomo (*enhancer*) no gene *LCT* mantém a expressão de lactase alta após o declínio fisiológico.

Dos testes de H_2 expirado, o teste de tolerância à lactose é o que pode ser melhor validado, usando a detecção molecular de hipolactasia como padrão ouro para discriminar os grupos: tolerante e intolerante à lactose. A primeira pergunta a ser feita é que substrato usar para o exame: leite ou lactose. Alguns trabalhos usaram o leite como substrato, contudo, o leite dependendo do gene da β caseína, pode ser A1 ou A2. O gene da β caseína era originalmente A2, porém surgiu uma mutação no aminoácido 67, criando sítio de hidrólise de enzimas digestivas, e resultando na liberação do peptídeo β- casomorfina-7 que estimula os receptores opioides do intestino, retardando o trânsito intestinal. A fermentação bacteriana é maior com leite A1, porque o retardo no trânsito propicia maior fermentação bacteriana que quando o leite é A2. Portanto, o melhor substrato é a lactose pura, na concentração de 25 g, evitando um viés no resultado do exame: se o leite for A2A2 a produção de H_2 será menor que se o leite for A1A1, e a lactose pura foi o substrato que aumentou mais o H_2 no grupo intolerante à lactose.

TESTE DE TOLERÂNCIA À FRUTOSE

A frutose é um monossacarídeo que tem duas vias principais de absorção: GLUT5 (específico para frutose) e GLUT2 que está na membrana basolateral e

TESTES RESPIRATÓRIOS

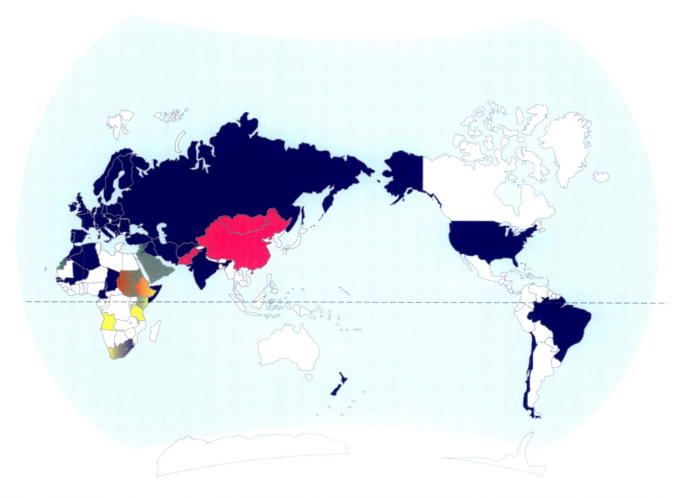

Figura 51.3 Polimorfismos no íntron 13 (*LCT*-13907C>G, *LCT*-13910C>T, *LCT*-13915T>G, *LCT*-14009T>G, *LCT*-14010G>C) e no íntron 9 (*LCT*-22018G>A) do gene *MCM6* associados com lactasia persistente no mundo.

LCT-13910C>T   *LCT*-13915T>G   *LCT*-13915T>G e *LCT*-13910C>T

LCT-13910C>T e *LCT*-22018G>A sem desequilíbrio de ligação

LCT-14010G>C   *LCT*-14010G>C e *LCT*-13910C>T

LCT-14010G>C e *LCT*-13915T>G

LCT-13907C>G, *LCT*-13915T>G, *LCT*-14009T>G, e *LCT*-13910C>T

LCT-13907C>G, *LCT*-13915T>G, *LCT*-14009T>G, e *LCT*-14010G>C

Fonte: acervo do autor.

tem alta capacidade para absorver glicose, galactose e frutose, essa via entra em ação quando a ingestão de frutose é alta, se movendo para membrana apical do enterócito. A não absorção da frutose implica na sua fermentação pela flora bacteriana do cólon com formação de gases. O consenso de Roma não recomenda o teste de tolerância à frutose na prática clínica e o consenso americano apresentou dúvidas quanto a sua utilidade na prática clínica.

O consenso americano recomenda dose de 25 g de frutose e que o exame seja realizado por três horas, apesar dos resultados publicados terem indicado que quando positivo, na maioria das vezes era supercrescimento bacteriano. A expressão de proteína e RNAm de GLUT5 e GLUT2 (transportadores da frutose) não correlacionou com os resultados dos testes de tolerância à frutose.

Capítulo 51

TESTE DE TOLERÂNCIA COM OUTROS SUBSTRATOS

O consenso de Roma e o consenso americano não recomendam teste do H_2 expirado para determinar o trânsito orocecal, e o uso de outros substratos: sorbitol, frutanos, para caracterizar intolerância.

IMPACTO DA PANDEMIA PELO SARS-COV 2 NOS TESTES RESPIRATÓRIOS

Em março de 2020 os casos de COVID-19, doença do coronavírus 2019, provocada pelo SARS-CoV2 (*severe acute respiratory syndrome* coronavírus-2) começaram a aumentar no Brasil. Os testes respiratórios, até então considerados simples e seguros, passaram a ser exames de altíssimo risco de contaminação pelo SARS-CoV2, sendo suspensos. O teste respiratório para *H. pylori* foi substituído pela pesquisa de antígeno de *H. pylori* nas fezes. O teste de tolerância à lactose há muito tempo foi substituído pela detecção molecular de hipolactasia. O teste de supercrescimento bacteriano não tem outra opção diagnóstica.

Durante a coleta do exame, o paciente deve soprar com muita força no bocal acoplado à bolsa aluminizada, ocorrendo a liberação de grande quantidade de partículas de aerossol que podem carregar o SARS-CoV2. A contaminação de partículas de aerossol é tanto do meio ambiente quanto da bolsa aluminizada. No momento que a máquina aspira o ar expirado da bolsa para fazer a leitura, o ar circula dentro do equipamento e é liberado na parte de trás do equipamento. Novamente, havendo o risco de contaminação do local onde é realizada a leitura do exame.

O teste de supercrescimento é demorado, sendo o risco ainda maior de contaminação. Enquanto a circulação do SARS-CoV2 permanecer alta na população, os testes respiratórios para *H. pylori* e supercrescimento bacteriano ficarão suspensos.

LEITURA SUGERIDA

1. Mattar R, Silva FM, Alexandrino AM, Laudanna AA. Validation of ^{14}C-urea breath test for diagnosis of *Helicobacter pylori*. Rev Inst Med Trop Sao Paulo. 1999;41(1):3-8.
2. Pizzoferratol M, Del Zompo F, Mangiola F, Lopetuso LR, Petito V, Cammarota G, et al. Specific ^{13}C functional pathways as diagnostic targets in gastroenterology breath-tests: tricks for a correct interpretation. Eur Rev Med Pharmacol Sci. 2013;17(Suppl 2):45-50.
3. Mattar R, Villares CA, Marostegam PFF, Chaves CE, Pinto VB, Carrilho FJ. Low dose capsule based ^{13}C-urea breath test compared with the conventional [13]Curea breath test and invasive tests. Arq. Gastroenterol. 2014; 51(2):133-138.
4. Gasbarrini A, Corazza GR, Gasbarrini G, Montalto M, Di Stefano M, Basilisco G, Parodi A, et al. Methodology and indications of H_2-breath testing in gastrointestinal diseases: the Rome Consensus Conference. Aliment Pharmacol Ther. 2009;29(Suppl. 1):1-49.
5. Quigley EMM, Murray JA, Pimentel M. AGA clinical practice update on small intestinal bacterial overgrowth: expert review. Gastroenterology. 2020;159(4):1526-1532.
6. Rezaie A, Buresi M, Lembo A, Lin H, McCallum R, Rao S, et al. Hydrogen and Methane-Based Breath Testing in Gastrointestinal Disorders: The North American Consensus. Am J Gastroenterol. 2017;112(5):775-784.
7. Anguita-Ruiz A, Aguilera CM, Gil Á. Genetics of lactose intolerance: an updated review and online interactive world maps of phenotype and genotype frequencies. Nutrients. 2020;12(9):2689.
8. Shrestha A, Barnett MPG, Perry JK, Cameron-Smith D, Milan AM. Evaluation of breath, plasma, and urinary markers of lactose malabsorption to diagnose lactase non-persistence following lactose or milk ingestion. BMC Gastroenterol. 2020; 20(1):204.
9. Barbosa MG, Souza AB, Tavares GM, Antunes AEC. Leites A1 e A2: revisão sobre seus potenciais efeitos no trato digestório. Segur Aliment Nutr. 2019;26:e019004.
10. Mattar R. Breath tests for gastrointestinal diseases - will it be safe to conduct breath tests after the COVID-19 pandemic? Clinics (Sao Paulo). 2020;75:e2092.

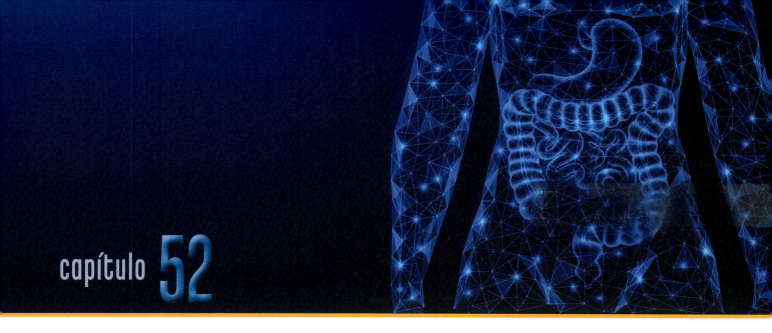

capítulo 52

Ultrassonografia do Fígado e Vias Biliares e Elastografia Hepática: Bases E Métodos

DENISE CERQUEIRA PARANAGUÁ-VEZOZZO ▸ RENATA DA SILVA MOUTINHO

INTRODUÇÃO

A ultrassonografia de abdome é o exame inicial na avaliação de pacientes com sintomas e sinais clínicos não específicos em gastroenterologia e hepatologia, com suspeita de doença hepatobiliar e pancreática.

As indicações gerais na gastroenterologia incluem toda e qualquer queixa de dispepsia ou dor específica ou mesmo, com sinais inflamatórios ou neoplásicos do abdome, em geral, primeiro exame radiológico de investigação destes pacientes gastroenterológicos. As indicações específicas em hepatologia incluem: monitoração de pacientes cirróticos, especialmente com risco para carcinoma hepatocelular (orientação de algoritmos das sociedades europeia e americana de fígado, European Association for the Study of the Liver [EASL] e American Association for the Study of Liver Diseases [AASLD]),

pré e pós-operatório das doenças hepatobiliares e pancreáticas, estadiamento tumoral e invasão vascular, análise da perviedade vascular pelo Doppler do sistema portal, além da avaliação de pacientes em lista de transplante hepático. Também auxilia na orientação de perfusão transparietal com agulha na biópsia hepática, nos procedimentos percutâneos ablativos, posicionamento de drenos ou cateteres em vasos, vias biliares ou coleções.

A ultrassonografia não é invasiva, não possui radiação ionizante, não apresenta efeitos deletérios, é reprodutível, acessível e de baixo custo. Existem atualmente raras limitações relativas, e é considerado método operador-dependente. Isto significa que um bom exame é o resultado de um apoio de tripé que compõe a habilidade do examinador (técnica de exame com varreduras precisas para obtenção de imagens, através de sistematização dos cortes), o conhecimento clínico valorizando biótipo e *performance status* do paciente (imagem sonográfica é pior em pacientes obesos, e maior gravidade da doença hepática crônica refletida pela granularidade do parênquima e dimensões reduzidas, por exemplo) e por último, é o tipo do equipamento (qualidade de imagem nos aparelhos mais novos apresentam melhor tecnologia de processamento de imagem, considerando o hardware e software). A cooperação do paciente auxilia e potencializa os achados de imagem sonográfica. O princípio do exame baseia-se na interação do som com os tecidos, através das ondas longitudinais, a partir da emissão e reflexão de onda mecânica, em frequência acima de 2 MHz, para diagnóstico médico. As graduações da imagem sonográfica em escala de cinza variam pela amplitude dos ecos refletidos, desde hiperecoides (muita reflexão) ou de alta amplitude, anecoides (sem reflexão) ou hipoecoides ou mesmo isoecoides, sempre considerando a ecogenicidade da região adjacente, de tecido normal.

Atualmente, os transdutores de tempo real, que geram a imagem sonográfica do abdome apresentam-se com formato convexo e preferencialmente com frequências de 3,5 a 5,0 MHz. Eles permitem acesso por via intercostal ou subcostal, sendo convenientemente orientado em todos os sentidos, tais como cranial, caudal, longitudinal, transversal e oblíquo, dependendo de cada corte a ser examinado de acordo com os diagramas a seguir, adaptados do manual sonográfico da Universidade de Chiba, Japão **(Figuras 52.1 a 52.6)**. Desta forma, temos a sistematização de todo abdome superior, passo a passo, destacando imagens sonográficas de 10 cortes no fígado (entre longitudinal, intercostal e subcostal), 02 cortes no pâncreas, 02 cortes no baço e 02 cortes na vesícula biliar, ilustrados a seguir.

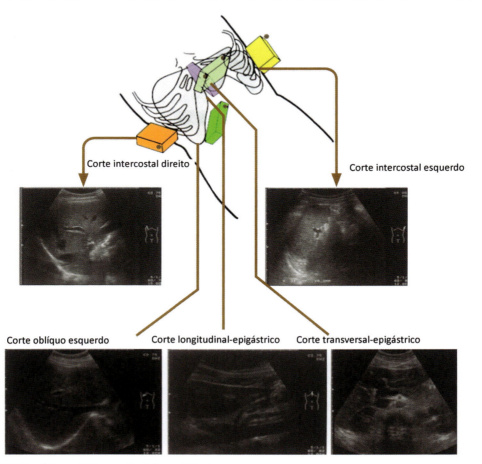

Figura 52.1 *Fast* US Hepático e Sistema Portal em 5 Cortes.

ULTRASSONOGRAFIA DO FÍGADO E VIAS BILIARES E ELASTOGRAFIA HEPÁTICA: BASES E MÉTODOS

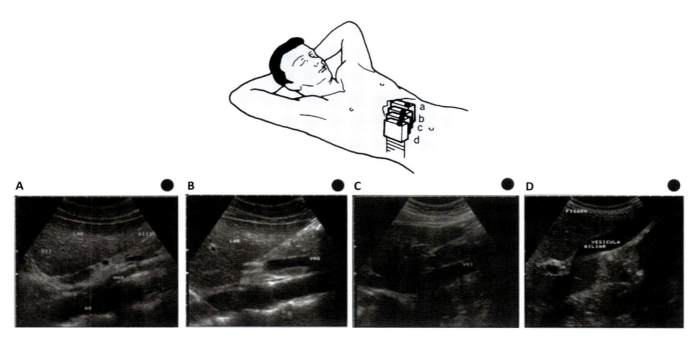

Figura 52.2 Esquema estudo do lobo esquerdo hepático e mediastino abdominal, incluindo vesícula biliar e veia porta. Secções com transdutor em posição longitudinal, a partir da linha média do epigástrio, subxifoide e subcostal percorrendo todo recordo costal inferior direito, valorizando a respiração durante inspiração e expiração profunda. Observa-se em quatro cortes principais: o primeiro corte **(A)** priveligia o segmento lateral esquerdo e relação com o mediastino abdominal (aorta abdominal e emergência de ramos principais de tronco celíaco e artéria mesentérica superior), corte **(B)** enfoca ainda a relação do lobo esquerdo e veia mesentérica superior. O corte **(C)** demonstra a veia cava sub-hepática e com leve rotação do transdutor, oblíquo, medial ao ponto vesicular, observa-se trajeto do tronco de veia porta. Corte **(D)** valoriza o eixo longitudinal da vesícula biliar.

Fonte: acervo do autor.

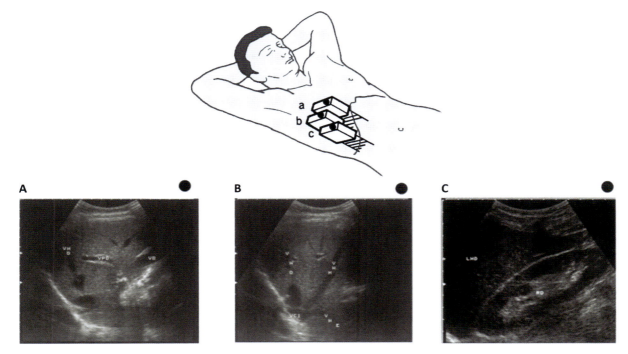

Figura 52.3 Esquema de estudo sonográfico de lobo hepático direito observando relação e trajeto de vasos portais direito **(A)** e confluência de veias hepáticas **(B)**. Destaque para estudo comparativo entre lobo direito do fígado (segmento 6) e cortical renal **(C)**: contraste hepatorenal, nesse caso isoecogênico.

Fonte: acervo do autor.

Capítulo 52

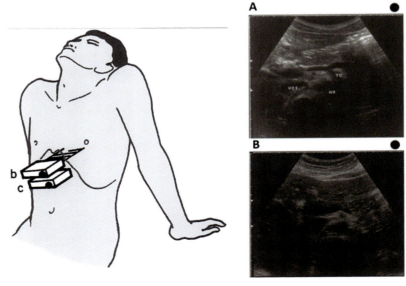

Figura 52.4 Estudo sonográfico do pâncreas numa posição ideal, avaliando o seu eixo maior transversal em epigástrio **(B)**. Observe tronco celíaco e o coxim adiposo ecogênico envolvendo a artéria mesentérica superior **(A)**.

Fonte: acervo do autor.

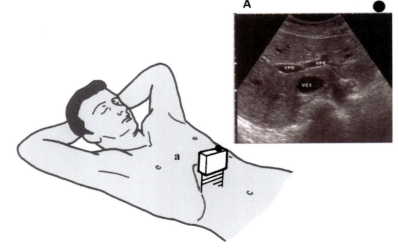

Figura 52.5 Importante plano de estudo, subcostal transversal, no ponto vesicular demonstrando a bifurcação portal dentro do fígado e a relação dos vasos e segmentos inferiores hepáticos **(A)**. Observe a veia cava inferior posterior e o ligamento venoso (linha ecogênica transversal que irradia do ramo esquerdo da veia porta).

Fonte: acervo do autor.

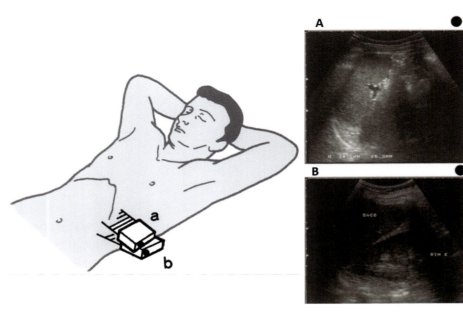

Figura 52.6 Plano de estudo sagital, intercostal esquerdo, em nível de apêndice xifoide nos espaços inferiores, intercostal esquerdo (linha axilar anterior esquerda), privilegiando o hilo esplênico **(A)**, onde se deve medir o eixo crânio caudal esplênico (critério de esplenomegalia, acima de 12 cm) com leve manobra de báscula com o transdutor, muda-se o plano de estudo, privilegiando a relação espleno renal **(B)**.

Fonte: acervo do autor.

FÍGADO – ESTUDO DE SONOANATOMIA HEPÁTICA NAS DOENÇAS DIFUSAS MAIS COMUNS

A ultrassonografia demonstra o fígado de anatomia preservada através da identificação do seu parênquima com ecogenicidade homogênea. A cápsula de Glisson, representada como a linha ecogênica que limita o parênquima, reconhecida como superfície lisa e as bordas dos lobos, que são a confluência das superfícies anterior e posterior das faces ventral e dorsal, representadas com ângulo menor do que 45º, ou seja, bordas finas. As estruturas líquidas observadas em seu interior correspondem à vesícula biliar, os vasos representados pelas veias hepáticas, ramos portais, artéria hepática e os ductos biliares. A artéria hepática e os ductos biliares são geralmente visualizados próximos ao hilo hepático. Na vigência de quadros que promovam a dilatação da árvore biliar ou aumento da rede arterial hepática, como na cirrose alcoólica, essas estruturas podem ser identificadas na intimidade do órgão ou até mais perifericamente.

As veias hepáticas não têm paredes ecogênicas demonstráveis, exceto quando o ângulo de incidência do feixe de ultrassom for transversal. A drenagem venosa apresenta maior variação que a ramificação portal. As três veias hepáticas principais (direita, média e esquerda) situam-se adjacentes aos ramos segmentares da veia porta e demarcam planos interlobares e inter segmentares no parênquima hepático. Essas veias subdiafragmáticas estão em um plano axial e desembocam na veia cava inferior de forma radiada, salientando-se que os ramos frequentemente são distintos, mas, às vezes, o ramo médio se une ao esquerdo. Os vasos do sistema portal possuem paredes refringentes e seus ramos cursam paralelamente aos da artéria hepática e dos ductos biliares. O tronco da veia porta origina-se à direita da linha média pela junção da veia mesentérica superior e da veia esplênica e considera-se calibre normal de 1,2 cm. Dirige-se ao fígado anteriormente à veia cava inferior, em trajeto oblíquo e ao atingir o hilo divide-se em ramos direito (curto e de maior calibre) e esquerdo. O ramo direito divide-se em dois ramos, posterior e anterior. O ramo esquerdo tem um trajeto cranial e possui dois ramos: uma porção transversal e outra chamada umbilical.

A localização precisa das lesões hepáticas é imperativa para o sucesso das intervenções como nas ressecções cirúrgicas que exigem cada vez mais um conhecimento de anatomia segmentar. A disposição do trajeto das veias hepáticas delimita os segmentos. Assim, de acordo com *Couinaud*, temos os oito segmentos anatômicos, com suprimento e drenagem vascular e biliar independentes. O lobo direito limita-se do esquerdo através da veia hepática média. Por meio da veia hepática direita, o lobo direito é dividido nos grupos dos segmentos anteriores e posteriores. Os anteriores são V e VIII, respectivamente anteroinferior e anterossuperior. Os posteriores são VI e VII, respectivamente posteroinferior e posterosuperior. Os segmentos IV e I localizam-se entre a veia hepática média e a esquerda. O segmento II ou superomedial e o segmento III ou inferomedial situam-se à esquerda da veia hepática esquerda.

As hepatopatias difusas, como esteatose, hepatites e cirroses produzem tênues modificações estruturais por vezes não valorizadas ao examinador ou não detectadas ao ultrassom dependendo do tipo do equipamento, assim como por inexperiência do operador. De fato, é fundamental reconhecer alguns importantes parâmetros sonográficos que definem o comprometimento e a extensão da inflamação, assim como da hipertensão portal. Em nossa experiência, adotamos os mesmos critérios que os da escola japonesa, ou seja, valorizamos a ecotextura, as bordas, a superfície e as dimensões dos lobos, ilustradas nas **Figuras 52.7** a **52.9**.

A esteatose hepática apresenta-se ao ultrassom de forma focal ou difusa, sendo esta a mais frequentemente encontrada. As camadas superficiais possuem aspecto eco refringente (hiperecoide) com atenuação sonora nas camadas posteriores. Três graus são definidos: leve, moderado e avançado. Pode haver hepatomegalia, muito provavelmente nesse caso, com componente de fibrose associado **(Figuras 10** a **13)**.

A esteatose focal, por sua vez, traduz-se por área ecogênica localizada que tende a respeitar vasos e limites de superfície e, frequentemente, apresenta uma forma poligonal. Apesar da progressão da infiltração, esta raramente é suficiente para produzir edema do segmento acometido e, portanto, não existe efeito de massa, tal como elevação nodular ou distorção vascular. As regiões hepáticas que se situam próximas à fossa da vesícula biliar são as mais frequentemente afetadas, ou seja, segmentos IV e V, quadrado e porção inferomedial do lobo direito.

A hepatite é uma resposta inflamatória do fígado a uma ampla variação de agentes que causam dano

MANUAL DE GASTROENTEROLOGIA E HEPATOLOGIA DO HCFMUSP

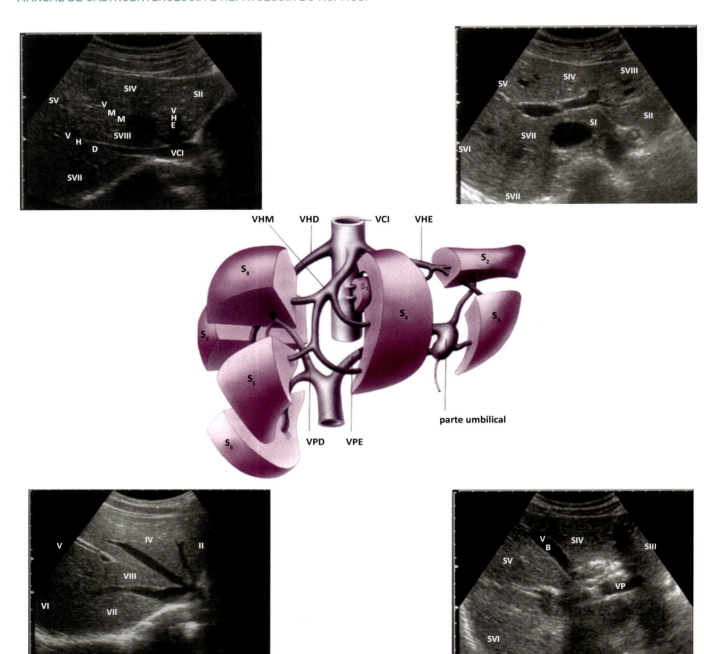

Figura 52.7 Segmentação hepática: demonstração pela ultrassonografia dos 8 segmentos de couinaud em secções transversais subcostal direita.

Fonte: acervo do autor.

ULTRASSONOGRAFIA DO FÍGADO E VIAS BILIARES E ELASTOGRAFIA HEPÁTICA: BASES E MÉTODOS

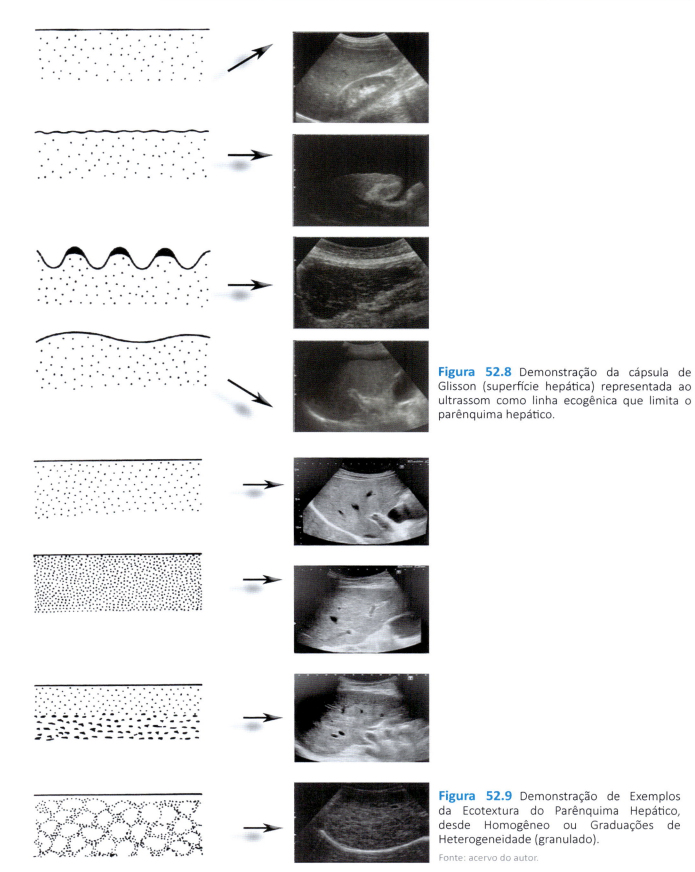

Figura 52.8 Demonstração da cápsula de Glisson (superfície hepática) representada ao ultrassom como linha ecogênica que limita o parênquima hepático.

Figura 52.9 Demonstração de Exemplos da Ecotextura do Parênquima Hepático, desde Homogêneo ou Graduações de Heterogeneidade (granulado).

Fonte: acervo do autor.

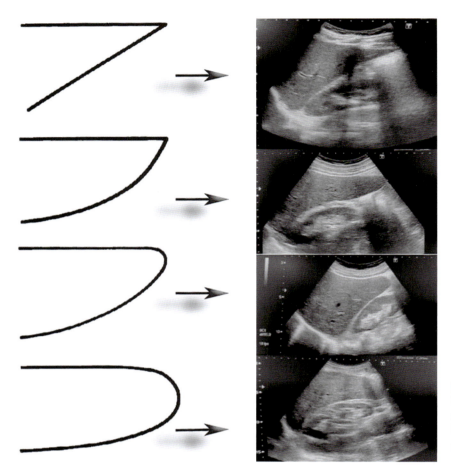

Figura 52.10 Demonstração das Bordas Hepáticas Definidas como Confluência das Superfícies Anterior e Posterior do Fígado (margens inferiores).

Fonte: acervo do autor.

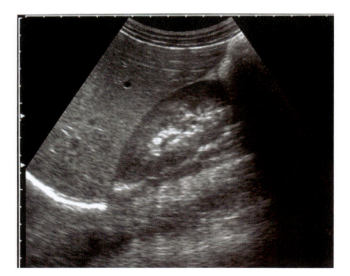

Figura 52.11 Demonstração do Contraste Hepato Renal, com Aumento Leve da Ecogenicidade do Parênquima Hepático (esteatose mínima).

Fonte: acervo do autor.

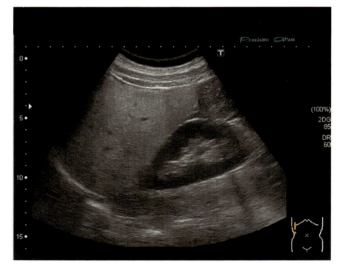

Figura 52.12 Demonstração do Contraste Hepatorenal com Aumento Moderado da Ecogenicidade Hepática (esteatose e ou fibrose).

Fonte: acervo do autor.

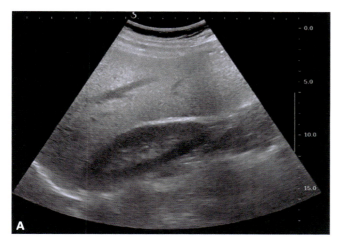 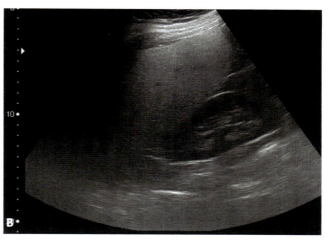

Figura 52.13 Demonstração do contraste hepatorenal com aumento acentuado da ecogenicidade hepática (esteatose e ou fibrose). **(A)** Com hepatomegalia. **(B)** Com apagamento do diafragma.

hepatocelular. O maior responsável é a infecção viral. Outras causas resultam de infecções bacterianas ou fúngicas, reações autoimunes, abuso por álcool, lesão por droga ou medicamento, exposição a agente do meio ambiente, tratamento radioterápico. Hepatites podem ser autolimitadas ou mais progressivas e crônicas por natureza, resultando em estádios de disfunção celular, necrose, fibrose ou cirrose. As características de imagem da hepatite aguda (que dura menos do que seis meses) são inespecíficas e, usualmente, o diagnóstico se baseia em achados de exames séricos, virológicos e clínicos. O papel mais importante da imagem nesses casos se resume em excluir outras doenças que produzam alterações clínicas e bioquímicas semelhantes às hepatites, como colestase extra-hepática, doença metastática difusa e cirrose. Hepatoesplenomegalia e edema periportal são os dois achados mais consistentes nos pacientes com hepatite aguda grave. Na ultrassonografia, pode-se ainda encontrar redução da ecogenicidade causada pelo edema dos hepatócitos. Nesses pacientes há um nítido contraste entre o tecido periportal ecogênico e o parênquima hipoecoide, um achado conhecido como fígado estrelado. Outros achados extra-hepáticos incluem espessamento perivesicular decorrente do edema, linfonodos sentinelas, espessamento periportal (presente também em fase crônica) e, raramente, ascite.

As principais variações encontradas na cirrose pela ultrassonografia são as alterações dos contornos ou superfície, da ecotextura do parênquima, das bordas e das dimensões, conforme os critérios de Chiba, Japão. Os contornos delineados pela cápsula de Glisson perdem o aspecto liso com surgimento de irregularidade da superfície hepática que varia desde padrão ondulado até serrilhado decorrente de nódulos protundentes de regeneração. É o sinal mais específico da cirrose na hepatite C. A estrutura do parênquima apresenta-se com amplo espectro, desde homogênea a grosseira, pelo aumento progressivo de grossos ecos, regulares ou irregulares. As bordas hepáticas estão alteradas, perdendo a forma convencional angulada das superfícies ventral e dorsal do fígado nas extremidades dos lobos direito e esquerdo, tornando-se bordas rombas. Pode-se encontrar uma desproporção dos lobos, com aumento relativo do esquerdo ou aumento do lobo caudado.

A ultrassonografia avalia a hipertensão portal demonstrando os seus principais sinais, que não só envolvem o fígado, mas também as alterações em todo sistema portal e sistêmico, o baço, as veias hepáticas, e finalmente o achado de líquido livre peritoneal e pleural.

A análise desses sinais pode melhor caracterizar a provável etiologia da hipertensão portal, como por exemplo, alterações que demonstrem maior componente pré-sinusoidal na esquistossomose hepatoesplênica e trombose portal ou sinusoidal nas cirroses ou mesmo pós-sinusoidal na síndrome de Budd-Chiari e nas cardiopatias congestivas.

A esquistossomose acomete enorme contingente da população mundial, principalmente na América Latina e no norte da África, sendo a segunda prioridade de política sanitária junto à Organização Mundial de Saúde (OMS). Em nosso meio, o Schistossoma mansoni é a espécie envolvida na doença e os ovos do verme são carreados e embolizados para os ramos da veia porta, causando periflebite, fibrose e hipertensão portal pré-sinusoidal. O quadro sonográfico é bem detalhado em publicações resultantes de empenhos de órgãos de política de saúde pública, com elaboração de duas importantes graduações quantitativas e qualitativa, respectivamente classificações de Cairo ou Niamey. Basicamente há aumento da ecogenicidade periportal, com bandas ecogênicas de tecido fibrótico que envolve os ramos da veia porta, da *porta hepatis* centralmente para a periferia.

VESÍCULA BILIAR E VIAS BILIARES: ANATOMIA POR ULTRASSOM E PRINCIPAIS ALTERAÇÕES

A ultrassonografia deve ser realizada após jejum de 4 a 6 horas. Assim, a vesícula biliar estará repleta e estômago e duodeno, vazios. A vesícula biliar normal possui formato piriforme e apresenta no lúmen, líquido anecoide. Os parâmetros a serem avaliados são: forma, tamanho, motilidade e parede. Os principais cortes de estudo são o sagital, subcostal e o intercostal direito.

A vesícula biliar situa-se, normalmente, no quadrante superior direito, adjacente à superfície inferior do fígado, no plano da fissura interlobar, com o colo da vesícula mantendo uma constante relação com a veia porta. O maior eixo da vesícula se obtém por meio do corte subcostal direito.

A vesícula biliar pode exibir uma ampla variedade de anormalidades quanto à localização, ao número e à forma. A localização pode variar em qualquer parte do abdome. As posições anômalas mais frequentes são posteriores ao lobo esquerdo, intra-hepático, transverso e retro-hepático ou retroperitoneal.

Agenesia e duplicação da vesícula biliar são raras. Dentre as variações da forma da vesícula destacam-se as pregas juncionais, o formato em **barrete frígio** e septos parciais ou completos. A primeira é uma torção ou uma prega que ocorre usualmente na parede posterior da vesícula. O **barrete frígio** é uma prega localizada no fundo vesicular. Os septos estão relacionados à estase e à formação de cálculos. Além disso, a vesícula pode dobrar-se sobre si anteriormente ou posteriormente, na área de transição entre o colo e o corpo.

Os ductos biliares intra-hepáticos normais são finos e raramente visualizados. Os ramos portais são usados como referência para a demonstração do ducto biliar esquerdo, visto como uma estrutura tubular delgada, posicionada anteriormente e paralelamente à porção transversal da veia porta esquerda. No corte transversal do epigástrio, pode-se demonstrar a emergência dos ramos biliares e portais de quarta ordem a partir da porção umbilical do ramo esquerdo principal: anteriormente ao ramo portal, detecta-se o ramo biliar do segmento lateral superior e, o ramo biliar do segmento lateral inferior localiza-se posterior ao ramo portal correspondente. Salienta-se que a artéria hepática média pode ser algumas vezes visualizada nessa mesma área, porém mais calibrosa e com trajeto distinto do canal biliar.

O ducto hepático direito pode ser reconhecido como uma estrutura fina, tubular, posicionada paralela e anteriormente à veia porta direita e quando cruza o seu ramo anterior observa-se pequena redução do seu calibre, trajeto de ramo anterosuperior, o qual é visto posteriormente ao ramo portal correspondente. Na icterícia obstrutiva, com o ducto biliar direito dilatado e, por se posicionar anatomicamente anterior ao ramo portal direito, configura-se o melhor local para a drenagem biliar percutânea trans-hepática. Os ductos biliares intra-hepáticos direitos podem ser visualizados no corte subcostal direito, sendo bom acesso aos ramos anteroinferior e posterior.

A partir da junção dos ductos hepáticos direito e esquerdo forma-se o ducto hepático comum, com extensão de 3 cm, bem visualizado em corte intercostal. Relaciona-se anteriormente com a veia porta principal e, quando se funde ao ducto cístico apresenta-se como ducto biliar comum, com cerca de 7 cm de extensão, cursando posteriormente ao duodeno em direção à face posterolateral da cabeça do pâncreas finalizando na papila de Vater. O ducto cístico normalmente não é demonstrado à ultrassonografia. Eventualmente, visibiliza-se uma sombra acústica posterior nessa região e, em caso de obstrução à jusante, pode-se surpreender como estrutura tubular preenchida de 2 a 3 cm. Em razão da interferência de gás e da mudança de curso, de medial inferior a lateral inferior da borda cranial pancreática, o ducto biliar distal não é facilmente demonstrado, sendo necessárias manobras com o transdutor. Seu calibre distal é usualmente menor do que a porção proximal.

Os calibres dos ductos hepáticos direito e esquerdo variam de 0,5 a 3,5 mm e o principal de 2,0 a 5,5 mm. Em pacientes colecistectomizados os valores são maiores. A maioria dos estudos concorda que o diâmetro para os ductos biliares extra-hepáticos normais em nível de tronco de veia porta é 6 mm (4 a 8 mm). Uma regra simples de normalidade é ajustar o aumento de 1 mm a cada década, ou seja, diâmetro de 4 mm para a idade de 40 anos e de 5 mm para a idade de 50 anos.

A ultrassonografia é o método diagnóstico inicial dos quadros de colestase. É um exame não invasivo, de baixo custo e grande especificidade, em torno de 95%. Nos casos de microlitíase (menor que 3 mm) e/ou barro biliar, a sensibilidade diagnóstica é menor. Outra limitação do método relaciona-se ao diagnóstico de cálculos e tumores das vias biliares extra-hepáticas, sendo, atualmente, complementada pela ultrassonografia endoscópica, que ampliou o seu campo de ação.

A análise ultrassonográfica dos cálculos adota os seguintes critérios: número, dimensão, aspecto de superfície, ecogenicidade e intensidade da sombra acústica posterior. As características do padrão de ecogenicidade dos cálculos são em função das propriedades dos feixes de ultrassom relacionadas ao tipo de corte seccional ou mesmo pelo tipo de composição química, tal como colesterol, bilirrubinato de cálcio e água.

A ultrassonografia é o método de confirmação da suspeita clínica de colecistite aguda. O sinal de Murphy ecográfico, provocado pela pressão do transdutor exercida sobre o ponto vesicular, associado à presença de cálculo, aumenta a especificidade para 92%.

O espessamento da parede vesicular também pode ser encontrado em pacientes com hipoalbuminemia, ascite, AIDS, hepatites, adenomiomatose, tumor, isquemia vesicular, dissolução de cálculos, varizes perivesiculares, além de jejum inadequado.

No empiema vesicular, as paredes estão mal definidas e pode haver formação de aderências parietais com o fígado. O material ecogênico intraluminar, às vezes sem revelar cálculos, pode corresponder à bile purulenta, bile espessa ou mesmo hemobilia. A presença de gás na vesícula biliar, geralmente em pacientes diabéticos, caracteriza a colecistite enfisematosa ou gangrenosa. A calcificação da parede vesicular de forma completa ou parcial, causando ou não sombra acústica posterior, configura o padrão de vesícula em porcelana.

A coledocolitíase geralmente está associada a cálculos da vesícula biliar. Seu diagnóstico é simples quando existem cálculos produtores de sombra acústica e o colédoco dilatado. As principais causas de falsos diagnósticos incluem: microcálculos (não detectados), mínima dilatação das vias biliares, múltiplos cálculos preenchendo totalmente a luz do colédoco, cálculos não produtores de sombra acústica, gás em vias biliares e interposição de gases intestinais.

A hepatolitíase primária tem na ultrassonografia sua modalidade diagnóstica de rastreamento, 85% a 100% dos ductos extra-hepáticos encontram-se dilatados enquanto os intra-hepáticos, em torno de 66% a 79% dos casos. Pode-se visualizar assimetria da distribuição e da forma da dilatação dos ductos, frequentemente comprometendo o lobo esquerdo, identificando-se cálculos ou não.

A diferenciação de imagem sonográfica na aerobilia dos cálculos biliares, baseia-se no desenho da árvore biliar por traços ou pontos lineares fortemente reflexivos, que provocam leve reverberação sem sombra acústica, e se movimentam com a mudança de decúbito.

MEIO DE CONTRASTE ENDOVENOSO DE ULTRASSOM E SEU POTENCIAL NA APLICAÇÃO NAS LESÕES FOCAIS HEPÁTICAS

A ultrassonografia do abdome superior e do sistema portal (US) apresenta boa acurácia para diferenciação de lesões focais sólidas e císticas. No entanto, mesmo ao uso do Doppler, o exame apenas consegue caracterizar as lesões focais hepáticas de forma limitada, sendo necessária a complementação de exames adicionais, tais como tomografia computadorizada (TC) e ressonância magnética (RNM) para melhor definição da lesão. O ultrassom com contraste (CEUS) aparece nesse contexto como uma forma de superar as limitações do método, pois possui a habilidade de detectar a hemodinâmica intranodular e diferenciar as lesões malignas das benignas em tempo real. O CEUS utiliza como agente de contraste microbolhas preenchidas de gás administrado de forma endovenosa. Esse tipo de contraste não tem um efeito farmacológico e sim um efeito físico que permite a caracterização da lesão. Sua presença na corrente sanguínea interage com as ondas de US e permite a definição do nódulo em imagens de alta resolução do tecido de vascularização. Além disso, é um contraste exclusivo de vasos sanguíneos, pois não há penetração no tecido intersticial. Para utilizar esse método o aparelho de US precisa de um software específico com baixo índice mecânico.

Qualquer investigação deve ser iniciada com US convencional, para detecção e identificação de lesões focais hepáticas. Posteriormente, aciona-se tecla no console do equipamento para acessar o software específico do CEUS e, possibilitar a leitura das imagens em tempo real, após administração do meio de contraste com microbolhas. As fases vasculares devem ser observadas sem interrupção durante 5 minutos para garantir o diagnóstico correto da lesão focal. A injeção do meio de contraste pode ser repetida caso a lesão só seja evidenciada na fase portal ou tardia.

As indicações para o exame são: achados incidentais no US; lesões suspeitas em pacientes com malignidade como alternativa para TC e RNM; necessidade de exame de contraste quando TC e RNM estão contraindicados; TC ou RNM inconclusivas; resultados citológicos ou histológicos inconclusivos. Existem limitações ao método em casos de lesões pequenas (5 mm), localizações subdiafragmáticas (*domus* hepático), em regiões profundas, abaixo de 8 cm. Além disso, é necessário atenção em relação à presença do ligamento falciforme e esteatose, situações que podem levar a defeitos de preenchimento, simular uma lesão focal e provocar um erro diagnóstico.

Dentre os tipos de contraste disponíveis temos: SonoVue® (hexafluoreto de enxofre) Definity®/Luminity® (octafluorpropano) e Sonazoid® (perfluorbutano). Todos os agentes de contraste são revestidos por uma camada de fosfolípide que permite estabilidade da membrana e impede a destruição da microbolha pela corrente sanguínea. O contraste permanece no corpo por no máximo 15 minutos e sua excreção é via pulmonar. Em relação à segurança dessas substâncias, até o momento, não apresentam risco de toxidade cardíaca, hepática ou renal. Seu uso é permitido durante a gravidez e o risco de reação anafilática está em torno de 0,001%. Reações de hipersensibilidade, apesar de raras, são possíveis.

A hemodinâmica do nódulo é possível devido ao comportamento do nódulo em relação às fases vasculares do contraste. Podemos definir três fases de ação do contraste:

- **Arterial:** a partir dos 10 segundos iniciais após a injeção do meio de contraste até 30 segundos;
- **Portal:** duração entre 30 e 120 segundos;
- **Tardia:** a partir de 120 segundos até o desaparecimento das microbolhas.

O Sonazoide® apresenta ainda mais uma fase chamada de pós-vascular. Nesse momento, o contraste se difunde pelas células de Kupffer e ocorre realce no parênquima hepático. Esse evento é importante para caracterização do carcinoma hepatocelular (HCC). A partir de cada fase é possível caracterizar o nódulo através do grau de vascularização (hiper/iso/hipoecogênica); homegenicidade (homogêneo/heterogêneo); arquitetura vascular, ou seja, a direção que o contraste irá seguir (centrípeto / centrífugo / global / cesta / nodular periférica); dinâmica temporal (rápida / lenta / precoce / tardia).

O objetivo do CEUS é discriminar nódulos benignos de malignos pelo US e evitar investigações adicionais desnecessárias. A AASLD não incluiu o CEUS para rastreio do HCC. Em primeiro lugar porque até o momento os contrastes com microbolhas ainda não foram aprovados pela Food and Drug Administration (FDA) e em segundo lugar, devido ao risco de 2% de erro diagnóstico entre HCC e colangiocarcinoma. Outras sociedades acreditam que se o exame for executado por pessoas treinadas e especializadas essa chance de erro é insignificante. A técnica de CEUS é simples, exame rápido, sem irradiação e, acima de tudo, é uma modalidade eficaz em termos de custos quando comparado com a RNM e TC. Essas vantagens tornaram CEUS uma modalidade estabelecida para lesão focal hepática porque permite a detecção e caracterização do nódulo em tempo real. Aplicações clínicas mais recentes do CEUS com resultados promissores estão sendo desvendados.

NOVAS FERRAMENTAS NA HEPATOLOGIA E ULTRASSONOGRAFIA – ELASTOGRAFIA E ELASTOMETRIA

O critério clínico, bioquímico, histológico e de imagem de cirrose discrimina pacientes com risco de desenvolver descompensação clínica incluindo carcinoma hepatocelular e, de mortalidade relacionada à doença hepática crônica. Assim, é fundamental o

ULTRASSONOGRAFIA DO FÍGADO E VIAS BILIARES E ELASTOGRAFIA HEPÁTICA: BASES E MÉTODOS

seu reconhecimento o mais precoce possível. O padrão ouro para o diagnóstico de fibrose hepática é a biópsia hepática. No entanto, esse método é um procedimento invasivo e não isento de riscos como sangramentos, infecções e raramente morte. Além disso, representa apenas uma fração do fígado e não a total dinâmica do processo de fibrogênese hepática, que na maioria das vezes é heterogênea e depende da interpretação do patologista. Por conta disso, há uma necessidade de novas técnicas não invasivas para averiguar a fibrose hepática. Dentre essas técnicas, a elastografia é o método diagnóstico não invasivo de escolha desde meados de 2010.

As metodologias elastográficas podem ser classificadas em: elastografia transitória (FibroScan®); Acoustic Radiation Force Impulse (ARFI); Supersonic Shear Wave (SSI); Shear Wave Dispertion Ultrasonic Vibrometry (SDUV); elastografia por ressonância magnética.

Neste capítulo, destacaremos a elastografia transitória (ET) e o ARFI, considerando número de publicações e maior uso na nossa prática clínica diária. É importante ressaltar que os testes não invasivos devem ser usados principalmente para excluir fibrose avançada e cirrose. Esses métodos também estão sendo validados para diagnóstico de hipertensão portal, outro ponto determinante na história natural das doenças hepáticas crônicas.

Elasticidade ou rigidez é uma propriedade mecânica e biológica do tecido que depende de componentes moleculares e estruturais internos. Nas doenças crônicas do fígado, essa alteração representa um importante fator prognóstico em relação ao desenvolvimento de cirrose e suas complicações.

O mecanismo de aferição da elasticidade hepática (EH) ocorre por meio de medição da velocidade das ondas de cisalhamento (*shear waves*). Essas ondas são geradas e propagadas pelo tecido após estímulo mecânico. Fibroscan® consegue medir a EH através de um ultrassom (US) unidimensional que afere a velocidade da propagação da onda *shear wave*. Quanto mais rígido o tecido, maior a velocidade da onda *shear wave*. O aparelho apresenta dois tipos de transdutores: M e XL, este último utilizado em pacientes obesos. O paciente deve ser colocado em posição supina, com o braço direito sob a cabeça para facilitar o acesso ao lobo direito do fígado. O transdutor deve ser posicionado em contato com a pele entre o nono e o décimo primeiro espaço intercostal, local

este onde normalmente a biópsia hepática é realizada. O operador deve localizar uma região livre de vasos e com pelo menos 6 cm de profundidade. Neste momento, os disparos são realizados no transdutor e a seguir, após o registro de pelo menos 10 medidas válidas, analisam-se os valores das medianas e do intervalo interquartil (IQR) a partir de gráficos *blox blot*. Considera-se um exame válido quando a taxa de sucesso for maior ou igual a 60% dos 10 disparos, e com IQR menor que 30%. Os resultados são expressos em kilopascals (kPa) e variam de 1,5 a 75 kPa. O exame deve ser realizado com pelo menos três horas de jejum. As vantagens consistem no fato de ser um exame não invasivo, de curta duração (em torno de 10 min), pode ser realizado à beira do leito ou ambulatorial. É um método com excelente aplicabilidade (> 95%), boa reprodutibilidade e alta performance para o diagnóstico de cirrose (AUROC > 0,9). Porém existem limitações como obesidade, presença de ascite e experiência do operador. Resultados falso positivos podem ser observados em casos de aumento das enzimas hepáticas, como nas hepatites agudas, colestase extra-hepática, congestão hepática, ausência de jejum e ingestão abusiva álcool. Os valores para definição dos graus de fibrose variam de acordo com a doença hepática de base. O FibroScan® tem validação comprovada principalmente para afecções como hepatite C crônica, coinfecção HCV-HIV, recidiva de HCV pós-transplante hepático, hepatite B crônica, doença alcoólica do fígado e NASH. O valor de cut-off > 12 kPa apresenta sensibilidade de 87% e especificidade > 90% para diagnóstico de doença hepática crônica avançada compensada (cACLD) e se < 7 kPa tem sensibilidade > 90% para descartar cACLD. Já o valor de cut-off > 20 a 25 kPa deve ser usado para diagnóstico de hipertensão portal clinicamente significante (CSPH) em pacientes portadores de cACLD (AUROC > 0,9), prevenindo a ocorrência de eventos relacionados à hipertensão portal e evitando exames invasivos como endoscopia digestiva alta.

O ARFI é outra variação de elastografia, baseada na ultrassonografia de modo B — bidimensional, ou seja, com tempo real e definição de alta resolução da imagem anatômica do órgão em análise, ao mesmo tempo em que se mensura a velocidade de propagação da onda *shear wave*, em escala de metros por segundo, podendo ou não converter para kiloPascal (kPa). É possível selecionar a menor área do foco de estudo, através de uma pequena caixa denominada região do objeto de interesse (ROI), alvo dos disparos de micro-ondas curtas de som a partir do teclado do equipamento, acionando o transdutor. Assim como acontece com a ET, a metodologia do exame é importante para se obter resultados confiáveis. Como demonstrado em estudos recentes, o segmento hepático, a fase respiratória e o gênero são fatores que influenciam a aferição da elastografia. Pessoas do sexo masculino tem tendência a um fígado mais rígido. Na hora da realização do exame devemos dar preferência aos segmentos hepáticos V e VIII de Couinaud, regiões hepáticas onde há menor variabilidade na medida. O mesmo ocorre na fase respiratória. A fase escolhida para realização do exame é durante o final da inspiração. Assim como no FibroScan®, deve-se manter o mesmo número de disparos no ARFI, embora em equipamentos com método de 2D-SWE, o número de disparos pode ser bem menor, mas com IQR sempre abaixo de 30%, do valor da mediana. Sendo assim, há uma tendência de concordância entre especialistas que o número deva ser igual a dez, semelhante à ET. A reprodutibilidade intraoperador e interoperador para o ARFI apresentou Interpretação de Coeficiente de Correlação igual 0,90 e 0,81 respectivamente com IC95%: 0,80-0,95. As grandes vantagens desse método consistem na ausência de compressão externa, na possibilidade de realização do exame em pacientes com ascite, obesos e o fato de não ser necessário outro equipamento além do US para execução do exame. Também apresenta alta performance em fibrose e cirrose avançada com 83% de sensibilidade e 90% especificidade (AUROC 0,91). A maioria dos estudos publicados mostra que os melhores valores de cut-off para o diagnóstico de cirrose está entre 1,8 m/s e 2 m/s.

Finalmente, destacamos que no último guideline do "EASL" com 300 trabalhos recentes publicados sobre os testes não invasivos para avaliação da gravidade e prognóstico de doenças hepáticas, com desfechos negativos, vários tópicos foram discutidos de forma sintética apresentamos abaixo:

- Os testes devem ser aplicados preferencialmente em pacientes com risco de desenvolver fibrose hepática avançada, como pacientes com fatores de risco metabólico e uso abusivo de álcool.
- Em pacientes com doença hepática alcoólica, o resultado da avaliação da EH por ET < 8 kPa descarta fibrose avançada, enquanto um resultado ≥

12-15 kPa estabelece esse diagnóstico. Em caso de evidências bioquímicas de inflamação hepática (AST ou GGT ≥ 2x acima o valor superior a normalidade), o exame deverá ser repetido após uma semana de abstinência ou redução da dose.

- Em pacientes portadores de hepatite C com cACLD submetidos a tratamento que obtiveram resposta virológica sustentada, a ET não tem boa acurácia em detectar regressão da fibrose após o término da terapêutica.
- Métodos não invasivos não são recomendados para o diagnóstico de esteatose. A ultrassonografia convencional, modo B permanece sendo o primeiro exame a ser realizado, apesar de suas limitações já bem estabelecidas. O parâmetro de atenuação controlado (CAP) é uma ferramenta promissora na detecção de esteatose. Valores acima 275 dB/m podem ser usados para esse diagnóstico.
- Em pacientes com doença hepática metabólica, a biópsia hepática permanece o padrão ouro para o diagnóstico de esteatohepatite. O resultado da EH por ET para descartar fibrose avançada deve ser < 8 kPa. A avaliação da esteatohepatite pós-tratamento também deve ser feita pela biópsia hepática.
- Em pacientes com colangite biliar primária, a avaliação da EH por ET é o melhor método para diagnóstico de fibrose severa/cACLD e o cut-off a ser utilizado é 10 kPa.
- Em pacientes com colangite esclerosante primária, um resultado de ET > 9,5 kPa pode ser usado para diagnosticar fibrose avançada em pacientes compensados, com bilirrubina normal e sem estenoses importantes.
- Em pacientes com hepatite autoimune tratados por no mínimo 6 meses, a EH por ET associada à dosagem de transaminases e imunoglobulia G pode ser usada para monitorizar a doença e estadiar o grau de fibrose, entretanto, mais estudos são necessários para confirmar essa premissa.
- A avaliação da EH por ET poderia ser usada para diagnosticar cACLD usando valores de cut-offs 8 a 10 kPa e > 12 a 15 kPa para excluir e estabelecer este diagnóstico, respectivamente. Valores intermediários necessitam de outros testes.
- A EH por ET com cut-off > 20 a 25 kPa pode ser usado para diagnosticar hipertensão portal clini-

camente significante (CSPH) em pacientes com cACLD.

- A presença de colaterais porto sistêmicas no US, TC ou RNM é um sinal de CSPH em pacientes com cACLD e deve ser rotineiramente observada nesses métodos.

- Em pacientes com cACLD, os achados de EH por ET < 20 kPa e plaquetas > 150.000 (critérios de Baveno VI) é uma ferramenta validada para excluir varizes de alto risco e evitar rastreamento por endoscopia.

- Em pacientes com cACLD, a avaliação da EH no diagnóstico pode ser usada associada a testes de função hepática para estratificar o risco clínico de descompensação hepática e mortalidade.

- A avaliação da EH pode ser usada em associação com variáveis clínicas e outros fatores de risco já estudados para estratificar o risco de carcinoma hepatocelular em pacientes com cACLD por vírus B.

LEITURA SUGERIDA

1. Paranaguá-Vezozzo DC, Moutinho RS, Nery MS. Ultrassonografia do Abdome Superior. In: Zaterka SE, Eisig JN. (Ed.). Tratado de Gastroenterologia: da graduação à pós-graduação. 2. ed. São Paulo: Atheneu, 2016. Cap. 9.

2. Kimura T, Ebara M, Ohto M, Kondo F: [Classification of liver cirrhosis based on parenchymal echo patterns and its clinical usefulness for diagnosis of liver cirrhosis]. Nihon Shokakibyo Gakkai Zasshi 1989;86(7):1473-1485.

3. Lafortune M, Madore F, Patriquin H, Breton G: Segmental anatomy of the liver: a sonographic approach to the Couinaud nomenclature. Radiology 1991;181(2):443-448.

4. Bosch J. Towards the non-invasive diagnosis of cirrhosis: the nut cirrhosis connection. J Hepatol 2009;50(1):4-6.

5. Rizzo L, Calvaruso V, Cacopardo B, Alessi N, Attanasio M, Petta S, et al. Comparison of transient elastography and acoustic radiation force impulse for non-invasive staging of liver fibrosis in patients with chronic hepatitis C. Am J Gastroenterol. 2011;106(12):2112-2120.

6. Berzigotti A, Ashkenazi E, Reverter E, Abraldes JG, Bosch J. Non-invasive diagnostic and prognostic evaluation of liver cirrhosis and portal hypertension. Dis Markers 2011;31(3):129-138.

7. Okuda K. Advances in hepatobiliary ultrasonography. Hepatology. 1981;1(6):662-672.

8. Bolondi L, Li Bassi S, Gaiani S, Barbara L. Sonography of chronic pancreatitis. Radiol Clin North Am. 1989;27(4):815-833.

9. Friedrich-Rust M, Nierhoff J, Lupsor M, Sporea I, Fierbinteanu-Braticevici C, Strobel D, et al. Performance of Acoustic Radiation Force Impulse imaging for the staging of liver fibrosis: a pooled meta-analysis. J Viral Hepat. 2012;19(2):e212-219.

10. Claudon M, Dietrich CF, Choi BI, Cosgrove DO, Kudo M, Nolsoe CP, et al. Guidelines and Good Clinical Practice Recommendations for Contrast Enhanced Ultrasound (CEUS) in the Liver – Update 2012: a WFUMB-EFSUMB Initiative in Cooperation With Representatives of AFSUMB, AIUM, ASUM, FLAUS and ICUS. Ultraschall Med. 2013;34(1):11-29.

11. European Association for the Study of the Liver. Electronic address: easloffice@easloffice.eu; European Association for the Study of the Liver. EASL Clinical Practice Guidelines: Management of hepatocellular carcinoma. J Hepatol. 2018;69(1):182-236. Erratum in: J Hepatol. 2019;70(4):817.

12. European Association for the Study of the Liver. Electronic address: easloffice@easloffice.eu; Clinical Practice Guideline Panel; Chair; EASL Governing Board representative; Panel members. EASL Clinical Practice Guidelines on non-invasive tests for evaluation of liver disease severity and prognosis – 2021 update. J Hepatol. 2021;75(3):659-689.

Índice Remissivo

Obs.: números em *itálico* indicam figuras; números em negrito indicam tabelas e quadros.

A

Acalásia, 19
    algoritmo terapêutico proposto para, 22
    diagnóstico, 20
    epidemiologia e fisiopatologia, 19
    escore de Eckardt para avaliação de sintomas em pacientes com, 20
    tratamento, 21

Acalasia, 394
    subtipos, 395

Acantose glicogênica, 51

Ácido ursodesoxicólico, informações sobre, 265

Adenoma, 49

hepatocelular, 349

Agressividade na doença de Crohn, fatores prognósticos, 164

Álcool
    fígado e, 291
    transtornos relacionados ao uso do, 291

Alfapeginterferona, 240

Alginato, 7

Alteração anatômica associada ao desenvolvimento de supercrescimento bacteriano, 144

Amebíase, parasita, contaminação e métodos de detecção, 173

Aminotransferases, 231

Ancilostomíase, parasita, contaminação e métodos de detecção, 17

Anormalidades bioquímicas associadas ao desenvolvimento de supercrescimento bacteriano, 144

Antiácido, 7

Antibiótcos usados para tratamento de supercrescimento bacteriano de intestino delgado, 148

Antibioticoterapia pa peritonite bacteriana espontânea, *321*

Antiparasitários disponíveis no mercado nacional, 174-175

Antro atrófico, cacterísticas, 94

Ascaridíase, parasita, contaminação e métodos de detecção, 173

Ascite
    fisiopatologia da formação da, 314
    refratária, 316

B

Baclofeno, 7

Banda elástica, 78

Barreira antirrefluxo,20

BH_2, 7

Bilirrubinas isolada de, 233

Biológicos e pequenas moléculas disponíveis para, 157

Biópsia(s)
    esofágicas, 38
    hepática, 272

Blooting abdominal, 144

Bordas hepáticas, 420

Bulbo duodenal, *381*

C

Calprotectina, 161
    de Crohn, 159

Câncer
    colorretal, 185
    gástrico, 91
        fatores de risco para, 92

Cápsula de Glisson, *419*

Carboidrato, degradação de, *145*

Carcinogênese
  colorretal, *185*
  do câncer colorretal esporádico, via de, *186*

Cárdia e corpo, *380*

Cascata de Pelayo Correa, *92*

Ceruloplasmina, 271

CGT (gama-glutamil-transferase)

elevações isoladas de, 231

Cirrose
  complicações da, *313*
  foco no manejo, *267*
  por álcool, *297*

Cisto(s)
  de retenção subepitelial, *49*
  esofágicos, *48*
  hepático simples, *346*
  pancreáticos, *228, 223*
    apresentação clínica, 223
    classificação, 223
    diagnóstico, 223
    epidemiologia, 223
    fluxograma para diagnóstico e seguimento de, *229*
    lesões císticas principais, 226

Cistoadenoma
  mucinoso, ressonância magnética apresentando, *226*
  seroso, *226*

Clareamento esofagástrica,1

Classificação
  das lesões de crescimento lateral, *189*
  de Chicago 4.0, *394*
  de Forrest, *78*
  de Hinchey modificada por Kaiser e colaboradores, *180*
  de Hinchey, *181*
    modificada por Kaiser e colaboradores, 180
  de Kudo, *187, 188*
  de Los Angeles, *5*
  de Marsh modificada, *138*
  de Vienna, *188*
  JNET, *189*

Clearance intestinal, falha associada ao desenvolvimento de supercrescimento bacteriano, *144*

Clipes, 78

Coagulação monopolar e bipolar, 78

Cobre
  hepático, quantificação de, *272*
  na urina de 24 horas, dosagem, *272*
-sérico, 271

Colangite esclerosante secundária, causas medicamentosas, 286

Colectomia, 154

Colestase
  abordagem terapêutica das, *264*
  algoritmo da abordagem diagnóstica da, *263*
  antecedentes a serem questionados na abordagem inicial de uma, *262*
  causas conforme sua classificação, *261*
  complicações, abordagem terapêutica, *267*
  em doenças sistêmicas, foco de tratamento, *265*
  exames complementares indispensáveis na abordagem inicial de uma, *262*
  exames complementares secundários na investigação de uma, *264*
  extra-hepática, *260*
  induzida por drogas, foco do tratamento, *265*
  intra-hepática, *233, 260*
    da gravidez, 307
  sinais e sintomas a serem explorados na abordagem inicial da, *261*

Colite
  isquêmica, *194, 199*
    grave, fatores de risco para, 199
    possíveis achados encoscópicos na, 197
    possíveis achados histológicos na, 197
  segmentar associada a doença diverticular, *179*

Colonoscopia, 383
  de alta qualidade, *191*

Cólons, doença diverticular dos cólons, 177

Cólons e reto, testes de avaliação da estrutura e função dos, 120

Concentrado de hemácias, 77

Constipaçãoin testinal
  causas, *120*
  classificação, *118*
  diagnóstico, *119*

ÍNDICE REMISSIVO

epidemiologia 117

laxativos utilizados no tratamento da,122

sintomas relacioados ao diagnóstico, 117

tratamento, 121

Contaminação, vias e métodos diagnósticos, de acordo com o parasita intestinal, 173

Contractilidade, ausência de, 399

Contraste hepatorrenal, *420*

Criptosporidíase, parasita, contaminação e métodos de detecção, 173

Critério para o diagnóstico de constipação funcional, síndrome do intestino irritável e desordem defecatória funcional, 119

Cuidado pós-colonoscopia, 388

Cultura bacteriana, 55

D

Deficiência de vitamina B12, tiamina e nicotinamida, 145

Deglutição

inefetivas em manometria de alta resolução, 26

normal em manometria de alta resolução, 19

Desordem defecatória funcional, critério de Roma IV para odiagnóstico de, 119

Diabete pancreatogênico, 209

Diarreia

aguda,99

em adultos, conduta no diagnóstico e terapêutica da, 102

epidemiologia,100

medicações utilizadas no tratamento da, 103

patógenos da, 103-105

tratamento, 101

crônica, 109

abordagem simplificada para investigação de, *116*

aquosa, 111

causas, 110

diagnóstico, 111

epidemiologia, 109

etiologia, 109

inflamatória, 111

manejo clínico, 115

persistente, 109

Dilatação

de vias biliares, US, 260

esofágica endoscópica, 61

Disfagia

funcional, 34

critérios diagnóstico, 35

diagnóstico clínico, 34

tratamento, 34

Dispepsia, algoritmo, *65*

Displasia, 93

Distensão abdominal, 144

Distúrbio(s)

funcionais do esôfago, 29

disfagia funcional, 34

dor torácica funcional, 31

globus, 35

pirose funcional, 30

refluxo hipersensível, 32

motor do esôfago, 18

acalásia, 19

aperistalse, 23

definição conforme Classifi cação de Chicago 4.0, 17

esôfago hipercontrátil, 24

espasmo esôfágico dista, 23

motilidade esofágica ineficaz, 25

obstrução ao fluxo da junção esofagogástrica, 23

Diverticulite, 179

Diverticulose colônica, 177, 179

Diverticulose vs. diverticulite colônica, *178*

Doença

celíaca, 135

complicações, 140

diagnóstico, 137

epidemiologia, 136

manifestações clínicas, 136

orientação nutricional, 138

suspeita de, *139*

tratamento,139

colestática, 259

classificação e causas, 260

diagnóstico, 260

tratamento, 260

de Wilson, 269

MANUAL DE GASTROENTEROLOGIA E HEPATOLOGIA DO HCFMUSP

abordagem terapêutica para, 276

alterações clínicas e de testes laboratoriais utilizados para o diagnóstico, 272

diagnóstico, 271

epidemiologia, 270

índice prognóstico na, 271

manifestações clínicas, 270

medicações utilizadas no tratamento, 275

tratamento, 274

de Chagas, esofagograma baritado em paciente com

de Crohn, 159

agressividade na, fatores prognósticos,164

classificação de Montreal da, 164

enteroscopia anterógrada na, *160*

enterotomografia de paciente com, 162

epidemiologia, 160

exames que auxiliam no diagnóstico da, 162

fatores de risco para, 160

manejo da, *168*

posologia das medicações utilizadas no tratamento da, 165

quadro clínico e diagnóstico, 161

tratamento, 161

de Wilson, 269

diagnóstico baseado na Pontuação de Leipzig, 274

sistema de pontuação para diagnóstico da, 273

diverticuular dos cólons, 177

avaliação clínica, *183*

epidemiologia, 177

fases clínicas da, 178

quadro clínico e diagnóstico, 177

sintomática não complicada, 178

tratamento, 181

do refluxo gastroesofágico, 1

avaliação diagnóstica e tratamento de pacientes com sintomas sugestivos de, *9*

etiopatogenia e fisiopatologia, 1

manifestações clínicas e história natural, 2

tratamento, 5

funcionais do esôfago, moduladores da dor para tratamento de, 32

gordurosa aguda, causas medicamentosas, 286

gordurosa crônica, causas medicamentosas, 286

hepática gordurosa metabólica, 277

estratificação de risco, 279

hepatica gordurosa não alcoólica, 355

recomendações terapêuticas relacionadas a mudanças de estilo de vida e tratamento dietético na, 359-360

hepática relacionada ao álcool, 293

fatores que afetam o risco de, 293

história natural da, 294

infamatórias intestinais, nutrição em, 361

isquêmica intestinal, 193, 198

na DHGhepática gordurosa metabólica, 277

estratificação de risco, 279

fatores de risco,278

osteometabólica, 212, 214

ulcerosa péptica, 67

complicações,perfuração, 74

epidemiologia, 67

etiologia efisioterapia, 67

Dor

abdominal, 144

torácica funcional

critérios diagnósticos, 32

diagnóstico clínico da, *31*

tratamento, 32

DRGE, Doença do Refluxo gastroesofágico

Droga (s)

injúria hepática induzida por, 283

utilizadas na síndrome do intestino irritável, 129

E

Ecoendoscopia alta, 44

Eletrocoagulação monopolar e bipolar, 787

Encefalopatia naa peritonithepatica, 331

endoFLIP(endoluminal functional lumen imaging probe), 23

Endoscopia digestiva alta, 43, 4, 373

Endoscópio, partes do, *387*

Enterobíase, parasita, contaminação e métodos de detecção, 173

Enterotomografia de paciente com DC em atividade, *162*

Enzimas hepáticas alteradas, 231

elevação isolada de bilirrubinas, 233

432

ÍNDICE REMISSIVO

elevação isolada de GGT, 233

padrão colestático, 232

padrão hepatocelular, 231

raciocínio etiológico, 231

Epitélio de Barrett sem displasia, specto endoscópico de um caso, *13*

Escala

de Bristol, 112, 118

de West Haven, 333

visual de Bristol, 128

Escore

de Eckardt para avaliação de sintomas em pacientes com acalasia, 20

de Glasgow-Blatchford, 76

de Horibe gastrointesinal bleeding predicton, 76

de Mayo para a retocolite ulcerativa, 152

para diagnóstico de HAI de acordo com o GIHAI, 253-254

Esofagite

eosinofílica, 37

erosiva grau D DE Los Angeles ao invés de DO Los Angeles, 5

Esôfago

camadas do, 45

da esclerodermia, 23

de Barrett, 11

diagnóstico e tratamento de, algoritmo,15

diagnóstico, 12

epidemiologia, 11

hipercontrátil, 24

história natural, 11

sem displasia, specto endoscópico de um caso, *13*

tratamento, 13

distúrbios funcionais do, 29

em saca-rolha, 23

hipercontrátil em manometria esofágica de alta resolução, 25

hipercontrátil, 396

lesões benignas do, 43

Esofagograma baritado, 44

Espasmo

esofágico distal, 397

esofágico distal em manometria esofágica de alta resolução, 24

hipercontrátil, 397

Esquistossomose

parasita, contaminação e métodos de detecção, 173

Esteato-hepatite não alcoólica, nutrição em, 356

Esteatorreia, 111

Esteatose

intra-hepática agudada gravidez, 308

nutrição em, 356

Estrongiloidíase, parasita, contaminação e métodos de detecção, 173

Estudo sonográfico do pâncreas, *416*

Exame (s)

complementares para diagnóstico de DRGE, interpretação dos, 4

protoparasitológico de fezes, situações emque se recomenda a realização de, 173

que auxiliam no diagnóstico da doença de Crohn, 162-163

F

Fast US hepático e sistema portal em 5 cortes, *414*

Fibras, 131

Fibrose

hepática associada ao álcool, 296

na DHGNA, métodos não invasivos para avaliação, 280

Fígado

álcool e, 291

estudo de sonoanatomia hepática, 417

gravidez e, 303

Flatulência,144

Flexura esplênica, 194

Fosfatase alcalina, 232

Função pancreática, avaliação, 209

G

Gastrite(s)

aguda, 61

atrófica crônica,93

atrófica, características, 94

autoimune, 63

causas, 61

MANUAL DE GASTROENTEROLOGIA E HEPATOLOGIA DO HCFMUSP

classificação dos achados endoscópicos das, 60

crônica, 62

    achados histológicos em biópsias de, 60

    mucosa de, 61

enantemática, 63

erosiva, 64

hemorrágica, 64

histórico e epidemiologia, 59

tipos, 60

topografia das, 60

tratamento medicamentoso das, 65

Gastroparesia, 83

diabeticorum, 83

epidemilogia, 84

fatores de risco, 84

    abordagem diagnóstica dos pacientes com, *86*

    diagnóstico, 84

    diagnósticos diferenciais, 86

    drogas utilizadas no manejo da, 87

    manejo terapêutico de acordo com a gravidade, 87

    para esvaziamento gástrico lentificado, 84

        tratamento, 86, 106

    refratária, tratamento da, *88*

GGT, elevação isolada, 233

Giardíase, parasita, contaminação e métodos de detecção, *173*

Gliadina, 136

Glicose, 145

Globus, 35

    critérios diagnósticos, 35

    diagnóstico clínico, 36

    tratamento, 35

Gordura, má absorção de, 144

Grávida

    doença hepatocelular aguda coincidente em, 304

    investigação de alteração de bioquímica hepática em, 305

Gravidez

    diagnóstico diferencial entre as doenças hepáticas específicas da, 309-310

    doenças hepáticas específicas da, 306

    fígado e, 303

    hepatopatia crônica da, 308

H

HBsAg não reagente, 236

Helicobacter Pylori

    infecção por, 53

    testes diagnósticos para identificação do, 54

Hemangioma, 48, 346

Hemorragia

    digestiva alta

        não varicosa, 75

            avaliação pré-endosópica, 75

            etiologia, 76

            pós-terapia endoscópica, 79

            terapia medicamentosa, 76

            tratamento endoscópico, 77

        varicosa, 337

            manejo da, *342*

Hepatite

    A em grávidas, 305

    alcoólica, 296

    autoimune, 251

        algoritmo de tratamento da, *257*

        causas medicamentosas, 286

        classificação, 255

    diagnóstico, 252

        epidemilogia, 252

        indicação de tratamento da, *256*

        patogênese e fatores de risco, 252

    B, 235

        diagnóstico, 236

        em grávidas, 305

        epidemiologia, 235

        história natural, 235

        infecção crônica pelo vírus da, fases da história natural da, 236

        marcadores sorológicos para o vírus da, interpretação dos, 238

        profilaxia de reativação viral, 240

        rastreio, 236

        seguimento, 240

        tratamento, 239

        vacinação, 238

    C, 243

        aguda e rônica, 248

        diagnóstico, 245

ÍNDICE REMISSIVO

epidemilogia, 243
fisioterapia, 244
medicamentos, posologia dos, 247
posologia dos medicamentos para, 247
quadro clínico, 244
tratamento, 244
crônica HBeAg, 236
granulomatosa, causas medicamentosas, 286

Hérnia de hiato,1

Heterotopia de mucosa gástrica, 50

Hidratação, 204

Hidrotórax hepático, 316

Hiperêmese gravídica, 306

Hiperlipidemia, foco no manejo, 267

Hiperplasia
nodular focal, 348
nodular regenerativa, causas medicamentosas, 286

Hipoesplenismo, 139

Histologia, 54

I

IBPs e BH2s, disponíveis no Brasil , 71

Impedâncio-pHmetria esofágica, 3

Imunodeficiência associada ao desenvolvimento de supercrescimento bacteriano, 144

Indivíduo imunocompetentes com anti -HBc isolado, *investigação de, 237*

Infecção (ões)
causada pelo Trypanosoma cruzi, 19
crônica HBeAg reagente, 236
por Clostridioides difficile
diagnóstico e tratamento, 106
tratamento, 107
por Helicobacter pylori, 53
tratamento, 55

Injúria hepática induzida por drogas, 283
causas na América Latina, 284
diagnósticos diferenciais, as, 287-288
drogas associadas, 283-284
fenótipos e causas medicamentosas, 286

Insuficiência
endócrina, 213

exócrina pancreática, 209, 213
pancreática endócrina, 209

Isosporidíase, parasita, contaminação e métodos de detecção, 173

Isquemia
colônica, 194
fatores de risco, 195
intestinal, 193
diagnóstico, 196
etiologia, 193
fatores de risco, 195
fisiopatologia, 193
manifestações clínicas, 195
tratamento, 198
mesentérica
abordagens diagnósti cas da, fluxograma, *200*
mesentérica aguda, 194,198
mesentérica crônica, 194, 199

J

Jackhammer, 25

Junção esofagástrica, subtipos, *392*

L

Lactulose,145

Laxantes osmóticos, 132

Leiomioma, 45

Lesão (ões)
benignas de esôfago, 43, 43
abordagem terapêutica geral para, 46
abordagem diagnóstica para, *44*
abordagem diagnóstica, 44
diagnóstico, 44
lesões epiteliais, 49
lesões subepiteliais, 45
manifestações clínicas, 44
císticas
cistoadenoma mucinoso, 226
cistoadenoma seroso, 226
neoplasia mucinosa papilar intraductal, 227,pseudocistos, 226
colorretais pré-malignas, 185
de crescimento lateral, classificação das, 189
epiteliais, 49

435

gástrica
precursoras, 93
pré-neoplásica, 93
hepáticas benignas, 345
adenoma hepatocelular, 349
hemanghiperplasia nodular focal, 348
hemangioma, 346
pancreática diferenciação de de acordo com dosagem de antí geno carcinoembrionário e amilase no líquido cístico, 225
papulovesiculares e eritematosas em joelho, 137
planoelevada corada com índigo carmin, 186
pré-neoplásicas gástricas, 91
fatores de risco, 91
fisiopatologia, 91
subepiteliais, 45
leiomioma, 45
tumor estromal gastrointestinal, 47
Linfoma Hodgkin de células T, 140
Líquen plano, 244

M

Manometria
convencional e manometria de alta resolução, 390
de alta resolução
comparação entre manometria convencional e, 391
evidenciando acalisia, *21*
parâmetros, 393
esofágica, 5, 389
MAPS II (Management of epithelial precancerous conditions and lesions in the stomach), 96, 97
Medicação(ções)
propostas para o tratamento de transtornos relacionados ao uso de álcool, 298
utilizadas no tratamento da diarreia aguda, 103
utilizadas no tratamento da doença de Crohn, posologia das, 165
utilizadas no tratamento da DW, 275
Medicamento(s)
antidiarreicos, 195
associados com diarreia, 110
para hepatite C, posologia, 247
usados no tratamento da RCU, 157

Metaplasia intestinal, 13, 93, 95
Métodos hemostáticos, 78
Miotomia à Heller, 22
Motilidade
esofágica ineficaz, 396, 398
hipercontrátil em manomesofágica ineficaz, 25
Mucosa
adelgaçada de vasos submucosos, 93
de corpo com gastrite crônica, 61, 20
de corpo normal, 62
discreta alteração de relevo ecoloração da, 187
gástrica, mudanças histológicas, 92

N

Nematelmintos, 172
Neoplasia mucinosa papilar intraductal, 227
Nutrição
em doenças infamatórias intestinais, 361
em esteatose e esteato-hepatite não alcoólica, 356
enteral, aspectos gerais da, 367

O

Obstrução
ao fluxo da junção esofagogástrica, 23
causas secundárias de, 23
de saída da junção esofagogástrica, 396
de via biliar por doença extrínseca, 265
OLGA (*Operative Link for Gastritis Assessment*), 95
OLGIM (*Operative Link on Gastritis Assessment based on Intestinal Metaplasia*), 96
Orientação nutricional para pacientes com doenças celíaca, 138
Osteopenia, foco no manejo, 267
Osteoporose, foco no manejo, 267
Óstio
diverticular
em colón descendente, *179*
hiperemiado com drenagem de secreção purulenta, 180f
Óstios diverticulares em colón descendente, 179
Over-The-Scope-Clip, 78

ÍNDICE REMISSIVO

P

Pancreatite
  aguda, 203
    classificação, 203
    diagnóstico, 204
    fatores etiológicos, 203
    pontos polêmicos, 205
    quadro clínico, 204
    terapêutica, 204
  autoimune, 215
    algoritmo terapêutico, *221*
    apresentação clínica, 216
    características dos subtipos da, 217t
    critérios diagnósticos nível 1 e nível 2 para, 220
    diagnóstico, 217, 220
    epidemiologia, 215
    exames de imagem, 216
    fisiopatologia, 215
    histologia, 217
    tipo 1, algoritmo diagnóstico, *218*
    tipo II, algoritmo diagnóstico, 219
  crônica, 207
    acurácia dos métodos de imagem para diagnóstico, 211
    diagnóstico, 209
    epidemiologia, 208
    fatores de risco e eti ológicos da, 207-208
    fluxograma diagnóstico de, *210*
    quadro clínico, 208
Pandemia pelo SARS-COv 2, nos testes respiratórios, 412
Pangastrite, 61
Papiloma, 49
  escamoso, 49
Paracenteses de alívio, 316
Paraqueratose esofágica, 51
Parasitas intestinais do humano,de acordo com a classe, 172
Parasitoses
  intestinais, 171
  diagnóstico, 171
  manejo e tratamento de, fluxograma com sugestão de, 175

  prevalência, 171
  tratamento, 172
Patógenos da diarreia aguda, 103-105
Patologia, abordagem terapêutica específica das, 266
Peritonite bacteriana espontânea, 319
pHmetria
  esofágica de 24 horas, 3
  prolongada, 398
  sem fio, 3
Piloro, *380*
Pirose
  funcional, 30
  critérios diagnósticos, 30
  diagnóstico clínico, 30
  tratamento, 31
Plaquetas, 77
Platelmintos, 172
Pó hemostático, 78
Polimorfismo no íntron 13, *411*
Pólipo(s)
  fibrovasculares, 50
  inflamatório, 50
  pediculado em colo sigmoide, 186
Ponto
  de Griffiith, 194
  de Sudeck, 194
Pós-endoscópico, 80
Prebióticos, 147
Probióticos, 147
Procinéticos, 7
Proctocolectomia, 154
Protozoários, 172
Prurido colestático, manejo medicamentoso do, 266-267
Pseudocisto, 226

R

Raciocínio etiológico, 231
Reativações imunocompetentes com anti -HBc isolado, viral, profilaxia de, 240
Refluxo
  ácido na impedância com pHmetria, 402
  duodenal, 64

MANUAL DE GASTROENTEROLOGIA E HEPATOLOGIA DO HCFMUSP

hipersensível, 32
  critérios diagnósti cos para refluxo, 33
  tratamento, 33
  monitorização ambulatorial do, 3
  supino, 2
Região ileocecal, 194
Reidratação oral, soluções de, 101
Ressuscitação hemodinâmica, 75
Retocolite ulcerativa, 151
  apresentação clínica, 151
  atividade da, 152
  biológicos e pequenas moléculas disponíveis para, 157
  classificação, 152
  diagnóstico, 154
  escore de Mayo para, 152
  história natural, 153
  medicamentos usados no tratamento da, 157
  tratamento, 155

S

Segmentação hepática, *418*
Seguimento pós-polipectomia de cólon, *191*
Síndrome(s)
  de abstinência alcoólica, 293
  de oclusão sinusoidal, causas medicamentosas, 286
  do intestino irritável, 125
    com predomínio de constipação,131
  com predomínio de diarreia, 131
  critério de Roma IV para odiagnóstico de, 119
  diagnóstico, 127
  fisiopatologia, 125, 125
  DRESS, causas medicamentosas, 286
  ductopênica,causas medicamentosas, 286
  funcionais do esôfago, 29
  HELLP, 306
  polipoides, 188
Sonda nasogástrica, 77
Subescore endoscópico de Mayo, *153*
Supercrescimento bacteriano de intestino de intestino delgado, 143

T

Técnica
  de mucosectomia, 190
  polipectomias colônicas, 188
Tempo de exposição ácida, 3
Teníase, parasita, contaminação e métodos de detecção, 173
Teste(s)
  da urease respiratoria, 55
  da urease rápida, 54
  de avaliação da estrutura e função dos cólons e reto, 120
  de supercrescimento bacteriano, 409
  de tolerância à frutose, 410
  de tolerância com outros substratos, 412
  endoscópicos, 54
  hepáticos, etiologias hepatobiliares frequentes de alterações nos, 232
  para o gene ATP7B, 273
  provocativo de sobrecarga hídrica,
  respiratórios, 407
    com 13C-ureia, 408
    do H2 expirado, 409
  terapêutico com inibidores da bomba de prótons, 2
Tomografia computadorizada de tórax, 44
Top-down, estratégia, 164
Transição retossigmoide, 194
Transição esofagogástrica, 379
Transtorno
  relacionados ao uso d álcoolo, 291
  relacionados ao uso do, 291
Treat-to-target, estratégia, 161
Tricuríase, parasita, contaminação e métodos de detecção, 173t
Tumor(es)
  de células granulares, 47, 48
  estromal gastrointestinal, 47

U

Úlcera
arredondada em antro, 90

em parede posterior de antro gástrico, 90
ovalada, 90
péptica duodenal, manejo da, 73
péptica gástrica, manejo da, 72
refratária, 73
terebrante, 74
Ultrassonografia do fígado e vias biliares, 413

V

Varizes gástricas, classificação endoscópica de Sarin para, 340

Vesícula biliar, 422

Videodeglutograma, fase esofágica de, *24*

Vírus da hepatite B, risco de reativação de acordo com o perfil sorológico e imunossupressores utilizados, 241